HERBOLARIO DE LA SENDA DE LOS VENENOS

"Herbolario de la senda de los venenos de Coby Michael es, sin lugar a duda, el libro que las brujas de la senda de los venenos habían estado esperando durante mucho tiempo. Es un intenso viaje a través de la historia y el folclore de las plantas malignas que no solo da instrucciones muy claras sobre cómo cultivarlas con éxito en tu propio jardín, sino que también detalla minuciosamente su preparación correcta y usos, tanto en lo mágico como en lo mundano. Se trata de una importante adición a la biblioteca de cualquier boticario o *hedge-rider* (bruja del cerco)".

TARA-LOVE MAGUIRE, COAUTORA DE *BESOM, STANG, AND SWORD*

"Leer el *Herbolario de la senda de los venenos* es como sentarse alrededor de una fogata en una noche de verano iluminada por la luna y conversar con un maestro de los secretos del ocultismo. Al relatar de forma magistral la magia y la herbolaria del Renacimiento, de la mitología griega, romana, egipcia y nórdica, la sabiduría bíblica y la comprensión moderna de las plantas medicinales, Michael entrelaza a la perfección la ciencia botánica con el encanto enteógeno a lo largo de esta atractiva obra. En el proceso esboza la senda de los venenos mostrando los diversos misterios y asociaciones divinas de Venus, Saturno y Mercurio. Lee con atención y cuidado, ya que este libro no es para los débiles de corazón. Michael es un hechicero *auténtico,* y este es un libro de brujería *real,* que incluye recetas para hacer tus propias tinturas psicoactivas, incienso, cerveza, té y ungüentos. Incluso te enseña cómo cultivar las plantas mágicas tú mismo. El renacimiento psicodélico ha estado esperando un libro como este: un grimorio enteógeno *avanzado* para los adeptos a la brujería, lo salvaje y lo raro".

THOMAS HATSIS, AUTOR DE *THE WITCHES' OINTMENT*

HERBOLARIO
DE LA SENDA
DE LOS VENENOS

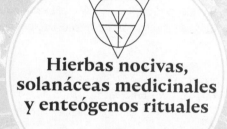

Hierbas nocivas,
solanáceas medicinales
y enteógenos rituales

COBY MICHAEL

Traducción por María Teresa Toro

Inner Traditions en Español
Rochester, Vermont

Inner Traditions en Español
One Park Street
Rochester, Vermont 05767
www.InnerTraditions.com

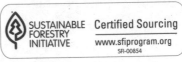

Papel certificado por la SFI

Inner Traditions en Español es una división de Inner Traditions International

Titulo original: *The Poison Path Herbal: Baneful Herbs, Medicinal Nightshades, and Ritual Entheogens* publicado por Park Street Press, sección de Inner Traditions International.

ISBN 978-1-64411-931-0 (impreso)
ISBN 978-1-64411-932-7 (libro electrónico)

Impreso y encuadernado en Estrados Unidos por Lake Book Manufacturing LLC.
El material de este texto está certificado por la SFI.
El programa Sustainable Forestry Initative® promueve la gestión forestal sostenible.

10   9   8   7   6   5   4   3   2   1

Diseño y maquetación del texto realizados por Virginia Scott Bowman y Mantura Kabchi Abchi.
Este libro fue tipografiado en Garamond Premier Pro y Gill Sans, y se utilizaron Subversia y Harman como tipos de letra de presentación.

Para enviar correspondencia al autor de este libro, envíe una carta por correo a la atención de Inner Traditions • Bear & Company, One Park Street, Rochester, VT 05767, y le remitiremos la comunicación, o póngase en contacto con el autor directamente a través de **www.thepoisonersapothecary.com**.

Dedicado a mis abuelos,
por mostrarme la belleza
y la magia del mundo natural

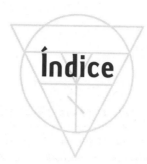

Índice

PARTE 3
LA SENDA DE LOS VENENOS EN LA PRÁCTICA

Introducción

*L*a senda de los venenos, como es conocida, es una rama de la herbolaria oculta combinada con la práctica ritual enteogénica, la fitoquímica y la magia, la cual no se limita a las tradiciones de brujería o paganismo. Aunque es un conocimiento esencialmente animista, no existen dogmas ni instituciones que restrinjan su uso.

Herbolario de la senda de los venenos se centra en los usos mágicos y espirituales de las hierbas nocivas, los enteógenos y los espíritus aliados de las plantas, así como en su historia y mitología. Conocí de primera mano los usos de estas plantas a través de la práctica de la brujería y la herboristería popular; es a través de ese lente que he obtenido mi propia gnosis sobre las conexiones íntimas de estas plantas con la práctica de la brujería y las antiguas culturas que precedieron al cristianismo.

El término "nocivo" se refiere a la capacidad de una cosa para causar daño y, debido a esta amenaza, la cosa maligna se convierte en tabú y adquiere una reputación siniestra. En este caso, se trata de hierbas nocivas: hierbas capaces de causar daños corporales y, a veces, la muerte. Son plantas que se han utilizado para el asesinato, la ejecución, la magia y la medicina a lo largo de la historia de la humanidad. Su prominente y a menudo difamado lugar en la farmacopea humana se debe a su potencia. Las hierbas nocivas son potentes medicinas y a menudo se valoran por sus propiedades para aliviar el dolor e inducir el sueño. Muchas de las plantas de esta categoría tienen un profundo efecto sobre la percepción humana.

Los enteógenos son sustancias con la capacidad de generar experiencias espirituales y alteraciones de la conciencia en un individuo o grupo. Al igual que ocurre con cualquier sustancia que altere la mente, la atmósfera y la intención influyen mucho en la experiencia. Los enteógenos son conocidos por su capacidad de abrirnos al mundo de los espíritus a través de la alteración de la conciencia para hacer magia, profetizar y entrar en comunión con los espíritus. Mediante el ritual y la reverencia, podemos acceder a los efectos enteógenos de estas plantas. Al cambiar la percepción humana de forma sutil o extrema, nos dan acceso a lo divino, a todo cuanto pertenece al otro mundo y a lo arcano. Aunque hay muchas sustancias que componen la farmacopea enteógena, no siempre se utilizan con fines espirituales: algunas sustancias, como la cocaína, el tabaco y la cafeína, se consumen predominantemente con fines recreativos; sin embargo, sus aplicaciones enteógenas no carecen de mérito.

Muchas plantas enteógenas, como la belladona, la amapola real y la datura, también son conocidas por su carácter maligno: son potentes productos botánicos que, si se ingieren de forma inadecuada, pueden causar la muerte. Además de sus propiedades venenosas, las hierbas nocivas tienen, por naturaleza, una cualidad oscura y peligrosa. Las plantas con espinas, las carnívoras y las que crecen alrededor de los lugares que asociamos con los muertos son conocidas por su naturaleza perniciosa o maléfica. Las hierbas nocivas con propiedades enteógenas también resultan poderosamente curativas cuando se tiene el conocimiento de cómo utilizarlas; casi todas las civilizaciones humanas las han empleado durante siglos por sus propiedades medicinales y espirituales.

La senda de los venenos es una práctica de base espiritual que explora las propiedades esotéricas de plantas potencialmente mortales y, aunque muchas de ellas tienen cualidades enteógenas, fue su naturaleza venenosa lo que me atrajo por primera vez. Aunque el simple estudio de los enteógenos rituales puede tomarnos décadas, no debemos asumir que son la única forma de acceder a ciertos estados de conciencia. Se tratan de subcategorías o conjunto complementario de herramientas y conocimientos que pueden utilizarse para optimizar nuestras propias tradiciones espirituales. Existen muchas técnicas para entrar en trance, alterar las percepciones y fomentar experiencias espirituales que no requieren el uso de sustancias que alteren la mente. Estas plantas no son deidades, y no existe toda una tradición en torno a ellas. Las plantas que pertenecen a la senda de los venenos constituyen simplemente unas de las muchas guías y aliadas que encontraremos en el camino. Sus propiedades enteógenas son la manifestación física de los poderes de enseñanza que poseen los espíritus de estas plantas; cada uno de ellos tiene una personalidad individual y compleja.

Comencé a trabajar con estos espíritus aliados de las plantas hace años por medio de mi estudio de brujería tradicional, herbolaria popular y tradiciones animistas de la Europa precristiana. Mi trabajo de investigación en las prácticas de brujería moderna a veces mencionaba una de las hierbas de la brujería del Viejo Mundo, pero rara vez se trataba de alguna información seria o útil. El conocimiento de estas poderosas plantas parece haberse mantenido al margen de la brujería moderna y su tradición herbaria durante algún tiempo, y apenas en tiempos recientes es que se le ha abierto camino de nuevo. Creo que el conocimiento de estas plantas se ha mantenido en secreto o se ha omitido para la comunidad mágica más amplia buscando que esta sea más aceptable para la sociedad, y para distanciar a la comunidad de la cultura de la droga de los años 60 y 70. En lugar de trabajar con los espíritus aliados de las plantas se buscaba alcanzar estados alterados de la conciencia a través de la meditación, los cantos y otras técnicas chamánicas.

A medida que uno se familiariza con las características de estas plantas, sus rasgos en común se hacen evidentes. Muchas de las hierbas hechiceras de la brujería europea proceden de la familia de las solanáceas. Están rodeadas de superstición y tradición y, al principio, parecen fantasiosas, al igual los nombres secretos que tienen los ingredientes más mundanos, como el ala de murciélago o el ojo de tritón. Al investigar más a fondo, empiezan a surgir temas similares en la mitología: muchas de estas plantas están asociadas a deidades y espíritus del inframundo, de la noche y de la magia, como Hécate, Circe y Medea, famosas por sus conocimientos sobre venenos, pociones y brujería.

Las plantas están vinculadas a deidades de la magia y la brujería, antiguos espíritus a los que se atribuye la aportación de conocimientos a la humanidad. Muchas culturas antiguas tienen mitos similares sobre dioses renegados que vienen a la tierra para regalar a la humanidad algún tipo de conocimiento. Los espíritus de la naturaleza o del inframundo surgen a veces para instruir a un individuo en las artes arcanas. Cada mito parece contener una semilla de una fuente anterior, lo que nos permite rastrear los orígenes de las ideas que rodean a estos importantes productos botánicos muy atrás en la historia de la humanidad. Entre las historias y la sabiduría popular que rodean a estas plantas se encuentran las correspondencias planetarias y elementales que se les atribuyen, las cuales nos dan pistas sobre la naturaleza de los espíritus que habitan en ellas y a su alrededor.

El practicante de la magia puede perfeccionar sus energías innatas para conseguir el efecto deseado. Una vez que se ha creado una comprensión íntima de la naturaleza de las plantas aliadas del espíritu, podemos profundizar en nuestra propia gnosis personal. A lo largo de este libro examinaremos los orígenes mitológicos de muchas de estas hierbas, sus leyendas y las supersticiones que se han formado en torno a ellas. A través de una investigación de sus asociaciones esotéricas, podemos aprender a comunicarnos con el genio de la planta y añadir un poderoso matiz simbólico a nuestros rituales.

La superstición medieval ha relacionado muchas de estas plantas con el demonio cristiano y con espíritus malignos en general, y se fue fomentando una cultura de miedo y temor en torno a ellas. Se ha sugerido que algunos de los relatos de brujería de esta época fueron consecuencia de las alucinaciones provocadas por su consumo. Una cosa es cierta: es innegable la conexión que tienen estas plantas con la magia, el mundo de los espíritus y los seres que han aportado el conocimiento de tales cosas a la humanidad. Estas plantas tienen una afinidad innata con el mundo nocturno de los espíritus y los secretos arcanos ocultos en la tierra.

No todas las plantas de esta categoría son una toxina mortal o un psicodélico que expande la mente: algunas son afrodisíacas o estimulantes que pueden utilizarse para celebraciones rituales extáticas; otras son sedantes o hipnóticos que pueden emplearse para la ensoñación profética o la adivinación, y otras nos permiten viajar más allá de nuestro cuerpo o invocar a los espíritus a nuestro círculo. Sirven como catalizadores del *ars magica*, las artes mágicas, actuando como maestros y familiares. Estas plantas tienen una predisposición a las artes ocultas de la práctica privada de la brujería y pueden enseñarnos más sobre nosotros mismos y sobre los diversos mundos existentes.

Este libro pretende brindar información a las personas que quieran trabajar con estas plantas en un contexto espiritual o mágico. Es un compendio de historia, sabiduría e información científica, junto con algunas de mis propias ideas y descubrimientos personales. El libro está dividido en tres partes: la primera es una introducción a la senda de los venenos, en la que se hace un repaso de la historia de las plantas, de cómo se han utilizado para la medicina, el asesinato y la magia desde la Antigüedad. La senda de los venenos es una práctica nebulosa, y para definirla mejor hay explicaciones de importantes conceptos y terminología clave en esta área. En esta parte se explora la conexión entre las hierbas nocivas y la brujería, junto con el tema del uso de enteógenos vegetales en la práctica mágica. La sección concluye con un capítulo sobre el infame ungüento volador de brujas, supuestamente utilizado por las brujas de la Edad Media para volar a sus aquelarres. Los ungüentos voladores son una herramienta popular para los practicantes de la senda de los venenos, y en este capítulo se discute no solo su historia sino también cómo crearlos.

La segunda parte del libro es un compendio de hierbas y a la vez un grimorio. Esta sección describe algunos de los conceptos más esotéricos asociados a la magia de las plantas venenosas; contiene una descripción detallada de cada planta y sus correspondencias mágicas. Cada monografía ofrece una visión de las características del espíritu de la planta individual a través de la narración de los mitos y la tradición que conectan estas plantas con el mundo de la magia. Esta sección está dividida en tres categorías principales basadas en las tres corrientes energéticas representadas por los cuerpos celestes Saturno, Mercurio y Venus. Aunque el tema general de este libro es saturniano, ya que es Saturno quien rige todas las plantas venenosas, existen otras cualidades que también se manifiestan: conceptos y energías que constituyen, por excelencia, la práctica de la brujería y que definen lo que hacemos con ella. Las tres corrientes o temas energéticos, a menudo superpuestos, se reflejan en el repertorio del arquetipo clásico de las brujas; son fundamentales en su tradición y se reflejan en las deidades y espíritus más íntimamente relacionados con el legado de la brujería. Es a través de estas corrientes que intento establecer una mejor comprensión de las plantas incluidas en este libro: exploramos esta triple categorización utilizando ejemplos de la astrología, la alquimia y el simbolismo oculto. Examinamos las correspondencias mágicas, los usos rituales, las aplicaciones medicinales y la química de cada planta. Se presentarán varias deidades y espíritus que se alinean con el tema del capítulo junto con recetas y operaciones mágicas que pueden ser saturnianas, mercurianas o venusinas.

Saturno se presenta primero. Se le puede considerar el padre brujo, el dios cornudo. Los trabajos asociados con Saturno son de naturaleza oscura, incluido el descenso espiritual, la maleficia, el trabajo con espíritus ctónicos y la nigromancia. Venus, presentada en segundo lugar, es la reina bruja. Se la puede ver en todos los arquetipos de diosas poderosas y también gobierna las artes de la elaboración de hierbas. Podemos encontrar a Venus en trabajos de magia del *glamour**, manipulación y coerción, magia sexual y afrodisiaca. En nuestra cosmología, Mercurio puede ser considerado como el niño divino; es la progenie inmortal de los padres divinos, una figura portadora de luz, un viajero y un cambiador de forma. Mercurio es una de las figuras más importantes para los practicantes de la magia y se manifiesta de muchas formas: los viajes a otros mundos, la comunicación con los espíritus, el cambio de forma, la adivinación y la alquimia están dentro de su ámbito. Al estudiar los matices de la información que disponemos sobre estas plantas, podemos asociarlas con una o varias de estas categorías.

"La senda de los venenos en la práctica" es el título de la tercera parte: el trabajo en la senda consiste en gran medida en interactuar con estas plantas de forma física para obtener efectos no físicos. Dado que muchos de los productos botánicos son muy potentes y potencialmente peligrosos, los practicantes deben tener un profundo conocimiento de las plantas con las que trabajan. Esta sección brinda una base sólida para empezar a crear tus propias fórmulas herbales y contiene información adicional sobre la definición de enteógenos y la forma en que pueden beneficiar la práctica espiritual. Además de instrucciones sobre preparación y formulación, también contiene información sobre los distintos procesos de extracción que pueden utilizarse y cuáles son los más eficaces. El capítulo 9 contiene muchas recetas que ofrecen ejemplos del uso de plantas venenosas, tanto en la medicina como en la magia. Aunque algunas de estas recetas provienen de fuentes históricas, muchas son mis propias fórmulas personales. El capítulo 10 detalla cómo cultivar cada planta desde la semilla, aparte de incluir consejos sobre la germinación y cuidado de la planta hasta la cosecha y el secado. Varios practicantes de la ecología desean ser partícipes de cada paso en este proceso, esta es una forma poderosa de conectar realmente con el espíritu de la planta y recibir su medicina.

Al brindarte una gran cantidad de ideas y prácticas, así como información útil, precisa y provechosa, busco invitarte a que lleves a cabo tu propia exploración con estos poderosos aliados espirituales de las plantas.

---

*La magia del *glamour* es la magia de las ilusiones y la creación de auras para que la gente vea lo que tú quieres que vea. El *glamour* se puede lanzar sobre personas, lugares y cosas; su efecto depende de tu intención.

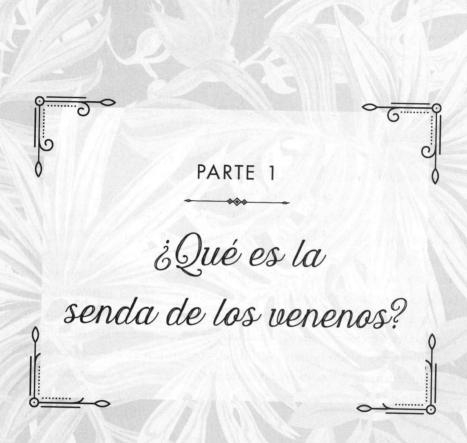

PARTE 1

¿Qué es la senda de los venenos?

1

Conocimientos básicos para la senda de los venenos

Enteología, etnobotánica
y las solanáceas

$\mathscr{P}$ara recorrer la senda de los venenos, hacen falta conocimientos en varias áreas: química, alquimia, herboristería, folclore e historia. También incorpora la etnobotánica y la enteología, campos de estudio que abarcan muchas culturas y periodos de tiempo diferentes y que no se limitan a una tradición específica o a un solo grupo de plantas.

Un elemento clave de la senda es familiarizarse con las solanáceas y sus alcaloides. Dado que muchas de estas plantas pueden ser peligrosas de diferentes maneras, es importante conocer un poco su química y su acción sobre la fisiología humana.

LAS SOLANÁCEAS
EN EL JARDÍN DE LAS SOMBRAS

No existen plantas que se asocien con más especificidad con la brujería y el diablo que las que pertenecen a la familia de las solanáceas. Su nombre científico, *Solanaceae*, significa "calmar": estas plantas son valoradas por sus propiedades analgésicas y sedantes. El grupo está conformado por las infames plantas del jardín del hechicero medieval, todas ellas temidas y veneradas por sus poderes curativos y su capacidad para aflojar los grilletes del cuerpo físico, liberando así el espíritu. En la leyenda, estas plantas estaban en el jardín de Hécate, reina de los hechiceros, quien poseía el conocimiento de los usos de todas las hierbas nocivas, los que transmitió a su hija Circe y a la bruja Medea, ambas conocidas como *pharmakeus*, término antiguo para designar a una persona conocedora de las propiedades medicinales y mágicas de las plantas.

Las hierbas hechiceras de la familia de las solanáceas (la belladona, la datura, la mandrágora y el beleño negro) comparten efectos similares debido a su química. Según el farmacólogo Louis Lewin, son capaces de provocar "trastornos cerebrales, incluida una excitación peculiar seguida de un estado de depresión".

Encontramos estas plantas asociadas a actos incomprensibles por parte de los fanáticos, enfurecidos con las llamas del frenesí y la furia y persiguiendo no solo a las brujas y hechiceros sino a la humanidad en su conjunto. Vestidos de capucha, la túnica de juez y la bata de médico, la locura supersticiosa implementaba procedimientos diabólicos en un juicio al diablo y arrojaba a las víctimas a las llamas o las ahogaba en sangre. Los ungüentos mágicos o los filtros de brujas conseguidos por alguna razón y aplicados, con o sin intención, producían efectos en los que los propios sujetos creían, llegando a afirmar que habían tenido relaciones con espíritus malignos, que habían estado en el Brocken y bailado en el aquelarre con sus amantes, o que habían causado daños a otros por brujería. (Lewin 1998, 190).

Dentro de la familia *Solanaceae*, hay varias plantas que reciben el nombre de solanáceas: todas ellas son parientes de esta categoría mayor con sus propios atributos. Algunas de las variedades más comunes que crecen abundantemente en Europa y Norteamérica, además de la belladona (*Atropa belladonna*), son la hierba mora (*Solanum nigrum*) y la dulcamara (*Solanum dulcamara*). Estas plantas también están emparentadas con hortalizas como el pimiento, el tomate y la patata, que presentan características similares, más evidentes en la forma de sus flores, que tienen cinco pétalos y sépalos. Algunas flores tienen forma de campana o trompeta, mientras que otras parecen estrellas. Las bayas varían de color según la variedad de la planta: las bayas de la hierba mora y de la belladona son negras o de color púrpura intenso; las de la dulcamara comienzan siendo verdes y, al igual que un tomate que está madurando, pasan del amarillo al naranja y, por último, al rojo.

Además de las variedades comunes, existen otras más raras, que componen las tres mil especies diferentes de esta diversa familia. Otras plantas, como la cicuta y el acónito, también son conocidas por sus asociaciones sobrenaturales y están relacionadas con las brujas y sus espíritus protectores, capaces de potenciar los actos mágicos a su manera. Muchas de estas plantas adquirieron su reputación arcana por su naturaleza venenosa, que las relacionaba con deidades infernales y, en la tradición medieval posterior, con la práctica de la brujería. En la Antigüedad, la brujería era una práctica común a la que acudía cualquiera que necesitara ayuda del otro mundo; sin embargo, existía una división entre la práctica de la brujería y la magia negra; esta última contrastaba con la propiciación socialmente aceptable de los dioses.

Desde el punto de vista astrológico, las solanáceas están bajo el dominio de Saturno, conocido como el maléfico mayor, regente de todas las plantas y creaciones venenosas. Muchas plantas también tienen correlaciones planetarias y elementales secundarias que influyen aún más en su interacción con nuestra magia. Por ejemplo, aunque las solanáceas son saturnianas, también tienen conexiones con Venus y Mercurio. Otras plantas venenosas están conectadas con Júpiter, Urano y Neptuno, y se utilizan por sus capacidades visionarias y de expansión de la conciencia.

Muchos practicantes se están abriendo a la idea de explorar estas plantas como aliadas espirituales en la práctica de la magia, a pesar de su reputación peligrosa. Sin embargo, a medida que integramos estas energías ctónicas y saturnianas, que constituyen una parte importante de las prácticas artesanales tradicionales, aprendemos a trabajar con nuestras propias sombras, así como con las fuerzas más oscuras del mundo natural. Se le ha dado mucha importancia y mucho se ha investigado acerca de la dosificación específica y sobre cómo preparar fórmulas para uso enteógeno por medio de la ingestión. A pesar de que existe cada vez más información basada en la experimentación de practicantes modernos, así como algunas oscuras referencias médicas para el uso de estas plantas, es aquí donde uno se queda recorriendo la senda de los venenos por sí solo. Aunque existen directrices, así como una cantidad cada vez mayor de información disponible por parte de practicantes que comparten sus experiencias enteógenas, la exploración personal y el aprendizaje son fundamentales.

Hay varias formas de trabajar con estos poderosos espíritus, al igual que con las plantas utilizadas para la curación. Mediante el uso de esencias florales, inciensos rituales, aceites, fetiches y amuletos se puede llegar a comprender formas esotéricas más seguras de trabajar con las hierbas nocivas. Sus capacidades alucinógenas e inductoras del trance representan solo una pequeña parte de las abundantes propiedades espirituales que pueden surgir a partir del trabajo con estos aliados botánicos.

Las variaciones de alcalinidad entre las distintas plantas y los numerosos factores que contribuyen a la concentración de alcaloides en una planta determinada forman parte de la imprevisibilidad característica de estas didácticas plantas de naturaleza más oscura. Son las embaucadoras y cambiaformas del mundo vegetal; pueden actuar como veneno y panacea a la vez y enseñarnos sobre los límites y las fronteras que, de otro modo, no abordaríamos. Sus visiones son a menudo aterradoras; sus cualidades amnésicas pueden sorprender al practicante, que puede no darse cuenta de que estaba delirando hasta que los efectos de la planta han empezado a remitir.

ALCALOIDES

Posiblemente una de las palabras más importantes para el estudio de los enteógenos en la senda de los venenos sea alcaloide. Los alcaloides son las sustancias químicas activas dentro de las plantas que les permiten funcionar en la forma en que lo hacen; son los responsables de todos los efectos que las plantas tienen en nuestra química cerebral y también constituyen sus componentes medicinales. Muchas plantas contienen alcaloides, pero no se sabe a ciencia cierta para qué propósito sirven estas sustancias químicas en ellas; es probable que solo se traten de subproductos de sus procesos químicos. El hecho de que no tengan mayor utilidad para las plantas, pero que sí tengan efectos tan profundos en los seres humanos, es un testimonio de la genial forma en que la que opera la naturaleza. Bajo esta perspectiva, estas plantas son, en verdad, un regalo de los dioses.

Los alcaloides son compuestos con una estructura orgánica compleja que se encuentran de forma natural en plantas, hongos y animales; contienen carbono, oxígeno, hidrógeno y nitrógeno y se clasifican en función de su estructura específica (Schultes 1976, 16). Existen miles de alcaloides que pertenecen a diferentes categorías; veinticinco mil ejemplares proceden de las plantas y tienen diversos e importantes efectos fisiológicos sobre los seres humanos y otros mamíferos. Los alcaloides se clasifican en función de su estructura química, que tiene un núcleo heterocíclico común, como el indol, la pirrolizidina y el tropano.

El término "alcaloide" fue desarrollado en 1818 por K. F. W. Meissner (1792-1853), un farmacéutico alemán. Los nombres de los alcaloides específicos se basan en su origen natural; se utiliza el nombre de un grupo de alcaloides prototípico de la familia de plantas (Funayama y Cordell 2015, 2-6). La morfina, la estricnina, la hiosciamina, la efedrina y la nicotina son alcaloides que han tenido impacto en la humanidad. Los alcaloides alucinógenos son alcaloides indólicos como la ergolina, utilizada en la síntesis del LSD, la ibogaína, procedente de un arbusto alucinógeno de África, y la harmalina, presente en la ruda siria (Schultes 1976, 43). Otros alcaloides producen efectos alucinógenos más suaves, y actúan de manera diferente en el cuerpo: estos pseudoalucinógenos o delirantes, como los alcaloides tropanos, son más peligrosos en dosis alucinógenas.

Lograr abarcar todos los alcaloides de origen vegetal excede el alcance de este libro y de mis conocimientos. Existen algunos textos académicos exhaustivos que cubren el tema de los alcaloides a fondo, y los he incluido en las obras citadas al final de esta obra. El objetivo de este libro es explorar las plantas que contienen los alcaloides tropanos, la familia *Solanaceae*. Esta última, o las solanáceas, comprenden un grupo de plantas asociadas a lo largo de la historia con la magia y la brujería. Las plantas que pertenecen a este grupo tienen una larga trayectoria de uso en rituales y están asociadas a espíritus aliados con las artes arcanas. Se han utilizado como hierbas funerarias, ofrendas a las deidades e ingredientes de hechizos y, además, como medio para abrir una puerta al mundo de los espíritus. Aunque el núcleo de este libro es la familia *Solanaceae*, también exploro algunas otras plantas destacadas en el folclore y los mitos paganos.

Alcaloides tropanos

Los alcaloides tropanos, que se encuentran en la familia de las solanáceas, se caracterizan por su único puente de nitrógeno o anillo tropano. Los alcaloides tropanos son metabolitos secundarios, lo que significa que la supervivencia de la planta no depende de su presencia.

Estos compuestos nitrogenados de origen natural son básicos, al tener un pH alcalino.

Algunos de los alcaloides de las solanáceas más conocidos son la atropina, la hiosciamina, la hioscina o escopolamina y la solanina. Estas sustancias químicas se encuentran en plantas como la belladona, la mandrágora, el beleño negro y el estramonio. Se encuentran presentes en diferentes cantidades y combinaciones dependiendo de la planta, y cada alcaloide tiene un efecto un poco diferente.

La atropina (*dl-hiosciamina*) se aisló en la década de 1830 y resultó ser una piedra angular en el estudio de la neuroquímica. Condujo al descubrimiento del neurotransmisor acetilcolina (Datta y Rita, 2011). La vida media de la atropina es de cuatro horas, lo que significa que el cuerpo tarda cuatro horas en metabolizar la mitad de la cantidad de atropina ingerida. Sin embargo, los síntomas pueden durar de veinticuatro a cuarenta y ocho horas debido a la disminución de la motilidad gastrointestinal (digestión). La atropina se absorbe con facilidad por los tejidos gastrointestinales y las membranas mucosas, pero no penetra tan eficazmente en la piel.

La escopolamina (*d-hioscina*) es responsable de la fatiga, la somnolencia, el sueño profundo, la euforia y la amnesia. En dosis más altas, provoca inquietud y alucinaciones; es uno de los alcaloides de la familia *Solanaceae*. Al igual que la atropina, es un antagonista de los receptores colinérgicos muscarínicos (anticolinérgicos). La escopolamina es un hipnótico que tiene un efecto de menor duración en el sistema nervioso periférico que la atropina. Puede deprimir el sistema nervioso central con tan solo 0,5 mg (Alizadeh et al. 2014, 300). La escopolamina se utiliza hoy en día en la medicación de la cinetosis (mareos causados por el movimiento) y se aplica sobre todo en forma de parche. También se utiliza por vía tópica para aliviar el dolor y es un analgésico eficaz; se absorbe fácilmente por la piel, a diferencia de la atropina y la hiosciamina. A menudo, los turistas que viajan al extranjero utilizan estos parches, los cuales provocan una mayor intoxicación y amnesia cuando se combinan con el consumo de alcohol. El polvo de escopolamina ha sido utilizado por personas sin escrúpulos para cometer numerosos delitos: el envenenamiento con este alcaloide supuestamente produce un estado "zombi", durante el cual la víctima es fácilmente manipulable, y luego provoca amnesia, sin dejar ningún recuerdo de los acontecimientos anteriores. Dichas características hacen de esta una herramienta peligrosa para ladrones y depredadores de todo tipo.

La hiosciamina se encuentra en el material vegetal fresco y es un depresor. Se racemiza (se convierte) en atropina (*dl-hiosciamina*) en el material vegetal seco y/o en la extracción líquida. La atropina es un estimulante y en dosis bajas (0,5-1 mg) produce una leve excitación, mientras que 10 mg de atropina provocan una depresión central de las funciones vitales (Börsch-Haubold 2007).

La solanina es un aleloquímico que se produce en algunas plantas como mecanismo de defensa contra la trasgresión competitiva. Los aleloquímicos se liberan en el suelo e interfieren con las biomembranas de otras plantas, provocando su muerte. La solanina, un glicoalcaloide presente en la hierba mora, la dulcamara y otras solanáceas comunes, también está presente en las hojas y el tallo de la planta de la patata; puede provocar náuseas, vómitos, sequedad de boca, dolor abdominal, midriasis y convulsiones.

Los alcaloides tropanos actúan en el cerebro de forma única. Son capaces de activar la glándula pineal, que corresponde a nuestro tercer ojo y que percibe los cambios entre la luz y la oscuridad, a pesar de encontrarse en lo más profundo del cerebro. Al estimular la melatonina, estos alcaloides pueden inducir un estado de vigilia onírico, un estado parecido al sueño lúcido que se ve potenciado por la oscuridad y las técnicas extáticas.

Los alcaloides tropanos son anticolinérgicos, los cuales son un grupo de sustancias que bloquean el neurotransmisor acetilcolina en el sistema nervioso central y periférico. Hay tres tipos de anticolinérgicos; los alcaloides tropanos son antimuscarínicos, los más comunes. La acetilcolina es el principal neurotransmisor del sistema nervioso parasimpático y activa los receptores muscarínicos de las células nerviosas, que contraen los músculos lisos. La atropina y la escopolamina se parecen químicamente a la acetilcolina. Se unen a los receptores, pero no estimulan la célula (antagonistas), por lo que se bloquea la transmisión nerviosa. El bloqueo de la acetilcolina inhibe los impulsos nerviosos que afectan al funcionamiento de los músculos lisos involuntarios del tracto gastrointestinal, el tracto urinario y los pulmones. Esto provoca muchos de los síntomas por los que se conocen este tipo de alcaloides.

La intoxicación por estas plantas produce un síndrome anticolinérgico agudo o toxídrome. Los síntomas de la intoxicación por alcaloides tropanos son de fácil recordación con este recurso nemotécnico: "Ciego como un murciélago, loco como una cabra, rojo como una remolacha, excitado como una liebre, seco como un hueso, el intestino y la vejiga pierden su tonicidad y el corazón corre solo". Los usuarios recreativos consideran que estas plantas son las menos agradables por sus efectos secundarios. Se las conoce comúnmente como delirantes y su uso prolongado puede provocar un deterioro físico y mental.

Los efectos de los alcaloides tropanos sobre los receptores del sistema nervioso periférico en las glándulas exocrinas pueden provocar mala coordinación, disminución de la producción de moco, anhidrosis (ausencia de sudoración) y un aumento de la temperatura corporal. Los músculos de la vejiga y del tracto urinario se ven afectados, lo que provoca retención de orina. Los efectos midriáticos de la dilatación de la pupila provocan sensibilidad a la luz (fotofobia) y cicloplejia (incapacidad para enfocar de cerca).

Los efectos sobre el sistema nervioso central se asemejan al delirio y consisten en confusión, desorientación, euforia o disforia, problemas de memoria, pérdida de concentración y pensamientos ilógicos. Como aminas terciarias, que son absorbibles por el sistema nervioso central, dan lugar a un síndrome anticolinérgico que se manifiesta como psicosis. Pueden provocar alteraciones visuales, como ver superficies deformadas y texturizadas, líneas que bailan y arañas o insectos imaginarios. Además de las visuales, también se producen alteraciones auditivas y sensoriales, que pueden incluir olores imaginarios de humo, visiones de objetos y figuras que parecen estar vivos, y la sensación de presencias no físicas. Esto explica el uso de estas plantas en trabajos visionarios y en la comunicación con los espíritus. Daniel Schulke acuñó el término *chronophagoi* o *devoradores del tiempo* para describir los efectos de los alcaloides tropanos y la pérdida de noción de tiempo de sus efectos amnésicos.

ENTEÓGENOS

Todas las plantas de esta categoría, independientemente de su acción química o nivel de toxicidad, se consideran de alguna manera enteógenos.

El término "enteógeno" se acuñó para sustituir al término "psicodélico" de los años sesenta, cargado de contenido sociocultural. Viene de dos palabras griegas: *éntheos*, que significa "lleno del dios, inspirado y poseído", y *genésthai*, que significa "llegar a ser".

La enteología es el estudio de los enteógenos, o plantas que generan lo divino en su interior. Su nombre fue concebido por un grupo de influyentes etnobotánicos en 1979: Carl A. P. Ruck, Jeremy Bigwood, Danny Staples, Jonathan Ott y R. Gordon Wasson (Ruck et al. 1979). Los etnobotánicos estudian las tradiciones de diferentes culturas y la forma en que utilizan las plantas con fines medicinales, espirituales y rituales, así como sus usos prácticos. La etología puede considerarse una rama específica de la etnobotánica.

No todos los enteógenos son psicodélicos o alucinógenos; presentan un amplio espectro de efectos, desde los más sutiles hasta los más intensos. Los estimulantes, los sedantes, los delirantes y los afrodisíacos alteran la química del cerebro humano y la percepción de diferentes maneras. Estos diferentes estados, cuando se introducen por medio de rituales, pueden ayudar al practicante a conseguir los resultados deseados. Los enteógenos son sustancias, por lo general de origen vegetal o animal, que se utilizan como herramientas espirituales y sacramentales (Tupper 2009). Louis Lewin (1850-1929) utilizó el término *phantastica*, derivado de *phantasia*, una palabra griega que significa "imaginación, apariencia", para describir las numerosas plantas de esta categoría. El libro *Phantastica* de Lewin, publicado en 1929, se considera el inicio de la etnobotánica.

Como ya se mencionó, los enteógenos no son simplemente drogas. Hay personas con vocación espiritual que practican el uso de rituales con enteógenos por sus efectos de expansión de la conciencia. Estos practicantes se autodenominan psiconautas y experimentan con una amplia variedad de enteógenos, alucinógenos y psicodélicos. Los usuarios recreativos suelen tener experiencias muy diferentes e incómodas cuando usan estas plantas solo para drogarse. La preparación ritual y la comprensión espiritual son claves para liberar el potencial de estos poderosos aliados: "Hay que tener en cuenta el grado de origen de enteógenos, no solo desde la perspectiva de sus efectos neurofisiológicos, sino también de las prácticas sociales y los rituales en los que estos se han incorporado" (Tupper 2009, 503).

Muchas de estas plantas contienen toxinas mortales, y sus efectos pueden resultar debilitantes y perjudiciales para la cognición. El uso regular a largo plazo por parte de usuarios recreativos puede provocar daños permanentes y la muerte. "El contexto ritual, sin embargo, ofrece salvaguardas psicoespirituales que hacen que el potencial de los maestros de las plantas enteógenas para mejorar la cognición sea una posibilidad intrigante" (Tupper 2009, 503). Los enteógenos rituales tradicionales, como su nombre indica, nos ayudan a conectar con las fuerzas espirituales de la naturaleza, a traer la esencia de lo divino a nosotros mismos y a acceder a nuestra propia conexión divina con el resto del universo. Lo hacen facilitando experiencias iniciáticas que, aunque no siempre son agradables, pueden darnos una nueva perspectiva y expandir nuestra conciencia. Muchos practicantes modernos de diferentes formas de brujería y neochamanismo desean trabajar con estas plantas tradicionales.

Al entrar en una relación espiritual con estas plantas, adquirimos poco a poco una comprensión más profunda de sus usos y de la forma adecuada de trabajar con ellas, llegando a conocerlas primero a distancia hasta alcanzar una relación más íntima. Estas plantas actúan como guardianes de la comprensión espiritual y, a menudo, es a través de una sinergia equilibrada que se logra tal comprensión. Los espíritus de las plantas suelen estar tanto o más dispuestos a conectarse con los humanos en la búsqueda del conocimiento espiritual y del ocultismo que los otros espíritus, debido a la estrecha relación que existe en la humanidad con ellos. Muchos practicantes tienen plantas específicas con las que han desarrollado una relación familiar, y a través de este vínculo su trabajo se ve reforzado.

ETNOBOTÁNICA, ETNOFARMACOLOGÍA, FARMACOGNOSIA

El folclore cultural, los remedios tradicionales y los usos espirituales de las plantas forman parte del estudio de la etnobotánica. Los practicantes de la herbolaria esotérica, la magia de las plantas y la alquimia ya están involucrados en el estudio de la etnobotánica. Al entender los mitos, las leyendas, las propiedades medicinales y las características físicas de las plantas, conseguimos una comprensión más profunda de sus características ocultas. Cada dato de la sabiduría popular aporta una capa adicional de simbolismo que puede incorporarse a la práctica mágica de cada uno.

La etnofarmacología es el estudio de las medicinas tradicionales de diferentes grupos de personas. Las curas populares, la medicina tradicional china y el ayurveda son ejemplos de "materia médica" recopilada por un grupo de personas a lo largo del tiempo. Muchas curas tradicionales funcionan de forma homeopática o requieren la sinergia de varias plantas para ser efectivas. En estas prácticas de base cultural se requiere a menudo una comprensión de la energía y el equilibrio. Algunas curas funcionan por medios no físicos que no se entienden del todo, aunque su eficacia es bien conocida dentro de la cultura.

La farmacognosia es el estudio de los medicamentos de origen natural. Muchas de las plantas de esta farmacopea tienen propiedades medicinales, y algunas han dado lugar a importantes descubrimientos en la medicina moderna y siguen siendo utilizadas por la industria farmacéutica. Una de las lecciones que tienen que enseñarnos estas plantas es cómo utilizar estas poderosas medicinas naturales de forma segura. Los que están en la senda de los venenos repiten a menudo la vieja sentencia paracelsiana: *Dosis sola facit ut venenum non fit* (Solo la dosis permite que algo no sea venenoso). Este principio básico de la toxicología enseña que cualquier cosa puede ser tóxica si la dosis es lo bastante alta. Por otro lado, las sustancias aparentemente tóxicas pueden tener propiedades beneficiosas cuando se encuentra la dosis adecuada.

ATRAVESANDO LA SENDA DE LOS VENENOS EN LA BRUJERÍA MODERNA

Los avances modernos en fitoquímica y medicina vegetal nos han llevado a un lugar en el que, como profesionales, podemos mezclar la ciencia con la magia. Sin embargo, a partir de los avances en la extracción química de estas sustancias para uso farmacéutico, se ha generado una herramienta que resulta peligrosa en las manos equivocadas. Estos potentes alcaloides en estado puro han provocado muchas experiencias negativas y enfermedades en quienes buscan subidones recreativos explotando hierbas sagradas. Mucha gente, al oír hablar de su uso en el trabajo espiritual y el vuelo de las brujas, ve estas plantas como pociones mágicas, algo como una píldora que se puede tomar para obtener su efecto prescrito. Pero estas plantas sagradas no son un atajo hacia el conocimiento espiritual o el poder mágico, del mismo modo que no son subidones placenteros que el consumidor de drogas recreativas pueda perseguir. Desde una perspectiva mágica, estas plantas no pueden reducirse simplemente a algo profano y utilitario.

Las plantas malignas son entidades autónomas que ofrecen una gnosis experiencial; el camino para explorar sus misterios debe recorrerse por sí solo. Estas plantas no ceden sus misterios tan fácil: al igual que con los espíritus de los animales, hay que forjar un vínculo íntimo de forma individual y, en muchos casos, es el espíritu quien elige. El ritual y la relación son la clave para trabajar con estas plantas y desvelar sus misterios; el proceso ritual es una parte tan vital de esta práctica como los componentes activos de las propias plantas. Son embaucadoras y a veces adversas, sus efectos y su potencia siempre cambian. Mucha gente se preocupa por las dosis, ya que saben que estas plantas son venenosas. Yo, sin embargo, creo que es bueno que no haya dosis universales; nadie puede decir con certeza qué efecto producirá en una planta otra persona. La posibilidad de una intoxicación y de efectos secundarios desagradables mantiene a raya a los aficionados.

Es importante que no olvidemos lo que nos llevó a estas plantas para empezar: su uso práctico y su creciente importancia en la brujería moderna continúan la antigua tradición con estos poderosos aliados botánicos. La tradición que rodea a estas plantas sigue creciendo y transformándose a medida que obtenemos nuevos conocimientos a través de la comunión directa con estos espíritus de las plantas.

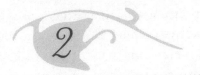

Breve historia de las hierbas nocivas

Medicina, política y magia

*L*as plantas que suelen asociarse a la brujería han sido utilizadas en los campos de medicina, política y magia por diversos grupos a lo largo de la historia, además de compartir reputaciones infames y lugares destacados en los mitos desde la Antigüedad. Las plantas venenosas han desempeñado un papel fundamental en la configuración de la historia de la humanidad. Desde la Antigüedad, los primeros seres humanos sacaron provecho del poder de sus toxinas, bien sea que estas fuesen descubiertas por mera casualidad o por experimentación, los poderosos efectos de estas sustancias las colocaron en un estatus superior, de origen mítico.

Los antiguos egipcios dejaron constancia de su uso en el papiro Ebers, uno de los textos médicos más antiguos que se conserva y el cual recoge conocimientos ancestrales sobre hierbas. Este manuscrito, que data de alrededor de 1550 a. C., combina el uso de la magia y la medicina botánica, y detalla conjuros y rituales con algunas de las recetas. La amapola real, el cannabis y la belladona figuran entre las hierbas prescritas y se utilizaban en aplicaciones tópicas o en infusiones de vino para aliviar el dolor y conciliar el sueño (Crystalinks 2009).

A través de la historia, la belladona y el beleño negro se han utilizado en ungüentos y linimentos de aplicación tópica para el dolor. La mandrágora se combinaba con el opio para crear un potente anestésico utilizado por los médicos medievales. La datura, pariente del estramonio europeo, se utiliza en Sudamérica y Centroamérica para crear un efecto amnésico, sobre todo durante el parto, para adormecer el dolor y hacer que la paciente olvidara la experiencia. La pérdida de la noción del tiempo es un efecto común atribuido a los alcaloides tropanos.

PLANTAS MALIGNAS COMO ENTEÓGENOS

Para la humanidad, ha sido común el uso de enteógenos como aliados de las plantas y ha representado una fuente de curación y conocimiento durante milenios. Los enteógenos han sido utilizados por muchas culturas de todo el mundo y tienen una amplia historia en los rituales religiosos y la magia.

El Talmud y otros escritos judíos mencionan los efectos enteógenos del incienso utilizado en las fumigaciones del templo. Según la Biblia, Dios dijo a Moisés: "Procúrate en cantidades iguales resina aromática, ungulum, galbanum aromático e incienso puro. Prepara con ellos según el arte del perfumista un incienso perfumado, sazonado con sal, puro y santo" (Éxodo 30:34-35). El Talmud añade ingredientes con cualidades enteógenas como el nardo, la casia y la mirra.

Las propias plantas se han elevado al plano de lo divino y sus historias se han contado a lo largo de la historia en forma de mitos y leyendas. Las culturas antiguas reconocían su utilidad como hierbas medicinales, pero sin descuidar sus poderosas propiedades espirituales. A menudo, las plantas y los hongos enteógenos se consideraban regalos de los dioses y se trataban como sacramentos sagrados. Un curandero o chamán no se limitaba a utilizar una planta por sus propiedades químicas, sino que también invocaba a su espíritu para que sirviera a un propósito específico.

En las sociedades animistas, estas plantas se consideraban entidades independientes con espíritus únicos y a veces se antropomorfizaban. La mandrágora quizás sea el ejemplo más famoso: se creía que la raíz, que se asemeja al cuerpo humano, contenía un espíritu que, si se cuidaba de forma adecuada, actuaba en favor de aquel que lo conservaba. Estos fetiches vegetales, llamados maniquíes, homúnculos o, en alemán, *alraune*, se traspasaban a menudo de una generación a otra dentro de una misma familia. Estas poderosas raíces eran tan codiciadas que los charlatanes solían sustituirlas por la raíz de brionia blanca, más común en el norte de Europa, haciéndola pasar por la auténtica mandrágora.

Otro ejemplo sería el mantenimiento y la alimentación de raíces como la raíz de angélica (*Angelica archangelica*), la raíz de imperatoria romana (*Imperatoria ostruthium*), y la raíz de jalapa (*Ipomoea jalapa*).

Aunque estas raíces no tienen características humanas, a menudo se tratan como si las tuvieran. Se insufla vida a la raíz y se despierta su espíritu mediante la limpieza y la unción, lo que recuerda a una especie de bautismo. A continuación, se le da poder a la raíz con regularidad (se le habla y suministra diversos aceites y polvos) para reforzar las intenciones del guardián. La propia raíz representa el poderoso espíritu que en ella habita.

BOTÁNICOS VENENOSOS EN LA GUERRA Y LA POLÍTICA

El conocimiento de las toxinas botánicas estaba bien establecido en el mundo antiguo. Las comunidades tribales y las sociedades prehistóricas de cazadores-recolectores utilizaban flechas con punta de veneno para abatir la caza mayor. El Atharvaveda, un antiguo texto sánscrito de alrededor del año 900 a. C., menciona el envenenamiento de las puntas de las flechas con acónito (Bisset 1989, citado en Borgia 2019). Incluso se utilizaban en la guerra contra los enemigos humanos.

En la *Ilíada* y la *Odisea* de Homero se utilizaban flechas envenenadas en la batalla (Mayor 2009). La palabra "tóxico" deriva del griego *toxikón*, que nos dio el latín *toxicum*. La raíz de esta palabra también conecta con *toxon*, que significa "arco". La palabra griega para el tejo es *taxón*, y el tejo era a menudo la madera preferida para construir arcos y flechas; era también una de las plantas más tóxicas del Mediterráneo. Esta etimología nos demuestra la conexión existente entre las sustancias venenosas y las armas; el acónito se empleaba habitualmente como veneno para flechas. La palabra latina *acontizo* significa "lanzar una jabalina", y acónito o *aconitum* provienen de la misma raíz griega, *akoniton* (Borgia 2019).

Los escitas eran conocidos por sus conocimientos sobre venenos y antídotos; tenían su propio veneno especial llamado *scythicon* que utilizaban en las flechas. Los celtas de la Galia utilizaban una toxina conocida como *limeum* para envenenar sus flechas que, según Plinio el Viejo, era un preparado hecho con el jugo del eléboro.

Las plantas venenosas eran fáciles de conseguir en el mundo antiguo, y los antiguos griegos y romanos elaboraron leyes que regulaban su uso, como la Lex Cornelia de Maiestate (81-80 a. C.), que intenta clasificar los venenos, las drogas y las medicinas vegetales. El asesinato mediante veneno derivado de hierbas nocivas era una táctica común, sobre todo en el Imperio Romano.

La vida política era un aspecto importante de la ciudadanía de la antigua Grecia y Roma; las familias aristocráticas y las que ocupaban cargos senatoriales se reunían con regularidad para discutir los asuntos de gobierno. Los políticos luchaban por el poder utilizando la elocuencia y la lógica, en claro contraste con los señores de la guerra tribales de la provincia romana de Germania. Bajo la apariencia de un gobierno civilizado, los políticos encontraron medios más subversivos para eliminar a sus oponentes. Los miembros de la aristocracia que intentaban avanzar en sus posiciones se valían de la ayuda de un envenenador-asesino para eliminar a quienes se interponían en su camino, lo que se hacía a menudo en estrecha proximidad, bajo la pretensión de confianza. En el año 54 d. C., Agripina, madre del emperador Nerón, contrató a una mujer llamada Locusta, una famosa envenenadora conocida como *venefica*, para que asesinara a Claudio I, quien supuestamente murió bajo los efectos del acónito. La infame envenenadora Canidia, de la que habla el poeta romano Horacio, era temida por sus contemporáneos y conocida por utilizar un veneno compuesto de cicuta y miel (Retief y Cilliers 2019). La naturaleza del envenenamiento es secreta y discreta, y a menudo hace uso de ilusiones engañosas. El envenenador puede tener una estrecha relación con la víctima, como ser un amigo o un familiar.

Mithridatium

El miedo a ser envenenado era tan grande que los gobernantes de la Antigüedad tomaban medidas extremas para protegerse. No era raro que un monarca pidiera a un sirviente que comprobara si su comida estaba envenenada antes de comérsela él mismo. Los boticarios podían crear antídotos y venenos.

Existió un gobernante conocido por las medidas extremas que tomó para protegerse del destino de su predecesor: Mitrídates VI, rey del Ponto del 120 al 63 a. C., fue uno de los enemigos más formidables de la República Romana. Con un objetivo tan grande sobre su espalda, Mitrídates sobrepasó límites para protegerse del asesinato por envenenamiento. Bajo la instrucción de los *agari*, un grupo de chamanes escitas, Mitrídates intentó inmunizarse ingiriendo pequeñas cantidades de varios venenos de forma regular y, según cuenta la leyenda y la historia, este relato semimítico fue un éxito. El proceso se conoció como mitridatismo y se ha empleado también en otros casos de inmunización; esta técnica depende del modo en que el cuerpo metaboliza ciertas toxinas. Era una técnica de inmunización peligrosa, y Mitrídates empleó a muchos criminales convictos para que probaran venenos y antídotos a lo largo de muchos años.

En el otro extremo del espectro de los venenos y los antídotos, existía un legendario remedio conocido como *mithridatium*, llamado así por el viejo monarca. Esta panacea fue buscada desde la Antigüedad hasta la Edad Media; el codiciado compuesto bajo el nombre de *theriaca andromachi* o melaza de Venecia se fabricaba principalmente en Venecia durante la Edad Media y solo estaba al alcance de los que podían permitírselo, debido a la cantidad de ingredientes necesarios y al largo tiempo que llevaba su elaboración. Al parecer, constaba de unos sesenta y cinco ingredientes y podía tomar meses reunir y preparar los componentes necesarios: la melaza debía fermentarse durante al menos un año antes de ser utilizada. El célebre boticario francés Moyse Charas (1619-1698) publicó la fórmula en 1669 para ayudar a poner fin al monopolio veneciano de la triaca.

El regalo de la muerte

El emperador Chandragupta Maurya, fundador y emperador de la dinastía Maurya en la India, es conocido por su singular uso del veneno para crear un tipo especial de asesina. Las *visha kanyas*, o "doncellas venenosas", eran mujeres jóvenes especialmente preparadas desde una edad temprana para convertirse en seductoras asesinas. El grupo, organizado por primera vez por Chandragupta, funcionó entre el 320 y el 298 a. C. y se menciona en el *Artha-shastra*, un antiguo tratado sánscrito indio sobre el arte de gobernar. Se dice que las mujeres recibían una dieta específica y que, con el tiempo, ingerían pequeñas cantidades de diversos venenos, lo que acababa haciendo que sus fluidos corporales fueran tóxicos para los individuos normales. Según la leyenda, no eran simples administradoras de veneno a través de la comida y la bebida, sino que ellas *eran* el veneno. Regaladas a los enemigos de Chandragupta, estas mujeres utilizaban sus encantos sexuales para adormecer a sus víctimas con una falsa sensación de seguridad: las doncellas venenosas mataban a sus víctimas mediante las relaciones sexuales. Es posible que estas mujeres del folclore se basaran en mujeres reales que eran enviadas como asesinas para envenenar a los enemigos reales con la comida y la bebida.

En la Antigüedad era una práctica habitual regalar telas o prendas de vestir; el intercambio de prendas como forma de otorgar honor es un tema antiguo. A lo largo de la historia, los regalos de ropa se hacen para conferir, literal o figuradamente, autoridad, protección y honor. Cubrir a alguien con un manto es otorgarle las bendiciones que simboliza; sin embargo, los mantos y las prendas también pueden conferir peligro y muerte.

En la mitología, Morgan le Fay regaló al rey Arturo un manto destinado a inmolarle, y la hechicera Medea, en el poema épico griego *Argonáutica*, dio a la ninfa Creusa un manto envenenado destinado a consumirla en el fuego. El envenenamiento de las prendas es una práctica peculiar basada en la tradición de dar obsequios: el envenenamiento se realiza bajo la pretensión de confianza y seguridad. Los monarcas extranjeros han aceptado estos regalos contaminados, sin saberlo, por mera cortesía, para no insultar al regalador. Este temor real de que las prendas llevadas trajeran enfermedades consigo dio lugar a estrictos tabúes para garantizar la limpieza y evitar la contaminación.

VENEFICIUM: VENENO Y BRUJERÍA

Los conceptos de contaminación y contagio forman parte de muchas prácticas religiosas y espirituales. Las tradiciones del tabú se han desarrollado en torno a la purificación y la limpieza con componentes tanto espirituales como físicos. La naturaleza secreta del envenenamiento y sus efectos invisibles en el cuerpo lo alinean estrechamente con las ideas clásicas de la brujería. A lo largo de los años, muchos han teorizado que es la naturaleza secreta del veneno lo que ha dado lugar a su larga asociación con la brujería nociva. Este miedo real a la existencia de envenenadores y brujas, a menudo catalogados dentro de la misma categoría, dio lugar a la prohibición de las prácticas de *maleficium* o brujería dañina y de *veneficium* o envenenamiento. El envenenamiento del cuerpo y la mente representaba brujería para las sociedades antiguas. Las plantas que se utilizaban por sus cualidades tóxicas y de alteración de la mente se asociaron con el jardín de los hechiceros, un jardín diseñado para cultivar, específicamente, plantas mágicas y medicinales que sirvieran como aliadas de poder y progreso a los que se encontraban en la senda de los venenos.

3

El ungüento volador de las brujas

$\mathcal{L}$os preparados medicinales se utilizaban ampliamente desde mucho antes de ser asociados a las brujas y sus aquelarres. Algunas de las primeras recetas de las que se tiene registro proceden de la *Trotula*, una colección de tres textos médicos italiano del siglo XII sobre la salud de las mujeres, escritos en Salerno, Italia. El texto lleva el nombre de la figura histórica Trotula de Salerno, una médica a la que se atribuye la redacción de uno de los textos. Los textos de la *Trotula* circularon por toda la Europa medieval.

Estos ungüentos se utilizaban para tratar una gran variedad de síntomas y todos sabían cómo crearlos; en principio, formaban parte de la farmacopea de los herbolarios y boticarios de los pueblos. Los ungüentos con plantas solanáceas y soporíferas (que inducen al sueño) eran habituales en la medicina premoderna; muchos de ellos contenían hierbas medicinales conocidas por sus propiedades enteógenas. Su relación con la brujería diabólica no surgió sino hasta la Edad Media; las líneas se difuminaron entre la superstición y el folclore medievales, las creencias ilusorias de los inquisidores y las prácticas paganas reales de la Europa precristiana.

La posibilidad de que las personas utilizaran ungüentos enteógenos como catalistas mágicos antes de este período resulta poco probable. Sin embargo, la documentación preexistente y los descubrimientos arqueológicos apoyan el uso de plantas enteógenas como el beleño negro, el matamoscas y la mandrágora con fines rituales en todo el mundo antiguo. Las plantas se quemaban como incienso o se ingerían en forma de infusión con agua o alcohol.

La existencia de un ungüento de brujas fue, sobre todo, un tema de debate entre los fiscales y los acusados en los juicios por brujería. Había quienes creían que los aquelarres de brujas eran reales y que el ungüento permitía a una bruja volar a estas reuniones, a las que a menudo acudía el diablo. Los ungüentos que las brujas utilizaban para este fin contenían ingredientes nocivos y mortales, lo que se consideraba una prueba de su iniquidad. En el mejor de los casos, estos ungüentos eran utilizados por el diablo para crear ilusiones en los sentidos y capturar las mentes débiles de los participantes y, en el peor de los casos, eran preparaciones nefastas utilizadas por los agentes del diablo para embrujar a los inocentes, crear maleficios y transportarse a estas reuniones.

El otro argumento era que el aquelarre de las brujas era un delirio inducido por los ingredientes alucinógenos de estos ungüentos; por tanto, este no existía y los acusados no eran culpables de delitos de brujería. La idea de que estas experiencias eran fantasías y visiones que eran causados por estas peligrosas plantas fue utilizada por aquellos intelectuales con una visión más humanista para abogar por la inocencia de los acusados de brujería, alegando que en realidad no estaban teniendo un encuentro literal con el diablo.

Este debate sirvió como aliciente para una serie de conocimientos sobre el ungüento de brujas. La mayoría de los escritos relativos a dicho ungüento proceden de los textos inquisitoriales y de los escritos de los sabios interesados en el tema. Los escritos de los inquisidores y los demonólogos contribuyeron en gran medida a la tradición del ungüento de brujas, llamado *unguentum sabbati* o *unguentum lamiarum*. Esto sirvió para demonizar las hierbas rituales paganas tradicionales, así como para expulsar a los curanderos naturales y a los herbolarios rurales. En *Physica*, Hildegard von Bingen (1098-1179 CE) demonizó muchas de las plantas asociadas a las prácticas precristianas en sus descripciones, entre ellas la belladona y la mandrágora (Hildegard 1998, 75). La tradición perpetuada por la iglesia es la base de la comprensión moderna del ungüento volador de las brujas. Dentro de las ilusas supersticiones de los cazadores de brujas se esconden ciertas verdades respecto al uso de plantas enteógenas por parte de los pueblos precristianos.

La primera mención documentada de una persona que utiliza un ungüento para reunirse con Satanás es la del testimonio del juicio de Matteucia di Francesco en 1428, según el exhaustivo libro sobre el tema, *El ungüento de las brujas*, de Thomas Hatsis. Matteucia fue juzgada en Roma y quemada en la hoguera por su supuesta "congregación diabólica" (Hatsis 2015, 205). En *El libro de magia sagrada de Abramelin el mago*, Abraham de Worms (1362-1458) cuenta que una anciana le dio un ungüento que le permitió volar. En otra de las primeras referencias a los ungüentos voladores, Johannes Hartlieb (1410-1468), en *The Book of All Forbidden Arts, Heresy, and Sorcery*, publicado en 1475, afirma que estos ungüentos eran elaborados por *unholden* (brujas) al recolectar siete hierbas en su respectivo día de la semana.

> **Domingo:** borraja (*Borago officinalis*)
> **Lunes:** lunaria (*Lunaria annua*)
> **Martes:** hierba sagrada (*Verbena officinalis*)
> **Miércoles:** mercurial (*Mercurialis annua*)
> **Jueves:** barba de Júpiter (*Anthyllis barba*)
> **Viernes:** culantrillo de pozo (*Adianthum capillus-veneris*)

Se omite la séptima hierba que debe recogerse el sábado, lo cual es interesante, si se tiene en cuenta que Saturno rige este día. Puede que el séptimo ingrediente fuera una belladona u otra hierba maligna. Dado que todos los demás ingredientes son no psicoactivos, es posible que el último ingrediente hubiera contenido un componente alucinógeno (Hatsis 2015, 177).

Otra de las primeras menciones al ungüento en relación con las brujas fue en *De subtilitate rerum* (Las sutilezas de las cosas), escrito por Girolamo Cardano (1501-1576) en 1550. La obra de Cardano, de veintiún volúmenes, es la primera publicación en la que aparecen juntas las brujas y los ungüentos. En el libro 18, *De mirabilius* (Sobre las maravillas), enumera los ingredientes del ungüento volador como "grasa de niños, jugo de perejil, acónito, cincoenrama, solanácea, hollín". También describe el efecto del ungüento en la psique: "Los teatros, los jardines de placer, los banquetes, los bellos adornos y los vestidos, los jóvenes apuestos, los reyes [y] los magistrados, los demonios, los cuervos, las prisiones, los desiertos y los tormentos" (Cardano, citado en Hatsis 2015, 189). En 1545, Andrés Laguna (1499-1559), médico, botánico y farmacólogo español, ofrece uno de los registros más fiables de un ungüento soporífero tras probarlo en un paciente. Describe los ingredientes como algunas de "las hierbas más frías y soporíferas" (Laguna 1554).

En su *Magiae Naturalis* (Magia natural), Giambattista della Porta (ca. 1535-1615) señala que las brujas "untan todas las partes del cuerpo, primero frotándolas para hacerlas rubicundas y cálidas y para rarificar lo que se había condensado a causa del frío. Cuando la carne se relaja y los poros se abren, añaden la grasa (o el aceite que la sustituye) para que el poder de los jugos pueda penetrar más y ser más fuerte y activo sin duda". Porta enumera los siguientes ingredientes para un ungüento volador: "Apio silvestre [cicuta], grasa de niños, jugo de perejil, acónito, cincoenrama, belladona, hollín". Otra receta del mismo libro ofrece lo siguiente: "Chirivía, *acorum* común [cálamo], cincoenrama, sangre de murciélago, solanácea" (Porta 1558, libro 2, cap. 26).

Karl Kieswetter (1854-1895) mezcló un ungüento basado en la receta de Porta y afirmó haber soñado con volar en espiral (Harner 1973, 139). Volar, cambiar de forma y encontrarse con criaturas y entidades monstruosas eran habituales en las descripciones de las experiencias de las personas con el uso de estos ungüentos. Estas experiencias pueden atribuirse a los efectos de alteración de la mente y al delirio producido por los efectos de los alcaloides tropanos.

Las dos recetas siguientes proceden de *The Discoverie of Witchcraft* (El descubrimiento de la brujería) de Reginald Scot (1538-1599), publicado por primera vez en 1584. Scot buscaba que su libro fuera una denuncia que desafiara la creencia de la existencia de la brujería, de forma tal de evitar la persecución de personas vulnerables, a menudo mujeres pobres y de edad avanzada.

> La grasa de los niños, y la vierten con agua en un recipiente de latón, reservando lo más grueso de lo que queda hervido en el fondo, que se guarda hasta que se pueda utilizar. Aquí ponen *Eleoselinum* (*Apium graveolens*), *Aconitum* (acónito), *Frondes populeas* (yemas del álamo) y hollín.
> *Sium* (chirivía-cicuta de agua), *acarum vulgare* (*Acorus calamus*), *pentaphyllon* (cincoenrama), la sangre de un ratón volador (sangre de murciélago), *solanum somniferum* (*Atropa belladona*), *& oleum* (Scot 1886, cap. 8).

Las plantas mencionadas en las recetas de ungüentos voladores medievales plantean dudas sobre su eficacia y sobre si eran utilizadas para su supuesto propósito. Muchos de los ingredientes enumerados no tienen propiedades enteógenas ni son demasiado tóxicos. Plantas como la cicuta y el acónito aparecen a menudo como ingredientes, y ambos son extremadamente tóxicos y no alucinógenos. ¡Yo no me frotaría el jugo de ninguna de estas plantas en la piel! La belladona es una de las únicas plantas que aparecen en la lista y que tiene propiedades alucinógenas como delirante. Al parecer, las recetas que surgieron en la época de la moda de las brujas actuaban solo como una táctica para asustar. Todas estas recetas contenían prácticamente los mismos ingredientes, incluyendo las plantas más mortíferas de Europa junto con sangre de murciélago y grasa de niños sin bautizar, lo que parece algo que proviene más de un cazador de brujas que de alguien versado en herboristería.

Plantas como el beleño negro, la mandrágora y la datura casi ni se usaron sino hasta tiempo después. Habrían sido ingredientes más seguros y eficaces que la cicuta y el acónito para su uso en un ungüento de brujas. El beleño negro figura ampliamente en el folclore de los pueblos germánicos, y la reputación de la mandrágora se extendió incluso antes de llegar al norte de Europa porque era apreciada como amuleto para la fertilidad y el amor. Aunque la datura no entró en la farmacopea del noroeste de Europa hasta los siglos XVI y XVII, el beleño negro habría sido una opción segura para los conocedores de las plantas enteógenas. El hecho de que estas plantas no ocupen un lugar más destacado en las recetas de ungüentos voladores medievales plantea dudas sobre su autenticidad como preparado utilizado por personas que se creían brujas para inducir el trance y practicar la brujería.

A mediados del siglo XX, el folclorista alemán Will Erich Peuckert (1895-1969) experimentó con una dosis eficaz de acónito, mandrágora y datura. Durante su experimento, él y otros dos individuos cayeron en un sueño profundo durante veinticuatro horas. Curiosamente, todos informaron de experiencias similares durante ese tiempo. Michael Harner lo cita en *Hallucinogens and Shamanism*, donde escribe sus visiones de "paseos salvajes, bailes frenéticos y otras extrañas aventuras... relacionadas con orgías medievales" (Harner 1973, 139). Peuckert fue objeto de burlas por mencionar su experimento con estas plantas en una conferencia en 1959. Más adelante, permitió que un equipo de rodaje grabara su recreación de la receta de Porta. El relato más completo del experimento de Peuckert se encuentra en la tesis doctoral de Johanna Micaela Jacobsen de 2007 (Universidad de Pensilvania): "Boundary Breaking and Compliance: Will-Erich Peuckert and 20th Century German Volkskunde".

UNGÜENTOS VOLADORES MODERNOS DE USO MEDICINAL Y RITUAL

Hoy en día, los ungüentos voladores y los enteógenos rituales están regresando a la práctica de la brujería moderna. Son una herramienta multipropósito que se utiliza para la adivinación, para hablar con los muertos, para viajar a otros mundos para recuperar conocimientos y para trabajar con el reino de los espíritus. Durante muchos años, los enteógenos rituales se equipararon a las drogas alucinógenas en la comunidad neopagana moderna, y el conocimiento de estas plantas volvió a las sombras. Su tradición sobrevivió en los círculos de magia popular y brujería tradicional.

Estos preparados se buscan como medio para alcanzar estados alterados de conciencia e inducir el trance para conectar con las deidades y los espíritus de la naturaleza, practicar el cambio de forma y adquirir información psíquica. Conseguir dosis alucinógenas no es el objetivo aquí, y con la mayoría de estas plantas hay una precaria cercanía entre estas y las dosis tóxicas. En cantidades seguras, estos preparados facilitan un medio para mejorar los estados alterados en combinación con otras técnicas, relajan el cuerpo y la mente, al reducir las inhibiciones y abrir al practicante a la realidad sutil.

Cómo hacer un ungüento volador

Los ungüentos voladores son, en teoría, fáciles de hacer, y se puede seguir cualquier receta básica para su preparación. Los ungüentos se elaboran mediante la infusión de aceite con material vegetal seco y luego se calienta el aceite junto con la cera de abejas para darle una consistencia más espesa. Se puede añadir aceite de vitamina E o aceite esencial de romero para ayudar a su conservación; yo utilizo aceite de semillas de uva porque ya contiene vitamina E y casi no tiene olor, pero cualquier aceite vegetal puede servir. También se puede optar por una vía más tradicional y utilizar grasa fundida de cerdo o de ganso.

También se pueden añadir otros aceites esenciales para la aromaterapia o para mejorar la acción del ungüento: se puede añadir aceite esencial de artemisa si se piensa utilizarlo para la adivinación o para mejorar los sueños y producir experiencias más vívidas si se aplica antes de acostarse. Asimismo, la esclarea, la lavanda, el romero y el nardo tienen el efecto de mejorar las facultades mentales, el recuerdo de los sueños y la claridad mental. Esto ayuda a mantener la concentración y a traer información del mundo espiritual.

Algunos practicantes también añaden ingredientes adicionales para su magia simbólica; se pueden añadir restos de animales para incorporar el poder y la guía del espíritu del animal: por ejemplo, quemar plumas de ganso o de cuervo y añadir las cenizas para aumentar el poder de la transvección o vuelo del alma; también, la piel de sapo en polvo o las pieles desprendidas de las serpientes pueden utilizarse para crear ungüentos, sobre todo para cambiar de forma y por su conexión con el conocimiento oculto y la astucia. Cuando se añaden restos de animales de este tipo, hay que asegurarse de que estén finamente pulverizados y utilizar solo cantidades mínimas. Esta adición debe ser amable, y no son necesarias cantidades mayores.

El hollín era un ingrediente habitual en las recetas de ungüentos voladores medievales; algunas personas teorizan que era para oscurecer el ungüento y que el hechicero pudiera ver dónde se aplicaba y qué cantidad se utilizaba. Sin embargo, una explicación más científica sugiere que la alcalinidad de las cenizas orgánicas ayuda a la absorción transdérmica de los alcaloides. La adición de las cenizas de ciertas maderas por su correspondencia mágica permite una gran variedad de efectos. El hollín también se puede obtener sosteniendo una cuchara de metal sobre una vela y raspando el "negro de humo" resultante, pero este proceso lleva mucho tiempo. Yo prefiero utilizar las cenizas de los tallos de las plantas que estoy utilizando o cenizas de madera dura: ocupo una cucharadita por cada taza de aceite, y la añado al aceite infusionado cuando aún está caliente, antes de colar las hierbas. Al utilizar las cenizas de la misma planta se puede crear de forma efectiva un ungüento completo en el aspecto energético, como una tintura espagírica.

Al hacer una infusión con el aceite, es importante emplear calor porque los alcaloides hidrosolubles no se extraen tan fácilmente en el aceite como sucede en el agua o el alcohol. Se puede verter una pequeña cantidad de vodka sobre el material vegetal seco antes de la infusión, esto ayuda a romper las paredes celulares de la planta y hace que el proceso de extracción sea más eficiente. Caliento el aceite en baño maría: lleno una olla de cocción lenta con un par de centímetros de agua, coloco un tarro de cristal con la infusión de aceite en el agua y lo dejo reposar de cuatro a seis horas. También permito que el aceite se infusione de forma natural, dejándolo de dos a cuatro semanas más, para aprovechar tanto el calor como el tiempo. El aceite se guarda en un lugar cálido y oscuro; luego se cuela y se exprime con cuidado el aceite restante de la materia vegetal.

En la siguiente receta, añado 28 g de material vegetal seco a 250 ml de aceite, lo que supone una proporción de cerca de 1:10. El aceite puede guardarse por separado y utilizarse para hacer lotes individuales de ungüento según sea necesario.

❧❦

Ungüento volador

- Vodka
- 28 g (1 oz) de *Atropa belladonna*
- 250 ml de aceite vegetal
- 1 cucharadita de cenizas de madera o de plantas
- 4 cucharadas de cera de abeja o de carnaúba
- Aceites esenciales

Vierte aproximadamente un trago de vodka sobre el material vegetal seco y mezcla el aceite con el material vegetal. Haz una infusión con esta mezcla y déjala en una olla a fuego lento de cuatro a seis horas; o puedes dejarla a temperatura ambiente de dos a cuatro semanas para convertirla en infusión.

Cuela el aceite en un envase de cristal y añade una cucharadita de ceniza y cuatro cucharadas de cera de abeja o de carnaúba. Coloca el envase en una olla con agua que cubra la mitad del envase. Calienta a fuego medio alto, removiendo de vez en cuando, hasta que toda la cera esté derretida. Se puede añadir más cera de abejas o aceite para ajustar la consistencia.

Añade cualquier aceite esencial y viértelo en los recipientes. Con este lote de aceite se pueden hacer ocho envases de una onza que contengan dos cucharadas de aceite infusionado y una o dos cucharaditas de cera de abeja. Cada envase de una onza contendría el equivalente a 3,5 g de material vegetal.

Preparación para el uso del ungüento: mentalidad y entorno

Evita la cafeína, la nicotina, los alimentos grasos y la carne durante las veinticuatro horas previas al uso del ungüento. La cafeína y la nicotina pueden inhibir los efectos de los alcaloides tropanos, mientras que los alimentos grasos con alto contenido en grasa impiden su absorción. El ayuno con veinticuatro horas de antelación también es beneficioso e intensifica los efectos: algunos practicantes ayunan y realizan una dieta vegetal antes de la aplicación ritual del ungüento, la cual consiste en tomar microdosis del enteógeno para establecer una conexión con su espíritu. Esto también puede lograrse utilizando esencias florales y puede iniciarse de siete a diez días antes del ritual, acompañado de ayuno y abstinencia de sexo y alcohol.

El aspecto más importante de la preparación al emplear estas plantas con fines mágicos es hacerlo con una mentalidad de ritual: ritualizar la aplicación del ungüento y crear un entorno que sea propicio para la práctica mágica. Cantar y tocar el tambor es beneficioso para empezar a alterar la conciencia antes de que el enteógeno haga efecto.

El entorno ideal es el aire libre, especialmente en el bosque, donde los espíritus vagan con libertad; sin embargo, aunque estar al aire libre intensifica la experiencia, no siempre es seguro. La oscuridad aumenta los efectos de la experiencia y la manifestación de visiones; si es posible, es bueno que otra persona actúe como observador. Cuando se está absorto en los efectos de los alcaloides tropanos, se puede olvidar que se está bajo la influencia de un enteógeno. Si se realiza un ritual específico, se debe preparar el espacio y disponer el altar con los utensilios adecuados antes de aplicar el ungüento para que no haya distracciones.

Cuando estés listo para aplicar el ungüento, masajea primero la zona con las manos para que la sangre fluya hacia la zona y para abrir los poros. Aplica una cucharadita por vez tras hacer una prueba inicial en la piel para asegurarte de que no haya sensibilidades cutáneas. Aplica el ungüento en las plantas de los pies, las palmas de las manos, la frente y la nuca, y en uno o varios puntos donde sientas pulso, como las sienes, las muñecas y la parte posterior de las rodillas. El pulso se siente cerca de las arterias principales; además, las palmas de las manos y las plantas de los pies son porosas, lo que mejora la absorción. La aplicación del ungüento sobre una superficie más amplia aumenta la absorción de los alcaloides.

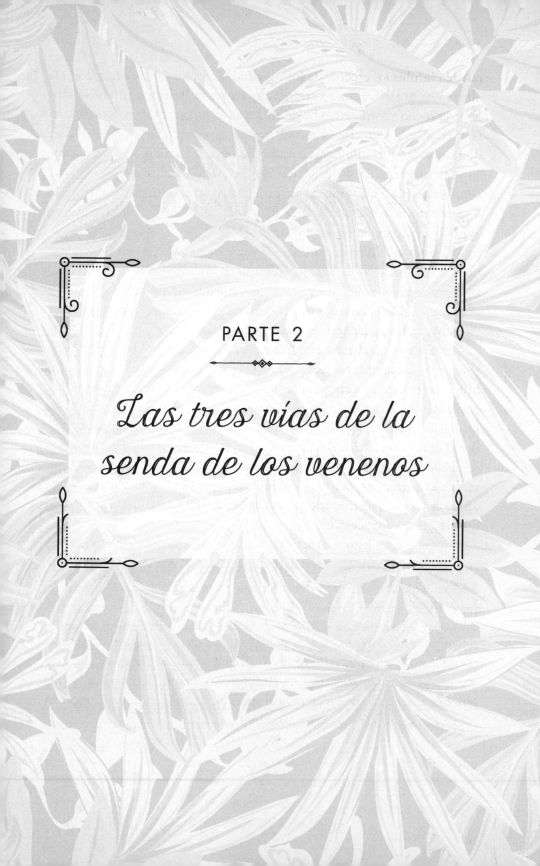

PARTE 2

*Las tres vías de la
senda de los venenos*

La encrucijada en la
senda de los venenos

$\mathcal{L}$a división en tres es la base de muchas cosmologías paganas. Esta refleja las divisiones universales de los ciclos y las leyes de la creación, sostenimiento y destrucción de la naturaleza. El hecho de que las fuerzas creativas del universo sean tres en la naturaleza lo podemos ver reflejado en el árbol de la vida y en el triángulo de la manifestación utilizado por las brujas tradicionales; este principio tiene sus raíces en la creencia metafísica de que los tres componentes del tiempo, el espacio y la energía deben unirse para manifestar algo. El triángulo es la primera forma geométrica creada por la conexión de tres puntos; los triángulos pueden colocarse para reunir o dirigir la energía según la orientación de sus puntos. Muchas brujas ponen un triángulo en su altar por esta razón.

El árbol de la vida cabalístico también refleja estos ciclos triples, con sus tres esferas en la parte superior dispuestas de forma triangular. Las fuerzas sublimes de las ramas superiores del árbol corresponden a las esferas Kether, Binah y Chokmah. En el triángulo, el punto más alto, el primero, representa la totalidad del universo, Kether, la fuente divina. Por su parte, Binah es el vacío que contiene todo el potencial de creación y vida; es el útero universal. Finalmente, Chokmah es la fuerza perpetuadora activa; es el ímpetu y la chispa de la vida que inicia la creación. Así, la imagen del triángulo de arte, también llamado triángulo de Salomón, contiene las fuerzas creativas del universo.

El triángulo, que es la primera de las formas tridimensionales, constituye la forma de la fuerza planetaria de Saturno, encargada de regir la manifestación y la cristalización. La punta superior del triángulo

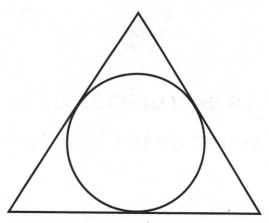

Triángulo de arte, también llamado triángulo de Salomón

representa el vacío o la fuente de la vida; es la esfera femenina Binah, que está equilibrada y apoyada por las representaciones masculina y femenina de la divinidad que son Mercurio y Venus. Esta formación puede utilizarse cuando la naturaleza del trabajo es celestial, exterior o espiritual. Es el triángulo masculino que apunta hacia arriba y que representa la llama ascendente y el principio activo.

El triángulo invertido del árbol de la vida coloca a Saturno en los reinos inferiores. En su aspecto ctónico representa la materialización y la interiorización de las fuerzas espirituales, lo que nos permite profundizar en nosotros mismos. Su energía se mueve en dirección a la tierra y al interior. Las propiedades de equilibrio y estructura dentro de esta forma sagrada se utilizan para crear una matriz de fuerza espiritual que está contenida en ella, y concentra las fuerzas ocultas elevadas dentro del centro. Los objetos o símbolos colocados dentro de los puntos del triángulo se combinan para crear una síntesis única de energías (véase la figura de la página 38).

EL CONJURO Y LA KAMEA

La conjuración es uno de los principales focos del *arte magica*. La utilización de rituales y hechizos para acceder a las fuerzas arcanas, manipular los movimientos de la naturaleza y redirigir los asuntos de la humanidad pertenece al campo de acción del hechicero.

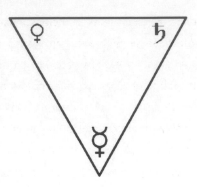

Las tres vías:
Saturno (arriba a
la derecha),
Venus (arriba a
la izquierda) y
Mercurio (abajo)

El oficio de este último hace uso de los dones de la naturaleza y de extraños artefactos que ayudan a su trabajo. Los pentáculos de arte, así como los cuadrados planetarios o mágicos conocidos como kameas (palabra hebrea que significa "amuleto"), pueden utilizarse para acceder a los objetos e imbuirlos de fuerzas planetarias, al atraerlos hacia sus hierbas correspondientes para aumentar su potencia o al invocar a los espíritus para que tomen objetos y así avivar su poder. Colocada en el altar dentro de un triángulo de arte, la kamea se anima mediante cánticos, gestos mágicos o la aspersión de polvos (véase la receta de un polvo activador en la página 205). Una vez activado, el objeto se coloca sobre la kamea y se utilizan medios similares para concentrar estos poderes dentro del objeto. Las figuras dentro de los cuadrados representan la resonancia numérica del cuerpo planetario correspondiente y actúan como punto focal de la influencia que ejercen (véase la figura de la página 47).

Trabajar con los glifos

Un glifo es un pictograma o símbolo que expresa la energía de aquello que simboliza mediante la forma en la que se nos presenta. En este libro se ofrecen glifos para las hierbas malignas (belladona, hierba mora, dulcamara, beleño negro, cicuta, eléboro, mandrágora, dedalera, datura, amapola real y acónito), así como para el matamoscas. Estos glifos pueden utilizarse para hacer magia o para entrar en contacto con el espíritu de una planta. Dibujar el glifo ayuda a centrarte mentalmente en la planta con la que deseas conectar, así como en tu intención.

Enciende algunas velas e incienso para adentrarte en el ritual; estepuede hacerse bien sea bajo techo en tu altar o al aire libre. Visualiza la planta y expresa aquello con lo que la quieres conectar. Mientras dibujas el glifo, evoca las cualidades de la planta y su historia para así impregnarlo con su energía. Una vez completado, siéntate a meditar sobre el glifo y anota cualquier destello de percepción que recibas durante o después de este ritual. También puedes colocarlo bajo la almohada para ver lo que aparece en tus sueños; a menudo esta es la forma en la que los espíritus de las plantas se comunican con nosotros.

LA TRIPLE COSMOLOGÍA EN LA MITOLOGÍA, LA BRUJERÍA Y LA ALQUIMIA

La triple cosmología de las antiguas culturas paganas se encuentra en numerosos escenarios y formas. Por ejemplo, vemos los tres calderos como centros de energía en la mitología celta; las divisiones de la tierra, el cielo y el mar; y las divisiones cosmológicas generalizadas de los sistemas del mundo superior, medio e inferior de las culturas nórdicas y germánicas que se han abierto camino en el movimiento pagano moderno, así como en la religión de la wicca. El triángulo y la triple espiral representan esta triple visión del mundo y tienen adaptaciones en la magia salomónica y la brujería tradicional. Las fuerzas arquetípicas de Saturno, Venus y Mercurio están alineadas con las corrientes de la magia, la brujería y la sabiduría de las plantas, y nos brindan poderosos aliados para nuestro oficio.

Estas tres fuerzas mayores que se manifiestan en los arquetipos de sus planetas respectivos tienen muchas cosas en común, incluidos sus aspectos ctónicos y celestiales. Este libro justamente se centra en la forma en la que estos se asocian con las fronteras y los espacios liminales, además de sus correlaciones con el más allá y el mito de la brujería.

Las tres fuerzas cósmicas tienen un papel destacado en la herbología mágica y en el oficio del hechicero; y, cuando se reconocen estos patrones, son innegables. Representan así dichas fuerzas los aspectos centrales tradicionales de la práctica del hechicero como medio para descubrir, integrar y hacer uso de aquello que nos rodea. Estos arquetipos representan las corrientes de fuerzas ocultas a las que recurren los practicantes del oficio para avanzar en su conocimiento y aumentar su poder. Cada fuerza representa una faceta de la práctica arcana y el conocimiento escondido del ocultismo en el reino natural, ya sea la interacción con los poderes espirituales presentes en la naturaleza o el cruce de los límites entre los reinos superiores e inferiores para la inspiración divina o la sabiduría ancestral. Estos son los poderes más estrechamente relacionados con la práctica de la brujería; es entonces la comprensión de su historia, mitología y conexiones matizadas lo que permite a los practicantes conectar con aquellas fuerzas más profundas, que van más allá de sus máscaras superficiales.

Este libro pretende explorar estos caminos y sus entidades. A través de una investigación de estos espíritus y de las plantas que están conectadas a ellos obtenemos una comprensión más profunda de los poderes que tenemos a nuestra disposición. Los dioses y sus historias son las claves para desentrañar las fuerzas más profundas del mundo natural y los espíritus ancestrales reconocidos por nuestros primeros antepasados. La superposición de estos seres, gracias a su folclore, así como la difuminación de las líneas que los separan, es en donde podemos encontrar una mayor comprensión. Es en la intersección de los espíritus y los mitos donde aprendemos la verdadera esencia de estos dioses y diosas cambiantes, las deidades de la brujería, la ciencia y la medicina.

Algo que tienen en común estas tres fuerzas recurrentes de los panteones clásicos es su universalidad y su conexión con la magia. Su naturaleza es reconocible en numerosos panteones antiguos que se adentran en las profundidades más oscuras de la historia, y se remontan a la mitología sumeria y babilónica. Estos espíritus ancestrales de Oriente Medio se abrieron paso desde la fértil tierra negra de Egipto, cruzando el Mediterráneo y emigrando a Europa, donde se reunieron con sus manifestaciones del norte. Los antiguos dioses de Escandinavia, de las Islas Británicas y los que habitan en las profundidades de los bosques de Europa central tienen las mismas raíces. Comenzando su viaje en la cuna de la civilización, los primeros grupos nómadas extendieron su culto por todo el continente, donde dioses y diosas de características y nombres similares parecían haber surgido de forma independiente, con sus orígenes comunes perdidos en el tiempo y la memoria.

En el simbolismo de la alquimia, Saturno, Venus y Mercurio juegan un rol prominente. Cada uno de ellos representa una de las tres etapas de la transmutación: mientras que Saturno representa la primera fase de "nigredo", de ennegrecimiento, Venus representa la segunda etapa de "albedo", de blanqueo, y Mercurio la etapa final de "rubedo" o enrojecimiento. La interacción de estas tres etapas constituye el *Opus magnum* o gran obra de la alquimia y la encrucijada de la senda de los venenos.

SATURNO, EL VIEJO

Saturno es un dios de gran antigüedad y de orígenes oscuros. Se dice que es el hijo de Gea (o Terra) y Urano (o Caelo) y el nieto de Éter y Dies, los dioses más antiguos. El éter, que encarna el aire puro del cielo, es, según algunas versiones, hijo de Érobo (la oscuridad) o de Cronos (el tiempo), y Dies es la encarnación o diosa del día.

Saturno, uno de los titanes, vivió una vez en el Olimpo y gobernó la tierra. Según una profecía, este sería derrocado por uno de sus hijos, así que, para evitarlo, devoró a todos sus hijos apenas nacían, pero uno de ellos, Zeus, escapó a este destino y más tarde obligó a Saturno a regurgitar a sus hermanos. Zeus y sus hermanos depusieron a Saturno y Zeus ascendió al trono. Exiliado del Olimpo, Saturno huyó al Lacio, la tierra que se convertiría en Roma; allí compartió el reino con Jano, aunque otros relatos dicen que siempre estuvo allí. Enseñó a los romanos el arte del cultivo y la agricultura, y les ayudó a trabajar la tierra para liberar su riqueza. La época de Saturno fue conocida como la edad de oro, cuando los hombres y las bestias vivían en armonía y tenían todo lo que necesitaban gracias a la generosidad de la tierra. También era conocido por atar al pueblo con "cadenas de bronce" al momento de enseñarles el concepto de sistema monetario. Al parecer, jugó un papel mucho más positivo en la antigua Roma, donde actuó como benefactor y maestro de la humanidad, en contraste con la reputación negativa que tenía entre los antiguos griegos. La Saturnalia, la antigua fiesta romana en conmemoración de Saturno, se celebraba originalmente el 17 de diciembre y luego se amplió al 23 de diciembre. Durante esta fiesta, que se daba en recuerdo y honor a la extinta edad de oro del hombre y en la que se celebraban los excesos, las normas sociales se invertían y los amos servían a sus esclavos con buena disposición.

Durante la Edad Media, Saturno, la deidad y el planeta, perdió gran parte de sus atributos más positivos y pasó a ser conocido como el maléfico mayor. Se le relacionó con la brujería, el diablo y los lugares oscuros desconocidos para la humanidad. Al ser el último de los planetas visibles de la Antigüedad, ocupaba la frontera entre el universo conocido y el abismo. Es el gran intermediario entre el sistema solar interior y los planetas exteriores.

Desde el punto de vista astrológico, Saturno rige el signo de Capricornio, que comienza en el solsticio de invierno. Saturno está presente durante nuestras experiencias más difíciles y transformativas, que cristalizan nuestra voluntad y nos obligan a empujarnos más allá de nuestras limitaciones percibidas hacia donde se encuentra nuestro verdadero propósito. En el límite exterior del sistema solar interno, su perspectiva es de largos períodos de tiempo y movimientos lentos. Es el sabio Padre Tiempo, que ha visto el paso de las edades; está "saturado" de años y a veces se le representa como un anciano marchito con una larga barba.

VENUS, LA REINA DEL OFICIO

En la magia, la hechicería y la brujería verde, Venus se identifica como la contraparte femenina de Mercurio. Aunque el planeta más opuesto a las fuerzas de Venus es Marte, representado por la masculinidad total, la agresividad y el hierro de la Tierra, Mercurio tiene más en común con la estrella bruja. Ambos están relacionados con la práctica de la magia y tienen un movimiento planetario transformador y una naturaleza multifacética. Al igual que Mercurio, Venus tiene un aspecto claro y oscuro, ya que pasa parte del año en el cielo de la mañana y parte del año en el cielo de la tarde. Este planeta también presenta fases, al igual que la Luna, al atravesar un periodo de crecimiento desde un haz de luz hasta un apogeo de llenura y luego volver al inicio. Muchos de los dioses asociados a la magia son de naturaleza triple y presentan estas fases, que representan los ciclos de la vida y el flujo y reflujo del universo. La triple naturaleza de Venus también le permite existir simultáneamente en los tres reinos; es la creadora, sustentadora y destructora por excelencia.

En su rol de estrella de la mañana es la portadora de luz que anuncia el sol naciente; es Lucifera, la contraparte femenina de Lucifer, que trae el poder iluminador de la sabiduría divina a la conciencia despierta. Como estrella de la tarde acompaña al sol en su viaje hacia el inframundo, y arroja sus mantos estrellados sobre la Tierra.

Desde el punto de vista astrológico, el planeta Venus tiene notables conexiones con el más allá y la brujería en particular. Su viaje alrededor del Sol, al cruzar la trayectoria orbital de la Tierra, crea cinco puntos en cada ciclo que, cuando se conectan, crean un pentagrama perfecto. También está conectada con las diosas más antiguas de la luna y las estrellas, como Luna e Ishtar. Al igual que las otras manifestaciones de la gran diosa, es a la vez nutritiva y destructiva, y gobierna las plantas curativas y el veneno. Con sus encantos, puede inspirar el amor y quitarlo con la misma rapidez. Es patrona de las artes venéreas, una de las especialidades de las famosas brujas de Tesalia, conocidas por sus afrodisíacos y anafrodisíacos. Gracias a sus conocimientos sobre las plantas del jardín de las brujas, se le atribuye la creación de pociones de amor y elixires de belleza e inmortalidad. Las palabras *veneficus*, *venefica* y *veneno* tienen todas ellas la raíz de Venus. Para el practicante verde, Venus es un importante aliado encargado de regir la fertilización y la abundancia del mundo natural.

MERCURIO, EL MAGO

Mercurio es el mago, burlador y chamán que cambia de forma. Se le atribuye haber dotado a la humanidad de las artes y las ciencias. Este progenitor de la civilización, que lleva muchas máscaras, también está relacionado con el diablo del folclore. Tiene mucho en común con otras deidades que descendieron para enseñar a los primeros humanos los caminos del lenguaje y la alquimia, así como el poder del símbolo. Prometeo, Loki, Lucifer y Toth fueron los encargados de entregar el fuego de la inspiración y la artesanía a la humanidad; son los intermediarios del mundo de los espíritus, del reino material y de la morada de los antepasados. Al actuar como mensajeros de los dioses, también servían como árbitros, y resolvían muchas de sus disputas.

Por un lado, Mercurio está asociado a la mediación en tanto que razonaba con los dioses, y les ayudaba a llegar a acuerdos. Sus palabras captaron la atención de Júpiter-Zeus, el rey de los dioses; actuó como consejero del rey, como Merlín lo hizo con el rey Arturo. Thot, el dios escriba egipcio inventor de la escritura y la magia, desempeñaba un papel similar, al arbitrar disputas entre los dioses y presidir el juicio de los muertos.

Por otro lado, Mercurio se asocia con los burlones y los cambiaformas, y utiliza su magia para distorsionar la percepción, lo que crea el caos entre los dioses. Es conocido por sus poderes de vuelo y transformación, que se reflejan en el movimiento planetario del cuerpo celeste del mismo nombre. Mercurio, la divinidad y el planeta, es un espíritu de lados oscuros y luminosos. Una parte de su tránsito transcurre bajo el horizonte en el inframundo y el subconsciente humano, donde habita la sombra. A continuación, asciende al medio cielo y viaja por encima del horizonte, exaltándose al pasar entre las estrellas y los dioses del cielo. Esta danza nocturna y diurna se transforma aún más por su usual movimiento retrógrado. Al igual que el chamán que baila hacia atrás y el hechicero que recorre círculos para lanzar hechizos de maldición y llamar a las sombras, Mercurio hace llover la discordia sobre la tierra cuatro veces al año. Este cambio de perspectiva y movimiento hacia adelante nos recuerda que hay sabiduría en la transformación y que los ciclos repetitivos conducen al estancamiento.

En la encrucijada de la senda de los venenos, los poderes de los tres reinos se cruzan. El lenguaje matizado de las plantas y sus poderes ocultos nos ayudan a descubrir los secretos de las entidades más antiguas que han sobrevivido a los milenios cambiando sus máscaras, ya que su verdadera esencia está contenida en la sabiduría del hechicero. Cada una de las plantas de esta senda contiene un trozo de estos tres espíritus mayores, conectados por sus raíces que se encuentran en las profundidades de los reinos inferiores.

Mercurio, el mago, nos enseña a volar, a abandonar nuestro cuerpo y a descender a las profundidades cambiando de forma, volando con alas o deslizándose entre las raíces de los árboles. Venus nos enseña a reconocer nuestro poder interior y nuestra propia triple naturaleza; nos enseña a hacer ilusiones y a encantar al mundo que nos rodea. Donde Mercurio rige la escritura de hechizos, Venus rige la mezcla de pociones y ungüentos que nos aportan visión y destruyen a nuestros enemigos. Saturno es el gran padre de todo esto; es el padre hechicero y el maestro cornudo de los lugares salvajes. Por un lado, es el guardián de las puertas, el gran árbol que conecta los mundos, y, por el otro, es el devorador de almas que nos reduce a nuestros esqueletos y nos recompone, y de esa manera nos marca.

El libro de Saturno

Hierbas nocivas y trabajos oscuros

Saturno actúa como el adversario que señala aquellas partes de nosotros mismos a las que tememos enfrentarnos, y nos obliga a abrazar nuestra sombra. Como maestro de la agricultura y sembrador de semillas, está relacionado con Caín, el primer agricultor e hijo de Adán. Utiliza la guadaña, que cosecha lo que es abundante, desechando el resto. Fue Caín quien sacrificó su cosecha de plantas y productos a Dios, mientras que su hermano, Abel, sacrificó el cordero. La opinión de que el sacrificio de Caín de las cosechas que había cuidado con el sudor de su frente fue de dedicación y paciencia, solo para ser rechazado por un dios sediento de sangre, es una rodeada de controversia. Su rabia y decepción por el rechazo de su sacrificio fue lo que le llevó a matar a Abel con una cuchilla hecha con la mandíbula de una cabra. Esta acción le marcó para siempre, y fue condenado a vagar por la Tierra como un extraño en la periferia de la civilización. Caín es el patrón del trabajo del hechicero tradicional y del hechicero verde, especializado en el trabajo con plantas.

Sigilo de la inteligencia
de Saturno
(de Agrippa, *Tres libros de
filosofía oculta*)

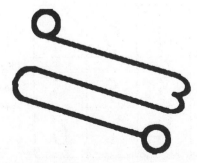

Saturno rige las fronteras que separan el mundo civilizado del bosque salvaje y del desierto abrasador. Gobierna las plantas que crecen en la desolación y los venenos botánicos que restringen la fuerza vital, al empujar el espíritu más allá de los límites de su cuerpo físico. En herbología, Saturno rige las plantas de hojas oscuras, flores blancas y raíces terrosas. Desde el punto de vista medicinal, se le asocia con el sistema musculoesquelético y con las plantas que curan y fortalecen los tejidos conectivos y las estructuras de soporte del cuerpo. Las hierbas nocivas sobre las que preside crecen en el jardín de Hécate, el jardín de la bruja, donde prosperan hierbas nocivas de naturaleza siniestra. Todas las plantas de la senda de los venenos tienen una cualidad ctónica subyacente, que las sitúa en el dominio de Saturno. Es el diablo verde, el espíritu adversario de la naturaleza que siente malicia por los hombres que destruyen los antiguos bosques y arboledas sagradas, aquellos que olvidan los antiguos conocimientos de quienes vivían en armonía con el mundo natural. Este es el espíritu de la naturaleza que pone a prueba a los que buscan los secretos escondidos en la tierra. El diablo verde, protector y guardián del mundo natural, se manifiesta como el viejo dios con cuernos. Al igual que las profundas raíces de los antiguos bosques, sus tesoros están ocultos, pero vale la pena descender a la tierra para descubrirlos. El demonio verde adopta múltiples formas, es una fuerza cambiante que exhibe los poderes del crecimiento y la vegetación, así como de la muerte y la decadencia. Manifiesta el espíritu de Mercurio con un lado oscuro de Saturno.

Las plantas mercurianas del vuelo chamánico nos permiten trascender y descienden por el árbol del mundo, mientras que las fuerzas más pesadas de Saturno y el hierro de Marte nos mantiene aquí por la

4	9	2
3	5	7
8	1	6

Kamea de Saturno
(de Agrippa, *Tres libros de filosofía oculta*)

afinidad de nuestra sangre con el hierro de la tierra. Esto actúa como un ancla en nuestro mundo cuando buscamos las fuerzas ctónicas y telúricas. En el glifo de Saturno (véase la esquina superior derecha del triángulo en la página 38), vemos la guadaña, que corta el velo, esa membrana invisible entre nuestro mundo y el siguiente, mientras permanecemos anclados por la cruz de la materia. Esta es la cualidad terrenal y de conexión a tierra de Saturno, al igual que el pentagrama invertido, que también actúa como puerta de entrada.

EL PODER DE SATURNO PARA COMULGAR Y VIAJAR CON LOS ESPÍRITUS

Ser capaz de trabajar con los espíritus es de suma importancia para la brujería clásica y la práctica del ocultismo. Las tres clases de espíritus son celestes, ancestrales y ctónicos, e incluyen muchas variaciones superpuestas de espíritus de la naturaleza. Todos estos espíritus son maestros potenciales en el sendero sinuoso. Este es el camino del hechicero verde, el conocedor de plantas *(wort cunner*)* y el herbolario mágico. Es un camino intermedio, a veces oscuro y a veces luminoso: al igual que las plantas no son intrínsecamente malignas o benévolas, alguien con este conocimiento puede tanto curar como dañar. La senda de los venenos refleja este equilibrio, y nos enseña que la línea entre el veneno y la medicina es, a menudo, borrosa. Las deidades de la brujería, los ancestros de la sangre y la tradición que también trabajaron estos caminos, y los espíritus que habitan sobre y dentro de la tierra, todos pueden ser despertados a través del fuego oscuro y extraño de la brujería.

Los poderes de Saturno pueden utilizarse para templar la llama de modo que actúe como faro para tipos específicos de espíritus, pero también como base y contenedor del ritual. Los efectos cristalizadores y de contención de esta fuerza planetaria, reflejados por sus numerosos anillos, infunden los límites de nuestro círculo con su poder, al atraer y retener fuerzas dentro de nuestro espacio sagrado.

---

*Del inglés medio, *wort cunner*, término que significa "conocedor" *(cunner)* "de plantas" *(wort)* (*cunner* deriva de *cunnen*, que significa "conocer"). Un *wort cunner* es más que un herborista; es alguien que conoce y trabaja con los espíritus de las plantas.

La influencia de la tierra elemental, que corresponde a la fuerza pesada de Saturno, también se encuentra presente, lo que permite una manifestación más material al generar una energía más densa para que los espíritus la utilicen. Se puede acceder a las energías planetarias mediante las formas tradicionales de la planta, la piedra y el sello, que presentan la matriz física en torno a la cual toma forma el ritual. He utilizado la siguiente invocación para traer el poder del Viejo:

> *Titán celestial, espíritu saturniano, Cronos anillado, rey ctónico de la muerte, cuerpo celestial, gigante milenario del cielo, dirige tu mirada a mi círculo terrestre. Que tu oscuro poder se asiente aquí y se mezcle con el poder de mi rito.*

Un poder conocido por todos los que se mueven dentro de las artes prohibidas es la capacidad de abandonar el cuerpo en un estado de tipo catatónico, que se consigue mediante el trance, el ritual y la preparación de hierbas. La capacidad de viajar en espíritu para llevar a cabo actos curativos o dañinos se ha empleado desde que las personas se acercaron por primera vez al mundo de los espíritus. Este poder puede utilizarse para viajar al reino de los espíritus y recuperar información o encontrarse con fuerzas específicas, como el descenso al inframundo para sanar o recuperar la sabiduría ancestral. Los hechizos lanzados en forma de espíritu repercuten con rapidez en los reinos astrales.

Este arte también entra en el ámbito de Saturno como guardián de la puerta. Las hierbas nocivas que se conocen como enteógenos por su capacidad de romper las barreras entre la conciencia normal y el mundo espiritual nos ayudan a alcanzar fácilmente estos estados alterados. Aunque actúan como atajos, también nos dejan más vulnerables y fuera de control, ya que nos pone a merced de esas fuerzas que hemos buscado. La ingesta de estas hierbas en una dosis muy pequeña o terapéutica es eficaz para reducir nuestras barreras conscientes, lo que nos permite alcanzar con fluidez el trance y el vuelo espiritual. La ingestión de estas poderosas hierbas es algo demasiado traumático y peligroso como para hacerlo de forma regular o por mera recreación, y solo debe intentarse con plena comprensión de lo que se hace, en medio de las más atípicas circunstancias, y acompañado de una preparación ritual.

EL SELLO Y EL PENTÁCULO DE SATURNO PARA TRABAJOS DE BRUJERÍA

El sello de Saturno y sus pentáculos del Libro de Salomón se utilizan por su competencia en las artes que suelen identificarse con la brujería, el *maleficium* y el *veneficium*, acciones que se encuentran específicamente bajo el dominio de Saturno. La inteligencia de Saturno ayuda en los trabajos nigrománticos de la divinidad y en los viajes al inframundo, lo que está representado por el glifo planetario de Saturno, que muestra la cruz de la materia exaltada sobre la media luna del espíritu. Esto también puede verse como un descenso, como bajar por las raíces del árbol de la vida hacia los reinos inferiores. Al actuar como fuerza de restricción y cristalización, el sello puede utilizarse para atar las acciones de alguna persona, invocar el karma de otra, o ayudarnos a resolver nuestros propios problemas con el pasado. La hoz, símbolo de Saturno, nos enseña a cortar los vínculos con el antiguo crecimiento del año anterior; todo aquello que ya no nos sirve puede utilizarse como abono para el desarrollo de un nuevo crecimiento y expansión. Saturno puede aportar permanencia y estabilidad a un trabajo mágico que debe tener efectos a largo plazo. Debido a su historia asociada a la brujería y a las hierbas nocivas, esta energía planetaria puede ser invocada como sabio maestro para aportar nuevas ideas sobre prácticas perdidas en el pasado. Los hechiceros y similares pueden recurrir a Saturno debido a la alineación favorable de la naturaleza del hechicero y las corrientes saturnianas.

Tercer pentáculo de Saturno, como aparece en la Clave de Salomón; este debe ser dibujado en el altar con un ritual. Se utiliza por la noche para invocar a los espíritus de Saturno. Los símbolos en los extremos de los rayos de la rueda son los personajes mágicos de Saturno, rodeados por los nombres de los ángeles Omeliel, Anachiel, Arauchiah y Anazachia en hebreo.

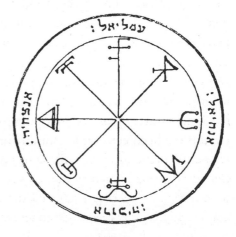

El sello de Saturno

(de Agrippa, *Tres libros de filosofía oculta*)

LAS ARTES ARCANAS
DE LA SENDA DE LOS VENENOS

No vayas al Leteo ni exprimas el morado
acónito buscando su vino embriagador;
no dejes que tu pálida frente sea besada
por la noche, violácea uva de Proserpina.

John Keats, "Oda a la Melancolía"

El astuto oficio del hechicero verde va más allá de las prácticas del botánico y el herbolario. Aunque su química es potente, la medicina de las plantas más asociadas a la magia es una medicina del espíritu. El hechicero verde es a la vez un mago y un alquimista que utiliza su pulgar verde para desvelar los secretos de la naturaleza. Al cultivar un jardín mágico, elaborar pociones y trabajar con los espíritus de las plantas, perfecciona su arte, y ofrece una poderosa medicina para los demás. Las plantas del hechicero verde están influenciadas tanto por los rayos celestes de los planetas cuando danzan por el cielo como por las corrientes elementales que se manifiestan en sus características físicas y componentes químicos. Es el fuego verde oscuro de la tierra, las corrientes telúricas ocultas con las que buscamos conectar en el camino. Es nuestro enfoque en lo ctónico y en las fuerzas creativas y sus espíritus, que son elementales en esta práctica.

La senda de los venenos une el arte de la hechicería verde, la alquimia y el trabajo con los espíritus en una síntesis única que incorpora varias corrientes de magia y mitos. Uno de los principales objetivos del hechicero verde es facilitar las mismas relaciones familiares con los espíritus del reino vegetal que se tendrían con cualquier otro espíritu familiar o tutelar. Como en cualquier relación de este tipo, primero hay que presentarse y acostumbrarse a las particularidades del espíritu individual, como sus características, *modus operandi* y diversas afinidades con ofrendas y modos de trabajo específicos.

Los espíritus de las plantas, en particular, están alineados naturalmente con la práctica de la magia. A menudo difuminan los límites entre el embrujo y la medicina, y como maestros estas antiguas entidades tienen mucho que mostrarnos más allá de los reinos del tallo y la semilla. Las propias plantas están en conexión directa con la tierra y sus redes subterráneas de energía y conciencia. Las plantas que se asocian a la comunicación con los espíritus, a los vuelos nocturnos y a las fuerzas diabólicas en general ganaron su reputación por su extraña presencia en el otro mundo y sus poderosas acciones sobre el cuerpo y la mente humanos.

Las plantas se comunican de una manera que va más allá de las palabras y las imágenes y que la ciencia humana aún no comprende. Sin embargo, con el tiempo y a través del contacto repetido, el lenguaje sutil de las plantas puede empezar a ser entendido por aquellos que trabajan con sus espíritus de forma regular. Sus cuerpos son manifestaciones físicas de las fuerzas invisibles de la naturaleza y de la interacción de las energías ocultas dentro de la Tierra. Como tales, son capaces de comunicar ideas y deseos complejos a los dioses y espíritus a través de su simbolismo y propiedades inherentes. El folclore simbólico acumulado por un grupo determinado de plantas a lo largo del tiempo funciona como contenedor para el tipo específico de energía de las plantas. Es a través de la comprensión de la correspondencia y la teoría de las signaturas que somos capaces de aprovechar y combinar estas energías con las nuestras de forma única para conseguir efectos poderosos.

Al trabajar con estas plantas en su estado vivo, bien sea en la naturaleza o en el jardín del hechicero, se empieza a obtener un conocimiento íntimo de la naturaleza de la planta mediante la observación de su comportamiento y su ciclo vital.

HIERBAS DE SATURNO

Belladona · Hierba mora · Hierba mora del este · Dulcamara ·
Beleño negro · Cicuta venenosa · Eléboro negro · Artemisa · Ajenjo ·
Agrimonia · Sello de Salomón

Características físicas

Las siguientes características se han extraído de *The Complete Herbal* de Nicholas Culpeper, un herbolario, astrólogo y médico del siglo XVII.

Hojas: vellosas, duras, secas, resecas, ásperas y de aspecto desagradable.

Flores: poco atractivas, lúgubres, apagadas, verdosas, descoloridas o sucias de color blanco o rojo pálido, espinosas y desagradables.

Raíces: se extienden ampliamente por el suelo, y divaga de forma discursiva.

Olor: fétido, pútrido y fangoso.

Propiedades medicinales

Las plantas de Saturno afectan a los tejidos conectivos, al esqueleto y a los dientes, al igual que ayudan al cuerpo a procesar los minerales, lo que contribuye a su absorción. Pueden utilizarse para el blindaje, la protección, la resistencia, la restricción y el autocontrol. En el aspecto espiritual y emocional, nos ayudan a llevar a cabo los cambios necesarios en nuestras vidas, ya que nos enseñan a soltar y a avanzar; trabajar con estas plantas nos da la fortaleza para trascender las limitaciones y empezar a vivir nuestro verdadero propósito. Dado que Saturno tiene que ver con la estructura y los cimientos, las plantas regidas por este planeta nos ayudan a desarrollar la estructura y a asentarnos para poder manifestar nuestros deseos en el mundo real. Suelen ser de naturaleza masculina, enraizantes, astringentes y frías, con poca humedad. Limitan la energía caótica y desbordante cuando un área de nuestra vida está sobreestimulada. Saturno es un planeta de límites, y sus hierbas evitan la propagación de bacterias y ayudan a curar las heridas, a reparar los tejidos y a fortalecer los huesos. Las hierbas saturnianas son beneficiosas sobre todo para el dolor de artritis y los problemas de espalda.

Correspondencias astrológicas

Las siguientes correspondencias están extraídas de *Practical Astrology for Witches and Pagans*, de Ivo Domínguez Jr. (Domínguez 2016, 64).

Capricornio: tierra cardinal
Casa X: prestigio, honor, carrera, el legado que deja una persona, los logros necesarios para alcanzar el propósito de la vida
Acuario: aire fijo
Casa XI: estructuras de creencias, ideologías, tradiciones de grupo, cómo nuestra espiritualidad se basa en la comunidad y el mundo que nos rodea

Simbolismo alquímico: Nigredo

Es la primera fase de la gran obra, representada por el cuervo grande, el cuervo americano y el sapo. Es un proceso de oscuridad, del sol negro o del eclipse, cuando la materia se descompone. Desde el punto de vista espiritual, puede considerarse como la destrucción del ego o la noche oscura del alma; es una muerte espiritual. Esta etapa está regida por Saturno y se conoce como putrefacción. Es cuando comenzamos nuestro viaje con la sombra, contactando con ella por primera vez.

Belladona (*Atropa belladonna*): la bella seductora

Una de las plantas que me atrajo inicialmente al estudio de las hierbas relacionadas con las brujas y la magia fue *la Atropa belladona*, también llamada belladona y solano furioso. En práctica personal, la belladona ha sido un espíritu vegetal aliado, un maestro y un familiar. El aire de misterio e intriga que rodea a esta planta es seductor: su follaje verde oscuro y sus flores de color púrpura intenso le dan un atractivo sombrío, y sus bayas negras y brillantes nos tientan, susurrándonos que tienen muchos secretos para aquellos que quieran arriesgarse a recibir su beso mortal. Su influencia se ha extendido por todas las culturas; es una planta que ha luchado y ganado muchas batallas y tiene muchos nombres. La belladona, como se la llama hoy en día, era conocida como "hierba del diablo", "gran colmenilla" y "tollkirsche". Asimismo, era conocida como baya *dwale*: la palabra inglesa *dwale* proviene de una raíz escandinava que significa "trance" y también era un sinónimo de una poción para dormir hecha con *Atropa belladonna*. En la comunidad médica, su nombre también sufrió cambios; fue conocida como *Solanum lethale* hasta 1788 y fue reintroducida como *Belladonna folia* en 1809.

Sus parientes, la mandrágora, el beleño negro y el estramonio conforman la familia de las grandes hierbas de brujería. Estas plantas aparecían en la Antigüedad como poderosas medicinas y en las boticas de las antiguas brujas de la leyenda. Las plantas de la familia de las solanáceas eran conocidas por sus propiedades sedantes y analgésicas y también por sus poderes de visión y de vuelo de los espíritus. Existen otras variedades menos comunes de la familia de las solanáceas, como la más potente belladona amarilla (*Atropa belladonna* var. *lutea)* y la diabólica belladona rusa, también conocida como escopolia europea (*Scopolia carniolica*). Estas hermosas variedades tienen un aspecto de otro mundo y son codiciadas por los amantes de las hierbas nocivas.

La belladona en la historia y la mitología

La belladona es sagrada para la diosa Hécate, que era tan temida y respetada como diosa titánica que, cuando los dioses se apoderaron del Olimpo, Zeus le concedió el dominio del mar, el cielo y el inframundo. Las cualidades marciales de la belladona son evidentes en su conexión con su homónima Belona, la diosa romana de la guerra, y se reflejan en la imprevisibilidad de la planta. Puede convertirse en un poderoso fetiche de protección en la guerra espiritual y utilizarse para potenciar las armas para la protección física y la batalla espiritual. En este aspecto, la belladona es como una diosa guerrera, soberana del campo de batalla; como la Morrigan (que significa "gran reina" o "reina fantasma"), la diosa irlandesa de la guerra y el destino que vuela por encima del campo de batalla, muy parecida a las valkirias, doncellas escandinavas que recogen las almas de los guerreros caídos. La belladona era conocida como *Walkerbeeren* (baya de las valquirias) o *Walkerbaum* (árbol de las valquirias) en el norte de Europa.

Sus aspectos venusinos también están bien situados en el campo de batalla. La historia nos ha mostrado el poder que tiene la naturaleza femenina para cambiar las mareas de la guerra: con sus palabras y encantos, las mujeres levantan e inspiran a los ejércitos y ellas mismas los han llevado a la victoria, y, asimismo, los feroces espíritus femeninos del campo de batalla recogen las almas de los que murieron con honor. Las mujeres suelen ganar las guerras con astucia y disciplina, lo que ha llevado a la victoria a quienes, de otro modo, habrían sido superados por la fuerza bruta. La belladona fue utilizada en el siglo XI por los escoceses bajo el mando del rey Duncan I, quien dio cerveza con infusión de belladona al ejército invasor danés, el cual, una vez debilitado por el delirio, fue dominado con bastante facilidad. También se cree que la planta se utilizó en las guerras partas para envenenar a las tropas de Marco Antonio. Plutarco ofrece un relato detallado de los extraños efectos del veneno (Grieve 1971).

La manipulación, la coacción y el espionaje también son medios para asegurar la victoria y se encuentran entre los poderes de esta planta: la belladona tiene una cualidad seductora e hipnótica que puede utilizarse en encantos que involucren mando y coacción. Sus habilidades pueden doblegar una voluntad férrea y ponerla bajo nuestro control. Sus aspectos más oscuros nos muestran cómo utilizar medios subversivos para conseguir nuestros fines, trabajando en la sombra. Sus cualidades venusinas atemperan sus aspectos marciales, que pueden destruir todo a su paso. Es un espíritu de secretos e ilusiones que mantiene las cosas ocultas a sus enemigos, al tiempo que expone las verdades que podrían estropear su éxito.

Su nombre en latín hace referencia a Átropos, una de las tres Parcas que se cree responsable de cortar el hilo que nos une a la red de la vida. Al igual que Átropos, la Parca que corta el cordón de la vida, Saturno también rige la separación, acción que aparece en la capacidad de esta planta para separarnos de nuestros fluidos corporales y, en algunos casos, de nuestra fuerza vital. Mientras que Mercurio es el viajero que va entre los reinos, Saturno es el guardián de la puerta que se encuentra en todas las fronteras, que tiene todas las llaves del otro mundo. En esta capacidad, hierbas guardianas como la belladona pueden ser invocadas para cortar una ventana o puerta a través del velo. Mientras que las plantas mercurianas nos permiten transformar y crecer alas para viajar por encima y por debajo, las plantas de Saturno abren el camino aquí en el reino del medio. Al igual que las pupilas se abren para asemejarse al oscuro vacío de la baya de la belladona, nuestro mundo interior también se abre.

La belladona, la bella dama, era una hierba infame utilizada en la Edad Media por médicos y magos por igual. Es mencionada en muchos manuscritos oscuros y conocidos sobre medicina y libros medievales sobre magia. La planta se utilizó en preparados medicinales comunes hasta el siglo XIX antes de caer en el olvido; su valor medicinal y mágico es recordado únicamente por herbolarios e ingeniosos. Hoy en día, está reclamando su infamia en la tradición de la brujería clásica y el estudio moderno de la enteogénesis; su nombre fue conocido en toda Europa, y se hacía llamar por muchos siniestros apelativos.

Hildegard von Bingen, en un esfuerzo por demonizar las antiguas plantas rituales paganas, escribió sobre la naturaleza siniestra de la planta en *Physica*: "La belladona tiene frialdad en ella, y esta frialdad también encierra maldad y esterilidad, y en la tierra y en el lugar donde crece, una influencia diabólica tiene alguna parte y participación en su oficio. Y es peligroso para el hombre comerla o beberla, pues destruye su espíritu como si estuviera muerto" (Hildegard 1998, 75). Giambattista della Porta menciona la belladona como una hierba que se utiliza para transformarse en animal, y se refiere a la planta como *Solanum somniferum* (hierba del sueño).

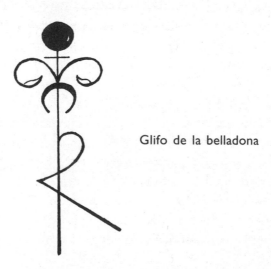

Glifo de la belladona

La belladona en la práctica mágica

Si un espíritu vegetal fuera marcado como bruja, sería el espíritu de la *Atropa belladona*. Al igual que Hécate, la reina de las brujas, la belladona tiene un estatus similar como una de las hierbas gobernantes de la senda de los venenos. Es la representación por excelencia de lo que es ser una bruja: marcada como forastera, temida por su naturaleza peligrosa y buscada por sus poderes de *glamour* y seducción. Es una de las hierbas protectoras de la brujería y la hechicería; los dones que esta planta tiene para compartir son múltiples, y solo se conceden a aquellos que se acercan a ella con la reverencia y el respeto que exige. La hierba del diablo, como se la llama a veces, es una aliada de los que están en el sendero sinuoso, pero no te equivoques, es una dura maestra para los que se atreven a explorar sus misterios. Los poderes que su espíritu ha reunido a lo largo de los siglos (poderes obtenidos tanto de la práctica pagana como del folclore medieval) adoptan muchas formas. El diabolismo perpetuado en la Edad Media solo ha servido para ampliar su ya vasto repertorio de poderes legendarios.

Como planta guardiana, la belladona abre los centros de energía y expande la percepción de los reinos espirituales. Abre las puertas a otros reinos de la conciencia, el trance y el otro mundo. También puede ayudarnos a eliminar situaciones y personas tóxicas (Saturno) y a ofrecer protección ofensiva (Marte). La belladona es una combinación de energía saturniana, por ser una planta venenosa, y de fuerza marciana, por su carácter agresivo y protector. A veces actúa como una hierba de Venus, con sus cualidades seductoras.

La belladona es apropiada para los trabajos de nigromancia, concretamente para llamar a los muertos al mundo intermedio en busca de ayuda; sin embargo, la experiencia personal recomienda emplear medidas de protección adecuadas antes de intentarlo. Su afinidad con la brujería la convierte en una planta perfecta para realizar ofrendas e invocar a los poderosos muertos: puede conectar con aquellos individuos que han caminado por el sendero sinuoso antes que nosotros y que han elegido quedarse para ayudar a otros practicantes, continuando así su propio trabajo.

Como amuleto, fetiche o talismán tiene numerosas aplicaciones en el ámbito de la magia natural. Las maneras en que esta planta puede usarse para crear recipientes para espíritus o talismanes de protección apenas se asoma a la superficie de aplicaciones mágicas que tiene esta hierba potenciadora del poder. El espíritu de la planta también guía al practicante hacia usos nuevos y perspicaces del material vegetal.

La ayuda de esta planta como catalizador mágico no tiene parangón, tal vez solo puedan competir con ella sus hermanas las mandrágoras, el estramonio y el beleño negro. Como planta de poder de la bruja, puede añadirse a cualquier fórmula o amuleto para obtener más poder, en especial cuando se conecta con el poder del espíritu familiar de la bruja. Como hierba de la maestría, esta planta puede usarse para traer éxito a todos nuestros esfuerzos. Es conocida por destruir a sus enemigos por medios subversivos, al atar sus acciones y exponer sus secretos.

Su asociación marcial con las diosas de la guerra y su furia berserker garantizan el éxito de la magia ofensiva. Es apropiada sobre todo para la guerra mágica, ya que presta sus cualidades marciales y su furia berserker a las armas mágicas cuando las hechiza. Puede utilizarse el jugo de sus bayas o de sus hojas para ungir objetos de protección mágica, adivinación y fetiches nigrománticos. También se puede hacer una tintura para los mismos fines, la cual dura por tiempo indefinido.

Usos medicinales de la belladona

La belladona y otras solanáceas se empleaban en el tratamiento de muchas enfermedades antes de los avances modernos de la medicina. Estas plantas también se han utilizado durante siglos en la herbolaria oriental antes de llegar a la Europa medieval; por ejemplo, la medicina ayurvédica india, que se practica desde hace miles de años, hace uso de muchas de ellas. La tradición ayurvédica sugiere que se puede tomar una dosis diaria de *Atropa belladonna* con fines medicinales si se prepara adecuadamente: la dosis sugerida es de 50 a 100 mg de hojas pulverizadas o de 25 a 100 mg de raíz pulverizada al día. El jugo de las hojas puede administrarse en dosis de una a cuatro gotas, dos o tres veces al día, bajo la directrices de un herbolario profesional.

Las hojas se fumaban y se empleaban en cigarrillos como ayuda para el asma. Un tratamiento utilizado hasta principios del siglo

XX se llamaba Asthmador, un preparado fabricado por la empresa R. Schiffman, compuesto por belladona, datura y perclorato de potasio. Se vendía en forma de cigarrillos y en polvo que se quemaba como incienso y que, cuando se ingería, provocaba alucinaciones. Al beber infusiones de esta planta se producía con toda seguridad una desecación incómoda de todos los fluidos corporales, lo que se traduce en una sequedad extrema de la boca y en la imposibilidad de orinar, la cual dura mucho tiempo después de su ingesta.

A lo largo de la historia, el material vegetal se utilizaba en emplastos, cataplasmas y ungüentos para el dolor, ya que era esta una forma más segura de trabajar con esta planta. Debido a su cualidad seductora e hipnótica, las bayas se han empleado en tinturas e infusiones alcohólicas para inducir el trance y actuar como afrodisíacos que inhiben los sentidos. Es conocida la historia clásica de las mujeres italianas que utilizaban la tintura para dilatar sus pupilas, lo que se decía que las hacía parecer más receptivas a los asuntos amorosos.

Algunas fuentes afirman que las bayas pueden añadirse al vino, que puede tomarse en pequeñas cantidades por sus efectos inductores del trance para quienes desean tener visiones proféticas y contactar con el mundo espiritual. Se dice que una o dos bayas provocan pequeños cambios perceptivos al ser ingeridas, mientras que tres o cuatro bayas actúan como un psicoactivo con efectos afrodisíacos. Una dosis alucinógena sería de cuatro a nueve bayas, mientras que una cantidad superior sería mortal para un adulto (existen relatos de niños que se han envenenado accidentalmente tras comer solo dos o tres bayas). Dioscórides, médico y farmacólogo griego, cuya obra *De materia medica* fue el principal texto farmacológico durante más de mil años, escribió bastante sobre estas plantas. Según él, un dracma (3,4 g) de raíz infundida en vino era suficiente para provocar alucinaciones, mientras que cuatro gramos o más causaban la muerte.

Lo anterior nos da una idea del carácter imprevisible de esta planta. Por un lado, puede utilizarse como un eficaz analgésico y anestésico, mientras que, por otro, puede acabar fácilmente con la vida. Los alcaloides de la belladonna fueron los responsables de la muerte de Robert Cochrane, un practicante que dedicó muchos de sus estudios a esta planta*. Hay muchos factores que pueden hacer que los alcaloides de esta planta aumenten, y existen ciertos métodos de preparación que permiten su extracción con más eficacia que otros.

Se debe tener mucho cuidado con cualquier preparación enteógena; esta debe hacerse con debida reverencia a las poderosas plantas que se invocan. Esto es cierto sobre todo para las plantas de naturaleza siniestra de Saturno. La ingestión de belladona provoca dilatación de las pupilas y visión borrosa, sueños extraños al dormir y delirios en el estado de vigilia en el que no se es consciente de estar bajo su influencia, por la amnesia que causa la escopolamina. Los efectos de esta planta varían mucho según la dosis, la bioquímica individual y el método de ingestión, la dilución y el aumento gradual de la dosis, comenzando con una cantidad muy pequeña, es la forma más segura de determinar los efectos que la planta tendrá en la química corporal única de cada persona.

Cuando se utiliza con demasiada frecuencia, los alcaloides del tropano pueden acumularse en los tejidos del corazón, lo que se traduce en problemas de salud. La imprevisibilidad de los alcaloides de la belladona hace que sea peligroso ingerirla por vía oral. Hay formas mucho más seguras de emplear esta planta en los rituales, y ese es el objetivo de este trabajo. No se recomienda la ingesta de ninguna planta que contenga alcaloides venenosos, y las dosis que se dan en la siguiente sección son estrictamente para fines investigativos.

Dosis y preparación de la belladona

En su composición química, la belladona tiene un alto contenido en alcaloides; sus principales componentes son la atropina (dl-hyoscyamine), la solanina y la escopolamina. Estos alcaloides tropanos son los componentes activos por los que se conoce la planta, que actúan sobre el sistema nervioso humano.

---

*Cochrane fue una figura fundamental en el movimiento de la brujería moderna y el maestro del clan Tubal Cain, un aquelarre de brujas tradicionales. Cochrane supuestamente se suicidó en pleno verano de 1966 con una combinación de *Atropa belladona* y benzodiazepinas. A través de su última correspondencia, podemos reconstruir las últimas semanas de Cochrane. Para más información sobre su vida y muerte, véase *A Poisoned Chalice: The Death of Robert Cochrane*, de Gavin Semple.

La belladona se ha utilizado de forma poco convencional por su capacidad de alterar la mente. Existe una tradición en el sur de Alemania en la que los cazadores ingerían tres o cuatro bayas para agudizar sus sentidos. La eficacia de esta práctica se refuerza en Marruecos, donde las bayas secas se convierten en un té que se toma con azúcar para aliviar la depresión y en pequeñas dosis para despejar la mente en favor del rendimiento intelectual. También se utiliza como afrodisíaco masculino (Venzlaff 1977, citado en Rätsch 2005, 83). Las hojas y las bayas se han utilizado en mezclas para fumar combinadas con *A. muscaria*, y en mezclas de incienso para el trance y la adivinación.

La belladona se utiliza en la medicina homeopática para tratar la ansiedad, la sensación de angustia y malestar, el enrojecimiento facial relacionado con el calor, las palpitaciones en la cabeza, el nerviosismo y excitabilidad, el sueño inquieto lleno de pesadillas y para las extremidades frías y cabeza caliente. La dosis homeopática es un extracto diluido que no supera una parte por cien, según las farmacopeas homeopáticas, con un contenido total de alcaloides inferior al 0,001 por ciento. Se utiliza sobre la base de que el contenido de alcaloides en la tintura madre* se limita a la cantidad de alcaloides del 0,1 por ciento; la dilución 1:100 contiene un máximo del 0,001 por ciento (0,01 mg/ml).

En el plasma humano, la vida media de los alcaloides es de trece a treinta y ocho horas. Los alcaloides de los preparados de belladona se absorben rápidamente a través del tracto gastrointestinal, mientras que la absorción transdérmica es moderada. Los herbívoros son mucho más resistentes a los alcaloides que los carnívoros.

Pueden producirse efectos en el sistema nervioso central humano con dosis de 3 mg de atropina o más; 100 mg de atropina en adultos humanos se considera la dosis mínima letal; 10 mg o más de hiosciamina pueden ser letales (EMA 1998). El principal alcaloide general es la hiosciamina, en un 87,6 por ciento en las hojas, y produce racemización en atropina cuando se extrae o se seca. *In vitro* (en solución),

---

*La tintura madre es la primera etapa en la creación de un remedio homeopático, antes de su dilución. Es la base para crear un remedio homeopático.

la hiosciamina experimenta una rápida racemización y se convierte en atropina. Toda la planta contiene entre un 0,272 y un 0,511 por ciento de alcaloides tropanos. El tallo puede contener hasta un 0,9 por ciento de alcaloides, las bayas inmaduras un 0,8 por ciento, las bayas maduras pueden oscilar entre 0,1 a 9,6 por ciento, y las semillas son aproximadamente el 4 por ciento (Lindequist 1992, citado en Rätsch 2005, 83-84).

Dosificación de medicamentos

Dosis terapéutica: 0,05 a 0,1 g de hojas secas y pulverizadas.

Dosis única máxima: 0,2 g de hierba (corresponde a 0,6 mg de alcaloides totales).

Dosis máxima diaria: 0,6 a 1,8 mg de alcaloides totales.

Mediana de la dosis única: 0,5-1 g de hierba (corresponde a 0,15 a 0,3 mg de alcaloides totales).

Dosis psicoactiva leve: 30 a 200 mg de hojas o 30 a 120 mg de raíz seca.

Dosis de la Farmacopea Británica

1 a 2 granos de hojas en polvo

1 a 5 granos de raíz en polvo

1 a 3 gotas de extracto fluido de la hierba/partes aéreas

¼ a 1 gota de extracto fluido de las raíces

5 a 15 gotas de tintura

5 a 15 gotas de zumo

ⅇ⅌

Tintura de belladona
(Church y Church 2009)

- **1 parte de hojas de *Atropa belladonna***
- **10 partes de alcohol al 70 por ciento**

Solo se utilizan las hojas, que deben ser recogidas a principios de verano. Se cortan las hojas del tallo y se pican gruesas. Macerar el material vegetal en alcohol durante diez o catorce días. La dosis es de 2,5 a 10 ml por semana.

SOLANÁCEAS COMUNES

Además de la belladona, existen otras tres variedades de solanáceas comunes que pueden encontrarse con facilidad en toda Norteamérica, al crecer en zonas boscosas, tierras fronterizas y parcelas cubiertas de vegetación. Se trata de la hierba mora (también llamada tomatillo del diablo o hierba mora europea), la hierba mora del este (también llamada hierba mora antillana) y la dulcamara (también llamada amaradulce o amargamiel). Al igual que todos los miembros de la familia de las solanáceas, tienen fuertes conexiones con la magia, los muertos y el mundo de los espíritus. Las dos primeras, *Solanum nigrum* y *Solanum ptychanthum*, están estrechamente relacionadas.

⚘

Hierba mora (*Solanum nigrum*) y hierba mora del este (*Solanum ptychanthum*): las "plantas sapo"

La hierba mora (*Solanum nigrum*), también conocida en los bajos fondos como tomatillo del diablo y uva del diablo, crece en abundancia en zonas descuidadas y bosques. Se parece mucho a la planta de la papa, con sus flores blancas y hojas similares, y puede utilizarse para aprovechar las mismas corrientes que las hermanas de la familia de las solanáceas, más difíciles de conseguir y más peligrosas. A menudo se confunde con la belladona, pero la principal diferencia es que las bayas de esta última crecen solas, mientras que en la hierba mora crecen en racimos. La *Solanum nigrum* es originaria de Eurasia, pero se ha naturalizado en otras partes del mundo. Sus flores blancas son un poco más grandes que en otras variedades, y sus hojas son onduladas o dentadas. La planta se ha incluido en recetas de ungüentos voladores, y existen algunas referencias a sus propiedades psicoactivas.

La *Solanum ptychanthum* (hierba mora antillana o hierba mora del este) es originaria de toda Norteamérica, excepto de la costa oeste. Es pariente cercana de *Solanum nigrum*; sus flores parecen pequeñas estrellas blancas y sus bayas verdes inmaduras son tóxicas; estas se vuelven negras cuando están maduras y es entonces cuando pueden comerse en pequeñas cantidades.

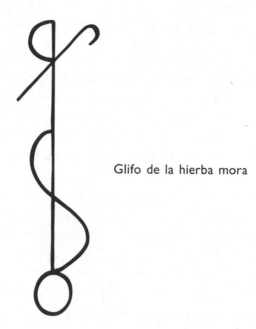

Glifo de la hierba mora

Solanum spp. puede utilizarse en todas las formas de ritos hecateos y saturnianos asociados con el inframundo, la magia maligna, la luna oscura, las diosas ancianas y los rituales de Samhain. Las bayas recuerdan a las de la belladona y también se pueden hacer con ellas una tinta que resulta útil en los hechizos de atadura y protección, así como para dibujar los glifos planetarios de Saturno y los pentáculos.

Al hervir las hojas se eliminan la mayoría de los alcaloides. Una infusión de los tallos y las hojas puede utilizarse en la magia meteorológica, concretamente para bañar las efigies que hacen llover. Las hojas también pueden sumergirse en agua y utilizarse como aspersorio en los rituales de destierro y compasión para llamar a la lluvia.

El escritor y herborista Harold Roth ha descrito estas plantas saturnianas y acuáticas de una forma única, y las llama "plantas sapo": antiguamente, se cultivaban en los jardines de las casas de campo para dar sombra a los sapos. El beleño negro, el helecho y el diente de león también se asocian con los sapos, las tormentas y el inframundo fértil.

Las plantas de la familia de las solanáceas tienen afinidad con la piedra ónix, que se asemeja a las bayas negras y brillantes de la hierba mora y la belladona. La planta y la piedra pueden almacenarse juntas para potenciar sus energías, ya que se corresponden entre sí.

❧❦❧

Tinta hechizada de hierba mora y belladona

Las bayas negras de Solanum nigrum pierden parte de su alcalinidad al madurar, a diferencia de las bayas de Atropa belladonna, que siguen siendo venenosas. Ambas bayas pueden utilizarse para crear una tinta o tinte para impartir sus cualidades oscuras a los símbolos y palabras que se inscriben con ella. La mayoría de las bayas utilizadas en esta receta de tinta son de hierba mora, a las que se agregan dos o tres bayas de belladona por su potencia mágica. También se pueden añadir las cenizas de estas plantas. El alcohol de grano se usa para hacer una tintura de las bayas. También se puede utilizar vinagre para extraer los tintes de los frutos de estas plantas. Se añade goma arábiga (también llamada goma de acacia) para conseguir la consistencia deseada, y se puede agregar tintura de benjuí para su conservación.

- 2 onzas de alcohol de grano o vodka
- 1 cucharada de bayas de hierba mora
- 2–3 bayas de belladona
- Goma arábiga
- 15 gotas de tintura de benjuí

Para elaborar la tinta, básicamente se hará un extracto de alcohol o tintura. Combinar el alcohol y el material vegetal y dejar que la mezcla se macere hasta conseguir un color oscuro. Se cuela la materia vegetal y se añade la goma arábiga. Calentar la mezcla en una olla de cocción lenta o al baño maría hasta que la resina se disuelva y se consiga la consistencia deseada. Añadir la tintura de benjuí antes de embotellar.

También se puede añadir tinta china para crear una tinta de color negro más intenso que puede emplearse en la adivinación, al verter la tinta sobre la superficie del líquido en un recipiente de adivinación para crear un espejo líquido oscuro. También se puede añadir en pequeñas cantidades e interpretar las formas que adopta; es un buen medio para adivinar con la ayuda de espíritus ancestrales u otros seres de naturaleza sombría o ctónica.

La tinta como instrumento de escritura puede utilizarse como cualquier otra tinta para escribir alfabetos sagrados, dibujar sigilos y grabar hechizos.

Esta tinta es potente sobre todo en los trabajos de la luna oscura y puede usarse en hechizos de atadura, destierro o explosión, mediante una espina como utensilio de escritura para aumentar la potencia.

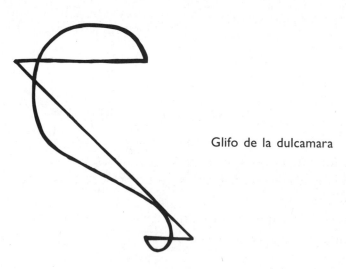

Dulcamara (*Solanum dulcamara*): estableciendo límites

Esta solanácea enredadera, también llamada amargamiel, crece sobre un tallo leñoso que cada temporada se alarga más y más. Comparte las mismas asociaciones oscuras con los miembros de su familia. Esta planta es a la vez saturniana y mercuriana, con influencias de tierra y aire, y corresponde al aspecto del inframundo de Mercurio, *Mercurius Psychopompos*.

Sus hábitos de crecimiento enredados y retorcidos la convierten en una planta ideal para atar y establecer límites. Los tallos frescos pueden usarse para envolver monigotes o hacer círculos con ellos y dejarlos secar antes de utilizarlos en un ritual. De igual forma se pueden colgar en manojos sobre las entradas y en zonas donde se necesite protección. Los tallos, que se vuelven más leñosos con la edad, pueden cortarse y atarse con palosanto y clavos de hierro como talismán protector. La raíz de la hierba mora leñosa crece mucho y se extiende a través de rizomas; puede cosecharse y guardarse como fetiche del

Glifo de la dulcamara

espíritu de la planta. Cuando se coloca en el altar ayuda a oscurecer los trabajos de aquellos que quieren minar nuestras operaciones. Ayuda a la conexión con el reino de la sombra y a la integración del yo de la sombra.

La dulcamara era utilizada para proteger a los niños y al ganado. Sus bayas se ensartaban en un hilo para hacer un collar, el cual se llevaba puesto como protección contra los chismes maliciosos. Las bayas pueden utilizarse en la magia transformadora, especialmente en la magia licántropa. Para maldecir a un enemigo, se escribe su nombre en un tallo seco de dulcamara y se coloca en su puerta (*Magister Botanicus* 1995, citado en Rätsch 2005, 477).

Sus flores son de color púrpura con un estambre amarillo brillante, y cuando se convierten en bayas, pasan del verde al amarillo y luego al rojo. Las bayas rojas maduras son una buena ofrenda para los espíritus de los muertos y la Gran Diosa en sus aspectos del inframundo. Simbolizan la sangre, el renacimiento y la inmortalidad. Al parecerse a gotas de sangre, representan el poder ancestral y la fuerza femenina regeneradora de la tierra. Este pariente no alucinógeno de la belladona puede utilizarse para explorar los caminos sinuosos de la senda de los venenos, reflejados por el patrón de crecimiento enjuto de esta vid. Diosas como Hécate, Lilit, Kali e Inanna responden a la naturaleza ctónica de esta planta, la cual crece desde las sombras del suelo del bosque, y hace su hogar en los setos y bajo las oscuras ramas de los pinos.

El lema alquímico del alquimista del siglo XV Basilius Valentinus está contenido en su acrónimo VITRIOL: *Visita Interiora Terrae Rectificando Invenies Occultum Lapidem*. Traducido al español dice: "Visita las zonas más internas de la tierra y mediante la rectificación descubrirás la piedra oculta". Siguiendo la enredadera sinuosa de *Solanum dulcamara* desde las profundidades de la tierra, serás conducido a las bayas rojas como la sangre, que recuerdan el color de la piedra filosofal. Descender al inframundo para recuperar la sabiduría arcana es una práctica importante de la senda de los venenos.

La dulcamara contiene del 0,3 al 3,0% de alcaloides esteroideos en la hierba y el 1,4% en las raíces, aproximadamente. El contenido de alcaloides de las bayas disminuye a medida que maduran, hasta que llegan a carecer casi por completo de estos (Teuscher 1994, citado en Rätsch

2005, 477). Uno de sus principales alcaloides es la solanina, un glucósido esteroide, el cual se considera el "*strychnos* durmiente" de Dioscórides, y se menciona su uso como narcótico sedante.

❧❦

Corona para la protección del hogar

Esta corona puede hacerse en verano y dejarse secar y colgar durante todo el año. Utiliza las propiedades protectoras, aglutinantes y desterradoras de la dulcamara para crear un límite protector alrededor de tu casa. Además, se dice que protege contra los rayos.

- **3 trozos de vides de dulcamara de tres metros de largo**
- **Hilo negro**
- **Amuletos o hierbas protectoras (opcional)**

Enrolla las tres lianas para formar un anillo, con un hilo negro para asegurarlo donde sea necesario. Si lo deseas, puedes incluir amuletos protectores e incluso añadir otras hierbas protectoras para crear una corona más grande. Cuelga la corona para que se seque por completo, pero no en el exterior donde se pueda mojar.

❦

Beleño negro (*Hyoscyamus niger*): hierba del sueño crepuscular

El beleño es una de las grandes hierbas de la brujería, y representa también uno de los tres destinos de la senda de los venenos junto con sus hermanas, la belladona y la mandrágora. Es una planta que tiene una larga historia de uso en el chamanismo, el ritual mágico y las asociaciones con el diablo, que se adoptaron durante la Edad Media. El uso del beleño en trabajos arcanos se remonta a cientos de años antes de las supersticiones medievales relacionadas con estas plantas. El conocimiento de esta planta por parte de los antiguos egipcios está documentado en el papiro de Ebers, alrededor del año 1500 a. C. (Schultes, Hofmann y Rätsch 1992, 86). Probablemente se trate del beleño egipcio (*Hyoscyamus muticus*), conocido por su mayor contenido en alcaloides.

El *Hyoscyamus niger* es un miembro de la familia de las solanáceas y, al igual que sus parientes, contiene características de los tres planetas más asociados con la magia, la hechicería y el mundo de los espíritus: Venus, Mercurio y Saturno, las tres vías en la encrucijada de la senda de los venenos, y las tres puntas del tridente de las brujas. Esta categorización de tres puntas puede dividirse en crudo como los trabajos oscuros de Saturno, las artes de Venus y las artes chamánicas de Mercurio. Dentro de estas tres agrupaciones, encontramos las artes clásicas asociadas a la práctica de la brujería antes de su movimiento moderno.

Se trata de una hierba del lado ctónico de Mercurio, el aspecto oscuro del psicopompo que conduce a los muertos al inframundo. Como Mercurio puede alternar entre la luz y la oscuridad, el mundo superior y el inferior, podemos seguirlo hacia estos reinos para comunicarnos y recuperar información. Esto se refleja en el movimiento del planeta, que pasa una parte de su órbita en el cielo de la mañana y otra en el de la noche. El beleño, al igual que Mercurio, puede tender un puente entre los vivos y los muertos y, como ofrenda en los ritos nigrománticos, facilita este tipo de adivinación.

Tradicionalmente, el beleño se ha utilizado como incienso, hierba para fumar o como fumigante ritual. También se puede añadir a la cerveza o al vino para aumentar sus efectos embriagadores. El rapé de chamán es otra forma de emplear los poderes de esta planta: al pulverizar finamente las hojas, se puede aspirar una pequeña cantidad de este polvo por las fosas nasales para obtener sus efectos inductores del trance. Las semillas tienen un contenido de alcaloides más consistente y por lo general se espolvorean sobre carbón vegetal como ofrendas a los muertos y para liberar sus embriagadores humos. Una forma de utilizar las semillas de esta manera es colocar carbón encendido en un cuenco a prueba de fuego, espolvorear unas veinte semillas trituradas y cubrir el recipiente con un paño, dejando que el humo se acumule. Durante el ritual, se debe retirar la cubierta de tela en el momento preciso, lo que permite que el practicante inhale una espesa nube de humo. Albertus Magnus afirmaba que el beleño era empleado por los hechiceros para ver demonios y otros espíritus en su humo, por lo que puede utilizarse como medio de manifestación y adivinación.

El beleño es una de las hierbas hechizadoras, un grupo de plantas con una afinidad de las brujas y su arte. En un juicio por brujería celebrado en Pomerania en 1538, una bruja acusada confesó haber dado a un hombre semillas de beleño para volverlo "loco" de excitación sexual. En otro juicio de la Inquisición, una de las acusadas divulgó su técnica para separar a dos amantes, lo que hizo esparciendo semillas de beleño entre ellos, mientras recitaba: "Aquí siembro semillas silvestres, y el diablo aconsejó que se odiaran y evitaran hasta que estas semillas se separaran" (Marzell 1922, citado en Rätsch 2005, 278).

Al ser una de las primeras hierbas de los ritos nigrománticos y funerarios, se han encontrado semillas de beleño en recipientes funerarios neolíticos enterrados con los muertos. Se dice que Hércules llevaba una corona de beleño y hojas de álamo, lo que significaba su capacidad para viajar al inframundo y volver. Los muertos que regresaban también eran coronados con una corona de beleño al cruzar el río Leteo, con el fin de que olvidaran los problemas de su vida anterior.

En la mitología griega, el beleño recibía el nombre de *herba apollinaris*, en honor al dios Apolo y su oráculo de Delfos. Se quemaba y fumaba por sus efectos visionarios, que abrían las puertas de los mundos superior e inferior. También es una poderosa hierba de consagración, sobre todo para los recipientes espirituales, las herramientas de adivinación y las reliquias de los viajes chamánicos que se quieren llevar al mundo de los espíritus.

El nombre latino del beleño procede del griego *hyoskyamos*, que significa "haba del cerdo". Los cerdos son inmunes a los efectos tóxicos del beleño y se cree que disfrutan de sus efectos embriagadores. *Hyoskyamos* es sagrado para la diosa del inframundo Perséfone. Algunos historiadores creen que el mítico *nepenthes pharmakon*, una poción mágica que Helena da a Telémaco y sus hombres en la *Odisea* de Homero para ayudarles a olvidar su dolor, podría contener beleño, una afirmación refutada por Louis Lewin.

El beleño es sagrado para las deidades Saturno, Hécate y Hel y los dioses del trueno Thor y Donar, quienes gobiernan y habitan en los oscuros reinos del inframundo pueden ser invocados con esta planta cuyo humo actúa como puente entre los reinos.

Se dice que las brujas germánicas, conocidas por su magia meteorológica, utilizaban la hierba en los rituales para hacer llover: se creía que el humo de la planta provocaba la formación de nubes de lluvia. Al usarse como infusión para potenciar las herramientas de trabajo meteorológico, el beleño les aporta su poder. Una práctica tradicional para hacer llover consiste en sumergir toda la planta en una masa de agua y salpicarla sobre una piedra.

Algunas fuentes afirman que tres gramos debe ser la dosis máxima diaria para conseguir los efectos medicinales de la *Hyoscyamus niger*. La hierba se sigue empleando en la medicina ayurvédica y, aunque contiene alcaloides tropanos tóxicos, se ha utilizado durante milenios como soporífero (ayuda para dormir) y analgésico. Las semillas son más eficaces para su uso en fumigaciones rituales inductoras del trance debido a su consistente contenido de alcaloides. Las hojas, los tallos y las raíces pueden usarse en ungüentos y aceites tradicionales para aliviar el dolor, conocidos como "beleño oleum". La aplicación tópica es mucho más segura que la ingestión de esta planta, como ocurre con cualquier planta que contenga alcaloides tropanos, pero, aunque es más segura, la aplicación tópica no está exenta de riesgos y debe abordarse con precaución, comenzando con una cantidad conservadora en una zona pequeña para determinar si se produce alguna reacción adversa.

Lewin, en *Phantastica*, describe la experiencia de estar bajo la influencia del beleño como una sensación de "presión en la cabeza, pesadez en las extremidades y visión borrosa mientras que las imágenes se estiran a lo largo". Da cuenta de distorsiones visuales, como ver círculos negros sobre fondos plateados o círculos verdes sobre fondos dorados (Lewin 1998, 193). Según una descripción en *Plants of the Gods*, los que experimentan la intoxicación por beleño sienten una presión en la cabeza y los párpados se vuelven pesados. La vista es poco clara y los objetos se ven distorsionados; los efectos del beleño suelen incluir alucinaciones perturbadoras (Schultes, Hofmann y Rätsch 1992, 87).

El beleño en la práctica mágica

Como poderosa planta visionaria, el beleño negro es ampliamente conocido por sus usos chamánicos y adivinatorios. Las culturas germánicas y nórdicas lo han utilizado por sus propiedades embriagadoras y su poder como afrodisíaco. El beleño y sus usos mágicos no se limitan a

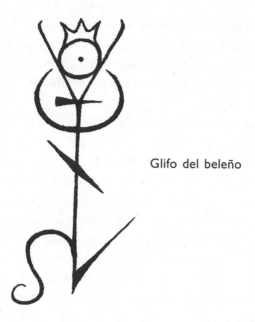

Glifo del beleño

estas culturas, y su uso está extendido por toda Europa y Asia. Su conexión con la magia nórdica es evidente debido al descubrimiento de sus semillas en los cementerios de los völva, los antiguos videntes-cantantes de la tradición del norte, la antigua religión de los pueblos germánicos y escandinavos.

Este descubrimiento y el posterior hallazgo de semillas en otros lugares de enterramiento atestiguan la larga historia del uso de la planta en las tradiciones chamánicas y su conexión con los muertos. Las semillas, las flores y las vainas de la planta pueden entregarse a los muertos como ofrendas, al enterrarlas en un pequeño agujero excavado por las propias manos del brujo en un rito de inhumación. También se pueden dejar en los cementerios, entre los restos de animales o en otros lugares donde la muerte esté presente. El beleño es un poderoso aliado cuando se busca la ayuda de los espíritus y puede llevarse a los cementerios, a las encrucijadas y a otros lugares junto al camino donde a la planta le gusta crecer. El aspecto físico de esta planta es de otro mundo: sus flores pálidas con sus venas rojizas y púrpuras oscuras y las vainas de las semillas con forma de calderos o recipientes funerarios resultan afines a su magia. La planta puede utilizarse para adornar altares ancestrales, en los ritos de Samhain, y para ocultar el trabajo de los demás bajo su influencia saturniana.

Como herramienta nigromántica, las semillas de beleño ofrecen al hechicero una experiencia similar a la de otras plantas solanáceas, además de ser un poco más segura y predecible que su hermana, la *Atropa belladona*. El trance que induce el beleño se produce de forma más sutil y no es tan fuerte como el de la belladona, que puede adquirir rápidamente vida propia. Así, el trance del beleño tiene una cualidad más cálida y flotante, con fuertes efectos soporíferos y, aunque sigue siendo un veneno mortal, su espíritu parece menos sádico que el de la belladona. La quema de esta planta debe hacerse al aire libre o en una zona bien ventilada donde el exceso de humo pueda escapar tras la inhalación inicial, elevándose al encuentro de los espíritus. El beleño produce numerosas semillas diminutas, que coinciden con las hierbas de Mercurio: una pequeña pizca de quince a veinte semillas es suficiente para producir suficiente humo para ser eficaz sin abrumar los sentidos, pero siempre es una buena idea comenzar con una cantidad más pequeña y evaluar la reacción.

El beleño actúa como guía, y nos permite viajar al mundo de los espíritus a través de medios visionarios, recuperar información que, de otro modo, quedaría olvidada. Las cualidades seductoras de la planta pueden utilizarse en hechizos de coerción y manipulación amorosa, ya que embota los sentidos e inspira la lujuria. Se puede utilizar para adormecer mágicamente a un enemigo para que divulgue secretos o también nos permite cruzar las barreras de dicho enemigo sin que este se dé cuenta. El aceite de beleño también se ha empleado como aceite de salvia erótica por sus propiedades afrodisíacas, con efectos cálidos y relajantes. También puede secarse e incluirse en monigotes empleados en hechizos de amor oscuro al combinarse con hierbas venusinas.

Dosificación y preparación del beleño

Se desconoce la dosis letal del beleño. Es una de las solanáceas más suaves y seguras para empezar, y no existen muertes relacionadas de forma irrefutable a su uso. Las hojas y los tallos jóvenes pueden utilizarse para exprimir jugos, mientras que un emplasto o cataplasma de hojas secas resulta ideal para aliviar dolores como el reumatismo y la neuralgia. Como aplicación sedante para el reumatismo, se mezcla una maceración de hojas y alcohol con aceite de oliva, luego el aceite se calienta hasta que el alcohol se evapora, lo que deja los alcaloides extraídos. Las hojas maduras y las inflorescencias de beleño pueden recogerse para hacer una tintura con vinagre, la cual se aplica en las sienes y la frente para el dolor de cabeza, la fiebre y para aliviar el sueño intranquilo. Tradicionalmente, se inhalaban sus ardientes vapores para reducir con rapidez la hinchazón relacionada con el dolor de muelas.

Las dosis terapéuticas suelen ser de 0,5 g a 3 g. El contenido estándar de alcaloides oscila entre el 0,03 y el 0,28% (Rätsch 2005, 281). Sin embargo, también se han dado otros rangos, lo que muestra las variaciones del contenido de alcaloides en función de los factores ambientales. Los porcentajes de alcaloides del beleño son del 0,17 por ciento (hojas), 0,08 por ciento (raíces) y 0,05 por ciento (semillas) (Grieve 1971; Frohne y Pfander 1983, citado en Alizadeh et al. 2014; Begum 2010, citado en Alizadeh et al. 2014). Aunque los hallazgos sobre el contenido de alcaloides procedentes de diversas fuentes son a veces contradictorios, se sabe que el beleño egipcio (*H muticus*) tiene un contenido de alcaloides más alto que el *H. niger*, el cual es 0,7 a 1,5 por ciento en peso (Alizadeh et al. 2014).

✖✖✖

Cerveza Bilsenkraut

El beleño, llamado Bilsenkraut *en alemán, solía añadirse a la cerveza para aumentar sus efectos embriagadores, agravando así los efectos del alcohol. La cerveza de beleño es una gran bebida ritual que puede disfrutarse en ocasiones especiales.*

- 40 g de beleño, seco y picado
- 5 g de mirto (opcional)
- 25 litros de agua
- 1 litro de malta cervecera
- 900 g de miel
- 5 g de levadura seca
- Azúcar morena

Poner el beleño y el mirto (si se incluye) en un litro de agua y llevarlo a ebullición para esterilizar; dejar enfriar. Esterilizar un recipiente para preparar la cerveza, que puede ser un cubo de plástico con tapa, lavado previamente con agua hirviendo. Una vez enjuagado, añadir y disolver la malta líquida y la miel en dos litros de agua caliente. Añadir el agua del beleño, incluida la hierba, y remover bien. Añadir agua fría suficiente para obtener unos 25 litros de líquido. Agregar la levadura y tapar. Dejar reposar a una temperatura de 20 a 25 grados centígrados, óptima para promover la fermentación de la levadura. Debido a la presencia de alcaloides tropanos, este proceso es más lento y la mayoría de las veces ocurre en cuatro o cinco días. Una vez que la levadura empieza a depositarse en el fondo, la cerveza puede embotellarse. Se puede añadir una cucharadita de azúcar moreno a cada botella para favorecer la fermentación; se conserva mejor en un lugar fresco y oscuro durante dos o tres meses (Rätsch 2005, 279).

❧

Fumigante ritual para conjurar y ver espíritus

- 4 partes de semillas de beleño (*Hyoscyamus niger*)
- 1 parte de corteza de casia (*Cinnamomum cassia*)
- 1 parte de semillas de cilantro (*Coriandrum sativum*)
- 1 parte de raíces y semillas de hinojo (*Foeniculum vulgare*)
- 1 parte de olíbano/franquincienso (*Boswellia sacra*)

Los hechizeros llevaban esta mezcla al bosque a altas horas de la noche, cuando los espíritus se manifiestan, luego quemaban la mezcla en un tocón de árbol junto a una vela negra hasta que esta se apagara (Hylsop y Ratcliffe 1989, citado en Rätsch 2005, 281).

Quemar esta mezcla para ayudar a la manifestación de los espíritus y contactar con los muertos. Tener cuidado con la cantidad que se quema, sobre todo si se hace en interiores. Añadir solo una pizca cada vez y observar los efectos.

❧

Tintura de beleño (Church y Church 2009)

- 1 parte de hojas y flores de *Hyoscyamus niger*
- 10 partes de alcohol al 70 por ciento

Cosechar las hojas y las flores en junio, antes de que la planta eche semillas. Triturar o picar el material vegetal y macerar en alcohol de diez a catorce días. La dosis debe ser de 5 a 10 ml por semana.

✵

Cicuta (*Conium maculatum*):
la marca de Caín

La cicuta es una planta venenosa que se ha utilizado desde la Antigüedad. Sorprendentemente, no recibe la misma atención que otras hierbas relacionadas con las brujas y la hechicería, como sí sucede con la familia de las solanáceas. Es una de las plantas más comunes asociadas a las brujas en Europa, sobre todo en Gran Bretaña, uno de sus lugares de origen. Como muchas de las hierbas maléficas, la cicuta está relacionada con Hécate y Saturno, y también fue utilizada por las infames hechiceras Circe y Medea para eliminar a muchos de sus enemigos masculinos. Esto también tiene que ver con la capacidad de la planta para destruir la potencia masculina, la virilidad y el impulso sexual: se utiliza en magia popular para arruinar los impulsos sexuales y en hechizos de castidad.

En la magia, la cicuta puede utilizarse para paralizar a una persona o situación, lo que corresponde a su acción química sobre el sistema nervioso. La planta causa la muerte por insuficiencia respiratoria y actúa sobre el sistema nervioso periférico, lo que provoca disminución de la temperatura corporal, depresión, parálisis y debilidad. Participa en los viajes astrales, al igual que otras plantas que desprenden el alma del cuerpo. Como poderosa hierba de consagración y protección, puede utilizarse en aceites para ungir herramientas utilizadas en los rituales, así como amuletos destructivos. La cicuta tiene una naturaleza terrosa y acuosa, debido a su gran raíz en forma de cámara y a su afinidad por crecer cerca de arroyos.

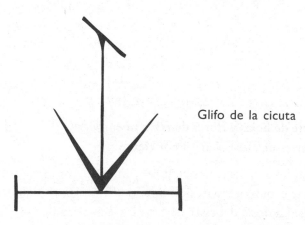

Glifo de la cicuta

Algunos de los nombres populares de la cicuta son hierba loca, sarnosa, perejil de las brujas y perejil bravo. En el folclore, la variedad originaria de Europa, *Conium maculatum*, solía denominarse "hierba de brujas". *Conium* viene de la palabra griega *konas*, que significa "girar" o "dar vueltas", probablemente por el vértigo que provoca el consumo de la planta: se produce una sensación de mareo y movimiento, incluso cuando se está sentado. Cuando se toma en pequeñas cantidades o se frota sobre la piel, se dice que esta peligrosa planta da la sensación de viajar por el aire; quizás por ello se la relaciona con los ungüentos voladores de las brujas en la Europa medieval. La cicuta puede distinguirse de otras variedades que comparten el mismo nombre común por la delicada entalladura de sus hojas, así como por el moteado púrpura característico de esta variedad, apropiadamente conocida como la marca de Caín.

Se dice que los antiguos sumerios utilizaban la planta para provocar plagas y pestes y, en sentido opuesto, para expulsarlas. Sus efectos secundarios asfixiantes la relacionan con la soga y la diosa oscura en su aspecto de "estranguladora", una antigua traducción asociada con Lilit y con la diosa oscura Kali.

El género *Cicuta* está relacionado con *Conium*, que tiene varias variedades comunes en Norteamérica. Ambos géneros forman parte de la misma familia, que recibe dos nombres diferentes: *Apiaceae* y *Umbelliferae*. Este último hace referencia a las flores en forma de paraguas de la planta, llamadas umbelas. Por su parte, el género *Cicuta* es un pequeño grupo con variedades conocidas como *Cicuta douglasii*, *Cicuta virosa* y *Cicuta maculata*. Todas estas plantas se dan naturalmente fuera de sus orígenes nativos, aunque permanecen en el hemisferio norte. Por lo general, solo el *Conium maculatum* presenta el moteado púrpura, pero se sabe que también aparece en otras variedades, como la *Cicuta maculata*. Las variedades de *Cicuta* suelen crecer cerca de los arroyos, a lo largo de los senderos y bordes de las carreteras, y en los claros de los bosques. Es un género de bordes, terrenos baldíos y zonas intermedias, una característica típica de las plantas utilizadas en el vuelo de espíritus.

Los dos géneros *Cicuta* y *Conium* no se distinguieron entre sí hasta después del año 1500. La diferencia puede verse en la forma de sus hojas: las de la variedad *Cicuta* son lanceoladas y dentadas, y se puede ver una característica coloración púrpura en el punto donde se unen sus ramas. La llamada cicuta de agua se considera una de las plantas más tóxicas de Norteamérica; se ha confundido con la chirivía y la zanahoria silvestres y está relacionada de forma similar con la angélica.

Todas las variedades de *Cicuta*, excepto una, contienen cicutoxinas, presentes en todas sus fases de crecimiento y se concentran sobre todo en las raíces. Basta una pequeña cantidad de la planta para provocar un envenenamiento mortal: se han registrado casos de niños envenenados con silbatos hechos con los tallos huecos de la planta. La toxicidad aparece con rapidez, apenas quince minutos después de la ingestión; el veneno provoca síntomas neurológicos, como convulsiones, alucinaciones, inflamación cerebral, delirio, pinchazos y entumecimiento. El tratamiento inicial puede incluir el uso de carbón activado para descontaminar el tracto gastrointestinal; sin embargo, no existe un antídoto específico para la intoxicación por cicuta de agua, aparte de los cuidados de apoyo, incluido el uso de medicamentos anticonvulsivos.

La principal toxina de la *Conium maculatum* es la coniína, cuya estructura química es similar a la de la nicotina. Se trata de un alcaloide de piperidina que perturba la actividad del sistema nervioso central, lo que provoca debilidad muscular y parálisis respiratoria. Las semillas maduras contienen la mayor concentración del veneno: una pequeñísima cantidad es capaz de causar insuficiencia respiratoria y la muerte. La coniína es inestable, y el material vegetal seco pierde rápidamente su toxicidad en un par de días. El proceso de envenenamiento por coniína da lugar a una parálisis muscular ascendente, que comienza en las extremidades inferiores y asciende hasta el corazón y los pulmones. Se necesitan apenas seis hojas para causar la muerte en adultos y cantidades aun menores en el caso de sus semillas. A diferencia de otras neurotoxinas, no causa dolor intenso, convulsiones o desorientación, y es probable que se considerara un medio de ejecución más humano en el mundo antiguo. Algunos animales que se alimentan de la planta pueden desarrollar una toxicidad crónica que provoca defectos de nacimiento. También puede entrar en la cadena alimentaria humana a través del consumo de leche y aves de corral contaminadas.

No es de extrañar que se sepa muy poco sobre los usos mágicos de la cicuta. Aparte de su asociación con las brujas y el diablo, los usos de esta planta venenosa son escasos. Es una planta que merece una mayor exploración; sin embargo, hay que tomar las máximas precauciones cuando se trabaja directamente con las especies *Cicuta* o *Conium*.

Unción de armas mágicas con cicuta

La cicuta puede utilizarse para consagrar y potenciar herramientas rituales como la espada, la hoz, el athame (daga de doble filo con mango negro) o el boline (cuchillo ritual con mango blanco). Con una pequeña cantidad de cicuta seca se puede preparar una infusión acuosa o un aceite ritual. Evita utilizar material vegetal fresco porque es más tóxico. Si se utiliza la infusión de agua, se puede calentar la hoja en la llama de una vela y sumergirla en el líquido para ayudar a fusionar las vibraciones. Se puede utilizar un aceite de unción de manera similar, el cual se aplica desde la punta de la hoja hasta la base del mango, y si este es de madera, también se puede aplicar allí. Para hacer el líquido, añadir una pizca de material vegetal a un recipiente de agua, colocarlo en un altar o al aire libre y dejar que sus vibraciones se mezclen durante la noche.

Eléboro negro (*Helleborus niger*): una cura para la locura

El género *Helleborus* tiene muchas variedades y especies híbridas y, al igual que las otras hierbas infames de la senda de los venenos, tiene una amplia historia en la medicina y la magia. La mención de esta planta se remonta a la antigua Grecia, y se dice que era una prescripción común de Hipócrates para la locura y la manía. En la lengua griega, su nombre se refiere directamente a su naturaleza venenosa (*helein*, "matar", y *bora*, "alimento"). Se encuentra en los rituales fáusticos de exorcismo y coerción de espíritus y también lo mencionan tanto Plinio el Viejo como el médico alemán Enrique Cornelio Agrippa de Nettesheim (1486-1535).

Pertenece a la familia de las ranunculáceas, los ranúnculos, que por lo general son venenosos en un grado u otro. La toxina de la planta es la eleborina, que le da su sabor agrio y abrasador. Su horrible sabor hace que sea difícil consumir involuntariamente una cantidad suficiente de la planta para que resulte letal, lo que suele provocar que se escupa antes de que se produzcan sus intensos efectos purgantes. La eleborcina es otra toxina de la planta que tiene un sabor dulce y actúa de forma similar a los venenos cardíacos altamente activos que se encuentran en la *Digitalis* (dedalera).

La intoxicación por esta planta provoca tinnitus, vértigo, estupor y sed, así como una sensación de asfixia e hinchazón de la lengua y la garganta, seguida de violentos vómitos y una disminución del ritmo cardíaco hasta provocar la muerte por paro cardíaco. También quema los ojos e irrita la piel cuando se está en contacto directo con el jugo de la planta, al igual que con las hojas machacadas. En el aspecto químico, sus componentes están relacionados con el veneno que se encuentra en la piel de ciertos sapos.

Al igual que muchas de las plantas más conocidas del jardín de las brujas, el eléboro tiene una belleza oscura y de otro mundo. Los colores de sus singulares flores varían desde el violeta profundo al rosa rojizo oscuro y del verde pálido al blanco. Estas flores, de larga duración, tienen un aspecto más parecido al de una hoja que al de un delicado pétalo. Las semillas son difíciles de germinar, pero una vez establecida, la planta se cuida sola, y por esta razón, en Europa solía plantarse sobre las tumbas. Los pétalos captan la luz de la luna, lo que les da un brillo fantasmal. La planta a menudo no florece sino hasta su tercer año, pero florece temprano: debido a que esto sucede entre diciembre y febrero, el eléboro recibió el nombre de rosa de Navidad o de Cuaresma.

En la tradición vegetal cristiana, esta hierba oscura se consideraba, irónicamente, un símbolo de inocencia. Se pensaba que era sagrada y capaz de alejar a los espíritus malignos. Según la mitología cristiana, la rosa de Navidad surgió de las lágrimas de una niña con las manos vacías en presencia del Niño Jesús, para el que no tenía ningún regalo.

En la tradición esotérica y del ocultismo medieval, encontramos las asociaciones astrológicas más apropiadas para la magia aplicadas a esta planta, las cuales representan mejor sus usos y mitos del mundo antiguo.

En la antigua Grecia, el eléboro se llamaba *melampodio*, en honor al médico y adivino Melampo, que lo utilizó para curar la enfermedad de locura de las tres hijas del rey Proteo. Según una versión del mito, no aceptaron los nuevos ritos de Dionisio y este las llevó a la locura, como a las ménades que lo adoraban. Las temidas ménades eran adoradoras femeninas conocidas por los extáticos frenesíes que eran capaces de alcanzar.

Como una de las hierbas clásicas de la brujería medieval, el *Helleborus niger* se asocia con la nigromancia, la diosa oscura, la elevación y el destierro de los espíritus, y el apaciguamiento de las fuerzas espirituales cuando han sido perturbadas. El eléboro negro también tiene una conexión con el agua elemental y sus cualidades subterráneas, y actúa como un portal hacia el otro mundo, la subconsciencia y los reinos inferiores.

En la medicina medieval, se utilizaba para curar la posesión demoníaca, la locura y la epilepsia; en aquella época, estas afecciones se consideraban una sola. Las raíces y las hojas pulverizadas se quemaban para calmar a una persona enajenada. El eléboro tenía fama de estar relacionado con la falta de cordura y el deterioro mental, ya que creaba un estado catatónico en aquellos que sufrían la locura de las ménades; sin embargo, en individuos sanos, inducía síntomas similares, lo que habla de sus usos homeopáticos. La idea es que, en pequeñas cantidades, los remedios homeopáticos curarían los síntomas que en grandes cantidades provocaría. Se ha utilizado en las maldiciones de la locura y se ha considerado como el antídoto para su cura.

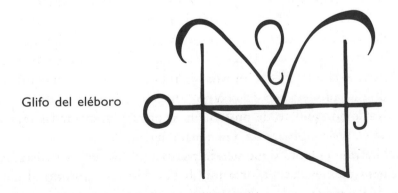

Glifo del eléboro

El eléboro en la práctica mágica

Uno de los usos mágicos más interesantes a los que se hace mención es el uso del eléboro para alterar o cambiar la naturaleza de otra planta, ya sea injertando el eléboro vivo en ella o bien pulverizándolo y utilizándolo como abono. Mediante la transferencia mágica, se decía que daba a la planta y a sus frutos cualidades desagradables y malsanas. Esto la convertía en una hierba útil en los hechizos de peste para maldecir un terreno, lo que a menudo sirvió de imputación popular en la época del frenesí de brujas en Europa.

Una interesante leyenda francesa que es mencionada por la autora, folclorista y herborista Maud Grieve, se refiere a un hechicero que utilizaba sus poderes de invisibilidad para moverse sin ser visto a través de las líneas enemigas lanzando la planta en polvo a su alrededor. Esta planta también se ha utilizado en ritos de exorcismo, destierro y protección; puede aplicarse en trabajos de maldición y hechizos de venganza. Además de su capacidad de alterar la percepción, está relacionada con el renacimiento y la obtención de inteligencia por medios espirituales. Si hubiera una planta venenosa que reflejara mejor la naturaleza del mago medieval y sus maquinaciones, sería el *Helleborus niger*. Del mismo modo en que la belladona tiene conexiones con las brujas del folclore medieval, el eléboro negro parece ser la perfecta contrapartida masculina.

En la obra *Tres libros de filosofía oculta* de Agrippa, el autor sitúa el eléboro negro bajo el dominio de Marte y Saturno, y sugiere su uso en la fumigación de talismanes de la misma correspondencia. En la astrología medieval, el legendario Hermes Trismegisto asocia la planta con la estrella demoníaca Algol. Bien conocida por sus atribuciones maléficas, esta estrella se encuentra en la constelación de Perseo y representa la cabeza de la Medusa muerta. Según los manuscritos herméticos medievales, el jugo de eléboro negro y del ajenjo, colocado bajo un diamante y bajo la influencia de esta estrella fija, provocaría el odio y el valor, así como la protección y la conservación del cuerpo, y traería la venganza a todos los enemigos. Como amuleto de protección, se pueden preparar las raíces negras del *H. niger* y llevar como una mandrágora.

Esta hermosa planta sigue siendo popular en los jardines rústicos y boticarios medievales. Aporta una belleza de otro mundo al jardín helado del invierno. Las amplias variedades de *Helleborus* vienen en muchos colores. Hay muchas personas que la cultivan como planta de pasatiempo, por su belleza única; esta hierba del bosque contrasta con los colores apagados característicos del final del invierno.

ARTEMISIA: ARTEMISA Y AJENJO

Estas dos plantas, la artemisa y el ajenjo, pertenecen al género *Artemisia*, que recibe su nombre de la diosa griega Artemisa (Diana en la mitología romana). Son elementos básicos en el botiquín de cualquier bruja y son hierbas clásicas de la brujería, ya que se conocen tradicionalmente por sus poderes de mejora mágica, trabajo espiritual y adivinación. Las plantas se utilizan a menudo juntas, porque se complementan: la artemisa sería femenina y el ajenjo sería masculino. Se utilizan en el incienso para inducir un trance y ayudar a la adivinación y como ofrendas espirituales cuando se realizan rituales. La artemisa y el ajenjo, fáciles de cultivar y seguros de usar, se convierten en aceites para ungir los instrumentos rituales, en especial los utilizados para la adivinación. Las aguas lustrales pueden hacerse con estas plantas mediante infusión y utilizarse para consagrar y bendecir espacios sagrados o verterse en libaciones a las deidades.

✺

Artemisa (*Artemisia vulgaris*): protectora y adivina

La artemisa es una hierba femenina íntimamente conectada con la luna y sagrada para las diosas que rigen la esfera lunar cuyo uso puede conectarnos con las diosas de la luna oscura y las cronas. Puede utilizarse además para curar los traumas del ánima, el sagrado femenino que todos llevamos dentro. La artemisa se utiliza en la medicina tradicional china para restaurar las deficiencias del yin, ya que equilibra el chi masculino y femenino de la persona.

Se le ha conocido con otros nombres, flor de santos, hierba de San Juan, y en el inglés antiguo como *yldost wyrta* que significa "la hierba más antigua". En la tradición anglosajona era conocida como una de las nueve hierbas curativas sagradas de la famosa oración de las nueve hierbas. Su receta médica se registra en el *Lacnunga* ("Remedios"), una colección de oraciones y medicinas anglosajonas, y se decía que tenía muchas propiedades mágicas como la protección, la fuerza, la comunicación psíquica, los sueños proféticos, la curación y la proyección astral.

La artemisa es una de las principales hierbas adivinatorias utilizadas para mejorar la capacidad psíquica, ayudar en los rituales de profecía y promover sueños proféticos. Al igual que el ajenjo, contiene el alcaloide tujona. Puede quemarse como fumigante en los rituales de adivinación para alterar la conciencia y, con el mismo propósito, puede tomarse como té endulzado con miel. Cuando se quema como incienso, la artemisa se suele mezclar con ajenjo y sándalo. Cuando se hace una infusión o un lavado, la hierba puede emplearse para rociar el altar o la mesa donde se realiza la adivinación.

Una infusión de artemisa también se puede utilizar para lavar los espejos de adivinación, afinar los péndulos y cargar las runas o las cartas, su energía lunar femenina impregna estas herramientas con las vibraciones adecuadas para mejorar su eficacia. La artemisa es una hierba muy conocida para soñar y puede beberse como té antes de dormir para mejorar el recuerdo de los sueños. También se usa en la magia onírica como almohada de los sueños, añadida a bolsitas de hierbas para soñar y colocada bajo la almohada. El aceite esencial de artemisa también puede utilizarse para mejorar el sueño si se coloca en un difusor cerca de la cama o aplica con un aceite portador debajo de la nariz para que su aroma pueda ser inhalado durante toda la noche; este último tiene un efecto más potente que el primero. El aceite esencial de artemisa no debe ser ingerido.

La planta se puede utilizar en sahumerios para los rituales de limpieza tanto de personas como de lugares. A menudo se incorpora a los fardos de incienso utilizados para la purificación y se quema como incienso para ese fin. Los nativos americanos usan la artemisa para librar a la gente de los fantasmas quemando la planta o frotándola en la piel de los afectados.

Desde el punto de vista medicinal, se emplea en la práctica oriental de la moxibustión, en la que el material vegetal se enciende en la superficie de la piel para aumentar la circulación y reducir el dolor y la irritación de las articulaciones y los músculos. Se utiliza para tratar problemas digestivos e infecciones parasitarias, ya que tiene propiedades antibacterianas y antifúngicas. Como hierba para la salud de la mujer, la artemisa solía tomarse para regular la menstruación y, por tanto, puede utilizarse como abortivo. Por este motivo, las mujeres embarazadas o que deseen concebir no deben tomarla.

Esta planta se ha empleado para tratar el nerviosismo, el agotamiento y la depresión y se dice que tiene propiedades narcóticas y sedantes suaves. Se pueden utilizar tanto las partes aéreas de la planta como las raíces. La artemisa contiene aceites volátiles y triterpenos beneficiosos.

Dosis y preparación

La artemisa puede beberse en forma de té o extracto para producir relajación y despejar la mente. Fumar artemisa, beber un té o tomar tintura o extracto intensifica la claridad y el recuerdo de los sueños.

Aceite esencial: colocar el aceite esencial de artemisa en la almohada o aplicarlo en el tercer ojo y las sienes para aumentar la intuición.

Infusión: colocar una o dos cucharaditas de hierba seca en una taza de agua hirviendo; dejar en infusión de diez a quince minutos en un recipiente tapado. Beber antes de la adivinación o antes de dormir para soñar con la respuesta a una pregunta.

Tintura: tomar unas gotas de tintura de artemisa en una taza de té de manzanilla antes de acostarse para favorecer los sueños vívidos.

Mezcla para fumar: la planta seca puede fumarse sola o en una mezcla. Utilizar de uno a tres gramos para obtener efectos psicoactivos, como una estimulación suave y agradable y una mayor euforia.

❦

Ajenjo (Artemisia absinthium): el salvaje hombre verde

El ajenjo complementa la naturaleza femenina de la artemisa. Es un espíritu masculino, fogoso y embaucador, que se presenta como un hombre verde de aspecto diabólico. Se quema para invocar a los espíritus de los muertos y para la purificación en los rituales nigrománticos sin eliminar los espíritus. En la tradición del norte, el ajenjo es sagrado para Hel y su guardiana del inframundo, Mordgud. Puede utilizarse para pedirle a esta guardiana que entre en Elivdnir, la sala de Hel; puede ayudar en los rituales destinados a liberar a los muertos errantes y enviarlos a Helheim (la casa del infierno).

Al igual que las demás especies de *Artemisia*, el ajenjo es sagrado para la diosa Artemisa-Diana y otras deidades lunares, incluida Hécate, y puede tomarse como sacramento durante los rituales de luna llena para ingerir simbólicamente a estas diosas (Rätsch 2005). Además de las diosas lunares, también es de los preferidos de la diosa Lilit. Se dice que esta planta brotó de la tierra siguiendo la estela de la serpiente cuando fue desterrada del jardín del Edén. En el Libro del Apocalipsis, el ajenjo es el nombre de una estrella o posiblemente de uno de los ángeles precursores del Armagedón.

> *Tocó el tercer ángel su trompeta, y una estrella grande, que parecía un globo de fuego, cayó del cielo sobre la tercera parte de los ríos y de los manantiales de agua. La estrella se llama Ajenjo: la tercera parte de las aguas se convirtió en ajenjo, y mucha gente murió a causa de las aguas que se habían vuelto amargas.*
>
> APOCALIPSIS 8:10–11

Desde el punto de vista mágico, el ajenjo puede utilizarse para el trabajo psíquico, la protección y la llamada a los espíritus. Es una poderosa hierba de destierro que purga las entidades parásitas y limpia el campo energético. Como incienso ritual, puede emplearse en los ritos de Samhain para la evocación y la adivinación. Además de su afinidad lunar como especie de *Artemisia*, está regido por Marte y Plutón. Culpeper lo asoció con Marte debido a sus propiedades cálidas; fue sugerido como remedio para las picaduras de criaturas marcianas como escorpiones, avispas y serpientes.

Ingrediente eficaz en los hechizos de venganza, el ajenjo puede usarse para detener el conflicto ya que inhibe al enemigo o en hechizos de retorno al emisor para sellar la negatividad con su origen. Si se empapa el ajenjo en tinta mágica, se protegerá lo que se escriba con esta mediante la magia de simpatía. Como vermicida, se utilizaba como hierba para esparcir y como aditivo de la tinta para proteger las páginas de los ratones.

El ajenjo contiene el aceite volátil tujona, un monoterpeno. Al igual que otras especies de *Artemisia*, en forma de tintura puede ser ligeramente psicoactiva. Se cree que las hojas cercanas a las inflorescencias contienen mayores cantidades del alcaloide (Rätsch 2005, 71-72).

Dosificación y preparación del ajenjo

La hierba seca puede fumarse sola o como parte de una mezcla. Quemarla como incienso con alcanfor aumenta sus efectos psicoactivos a través de la sinergia química, una combinación utilizada en *El gran grimorio*.

Como té amargo, en una dosis de 0,5 a 1 g de hojas en una taza de agua hirviendo se considera medicinal. El ajenjo es conocido por su sabor amargo y puede mezclarse con hierbas más dulces o con miel en el té. Al igual que la artemisa, el ajenjo debe ser evitado por las mujeres embarazadas, ya que es un abortivo y se utilizaba en los preparados tradicionales de hierbas para inducir la menstruación y provocar el parto.

ൟ

Té Artemisia

- ꙮ 1 cucharada de ajenjo
- ꙮ 1 cucharada de artemisa
- ꙮ 2 o 3 vainas de anís estrellado

Infundir las hierbas en una taza de agua caliente durante quince minutos. Beber esta infusión treinta minutos antes de cualquier trabajo psíquico. La infusión ayuda a reducir las inhibiciones y a concentrar la mente para acceder a la intuición con más facilidad. Es sobre todo eficaz en la adivinación de los sueños, que se basa en las imágenes que llegan a la mente consciente. También es un buen tónico antes de los rituales relacionados con la luna debido a las asociaciones lunares de las hierbas. Empléese para atraer la energía lunar para el trabajo de hechizos y para conectar con las deidades lunares.

Precaución: No beber este té si estás embarazada o intentando concebir.

※

Agrimonia (*Agrimonia eupatoria*): protectora de las brujas

Los límites, la contención y la división son cualidades saturnianas. Al igual que los anillos que rodean al planeta Saturno, el círculo mágico es una frontera protectora y al mismo tiempo un contenedor para las energías que surgen en su interior. El círculo separa lo mundano de la realidad espiritual creada en su interior.

Según la tradición medieval, la agrimonia tiene una energía jupiteriana y masculina, y es una de las principales plantas de protección contra la brujería. Aunque los practicantes de la magia describen el espíritu de esta planta como de forma femenina, tiene una personalidad fuerte y defensiva. El dios joviano del cielo gobierna la parte de la planta con muchas flores en la parte superior, mientras que su raíz oscura y leñosa oculta una naturaleza más saturniana bajo la superficie. El dios del trueno ofrece la protección más ofensiva de un guerrero, mientras que el espíritu oscuro de la raíz presenta un aspecto de protección más sutil bajo la superficie.

Esta planta es una aliada de los que se especializan en la magia defensiva y en ayudar a los que están bajo ataque psíquico. Puede resultar beneficiosa para aquellos practicantes que son más públicos y pueden ser susceptibles a intrusiones y ataques energéticos regulares. La agrimonia acude rápidamente en ayuda de quienes la invocan y es sobre todo potente cuando se trata de combatir la magia dañina que ya se ha puesto en marcha. La raíz pulverizada puede utilizarse para edificar poderosas protecciones.

Los anglosajones la utilizaban para detener las hemorragias y curar las heridas, una aplicación práctica para los combatientes. Este símil de la curación de la carne, el tejido protector, se traslada también al cuerpo energético: puede emplearse para sanar la anatomía del aura cuando está dañada después de una experiencia traumática y para la eliminación de apegos. Sana el aura con rapidez y se asegura de que esta esté bien fortificada contra otros daños durante el proceso de curación.

También se puede utilizar en represalias mágicas: al incluirse en los pabellones de protección, no solo defiende la zona, sino que persigue a los infractores con saña; sus propiedades de sellado pueden utilizarse en hechizos de retorno al emisor para devolver la negatividad y mantenerla.

Además de sus capacidades protectoras, la tradición de esta planta menciona su peculiar reputación de inducir el sueño cuando se coloca bajo una almohada; es capaz de mantener a alguien que ya está durmiendo en un estado de inconsciencia hasta que se retire la planta. En el pasado, las brujas hacían esto a sus cónyuges dormidos, lo que les permitía asistir en secreto a sus aquelarres, un efecto interesante que justifica una mayor experimentación. Como la hierba en sí no es narcótica, su acción soporífera se consigue por medios más ocultos.

❦

El sello de Salomón (*Polygonatum odoratum*): el catalizador mágico

El sello de Salomón, llamado así por el rey mago de la Antigüedad al que se atribuyen muchos actos y textos mágicos, es un potente ejemplo de catalizador mágico. También es una poderosa hierba medicinal que ayuda con los problemas musculoesqueléticos. Saturno es el regente del sistema óseo en la astrología médica, así como del elemento tierra. La semejanza de la raíz con la columna vertebral humana y sus efectos sobre los ligamentos, tendones y huesos le otorgan un lugar en el libro de Saturno. Si se ingiere la planta con propósitos medicinales, influye en los tejidos conectivos del cuerpo humano al permitir que se contraigan o se relajen, dependiendo del problema, lo que crea un efecto relajante y de alivio del dolor para problemas de espalda, articulaciones y músculos.

Además, es útil en los hechizos de protección y en los trabajos de destierro y exorcismo, por los que era famoso el rey Salomón, quien pudo construir su templo sagrado atando y exorcizando a los espíritus demoníacos. Por lo tanto, si queremos alejar la negatividad o ejercer control, podemos poner trozos de la raíz en las cuatro esquinas de la casa para que actúen como hechizo de protección. Cuando se colocan a consciencia para este propósito, las raíces actúan para crear una estructura etérica que es capaz de mantener lo que se desea, así como de restringir el acceso a lo que no se desea. La influencia saturniana de esta planta la hace especialmente útil para crear límites. Debido a su capacidad para unir y cristalizar, es útil para sellar juramentos y contratos mágicos, así como para unir la propia magia al plano material.

Cuando se utiliza de forma similar en el campo energético humano, nos ayuda a adaptarnos a diferentes situaciones, porque permite que el aura se tense o se relaje según las circunstancias. El aura puede volverse porosa y absorbente, al permitir que la energía pase a través de ella, o puede endurecerse, creando una cáscara protectora para mantener alejadas las fuerzas dañinas. El sello de Salomón puede combinarse con milenrama y labradorita, un mineral de feldespato, en un amuleto para proteger, fortificar y defender el aura. Los tres ingredientes fortalecen el aura de diferentes maneras.

El nombre de esta planta evoca la imagen de un antiguo rey mago, lo que la relaciona con la magia ceremonial. Se dice que se utilizaba en la Antigüedad para consagrar y potenciar los instrumentos rituales y como ofrenda elemental general. La planta tiene seis pétalos, que forman el hexagrama, el símbolo inscrito en el anillo mágico del rey Salomón.

En el simbolismo oculto, el hexagrama representa el microcosmos y el macrocosmos, así como la unión entre las energías masculina y femenina. También contiene las figuras alquímicas de los cuatro elementos. Las fuerzas planetarias y elementales también están contenidas en la geometría del hexagrama, que representa un portal.

Se puede crear una tintura con la raíz del sello de Salomón e ingerirse vía oral para imbuir los poderes beneficiosos de esta planta en el cuerpo físico, lo que permite que la energía mágica fluya con mayor libertad, y equilibra el aura. Se puede añadir a cualquier fórmula para aumentar su eficacia y, cuando se combina con otros ingredientes, es capaz de asumir y mejorar esas cualidades debido a su versátil naturaleza. Puede enseñar al mago mucho sobre la magia elemental y las fuerzas planetarias, ya que actúa como maestra y espíritu familiar. Por último, es capaz de ayudarnos a asimilar nueva información en las aplicaciones arcanas de la magia de las plantas.

6

El libro de Venus

El ars veneris

$\mathcal{V}$enus es la diosa del amor y la belleza, una inocente hija del mar; gobierna las artes de hacer el amor, el *glamour* y la belleza personal. Como emanación de la Gran Diosa, encarna todo lo femenino y nutritivo, pero, al igual que sus homólogos masculinos, tiene otra faceta que se revela tras una mayor investigación. Está estrechamente asociada a Mercurio, el planeta que está más cerca de ella en su órbita, y ambos rigen la esfera personal y nuestras relaciones con los demás. Venus representa el ánima, el principio femenino de la humanidad y del individuo, mientras que Mercurio representa el ánimus, el principio masculino. Son dos partes de un todo, un individuo realizado a plenitud, representado por la deidad Hermafrodito, que combina los aspectos femenino y masculino de Afrodita y Hermes. Representan una unión sagrada, el *hieros gamos*, una transformación alquímica. Venus no carece de sus cualidades masculinas y, de igual forma, Mercurio también tiene su lado femenino.

Venus y Mercurio están situados entre la Tierra y el Sol, lo que les permite salir antes que el Sol durante una parte del año y seguirlo mientras se pone durante el resto. Esta salida y puesta con el sol hace que ambos planetas sean portadores de luz y de noche, lo que habla de su naturaleza dual. Como Fósforo, Venus es la estrella de la mañana, la que trae la luz de la iluminación a través de las esferas celestes, vistas como un arcoiris de colores, que son las emanaciones de la luna, un reflejo de la influencia de todos los cuerpos planetarios y estrellas fijas. Como Héspero o Noctifer, es la estrella de la tarde, que trae la oscuridad y la sombra sobre el mundo; es la estrella bruja o reina del Sabbat, que trae consigo los misterios del mundo de las sombras.

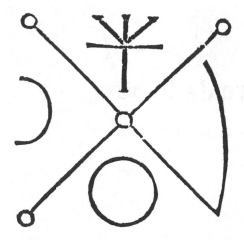

Sello planetario de Venus
(de Agrippa, *Tres libros
de filosofía oculta*)

El glifo astrológico de Venus es el círculo del alma sobre la cruz elemental de la materia (véase la esquina superior izquierda del triángulo en la página 38). Nos recuerda que las leyes cósmicas de las esferas celestes de arriba se reflejan en las leyes de la naturaleza de abajo. Venus es la manifestación de estas fuerzas cósmicas en el mundo natural; es la diosa del reino vegetal y de la riqueza de la naturaleza. Su glifo también representa el espejo, que simboliza no solo la belleza física del reflejo, sino también la naturaleza reflectante de la luna. Es el mundo oculto más allá del velo, el subconsciente y las profundas y oscuras aguas del inframundo. Al descender a las profundidades del pozo, a las partes más oscuras de nosotros mismos, llegamos a la parte de nosotros conectada con el todo. Las aguas prístinas de la creación nos enseñan, a través de la visión y el sueño, que el mundo material refleja el mundo espiritual y, tras nuestro viaje a las profundidades, volvemos a la superficie con esta sabiduría.

Desde el punto de vista astrológico, Venus rige los signos de Tauro y Libra. La casa II, regida por Tauro, es la casa de las posesiones, no solo de las materiales, sino también de los talentos naturales que poseemos; representa nuestros recursos disponibles y el modo en que podemos utilizarlos para sacar el máximo provecho.

La casa VII, regida por Libra, es la casa de las relaciones de pareja, las relaciones románticas y las interacciones espirituales, ya que nos enseña a encontrar un equilibrio entre estas. Es en la misma medida

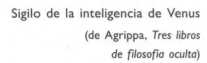

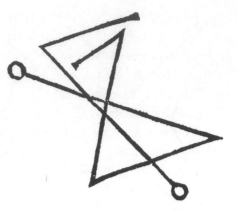

Sigilo de la inteligencia de Venus
(de Agrippa, *Tres libros de filosofía oculta*)

la casa de la canalización y la comunicación con lo divino, así como de las relaciones con nuestros semejantes; nos enseña cómo nos vemos a nosotros mismos y el papel que desempeñamos al reflejarnos aquello que vemos en el espejo.

Los astrólogos llaman al planeta Venus el "menos afortunado", ya que es la octava inferior de Júpiter, el "más afortunado". Ambos planetas son conocidos por otorgar sus bendiciones a la Tierra, y esta correspondencia se refleja en su posición en el árbol de la vida. Chokmah, regida por Júpiter, es la esfera superior a Netzach, la esfera de Venus. Sus aspectos negativos son los celos, la vanidad y el narcisismo. En la mitología griega, Afrodita era tan conocida por sus celos y su orgullo como por su belleza. A pesar de ser el espejo opuesto de Marte, el dios de la guerra, a menudo se veía envuelta en las disputas entre los dioses y era el motor de las guerras entre los antiguos. Se dice que cada parte contiene su opuesto; esa es la naturaleza de las cosas, y los dioses no son una excepción.

Como la gran madre que nutre y protege a sus hijos, Venus también puede ser destructiva y caótica. Ese vacío del que emerge todo el potencial contiene a todos los opuestos: tanto la oscuridad como la luz. El ciclo de la vida y la muerte está íntimamente relacionado con la gran diosa y lo encarna. El sexo y la muerte están representados por el signo zodiacal Escorpio, el opuesto a Tauro. Las aguas primordiales de las que emergemos al nacer son las mismas que fluyen por los ríos que cruzamos al morir. Las fuerzas de la vida y la muerte están inextricablemente conectadas con el concepto de destino, la rueda ineludible de la encarnación.

Venus preside el oficio del herbolario y del conocedor de plantas o *wort cunner*. Es la reina del jardín, representada en la carta de la emperatriz en el tarot; está presente en el jardín de las Hespérides, en el jardín del Edén y en el jardín de sombra de Hécate. Sus aguas de transmutación, que llenan el caldero, son la base para hacer pociones de bálsamo o de perdición. Las flores de cinco pétalos que corresponden a su naturaleza son plantas de enlace que son, por un lado, sanadores milagrosas y, por otro, venenos rápidos: son plantas que aportan un gran alivio, al permitir que la fuerza vital fluya sin inhibiciones, y a la vez hierbas venenosas que extraen la fuerza vital. Son las grandes hierbas brujas; cuando las emplean quienes conocen sus misterios nos pueden ayudar a alcanzar el espacio entre la vida y la muerte; nos ayudan a alcanzar el vuelo del espíritu y actúan como profundos maestros.

22	47	16	41	10	35	4
5	23	48	17	42	11	29
30	6	24	49	18	36	12
13	31	7	25	43	19	37
38	14	32	1	26	44	20
21	39	8	33	2	27	45
46	15	40	9	34	3	28

Kamea de Venus
(de Agrippa, *Tres libros de filosofía oculta*)

Las hierbas del *glamour* y el encanto también están bajo el dominio de Venus. Las hierbas calmantes, astringentes y tónicas utilizadas para las aguas lustrales de embellecimiento, mantener la juventud e impartir un encanto de otro mundo han sido el secreto de ingeniosas mujeres, transmitido a través de los tiempos. Muchas de estas plantas siguen formando parte de los ingredientes en los cosméticos modernos. Además de realzar y mantener la belleza natural, muchas de estas plantas se han utilizado para crear ilusiones y hechizos de encantamiento. Los afrodisíacos utilizados para inspirar la lujuria y entorpecer los sentidos se han utilizado para potenciar la virilidad y el amor y atrapar a un posible pretendiente. Se trata de las llamadas *ars veneris*, el arte de Venus o artes venéreas, capaces de encender el fuego de la pasión y también de apagarlo. Los afrodisíacos y anafrodisíacos formaban parte del repertorio de las infames brujas de antaño.

FREYA: BATALLA, BRUJERÍA Y AMOR

En la tradición de los pueblos nórdicos y germánicos, la diosa Freya es la más afín a Venus. Las deidades de estas tradiciones son más ambiguas, con una amplia gama de atributos que se superponen; sus mitades oscura y luminosa se manifiestan con mayor claridad, mientras que la división entre una diosa o espíritu y otro no siempre está tan definida. Freya es la diosa del amor, la fertilidad, la belleza y las posesiones materiales; se le conoce por su pasión por los placeres de este mundo, y también es representada como una feroz y poderosa diosa de la guerra y la hechicería. Sus poderes son incomparables, como los de las Parcas: puede manipular tanto los deseos como la salud y la prosperidad de los demás, y puede discernir las corrientes del *wyrd* mediante el *seidr*, un tipo de brujería nórdica que funciona mediante la adivinación. El concepto de wyrd de la tradición nórdica se corresponde más o menos con la suerte o el destino personal. Al adivinar el *wyrd* o el destino de los demás, Freya puede manipular los resultados.

Es la primera völva o vidente arquetípica. Se le atribuye la enseñanza a Odín del seidr, una combinación de brujería y chamanismo (que solía ser practicada por mujeres) en la que la practicante creaba cambios alterando las estructuras del propio destino. El término *völva*, utilizado para describir a estas vendedoras ambulantes que practicaban la magia, tiene un significado similar al de bruja.

Freya es también una cambiaformas que utiliza plumas de halcón encantadas para transformarse en esta ave de guerra. Su conexión con el campo de batalla puede verse a través del papel de la veleda: parte integrante de la banda de guerra itinerante en las culturas tribales nórdicas y germánicas, la veleda era la esposa del jefe que dirigía la banda de guerra, desempeñaba un papel fundamental en la adivinación de los resultados de la batalla y utilizaba su magia para influir en las mareas de la guerra. Freya es sinónimo de Frigg, la esposa de Odín, quien tuvo un rol similar en las batallas entre Aesir y Vanir. Era además miembro de la tribu de dioses Vanir, pero también tenía un estatus honorífico entre los Aesir.

Aunque forma parte del panteón nórdico, Freya parece tener su categoría propia. Con una fuerza poderosa con nombre propio, al igual que la titana Hécate, Freya preside su propio reino en el más allá nórdico conocido como Fólkvangr, lugar de destino elegido para la mitad de los guerreros fallecidos en batalla; la otra mitad va con Odín al Valhalla. Al igual que las Parcas o las Nornas, quienes deciden el destino de cada uno y cuándo es el momento de morir, Freya elige cuál de los muertos la acompañará al más allá.

En las tradiciones germánicas del norte, Freya se asocia a menudo con Frau Holt o Holda, que también tiene conexiones con Hel, la diosa del inframundo nórdico. Holda es conocida como la dama de la montaña de Venus, que es el lugar donde las brujas hacen sus aquelarres en la tradición germánica. Helvegen, el camino del infierno, también conocido como el camino de Venus, está en la base del árbol del mundo y enlaza con los otros nueve reinos. Al viajar por Helvegen, a través del vuelo espiritual y el trance chamánico, se puede acceder al poder que alberga la montaña (Frisvold 2014, 77). La Madre Holle o Hulda (deletreo alterno) tiene una conexión con Lilit como demonio nocturno que ataca a los niños. También se transforma en la diosa Venus.

EL PODER INEVITABLE DEL DESTINO

Se sabe que las Nornas, que son las personificaciones de las Parcas en la tradición del norte, viven en la base de Yggdrasil, el árbol del mundo. Habitan en el Pozo de Urd, también llamado Pozo de Wyrd, e influyen en el destino (*wyrd*) de todos los demás seres. Los poderes del destino desempeñan un papel importante en la mitología antigua: para los griegos son conocidos como las *Moirai*, y para los romanos son las *Parcae*. Es interesante observar que todas estas culturas consideraban estos poderes primigenios como personificaciones femeninas. Las mujeres tenían el poder de la vida y la muerte en sus manos porque fue a través de ellos que todos los humanos pasaron a este mundo.

En la tradición del norte el concepto de destino era más fluido y sujeto a modificaciones; podía sufrir cambios mediante la comprensión de las corrientes del destino y el cambio de la suerte personal, con la ayuda de la hamingja. Esta última era una especie de espíritu guardián exclusivamente femenino que decidía la suerte y la felicidad del individuo, afectando así a su *wyrd*. Las Nornas moldeaban el destino tallando runas en el tronco del árbol del mundo y mediante el arte de tejer. En este aspecto se parecen a los practicantes de la magia, quienes son capaces de influir en los acontecimientos que les rodean trabajando con las fuerzas de su entorno.

La palabra "norna", cuando se escribe con *n* minúscula, se refiere a un practicante de magia en general, y en las sagas más jóvenes de los nórdicos, eran sinónimo de las völva, hechiceras que aparecen en el nacimiento de un héroe para forjar su destino. Estos espíritus femeninos que dirigían el destino de un individuo eran conocidos colectivamente como dísir. En la tradición del norte existen muchos nombres para espíritus similares que parecen mezclarse y superponerse. Estos enigmáticos espíritus femeninos se presentaban como espíritus tutelares, que actuaban como guardianes de una persona, familia o lugar concretos. A veces se creía que eran los espíritus de las antepasadas, celebrados en diversas ocasiones en invierno por los pueblos nórdicos y germánicos. El ritual conocido como Dísablót se celebraba en honor a estos espíritus.

Las *matres* o *matrones* (palabras latinas que significan "madres" o "matronas") de las culturas celtas podrían haber estado relacionadas con las nornas, ya que estos espíritus femeninos también venían en grupos de tres; desempeñaban diversas funciones como guardianas de la tierra, diosas guerreras y diosas de la fertilidad. Las fiestas en honor a estos espíritus comenzaban en enero y se celebraban hasta febrero.

Las *Moirai*, al igual que las Nornas, pertenecían al inframundo, y guiaban en secreto los destinos de los de arriba. Las Tres Parcas, o *Moirai*, descienden de las culturas protoindoeuropeas, y sus orígenes y acciones están rodeados de misterio. En la *Teogonía* de Hesíodo, se dice que las *Moirai* son las hijas de la diosa primigenia de la noche, Nix. Son las hermanas de sus otros hijos Tánatos (la muerte), Némesis (retribución) y las Keres (Parcas negras). Según Heródoto, los dioses mismos están sujetos a las Parcas; la sacerdotisa pitonisa de Delfos dijo que Zeus también se encontraba sujeto a sus poderes.

Las *Moirai* o "distribuidoras" eran encarnaciones del propio destino. *Moira* o destino (o *aisa*, que significa "necesidad") era en un principio un poder viviente relacionado con el límite o el fin de la vida, una fuerza impersonal singular; este concepto evolucionó hasta convertirse en las Moirai, las Tres Parcas. Moira era también la parte del destino de cada uno; incluía lo bueno y lo malo de la vida de uno, y era imposible que alguien cambiara las proporciones que le eran asignadas, ya que se trataba de algo que estaba predeterminado por esta ley universal. Esto era diferente de la naturaleza del *wyrd* en constante desarrollo de la tradición del norte.

Los nombres de las tres parcas eran: Cloto, la hilandera, que hilaba la hebra de la vida desde su rueca hasta su huso; Láquesis, la repartidora o sorteadora, que utilizaba una vara de medir para determinar la longitud de la hebra individual de cada persona o la duración de su vida; y Átropo, la inexorable o inevitable, que cortaba la hebra que marcaba el final de la vida de una persona y determinaba su forma de morir.

La suerte y el destino están íntimamente ligados a la brujería y la magia. La magia del hilado, del tejido y de los nudos son algunas de las formas más antiguas de brujería. Hacer nudos simpatizaba con la propia acción de las Parcas y se creía que influía en las fuerzas del destino: al tejer hechizos, la bruja actúa en calidad de Parca. Algunos trabajos fluyen de acuerdo con el destino, mientras que otros lo cambian y requieren algún gran sacrificio. La magia funciona tejiendo las hebras de la realidad. El entrelazamiento de las hebras, o atadura, era un arte mágico utilizado por los hechiceros para dañar a una persona o controlar su destino individual.

Las hierbas nocivas de la senda de los venenos, plantas asociadas a las brujas, tienen una íntima conexión con las Parcas; son capaces de ofrecer un gran poder y perspicacia, pero también exigen un alto precio. La verbena (*Verbena officinalis*) se considera una hierba de las Nornas en la tradición del norte: se emplea en la adivinación, ya que a acceder al conocimiento en el Pozo de Wyrd para entender el destino de una persona. La verbena se utiliza para preparar el altar para la adivinación mediante el lanzamiento de runas u otros métodos de adivinación, también sirve para cepillar la superficie sobre la que se va a trabajar, rociarla sobre el altar o para preparar una infusión de la planta como medio de adivinación.

> *Escuchad, parcas, que se sientan cerca del trono de Zeus,*
> *y tejen lanzaderas de adamante, dispositivos ineludibles*
> *de consejos para toda clase, más allá de toda cuenta,*
> *Aisa, Cloto, Láquesis, finas hijas armadas de la Noche.*
> *Escuchad nuestras plegarias, todas las diosas terribles de la*
> *tierra y del cielo.*

Píndaro, "Himno a las Parcas",
de *Fragmenta Chorica Adespota*

LA ALQUIMIA DE VENUS Y EL ÁNIMA

La psicología junguiana habla de Venus como el ánima, la imagen colectiva de la mujer dentro del hombre, compuesta por sus tendencias femeninas. El ánima es el lado femenino de la psique humana, la energía lunar femenina que equilibra la energía solar masculina en el cosmos. Es receptiva, reflexiva y profunda y hace hincapié en los sentimientos, las emociones, la intuición, la receptividad, el amor a uno mismo y a la naturaleza. Por supuesto, estas fuerzas también están presentes en las mujeres y deben ser alimentadas y abrazadas como parte de ellas mismas. La seductora, la guerrera y la bruja son poderes femeninos primarios reprimidos por el patriarcado.

Como ya se señaló, Venus es la imagen central de la fase de albedo. Nacida del mar, Afrodita nos guía a través del inconsciente (las aguas oscuras del inframundo). El alquimista se sumerge en estas profundidades para encontrar la *prima materia*, el león verde alquímico, que disuelve los metales pesados hasta sus formas más puras. La escoria o las ilusiones y las impurezas del espíritu que enturbian la conciencia son la materia inútil que queda después de este proceso. De este modo, Venus nos ayuda a integrar la sombra.

Venus o Afrodita es la representación por excelencia de lo femenino, y cuando se combina con Mercurio, forman la androginia hermafrodita. Es el equilibrio de la sal y el azufre buscada por los alquimistas en el matrimonio sagrado de los opuestos: la transmutación, la reconciliación y la integración de la luz y la oscuridad.

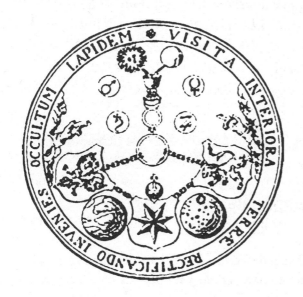

VITRIOL: *Visita Interiora Terrae Rectificando Invenies Occultum Lapidem*

(de Basilius Valentinus, Boda química, mediados del siglo XVII)

Por su belleza, Venus atrae a los metales imperfectos y da lugar al deseo, empujándolos a la perfección y a la madurez.

BASILIUS VALENTINUS, 1679

La mitad femenina, asistente o esposa del alquimista se llama sóror o *soror mystica*, que significa "hermana mística". La sóror representa en parte el ánima o Venus, como la mitad femenina del *hieros gamos*. La alquimia medieval estaba dominada por los hombres y los textos alquímicos se escribían desde un punto de vista masculino, pero, aunque la voz de las mujeres a menudo se suprimía, ellas practicaban la alquimia. Algunas de las más grandes alquimistas fueron mujeres, y sus contribuciones al arte del fuego no pueden pasar desapercibidas. Por ejemplo, la primera verdadera alquimista del mundo occidental fue una mujer llamada Miriam la Profetisa que aparece en las obras de Zósimos de Panópolis, un escritor cristiano gnóstico. Se cree que vivió entre los siglos I y III de nuestra era y se le atribuye la invención de varios aparatos alquímicos.

Se rumorea que una alquimista egipcia que vivió durante el siglo I fue una de las cuatro mujeres capaces de producir con éxito la piedra filosofal. En la Francia de los siglos XVI y XVII, las mujeres practicaban la alquimia y defendían sus derechos, por ejemplo, Marie Meurdrac fue una alquimista autodidacta que formó a otras mujeres y escribió un libro titulado *La chymie charitable et facile, en faveur des dames* (Química útil y fácil en beneficio de las mujeres).

LILIT, EL LADO OSCURO DEL ÁNIMA

Cuando los poderes primarios de una mujer son vistos como debilidades o defectos, son empujados al subconsciente, donde se convierten en parte de la sombra. Esta sombra del lado femenino, tanto en los hombres como en las mujeres, es Lilit. Dependiendo del desarrollo del hombre, puede manifestarse como Lilit la seductora oscura, al apartarlo del *Opus magnum*.

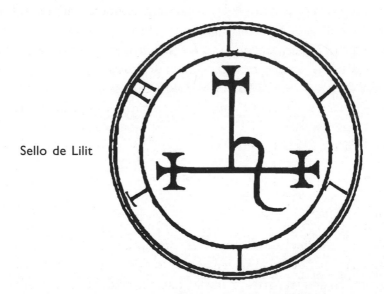

Sello de Lilit

Lilit es una poderosa figura de la fuerza y la independencia femeninas, y por ello ha sido demonizada durante cientos de años. Representa el lado salvaje, seductor e indómito de la naturaleza femenina. Es una parte profunda y oscura de nuestro inconsciente, que representa nuestros deseos más profundos y secretos. Es la Gran Diosa en su aspecto de destructora, la madre devoradora, conocida por su epíteto "la estranguladora". Es Lamashtu, un demonio femenino de la mitología mesopotámica, la "oscurecedora de la luz del día". En la antigua Mesopotamia se la llama "la mano de Ishtar".

En el Antiguo Testamento se hace alusión a Lilit en dos ocasiones, primero en el Génesis y luego en Isaías. Hay dos versiones del mito de la creación en el Génesis; en la primera, el hombre y la mujer fueron creados al mismo tiempo, ambos de la Tierra, como iguales; en la segunda, dice que la mujer fue creada a partir de la costilla de Adán y, por tanto, fue una compañera servil. En el libro del Génesis 1:27, se hace una mención sin nombre a su primera esposa, que se presume fue Lilit. La historia cuenta que ella, al saber de su igualdad con Adán, se negó a adoptar una posición de sumisión debajo de él cuando tenían relaciones sexuales. Su negativa a someterse la llevó a abandonar a Adán y huir al mar Rojo, donde se dice que dio a luz a cientos de hijos demoníacos engendrados por el demonio Samael. Lilit y Samael representan el prototipo de "pareja impía". Son dos de las esferas representadas en el árbol de la vida qlifótico; en el misticismo judío, el Qlifot, que significa "cáscaras" o "caparazones", representa las fuerzas malignas o impuras, lo contrario de las Sefirot sagradas, y muestra el lado destructivo de la personalidad divina. Lilit es mencionada por su nombre en Isaías 34:14 como una paria de la Tierra Santa, que habita con los gatos salvajes, las hienas y los demonios de las cabras.

Se han encontrado numerosos artefactos antiguos relacionados con Lilit, concretamente, en forma de amuletos apotropaicos utilizados para protegerse de ella. Era conocida por matar a los niños en sus primeros días de vida y a las madres durante el parto. Sin la medicina moderna, las numerosas complicaciones hacían que la muerte de los niños fuera un hecho común en el mundo antiguo, lo que suponía una amenaza para toda la sociedad, por lo que se tomaron una serie de precauciones mágicas para evitarla. Existen evidencias arqueológicas de recipientes de conjuro inscritos con amuletos de protección en su interior, en espiral alrededor de imágenes de Lilit. Estos recipientes se enterraban en el umbral de la puerta principal, uno colocado encima de otro, para crear un recipiente esférico, o se llevaban o colgaban en casa diferentes talismanes con inscripciones de nombres divinos y angélicos destinados a alejar la influencia de Lilit. Otro tipo de objeto interesante utilizado con el mismo fin era la hoja talismán, cubierta de conjuros escritos. Una cosa es segura: la presencia de Lilit impregnaba el mundo antiguo. Si se tiene en cuenta la importancia de perpetuar la supervivencia de estas civilizaciones, sus precauciones supersticiosas eran un pequeño precio que pagar para asegurar el éxito de las generaciones futuras.

Podría decirse que una de las referencias más antiguas a Lilit y a las figuras que contribuyeron a su mitología provienen de la antigua Babilonia y Sumeria, incluidas las inscripciones en piedra conocidas como el relieve de Burney y la inscripción en marfil de Arslan Tash: Estas son las representaciones más antiguas de lo que la mitología describe como las características de Lilit. El relieve de Burney tiene la que podría ser la imagen más famosa de Lilit, que la muestra de pie encima de dos leonas con dos grandes búhos a cada lado, así como su conexión con las diosas Ishtar e Inanna de la mitología babilónica y de la sumeria anterior. Aparece en el poema sumerio "Inanna y el árbol Huluppu" y también se menciona en el Libro de Raziel y en el Zohar. En la antigua mitología griega se encuentran mitos paralelos en la figura conocida como Lamia, que desempeñaba un papel igual de destructivo. Originalmente, Lamia era una reina libia que llamó la atención de Zeus. En sus celos, Hera, la esposa de Zeus, maldijo a Lamia para que solo diera a luz hijos muertos, como Lilit. Según otros relatos, Hera asesinó a los hijos de Lamia, la descendencia de Zeus, y, en su desesperación, Lamia se convirtió en un demonio que secuestraba, estrangulaba y devoraba a los hijos de los demás.

Una forma más contemporánea de Lilit es una amalgama de antiguos espíritus de la noche y el desierto, monstruos demoníacos que acechaban y seducían los sueños del hombre antiguo. Estos demonios, conocidos como *lilitu* en la mitología judía, pudieran estar relacionados con el demonio asirio de la tormenta del mismo nombre. Es un compuesto de varias diosas y otras entidades de poder que fueron transformadas por las primeras sociedades patriarcales y sus religiones. En sus orígenes, era la gran diosa quien gobernaba el ciclo mágico de la vida y la muerte, a través de los poderes de la sexualidad. Con el auge de la sociedad patriarcal, el poder de la vida y la muerte se convirtió en una prerrogativa del dios masculino, mientras que la sexualidad y la magia se separaron de la procreación y la maternidad. Lilit se opone a estas formas de opresión y nos enseña a abrazar nuestros deseos, a ir en contra de las normas y a liberar el ánima que llevamos dentro.

Lilit en la astrología

El relato bíblico de la historia de Lilit y Adán tiene paralelos en el mito hebreo de la creación del sol y la luna en el libro del Génesis. Según el mito, cuando Dios creó el universo, el sol y la luna fueron las dos primeras grandes luces celestes que se crearon. Ninguna de las dos estaba dispuesta a compartir el cielo y, para resolver esta disputa, Dios se puso del lado del sol, diciéndole a la luna: "Vete y apágate". La luna vio la injusticia de perder su propia luz en deferencia al sol y preguntó: "¿Por qué he de ser yo quien se cubra a sí misma?" (Génesis 1:16). Esto es como la negativa de Lilit a someterse a Adán; al reconocer su igualdad inherente, se negó a aceptar su papel.

Desde el punto de vista astrológico, Lilit es tan enigmática como sus orígenes mitológicos. Lilit es el nombre de tres enigmáticos fenómenos astrológicos: Lilit, el asteroide; la luna oscura de Lilit, una nube de polvo que aparece como una especie de luna fantasma conocida también como luna de Waldemath; y la luna negra de Lilit, que no es un cuerpo físico sino un punto entre la órbita de nuestra luna y la tierra. La luna negra de Lilith es el segundo epicentro de la órbita lunar, un punto invisible en torno al cual la órbita la luna que está estrechamente conectada

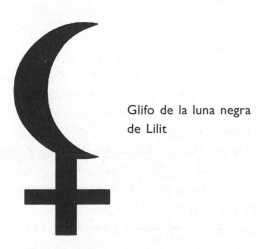

Glifo de la luna negra
de Lilit

con el centro de la tierra. Forma un vórtice invisible de energía, un lugar de vacío. Contiene la energía y el potencial primordiales, manifestando la energía de la tierra y del sol en el plano sutil. Alimenta las corrientes sutiles que fluyen a través de la tierra, el fuego de la serpiente oscura que serpentea a través de su superficie, y se manifiesta como líneas de dragón y puntos de poder donde convergen.

Lilit es muy individualista y representa a las mujeres independientes y liberadas, así como a los hombres que abrazan su lado femenino primitivo. Es la patrona de las normas sexuales no convencionales y de la fluidez de género. Nos ayuda a encontrar nuestro poder personal y a alejarnos de aquellos que nos obligan a seguir sus ideas sobre lo que debemos ser.

Las criaturas nocturnas (el búho, el lobo, la serpiente y la polilla) pertenecen al reino de Lilit. Las criaturas míticas de la noche, como los vampiros, los hombres lobo, los cambiaformas y las bestias astutas, también forman parte de su dominio. Lilit puede enseñarnos a ser pacientes e ingeniosos, utilizando todas nuestras habilidades, incluso los aspectos de nosotros mismos que nos han enseñado a ver como defectos, en nuestro beneficio. Es patrona de las brujas y los ángeles caídos, además de madre de miles de niños, los hijos de Caín, los marcados como otros.

LA MAGIA DEL AMOR

Las artes de la elaboración de pociones, en concreto, pociones de amor y los amuletos de seducción, pertenecen al ámbito de Venus, que les da nombre. Las *ars veneris*, como se las conocía en la Antigüedad, se consideraban un tipo de magia maléfica, un envenenamiento oculto del cuerpo y la mente de otra persona para seducirla. En la antigua Roma, el envenenamiento era un delito muy común: se conocía como *veneficia* o *veneficium* y era sinónimo de magia y hechicería. Las palabras *veneficus* (masculino) o *venefica* (femenino) se utilizaban indistintamente para designar a quien utiliza el veneno y para acusar a las personas de magia maléfica. En el mundo pagano, la magia era una práctica común; sin embargo, hacer uso de esta contra individuos importantes iba en contra de la voluntad de los dioses. Se consideraba un delito grave y se redactaron leyes que prohibían su uso en estos casos.

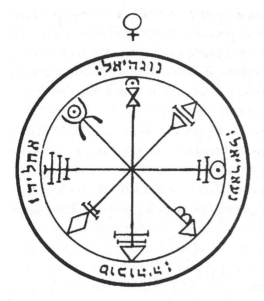

Primer pentáculo de Venus
de la Clave de Salomón.
Se utiliza para obtener
la gracia y el honor,
para todas las cosas que
pertenecen a Venus, y para
cumplir los propios deseos.

El conocimiento de las plantas y su uso en la magia y la medicina era el dominio de la diosa Venus, una diosa relacionada con la belleza de la naturaleza; incluido el conocimiento de las plantas venenosas. Como la propia diosa, la naturaleza tiene el poder de dar vida y también de quitarla. El concepto dual de creación y destrucción puede verse en los dos aspectos de las diosas relacionadas con la corriente venusina: por un lado, son bellas y nutren, al representar los poderes generativos de la tierra, y dar vida tanto a los humanos como a los animales; por otro lado, son las diosas de la destrucción, de la batalla y de la muerte. Venus está en el principio de la vida y en el final, es la oscuridad de la gran diosa, el caos primordial del potencial, del que surge toda la vida y al que vuelve inevitablemente. Este ciclo de nacimiento, vida y muerte es uno de los grandes misterios de la gran diosa.

Esa es la naturaleza de las plantas de Venus, muchas de ellas son a la vez veneno y panacea. La misma planta puede aliviar el sufrimiento y la enfermedad física y espiritual o causar la muerte o la locura cuando se toma en la cantidad o el contexto equivocados. Las sustancias químicas activas de muchas de estas plantas se han utilizado en la medicina moderna y se siguen utilizando hoy en día para crear algunos de nuestros medicamentos más importantes, mientras que otras han caído en manos equivocadas y han creado una epidemia de adicción y enfermedad espiritual. Muchas de las plantas de Venus son bien conocidas por su uso como afrodisíacos, y algunas son plantas visionarias que inducen el éxtasis chamánico deseado por los místicos que buscan vislumbrar el universo. A diferencia de las oscuras y peligrosas plantas de Saturno, relacionadas con los muertos, y de las plantas de Mercurio, que cambian de forma, las plantas de Venus conectan con nosotros en lo emocional, al ofrecer curación y empoderamiento a través de una síntesis de sus naturalezas divina y ctónica. Algunas de las plantas regidas por Venus pertenecen al mismo género que sus homólogas más siniestras, pero tienen una marcada distinción en su naturaleza espiritual. Ambos tipos de plantas pueden aportar gnosis al mago botánico y al nómada de la senda de los venenos.

HIERBAS DE VENUS

Mandrágora · Dedalera · Datura · Milenrama · Amapola real · Orégano de Creta · Verbena

Características físicas

Las siguientes características se han extraído de *The Complete Herbal* de Culpeper.

> **Hojas:** grandes y hermosas, brillantes, de color verde intenso o rosado, suaves y abundantes.
> **Flores:** agradables a la vista, blancas, azules, rosadas, encantadoras, finas y abundantes.
> **Raíces:** de crecimiento temprano, pero no fija a profundidad, de producción rápida y libre.
> **Olor:** sutil, delicioso, penetrante y refrescante para el cerebro.

Propiedades medicinales

Las hierbas de Venus son tónicos calmantes y nutritivos para el cuerpo y el espíritu y se utilizan para el embellecimiento. Son bálsamos curativos que nutren y equilibran todos los sistemas orgánicos, ya que promueven la armonía en el conjunto. Suelen ser neutras, con propiedades tanto refrescantes como cálidas. Venus rige las hierbas utilizadas en la cosmética al promover la salud del cabello y la piel, y los productos botánicos exuberantes. Las hierbas de Venus se utilizan para el autocuidado; promueven la salud celular y la reproducción. Las hierbas que afectan al corazón, las hierbas eufóricas, los afrodisíacos y los tónicos reproductivos tienen cualidades venusinas. Las hierbas para la salud de la mujer, en particular, están regidas por Venus. Son armonizadoras de las energías y ayudan a centrarnos y a abrir nuestros corazones. Venus nos ayuda a atraer lo que deseamos y entrega su energía a la manifestación.

Correspondencias astrológicas

Las siguientes correspondencias están extraídas de *Practical Astrology for Witches and Pagans* (Domínguez 2016, 60, 62).

Tauro: tierra fija.
Casa II: talentos y poderes inherentes, lo que viene naturalmente, relación con la prosperidad, los bienes mundanos y el cuerpo físico, el cuidado de sí mismo y la belleza.
Libra: aire cardinal.
Casa VII: asociaciones mágicas, aquelarres, cómo encarnamos lo divino, mediumnidad y canalización, némesis personal, cómo nos relacionamos con los espíritus tutelares.

Simbolismo alquímico: albedo

La segunda etapa es la de la blancura, una etapa de purificación en la que toda la negrura desaparece y el blanco emerge de la oscuridad, cuando la materia putrefacta se reduce a cenizas y se calcina hasta volverse blanca. La materia alcanza una fijeza que el fuego ya no puede destruir, y es en esta etapa cuando el macho y la hembra se unen y nace el niño. El albedo es una etapa de autoclaridad y conciencia pura, regida por Venus y la luna, representada por el águila blanca, la paloma o el cisne. La etapa intermedia entre el nigredo y el albedo también está regida por Venus, y se llama "cola de pavo real" por la explosión de colores que se produce antes de la transición. Esta etapa nos trae la liberación de la sombra, que se ha integrado por completo.

En la alquimia, Venus representa la fase albedo de la transmutación, la fase blanca de la calcinación, el descubrimiento de la naturaleza hermafrodita del hombre. El albedo surge en lo más profundo de la fase nigredo del ennegrecimiento, representada por el sol que sale a medianoche, la luz más brillante que se encuentra dentro de la oscuridad más profunda. También es Venus en su aspecto de estrella de la mañana, que se eleva en el oscuro cielo matutino, y trae consigo la luz del sol.

※

Mandrágora (*Mandragora officinarum*): manzana de Venus

La mandrágora es, posiblemente, la planta mágica más conocida del hemisferio occidental, e incluso del mundo. Se ha introducido en la conciencia colectiva como símbolo de magia y encanto, y hasta aparece en los cuentos de hadas y en la cultura popular; sus poderes son conocidos por la humanidad desde hace miles de años. Ha recibido muchos nombres y ha estado presente en muchas culturas, con origen en Mesopotamia. La tradición de la mandrágora precedió a su llegada a Europa, donde fue cultivada por primera vez en 1562 por el herbolario William Turner.

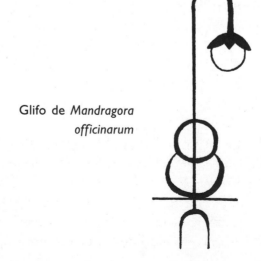

Glifo de *Mandragora officinarum*

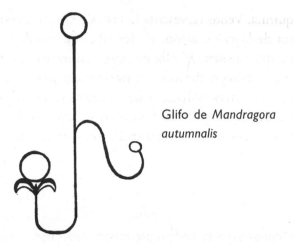

Glifo de *Mandragora autumnalis*

Los *alraune*, o maniquíes, de las brujas germánicas existían en toda Europa antes de la introducción de la mandrágora. Es probable que crearan sus maniquíes a partir de raíces de brionias blancas. Con el tiempo, su tradición se combinó con las historias importadas de la mandrágora.

A lo largo de los siglos ha habido cierta confusión entre la mandrágora y sus parientes. Del mismo modo, las categorías de la mandrágora y sus circunscripciones taxonómicas han cambiado; se conocía con el nombre de *Atropa mandragora* cuando el herbolario Carlos Linneo decidió incluirla en el género *Atropa* en su *Species Plantarum*, pero hoy en día existen dos variedades principales: *Mandragora officinarum* y *Mandragora autumnalis*.

Las flores de la *Mandragora officinarum* son de color blanco verdoso y alcanzan cerca de 2,5 centímetros de longitud, en contraste con las flores violetas de la *Mandragora autumnalis*, que crecen un poco más. Las bayas de *M. officinarum* son más globosas, y las de *M. autumnalis* son elipsoides. Las semillas de la *M. officinarum* tienen la mitad de tamaño que las de la *M. autumnalis*, y cada baya de esta última contiene solo unas pocas semillas.

En la década de 1820, Antonio Bertoloni distinguió entre la *M. vernalis*, que florece en primavera, y la *M. autumnalis*, que florece en otoño. Su predecesor, Dioscórides, las consideraba mandrágoras masculinas y femeninas. Desde los años 90, se han utilizado tres circunscripciones para describir esta variable perenne. La circunscripción es el contenido de un taxón, un grupo de uno o más organismos que están relacionados y forman una unidad, como una especie o un género.

La primera circunscripción identificó la mandrágora de floración primaveral como la *M. officinarum*, una especie más rara, limitada al norte de Italia y a la costa de la antigua Yugoslavia (Jackson y Berry 1979), mientras que la *M. autumnalis* hacía alusión a casi todas las mandrágoras mediterráneas restantes. En 1998, un análisis estadístico de las características morfológicas concluyó que la *M. officinarum* era una única especie variable que incluía a la *M. autumnalis* (Ungricht et al. 1998). Un estudio filogénico molecular realizado en 2010 hizo una separación entre ambas, y consideró a la *M. officinarum* como la especie principal, mientras que las plantas nativas del Levante eran las *M. autumnalis* (Tu et al. 2010). No hay diferencia en el contenido de alcaloides entre las dos variedades (Thomas y Wentzel 1898).

Es posible que el nombre "mandrágora" se derive del inglés medio, el cual hace alusión a su aspecto humano y sus asociaciones mágicas. El "hombre-dragón" era conocido por los antiguos griegos con el nombre de *circeium* y se le relacionaba con Hécate y la hechicera Circe. Las supersticiones en torno a esta planta tienen su origen en los antiguos griegos, quienes eran conscientes de la naturaleza venenosa tanto de la mandrágora como de sus parientes. Forma parte de la familia de las solanáceas, un grupo de plantas cuyos miembros tienen su propia reputación como plantas mágicas.

Las primeras menciones de una planta parecida a la mandrágora aparecen en el Libro del Génesis y en el Cantar de los Cantares; el pueblo judío la utilizaba como cura para la falta de hijos. Se decía que la planta brillaba por la noche con una luz de otro mundo conocida en hebreo como *baras*, "el fuego o el ardor". En Génesis 30:14 se le llama *duda' im*, una palabra que en la cábala se relaciona con el alma y el espíritu o con dos cosas unidas en el amor y la amistad. Se trata de una correlación interesante dado el uso de la raíz como espíritu familiar.

Ibn al-Baitar, un herbolario andalusí, se refiere a la mandrágora como "la vela del diablo", en referencia a su luminosidad nocturna, que puede explicarse por la presencia de gusanos incandescentes que se alimentan de las hojas. En árabe se la conocía como lámpara del diablo y *bayd al-jinn*, que significa "huevos de djinn" o "testículos de demonios", por la forma globosa de su fruto.

En Roma, la mandrágora se llamaba *mala terrestria*, que significa "manzana de la tierra". Algunos de los primeros relatos sobre sus usos en el campo de la medicina fueron registrados por los antiguos griegos: la planta ya era conocida por estos cuando Hipócrates afirmó que "una pequeña dosis en vino, menos de lo que provocaría el delirio, aliviará la depresión y la ansiedad más profundas", como menciona C. J. S. Thompson en *The Mystic Mandrake*. Curiosamente, los griegos se referían a Afrodita como *Mandragoritis*, que significa "la de la Mandrágora".

Uno de los rasgos más conocidos de la mandrágora en el folclore es su grito; en ruso, se llama *pevenka trava*, que significa "la planta que grita". Esta característica puede haber sido utilizada como elemento disuasorio, una referencia a su poderosa naturaleza o a la dificultad de exhumar su gran raíz. No obstante, con el tiempo se desarrollaron muchos rituales relacionados con la cosecha de la raíz de la mandrágora. Teofrasto fue quien escribió la primera descripción de los ritos arcanos utilizados en la recolección de la mandrágora, destinados a evitar que la planta nos embrujara. Escribió su primer tratado sobre las plantas hacia el año 230 a. C. Los rituales que describió han proporcionado la estructura en torno a la cual han evolucionado muchas otras proscripciones mágicas. Entre las prácticas que describe Teofrasto está trazar tres círculos alrededor de la planta con una espada, cortar sus partes aéreas mirando hacia el oeste y realizar un ritual y una danza alrededor del lugar antes de cosechar la raíz. También se consideraba necesario ungir las manos y la cara con aceite antes de recoger dicha raíz, quizá como barrera protectora contra los jugos de la planta. Colocarse contra el viento también protegería al recolector de los espíritus nocivos, ya que se creía que el contagio viajaba por el aire.

Como hierba de Venus, la mandrágora solo podía cosecharse los días viernes, el día identificado con la diosa, y los recolectores seguían al pie de la letra muchas de estas supersticiones rituales. La raíz se desenterraba antes del amanecer porque era el momento en que la planta producía sus principios mágicos de forma más activa y el espíritu maligno que la custodiaba estaba dormido. Una vez recogida, la mandrágora se colocaba en un arroyo durante un día y una noche completos para eliminar sus influencias diabólicas. A continuación, se guardaba envuelta en un paño blanco en una caja de madera.

Dioscórides, el padre de la farmacología, investigó cientos de hierbas, incluida la mandrágora. En una ilustración de uno de sus manuscritos, se representa a Euresis, la diosa del descubrimiento, dándole esta planta. Fue Dioscórides quien sugirió que se adoptara el término "mandrágora" para la planta y describió sus formas masculina y femenina.

La mandrágora es un ejemplo excelente de hierba para el embrujo; en todas las culturas en las que ha dejado su huella, la planta ha recibido asociaciones arcanas. Se sabe que está poseída por un espíritu, como todas las plantas; sin embargo, el espíritu de la mandrágora está dispuesto a actuar como uno familiar para aquellos que conocen sus rituales. Como planta de Venus, se ha utilizado como afrodisíaco, ingrediente de amuletos y pociones de amor, y también como ayuda para otorgar la fertilidad. La parte más importante y apreciada de la mandrágora, la raíz, reúne su poder mientras vive en la tierra, por lo que tiene una conexión directa con el inframundo. La raíz cae bajo el dominio de Saturno, y la planta se ha asociado con las brujas, el diablo y una legión de espíritus maléficos.

Hildegard von Bingen fue la primera en denunciar la mandrágora en sus escritos, al describirla en *Physica* como "cálida y algo acuosa y extendida por la tierra de la que fue creado Adán, con un ligero parecido al ser humano. Debido a esta similitud hay más susurros diabólicos que con otras plantas y posibilidades de tener trampas. Por esta razón, la persona se deja llevar por sus deseos, ya sean buenos o malos, como antes lo hacía con los ídolos... es perjudicial por lo mucho que corrompen los magos y los fantasmas, debido a que muchas cosas malas fueron causadas por los ídolos" (Hildegard 1998, 1.56).

La planta era conocida por los antiguos por su potente capacidad anodina (para aliviar el dolor) y soporífera (para inducir el sueño). A menudo se añadía al vino y se combinaba con el opio para tomarlo como embriagante anestésico. Se la conocía como esponja soporífera o *spongia somnifera*, que se utilizaba en el mundo antiguo como una forma temprana de anestesia. La mandrágora y otras plantas solanáceas se utilizaron en medicina hasta el siglo XIX y, en algunos casos, sus componentes activos se siguen utilizando en la medicación farmacéutica.

Esta planta es más famosa en la tradición mágica por su uso como maniquí o fetiche. La preciada raíz, en su forma humanoide, se tallaba

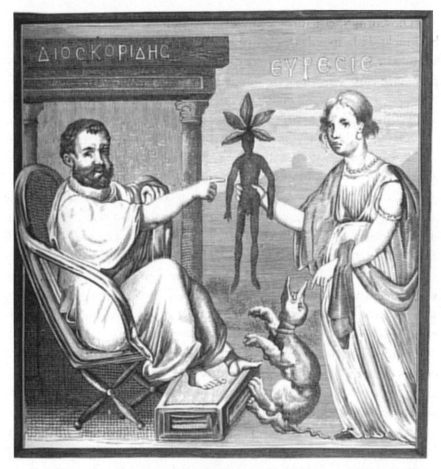

Imagen de Dioscórides recibiendo la mandrágora de Euresis,
la diosa del descubrimiento

(de Middleton, *Illuminated Manuscripts in Classical and Mediaeval Times,*
según el Códice para Anicia Juliana de Dioscórides en Venecia)

a menudo para aumentar su parecido con un hombre o una mujer. La
raíz se guardaba y trataba con reverencia, se envolvía en telas y se ali-
mentaba con ofrendas de vino, leche, miel y sangre. Paul Huson, en
Mastering Witchcraft, detalla los rituales de recolección de la mandrágora y su preparación.

La raíz actúa como un recipiente para el espíritu que la habita y
es conocida por servir a quien la lleva, de la misma forma en la que
lo haría un familiar. Puede enseñarnos los secretos del mundo de

los espíritus, en específico, técnicas para trabajar con otras plantas. Actúan como intermediarios entre el hechicero y otros potenciales aliados espirituales y pueden ser enviados para realizar hechizos a larga distancia. Al igual que otras plantas venenosas, la mandrágora está relacionada con la muerte y el mundo espiritual. Se creía que brotaba del vaciado final de fluidos de los colgados en la horca.

En los siglos XV y XVI, la planta se llamaba *Galgemannlein* en Alemania, que significa "pequeño hombre de la horca". Las instrucciones germánicas para el cuidado del pequeño hombre de la horca, según C. J. S. Thompson, eran las siguientes: "Limpiarlo con vino tinto, y luego envolverlo en capas de seda blanca y roja. Colocarlo en un ataúd y no olvidar, en primer lugar, bañarlo todos los viernes y, en segundo lugar, y más importante, en la luna nueva, vestirlo con una camisa blanca nueva" (Thompson 1968, 165).

La mandrágora es una planta patrona de las brujas y una poderosa aliada en su oficio. Según Apuleyo, las brujas de Tesalia sabían cómo dar vida al maniquín para que saliera a hacer estragos. Aunque es difícil de cultivar, esta planta prosperará para aquellos que sean diligentes en su cuidado. Cuando llega el momento y se llevan a cabo los rituales y sacrificios adecuados, el espíritu de la planta madura y servirá de protector y maestro durante años. Las raíces de mandrágora se han transmitido a menudo de generación en generación, manteniéndose en la familia por las bendiciones de prosperidad y poder que aportan a sus administradores.

Las raíces en general son poderosos objetos mágicos que contienen la quintaesencia de la planta. Otras raíces también son capaces de crear fuertes fetiches y se prestan a ser talladas en formas humanoides para la creación de homúnculos. La brionia blanca se ha utilizado en todo el norte de Europa con fines similares a los de la mandrágora: esta planta, más común en el norte del continente, era vendida como sustituto del ejemplar más raro de mandrágora por comerciantes que buscaban beneficiarse de la popularidad de la raíz. La imperatoria romana, la raíz de angélica, la hierba carmín y la raíz de orris son otros ejemplos de plantas con grandes raíces que se han empleado con frecuencia por sus propiedades mágicas. El diente de león común también tiene una fuerte raíz terrosa con conexiones con los reinos inferiores y la adivinación; es una planta de naturaleza tanto solar como lunar.

Dosificación y preparación de la mandrágora

Si bien es un potente enteógeno con miles de años de rituales y tradiciones que la respaldan, la mandrágora es una de las hierbas nocturnas más seguras con las que se puede trabajar. Debido a su destacado lugar en la tradición herbal y a su larga historia con la humanidad, esta planta, si se adquiere, está más dispuesta a trabajar con los humanos como aliada que sus caprichosas hermanas, la belladona y la datura (estramonio).

Sin embargo, la mandrágora contiene potentes alcaloides tropanos, por lo que deben tomarse las precauciones habituales. Al igual que otros miembros de la familia de las solanáceas, la mandrágora contiene atropina, escopolamina (su principal componente activo), apoatropina, l-hiosciamina, mandragorina, cuscohigrina, norhiosciamina (soladrina) y belladonina en la raíz seca. Antes del análisis químico moderno, esta mezcla de alcaloides se denominaba colectivamente mandragorina. La raíz contiene la mayor parte de los alcaloides de la planta: la raíz seca contiene entre un 0,2 y un 0,6% de alcaloides (Rätsch 2005, 355), mientras que los alcaloides tropanos presentes en la raíz fresca son del 0,3 al 0,4% en peso. Las hojas y los frutos contienen cantidades menores de alcaloides; antiguamente se creía que los frutos eran potentes, pero en realidad solo contienen una pequeña cantidad de alcaloides.

La mandrágora se cultiva en el Levante, donde los frutos frescos se consumen y se utilizan en la cocina, sin que se hayan registrado sobredosis. Esta planta, al igual que el beleño, también se utiliza en la elaboración de cerveza y vino, por lo que puede ingerirse de forma segura de este modo; sus alcaloides son solubles en alcohol y agua, y se pueden infusionar en vino o preparar un té (si se hace esto último, se sugiere empezar con un gramo de raíz y aumentar a partir de ahí). La hoja de mandrágora se puede utilizar en mezclas para fumar, y la raíz se puede quemar como incienso con efectos muy sutiles para ambos.

Por lo general, solo se utiliza su raíz en los preparados enteógenos, mientras que las partes aéreas pueden reservarse para el incienso, los aceites de unción ritual y otras aplicaciones mágicas. La raíz puede convertirse en una tintura, infundirse en un aceite o ungüento, o quemarse como incienso. La mandrágora es la única solanácea, a excepción del beleño, que puede aplicarse a las membranas mucosas en forma de aceite o ungüento; sin embargo, estas zonas la absorben más fácilmente, por lo que se recomienda tener precaución.

Los efectos de la mandrágora son hipnóticos y embriagadores, y en dosis mayores, se vuelve más alucinógena. La raíz quemada como incienso crea efectos psicoactivos leves, mientras que de treinta a cincuenta gotas de tintura madre es un afrodisíaco psicodélico (Roth 2017). Las dosis medicinales de tintura de mandrágora comienzan con diez gotas tomadas en un vaso de agua.

Glifos del espíritu de la planta de mandrágora

Algunas plantas son difíciles de conseguir si no crecen de forma nativa en su zona. La mandrágora es un ejemplo perfecto de ello; es poco probable encontrar alguna fuera del Mediterráneo o del Oriente Medio. En este caso, el glifo (véanse las páginas 110 a la 111) puede resultar una forma maravillosa de conectar con la planta.

❦

Dedalera (*Digitalis purpurea*): el reino de las hadas

La dedalera, o *Digitalis purpurea*, una variedad de la planta ha recibido muchos nombres que indican su conexión con el reino de las hadas y los seres que lo pueblan. Se le llamaba *finger flower* (flor de dedos) y, en alemán, *finger-hut* (gorro de dedos) por su forma de dedal. También se le conocía como guantes de duende, guantes o gorros de hada, dedal de bruja y campanas de bruja. En Irlanda, la planta alta era conocida como *lusmore*, que significa "la gran hierba". Originalmente pertenecía a la familia de las *Scrophulariaceae*, conocidas como escrofulariáceas, que tienen características similares, como tallos cuadrados, hojas opuestas y flores de dos pétalos. Hoy en día pertenece a la gran familia de las *Plantaginaceae* o plantagináceas.

Según *Plant Lore, Legends and Lyrics*, el nombre del género *Digitalis*, del latín *digitale*, que significa "dedal o puesto de dedos", fue atribuido a la planta en 1542. También se hizo referencia a un instrumento medieval conocido como *tintinnabulum*, construido con un anillo de campanas que colgaba de un soporte arqueado, al que la planta se asemeja.

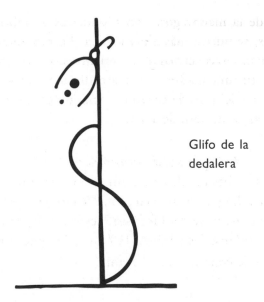

Glifo de la
dedalera

Se decía que las hadas se escondían dentro de las grandes flores en forma de copa de la dedalera, y un tallo doblado denotaba la presencia de seres sobrenaturales, los cuales hacían peso sobre la planta. La dedalera es una planta bienal que florece en su segundo año. Sus reconocibles campanillas de color púrpura-rosado se ven a menudo en obras de arte que representan hadas y otras criaturas mágicas, a menudo junto al hongo mágico *Amanita muscaria*. La dedalera, al igual que el hongo mágico, está conectada con el otro mundo por sus propiedades visionarias y ayuda a comunicarse con seres de este reino.

La planta es de naturaleza venusina, denotada por sus exuberantes hojas y flores en forma de campana, pero sobre todo por su acción sobre el corazón. Como remedio homeopático, se utiliza para curar el corazón y el cuerpo emocional, porque aporta amor al aura. Ayuda a disipar el miedo aportando fuerza y valor, y reconforta a los que se sienten desamparados y abandonados. Desde el punto de vista químico, produce un veneno llamado digitoxina, que tiene un poderoso efecto sobre el corazón, y provoca una dramática respuesta cardíaca. Todavía se emplea en la medicina moderna en ciertos medicamentos para el corazón, aunque en raras ocasiones. Se ha utilizado para tratar la insuficiencia cardíaca congestiva y las arritmias. Incluso en pequeñas dosis, las toxinas de esta planta pueden provocar paros e insuficiencia cardíacos.

En este sentido, Saturno no es el único regente de los venenos botánicos: Venus está relacionada con la *veneficia*, por la que se denominó el delito de envenenamiento, incluyendo afrodisíacos y abortivos, además de ser sinónimo de brujería y hechicería.

En la práctica mágica, esta hierba de otro mundo puede emplearse en asuntos de amor. Las flores frescas pueden formar parte de hechizos que abren el corazón a la idea del amor, mientras que las flores secas pueden utilizarse para fines opuestos. El jugo extraído puede emplearse para encantar objetos y protegerlos de hadas y otros espíritus maliciosos. También puede colocarse en amuletos para el vuelo astral y el viaje al inframundo, donde gobiernan el rey y la reina de Alfheim. Esta última, la reina de las hadas, es una figura importante en la brujería tradicional, quien gobierna junto su consorte, el rey, al pueblo de Goda, como se les conoce en la tradición iniciática basada en las enseñanzas de Robert Cochrane, el Clan de Tubal Cain. Los amuletos de dedalera protegen a su portador, y le permiten pasar a este reino y regresar sano y salvo. También se puede utilizar el jugo de la planta para anular la dureza de las cuchillas de hierro cuando se desea su uso junto con los poderes más delicados de la naturaleza.

Sus flores en forma de copa pueden utilizarse frescas para contener pequeñas cantidades de leche y miel a manera de ofrendas para la gente de la feria. El agua hechizada contenida en este recipiente natural puede usarse para ungir los párpados y ver mejor su mundo. Otro sacramento, conocido como el rito del cáliz envenenado, puede realizarse con la ayuda de flores de dedalera como recipientes sagrados. En este ritual, se bebe una pequeña cantidad de agua de este pequeño vaso floral para imbuirse ritualmente de la energía de la planta. Las flores en forma de campana también pueden ensartarse en un hilo y colgarse como ofrenda cuando se realizan hechizos de *glamour* y encantamiento, para los que las hadas son muy hábiles.

En el siglo XVIII, las mujeres de las clases bajas encontraron en la dedalera un intoxicante barato y peligroso, al beber té preparado con esta planta. Además de sus potentes cardiotoxinas, la planta contiene glucósidos muy activos, que son extremadamente peligrosos cuando se isoanalizan. En forma de planta, los compuestos son menos potentes que cuando están aislados, pero siguen siendo venenos peligrosos. Cepas ornamentales de *D. purpurea* contienen menores cantidades de los compuestos activos. La dedalera es una toxina contraria al acónito y puede considerarse igual de potente.

Hoy en día se siguen utilizando dosis bajas de digitalina, uno de los glucósidos que se encuentran en la dedalera, en preparados medicinales. Sin embargo, muy poco separa la dosis medicinal de la tóxica; apenas 0,3 g de hojas secas pueden resultar tóxicos para los adultos. Los síntomas de intoxicación incluyen mareos, vómitos, arritmia cardíaca, delirio, alucinaciones y visión azul. La dedalera es una planta hermosa de cultivar, y es una potente hierba mágica con muchas aplicaciones, pero debe evitarse su ingestión de cualquier forma.

❦

Datura (*Datura stramonium*): la hierba del diablo

Los nombres populares de la *Datura stramonium* y de otras variedades de la familia de las solanáceas, como la *D. inoxia* y la *D. metel*, son muchos: estramonio, hierba de las coles, hierba de topos, semilla del diablo, nuez del diablo morada, berenjena del diablo, hierba hedionda, azucena del diablo, espantalobos e *hippomanes* en inglés (cuya traducción al español es "locura del caballo"); esta última acuñada por Teócrito por la locura que provocaba en los caballos cuando ingerían la planta. Existen once variedades de *Datura** aceptadas en la actualidad, y su pariente cercano, la *Brugmansia*, también cuenta con muchas especies diferentes. Todas ellas han experimentado algún tipo de uso ceremonial, incluyéndose las especies de *Brugmansia* en las ceremonias de ayahuasca.

Las referencias a esta planta en el folclore, la superstición medieval y la práctica de la brujería son numerosas, y ha dejado su huella en casi todos los continentes. La datura es conocida por muchas culturas indígenas por sus propiedades sagradas y es utilizada como hierba visionaria para los rituales chamánicos por los chamanes de América del Norte y del Sur; se asocia a menudo con el espíritu del coyote, que se cree que

---

*Datura, en mayúscula y cursiva, se refiere al género. La misma palabra en minúscula y redonda (datura) es un nombre común utilizado para estas plantas, principalmente *D. stramonium*.

representa al primer chamán. La mayoría de los usos chamánicos de la datura en toda América tienen una orientación mágica. Se utiliza en el diagnóstico, la curación y la recuperación del alma y a veces se combina con otras hierbas como el tabaco y la matamoscas. Las visiones inducidas por esta planta son significativas y a menudo llevan al iniciado a encontrar su animal espiritual. Es un importante enteógeno ritual para muchas culturas indígenas de las Américas, que lo utilizan también en la magia del clima para apaciguar a los espíritus y traer la lluvia.

Los orígenes de la datura son difíciles de determinar, aunque parece que es nativa de América del Norte. Algunas fuentes afirman que fue traída a Europa por los gitanos (romaníes) cuando emigraron desde el este. "Las semillas (de datura) se utilizan como fumigantes para ahuyentar fantasmas o invocar espíritus. Se dice que todas las artes de los gitanos provienen en principio de un conocimiento preciso de los jugos del estramonio" (Perger 1864, citado en Rätsch 2005, 209), mientras que otras fuentes dicen que era autóctona de la parte oriental de América del Norte y que fue traída a Europa por los primeros exploradores. En cualquier caso, esta planta ha desempeñado un papel importante en la herbolaria de todas las culturas que la han cultivado.

Los sacerdotes de Apolo empleaban la datura en la antigua Grecia para entrar en estados proféticos (Schultes, Hofmann y Rätsch 1992).

La datura se ha convertido en un arma, y sus propiedades inductoras de la locura se han utilizado en antiguas guerras químicas. Con sus alcaloides tropanos, se ha utilizado para muchos usos nefastos y es conocido como aliento del diablo por aquellos que la temen. En una ocasión, esta planta incapacitó a todo un ejército que la ingirió sin darse cuenta, y dejó a las tropas fuera de sí durante días. Era una hierba de brujería muy conocida en la Europa medieval y ha sido utilizada por prostitutas y ladrones por los efectos amnésicos que tenía en sus víctimas.

En la India, la datura se emplea en un entorno religioso para decorar los santuarios de las deidades, pero también tiene un lado siniestro y se ha utilizado mucho en actividades delictivas. El loco, el engañador y el tonto están asociados a sus efectos. En la India, se cree que los adoradores de la diosa Kali, conocidos como *matones*, empleaban la datura no solo en actividades delictivas, sino también para drogar a las víctimas de los sacrificios.

En la era moderna se ha seguido utilizando para cometer delitos. Sus efectos hipnóticos, amnésicos y eufóricos hacen a las víctimas complacientes, propensas a la sugestión e incapaces de pensar por sí mismas. La datura actúa como una especie de suero de la verdad, que permite extraer información de sus víctimas, y es también uno de los ingredientes de las fórmulas de los zombis haitianos. Los polvos de zombi haitianos están rodeados de trepidación y son utilizados únicamente por el hechicero bokor. Estas fórmulas utilizan una combinación adaptada de neurotoxinas que mantienen a la víctima en un estado disociativo, tras drogar a la víctima y sumirla en un sueño similar al de la muerte, el bokor suele enterrarla y, una vez que la víctima traumatizada es desenterrada un par de días después, el bokor continúa drogándola para mantenerla en un estado de sumisión.

La datura es una planta del jardín nocturno, junto con otras plantas asociadas a la luna, el sueño y el reino psíquico. Puede utilizarse para honrar a la diosa primigenia Nix, que es una encarnación de la noche, y a sus hijos, Hipnos, Morfeo y Tánatos, los dioses del sueño, los sueños y la muerte. La datura rige la noche y se asocia con criaturas nocturnas, como la polilla, el búho y el lobo.

Sus flores apuntan hacia el cielo nocturno, como si fueran animales del inframundo, y se abren al anochecer. Se llaman a veces flores de la luna y se parecen a la enredadera de la luna de floración nocturna *Ipomoea alba*, una campanilla tropical. En horas de la noche, desprende de sus flores un aroma dulce y embriagador, el cual se dice que es capaz de inducir el trance. La *Brugmansia*, pariente de la datura, recibe el nombre de trompeta de ángel porque sus flores apuntan hacia abajo desde el cielo. Como parte del reino nocturno, el estramonio es una planta de ensueño, utilizada para obtener el poder de la adivinación y el vuelo del alma. Las flores pueden colocarse alrededor de la cama de una persona que intenta tener sueños proféticos. Como hierba psíquica de naturaleza lunar, despierta la corona y el tercer ojo, al aumentar la capacidad y la claridad psíquicas y dar una visión del significado de los sueños. También puede utilizarse para alejar las pesadillas y como protección durante el sueño.

Al igual que las otras hierbas nocivas de la familia de las solanáceas, la datura está fuertemente relacionada con la muerte, el inframundo, las fuerzas nocturnas, las prácticas y la diosa oscuras. Como planta visionaria,

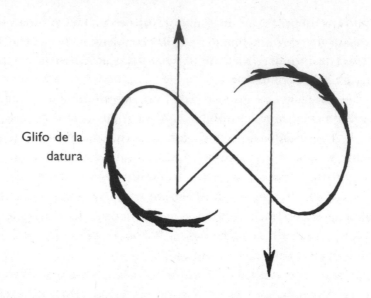

Glifo de la
datura

nos abre las puertas de los reinos superiores e inferiores; nos ayuda a procesar el miedo y la ansiedad que rodea a la muerte y puede quemarse para desterrar espíritus malévolos y para romper maleficios, en específico, los que atormentan a la víctima mientras duerme. Es una aliada poderosa en la recuperación del alma y en la reversión de maldiciones ancestrales. Se utiliza de forma homeopática contra la falta de descanso, el terror y los delirios.

Sus conexiones con Venus son a través de los alcaloides tropanos, que pueden provocar una intensa excitación, euforia y sugestión. También puede utilizarse en fórmulas de manipulación y coerción en hechizos de amor de naturaleza más controladora. Al igual que sus parientes de la familia de las solanáceas, las distintas especies de datura contienen alcaloides tropanos, normalmente atropina, hiosciamina, daturina, estramonina y escopolamina. Esta última, conocida por provocar la pérdida de memoria, es la responsable de los efectos amnésicos por los que se conoce esta planta, y se utiliza en la medicina moderna para tratar el mareo y durante las cirugías. El contenido de sus alcaloides disminuye durante el día y aumenta durante la noche (Lewin 1998), lo que representa una interesante manifestación física de la conexión de la datura con la noche. Puede causar la muerte por insuficiencia respiratoria y ataque cardíaco. A medida que el sistema nervioso del usuario genera tolerancia a sus efectos alucinógenos, se requieren dosis mayores para lograr el mismo efecto, pero estas dosis mayores tienen un efecto cada vez más nocivo para el corazón. Cuando se utiliza con demasiada frecuencia, los alcaloides tropanos pueden acumularse en los tejidos cardíacos, y provocar una sobredosis.

La intoxicación por escopolamina provoca ondas cerebrales bajas, pero impide el sueño profundo, lo que hace que uno se encuentre en un estado de sueño despierto. Los primeros experimentos realizados por Andrés Laguna con la ayuda de Giambattista della Porta se llevaron a cabo utilizando bálsamos para demostrar que los viajes sobrenaturales eran solo sueños. Señala cómo los hombres bebían pociones de datura para crear la ilusión de ser un pájaro o una bestia y que se ponían pieles de lobo mientras corrían a cuatro patas (Siegel 1989).

Aunque la datura es un poderoso y seductor aliado en el oficio del envenenador, puede volverse con rapidez contra este, causando locura, el coma y la muerte. Se debe tener la máxima precaución al trabajar con este poderoso espíritu vegetal y sus alcaloides. La investigación exhaustiva y la experimentación controlada son fundamentales para tomar decisiones informadas sobre el uso ritual de esta planta y sus parientes.

Dosificación y preparación de la datura

Desde el punto de vista medicinal, la datura tiene muchos usos, desde el tratamiento del reumatismo y el dolor hasta la caída del cabello, el aborto, la curación de heridas, la inflamación, los trastornos nerviosos y la sobredosis de opio. El uso medicinal de las variedades de *Datura* era común en muchas culturas. Se creía que cuando se tomaba como medicina no daba lugar a poderes sobrenaturales; se tomaban pequeñas cantidades para tratar muchas enfermedades y como afrodisíacos. Solo la preparación de la planta con la intención de comunicarse con los espíritus, unida a un ritual, permitía el acceso mágico.

En *Pharmako Gnosis*, un texto importante para los seguidores de la senda de los venenos, el autor, Dale Pendell, señala que la datura se agrupa en la categoría llamada *Daimonica*. Afirma que, aunque puede ser la planta visionaria más peligrosa de Norteamérica, es un aliado interdimensional; permite al vidente trascender las reglas del tiempo y el espacio y entrar en comunión con el mundo espiritual. Pendell describe la acción de los alcaloides del estramonio, y dice que, a dosis bajas, la escopolamina provoca una ralentización cardíaca, actuando como sedante; sin embargo, a dosis más altas, es excitante para el sistema nervioso central, lo que provoca alucinaciones e inquietud.

El material vegetal, cuando se toma por sus propiedades enteógenas, suele fumarse, pero también puede ingerirse en forma de té o hacerse un ungüento. Richard Miller, en *The Encyclopedia of Magical Herbalism*, sugiere que las hojas secas se enrollen en cigarrillos: la dosis recomendada es de dos cigarrillos de un gramo de material vegetal cada uno, que se fuman durante un periodo mientras se controlan los efectos hasta que se alcanza el nivel de intoxicación deseado. Se dice que las semillas son las más consistentes en su contenido de alcaloides, mientras que el resto de la planta varía en toxicidad, encontrándose los niveles más altos en las raíces. Los síntomas de toxicidad aparecen de treinta a sesenta minutos después de fumar las hojas o beber el té y de una a cuatro horas después de la ingestión del material vegetal o de las semillas. Estas últimas son más activas químicamente al 0,66 por ciento, y mantienen su contenido de alcaloides cuando se secan o se hierven. Las flores también tienen un alto contenido en alcaloides: hasta un 0,61 por ciento.

Pendell está de acuerdo en que fumar las hojas es la forma más segura de ingerir datura para estos fines, en comparación con otros métodos de ingestión. Si se utilizan las semillas, una dosis segura sería no más de quince. Otras fuentes mencionan el uso de menos semillas cuando se hace un té: de cinco a siete semillas machacadas y empapadas durante una hora, con el té tomado treinta minutos antes del ritual. Aunque esto nos da cierta perspectiva en cuanto a la dosis, es importante recordar las diferencias en la química de cada individuo y el contenido variable de alcaloides de una planta a otra. La alcalinidad de estas plantas está influenciada por factores como la cantidad de luz solar y los niveles de nitrógeno en el suelo, que pueden aumentar la toxicidad de una planta de forma significativa.

La concentración de alcaloides específicos es muy variable y depende de factores ambientales, de la estación de crecimiento, del suelo y de la forma en que se almacene el material vegetal. La toxicidad puede variar incluso en una misma planta, de una hoja a otra. La mayor concentración de alcaloides se da en las semillas, con cerca de 0,1 mg de atropina por semilla o de 3 a 6 mg de atropina por un puñado de cincuenta a cien semillas (Goldfrank 1994, citado en Arnett 1995). Cada semilla contiene aproximadamente 0,05 mg de escopolamina; la ingestión de tan solo siete semillas ha provocado intoxicaciones. Las vainas están divididas en cuatro cámaras lobuladas, cada una de las cuales contiene entre cincuenta y cien semillas. La dosis letal de atropina en adultos se consigue al pasar los 10 mg, mientras que el umbral de la escopolamina es más bajo, alcanzándose tras los 2 a 4 mg (Goodman, citado en Arnett 1995).

A continuación, se presentan varias dosis recomendadas con fines terapéuticos y entéricos, según Voogelbreinder (2009):

1 gramo fumado como dosis terapéutica para el asma.

40 semillas quemadas en discos de carbón e inhaladas para obtener visiones.

6 flores añadidas al café para obtener un embriagante estimulante.

Las siguientes dosis medicinales recomendadas proceden de Grieve (1971):

0,1 a 5 granos de hojas en polvo (equivalentes a 6,5 a 324 mg).

1 a 3 gotas de extracto fluido de hojas.

1 a 2 gotas de extracto fluido de semillas.

5 a 15 gotas de tintura de hojas.

❧

Bálsamo analgésico de datura

Este bálsamo puede aplicarse a golpes y magulladuras
y para aliviar los músculos tensos y doloridos.

- 3 cucharadas de semillas de datura
- ½ oz de flores de árnica
- ½ oz de raíz de consuelda
- 1 taza de aceite portador
- ¼ de taza de cera de abeja o de carnauba

Asegurarse de que todos los ingredientes que vayan a utilizarse estén secos antes de infusionarlos en el aceite. Cocinar las semillas de datura, las flores de árnica y la raíz de consuelda en el aceite a fuego medio en una olla de cocción lenta o en baño maría durante cuatro horas. Colar el material vegetal antes de añadir la cera de abejas. Una vez que se añada la cera de abejas, es posible que haya que subir el fuego o cambiar a la estufa para derretir la cera.

༄

Tintura de datura (Church y Church 2009)

- 1 parte de hojas e inflorescencias de *Datura stramonium*
- 10 partes de alcohol al 45%

Recoger las hojas y las inflorescencias en el mes de julio. Macerar el material de la planta en el alcohol durante dos o tres semanas. La dosis debe ser de 5 a 10 ml por semana.

🌿

Milenrama (*Achillea millefolium*): antigua hierba del amor y la guerra

Esta planta común, conocida como perejíl bravío, maquilea, hierba de los golpes, hierba de las cortadas, espuma de la leche y flor de la pluma es un poderoso aliado sin mayores pretensiones. La milenrama se ha utilizado durante siglos por sus propiedades coagulantes y protectoras de la sangre. Se ha encontrado en enterramientos neandertales en Irak que datan de 60.000 años antes de Cristo. Se llama *Achillea millefolium* por el antiguo guerrero al que se atribuye su creación. Se dice que Aquiles creó la planta a partir del óxido de hierro raspado de su lanza, que utilizó para curar a uno de sus soldados. Desde entonces, ha sido patrona de los guerreros, protectora durante la batalla y dadora de valor. Desde el punto de vista medicinal, ayuda a la coagulación de la sangre y se utiliza en cataplasmas para detener las hemorragias y ayudar a curar las heridas; es antiséptica, astringente, antiinflamatoria y analgésica, lo que la convierte en una hierba curativa multipropósito. No solo es una panacea para los seres humanos, sino que también beneficia a las plantas circundantes a través de las secreciones de sus raíces, que fortalecen y protegen a sus vecinas.

La milenrama contiene varios compuestos interesantes, como la tujona, la sustancia química que se encuentra en el ajenjo que se utiliza para hacer absenta, y que también se encuentra en la artemisa, el enebro y la salvia común. También contiene glicoalcaloides, presentes en la hierba mora y en la papa, así como aquileína, otro tipo de alcaloide. Aunque los alcaloides están presentes en ella, la planta no se considera venenosa. El aceite esencial tiene un color azulado como el de la manzanilla, que se atribuye a la presencia de azuleno, el cual se torna azul cuando se destila.

Sus usos espirituales y rituales son tan indispensables como sus capacidades curativas. Es una hierba asociada con Venus y Marte y con el agua y el fuego elementales. Fortalece el aura y establece límites creando un equilibrio entre fuerzas opuestas. Es una planta tanto del sanador como del guerrero, utilizada para curar heridas energéticas y físicas, al sellar los agujeros del aura y ajustar su tamaño y permeabilidad. Es perfecta para aquellos que están expuestos a energías extrañas a través del trabajo espiritual y la curación. Al permitir que el aura se expanda o se contraiga, mejora su capacidad para bloquear o facilitar el flujo de energía. Se puede utilizar junto con la labradorita, una piedra con propiedades similares, para protegerse de los parásitos astrales, vampiros de energía y apegos.

La milenrama se ocupa de los límites y nos ayuda a determinar si algo no es bueno para nosotros, lo que nos da una sensación de protección y reduce la ansiedad. También es beneficiosa para establecer límites saludables con otras personas. La planta es sobre todo útil para aquellos que son empáticos y cuyas energías se ven fácilmente influenciadas y agotadas por los demás. La milenrama también mejora nuestra capacidad de curación y nos protege de las influencias del entorno.

Al ser una de las nueve hierbas sagradas de la noche de San Juan, la milenrama tiene también muchos usos mágicos: no solo actúa como una poderosa barrera que mantiene a raya las cosas no deseadas, sino que también permite que lo que es deseable pase sin inhibiciones. Sus varillas son conocidas por su uso en la práctica adivinatoria del I Ching; ayuda a la conciencia psíquica al mejorar el flujo de energía y bloquear el parloteo no deseado, lo que permite que los mensajes lleguen con mayor claridad. La milenrama es un catalizador mágico que potencia otras hierbas y se ha utilizado en hechizos para romper maldiciones e impartir valor y en exorcismos; asimismo, se ha utilizado ampliamente como ingrediente en hechizos de amor y para atraer la atención de alguien a quien se desea ver.

Su hoja parece tener mil usos y es la prueba de que las plantas más sencillas son, a menudo, las aliadas herbales más antiguas y útiles. La milenrama ha ayudado a la humanidad durante siglos. Hoy en día, estas plantas son consideradas malas hierbas por quienes desconocen los numerosos secretos que encierran.

Amapola real (*Papaver somniferum*): la puerta de la vida y la muerte

HIPNOS: LA FUMIGACIÓN DE AMAPOLA

Duerme, rey de los dioses, y de los hombres de nacimiento mortal, soberano de todos sostenidos por la Madre Tierra; porque tu dominio es supremo, sobre todo lo extendido, y por todo lo conocido. Es tuyo todo el cuerpo con mente benigna. En otros lazos que los de latón para atar: domador de preocupaciones, para el cansado descanso de quien fluye el dulce consuelo en la aflicción. Tus agradables y gentiles cadenas preservan el alma, y a veces controlan los terribles cuidados de la muerte, porque la Muerte y el Leteo, con una corriente olvidada, consideran a la humanidad tus genuinos hermanos. Con aspecto favorable a mi oración inclínate, y salva a tus místicos en sus obras divinas.

HIMNO ÓRFICO A HIPNOS (SUEÑO), NO. 85

La amapola real, *Papaver somniferum*, ha sido a la vez bálsamo y perdición para la humanidad. Otras variedades son *P. album*, *P. nigrum* y *P. glabra*. Ha aliviado el dolor de siglos de llanto de la humanidad, trayendo paz y sueño a los cansados; también ha provocado guerras y se ha convertido en una epidemia de individuos que buscan escapar de los dolores y preocupaciones de la vida humana. La amapola real y su opio contienen los alcaloides morfina, codeína y narcotina, que se han sintetizado y utilizado para crear algunos de los analgésicos más potentes de la medicina moderna. Al igual que la heroína, estas sustancias son peligrosas y muy adictivas; han sido creadas por la industria farmacéutica con fines de lucro, sin tener en cuenta la seguridad pública. Las sustancias químicas adictivas de la amapola real pueden atrapar rápidamente a sus víctimas, al crear una euforia y adormecer las emociones, tras lo cual el funcionamiento normal se vuelve insoportable.

Los métodos para obtener opio se descubrieron por primera vez en la Edad de Piedra de la Europa Central; se han encontrado restos en tumbas neolíticas de Francia, Suiza, el norte de Italia y el sur de Alemania. Por su parte, los relatos romanos afirman que los galos celtas conocían su cultivo, cosecha y uso. Asimismo, en los primeros tiempos de la cultura germánica, los campos de amapola eran conocidos como lugares sagrados para Odín o Wotan y eran visitados por los peregrinos para curarse. Se ingiere para protegerse de las criaturas nocturnas, como los vampiros, y para alejar las pesadillas.

La amapola real forma parte de la farmacopea mundial desde los tiempos más antiguos, cuando se propagó en Asia Menor y se difundió su uso como medicamento. Su valor medicinal como potente analgésico y sedante es conocido desde hace mucho: Paracelso creó el famoso remedio láudano a partir de opio, beleño, perlas trituradas y coral, del cual se decía que era superior a todos los demás y que se utilizó en toda Europa hasta finales del siglo XVII. El médico inglés Thomas Sydenham tenía una tintura similar de amapola real, azafrán, canela, clavo en polvo y vino español; su receta estandarizada era un remedio eficaz para el dolor y un potente embriagante conocido como láudano de Sydenham.

Todas las variedades de la familia de las papaveráceas y sus parientes contienen alcaloides activos y tienen propiedades medicinales. Por ejemplo, la *P. rhoeas* contiene el alcaloide rhoeadina, un sedante suave. Otro miembro de la familia es la amapola de California, *Eschscholzia californica*, originaria de Estados Unidos y México, esta planta actúa como relajante del sistema nervioso, sedante y analgésico, y los nervios crispados por el estrés, causantes del insomnio, pueden calmarse con su tintura (ver dosis y preparación en la página 134). En California es ilegal recolectar esta flor en estado salvaje, ya que es la flor estatal, pero se puede cultivar con facilidad.

La amapola es una planta de la luna, del inframundo y del lugar entre la vida, la muerte y el sueño; su látex lechoso era conocido como "lágrimas de la luna". Teócrito cuenta que las amapolas crecieron de las lágrimas derramadas por Afrodita cuando lloraba la muerte de Adonis. Las amapolas se asocian a la esfera de Biná, que representa el vacío de creación; se asocian con el aspecto maternal y de cría de la gran diosa. Tanto Cibeles como Ceres son asociadas con sus flores y a menudo se las representa sosteniéndolas o llevándolas, mientras que la diosa Nix tenía amapolas alrededor de sus sienes.

La antigua mitología griega situaba los orígenes de la amapola en la diosa Ceres (griega) o Deméter (romana), a la que se atribuye el cultivo de la flor después de que su hija Perséfone (Kore, en la mitología griega) fuera raptada por Hades. Algunos mitos dicen que Deméter cultivó la flor después de que su hija fuera raptada para poder dormir

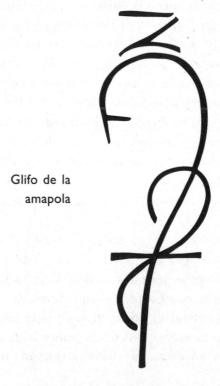

Glifo de la
amapola

y olvidar sus dolores. Otras historias dicen que Perséfone estaba en un campo recogiendo amapolas en el momento de su rapto antes de convertirse en la reina del inframundo. Esta planta se cultivaba en sucesión del trigo y la cebada, que también eran sagrados para Ceres-Deméter. La diosa es representada a menudo sosteniendo ambas plantas. Hipnos, Hermes y Tánatos también se mostraban sosteniendo la flor o la vaina debido a la conexión de la planta con el sueño y la muerte. Morfeo, el hijo de Nix, era el dios de los sueños, y de él derivó el nombre de la morfina.

La amapola es una planta del reino de los muertos y era utilizada por los romanos en las ofrendas para apaciguar a sus espíritus. Virgilio la llamó amapola letona en referencia al río Leteo o Ameles Potamos, "río de la falta de conciencia", uno de los cinco ríos del mundo subterráneo. Este río fluía por el inframundo alrededor de la cueva de Hipnos y provocaba el olvido en todos los que bebían sus aguas, también era atravesado por los nuevos muertos cuando descendían al inframundo y olvidaban sus vidas anteriores. La amapola común, *Papaver rhoeas*, fue la primera planta que volvió a aparecer en los campos de batalla del norte de Francia y Bélgica tras la Primera Guerra Mundial.

Como planta de la noche y la luna, rige los sueños, las ilusiones y las sombras; sus semillas se utilizan en los maleficios que causan confusión y olvido, así como en trabajos para cegar a los enemigos. Cuando se utilizan para maldecir, las flores se recogen en nombre del enemigo. También pueden utilizarse para enviar sueños y visiones y para atraer la influencia de la luna. Los estados de locura se asocian con la luna y la forma en la que esta ejerce su influencia cuando está llena; los pétalos de las flores también pueden utilizarse en amuletos para la suerte en el amor, el dinero y la salud.

La *Papaver somniferum* es, a menudo, uno de los ingredientes que figuran en los ungüentos mediadores y puede que se haya incluido para contrarrestar algunos de los efectos secundarios más incómodos de los alcaloides tropanos, ya que se dice que el opio y sus derivados son antídotos para la intoxicación por estos alcaloides. Se hacían decocciones de amapola con cápsulas machacadas y agua destilada, que se utilizaban externamente para calmar el dolor. El jugo de la amapola también se incluía en la *spongia somnifera*, una forma primitiva de anestesia utilizada para operaciones quirúrgicas, que también contenía ingredientes como la mandrágora y el beleño. Las propiedades analgésicas de las solanáceas ofrecen una alternativa no adictiva a los opioides modernos; también se ha demostrado que alivian los incómodos síntomas de abstinencia de estos medicamentos, lo que permite ir disminuyendo poco a poco su consumo con mayor comodidad.

Dosificación y preparación de la amapola

Las hojas secas solían prepararse en infusiones o decocciones y también se fumaban. La amapola solía incluirse en las recetas de ungüentos voladores de las brujas mediadoras. Un ejemplo incluye amapola, raíz de mandrágora, beleño, bayas de belladona y jugo de opio. Esto habría creado un poderoso soporífero, que habría dado lugar a un sueño profundo lleno de sueños.

⚜

Tintura de amapola de California
(Eschscholzia californica)

Para esta tintura se pueden utilizar todas las partes de la planta, incluidas las flores, las hojas y las raíces. Cortar el material vegetal fresco y utilizar el método de la "tintura popular": llenar el frasco con el material vegetal y cubrirlo con alcohol de grano de alto grado hasta que el material vegetal quede sumergido bajo un centímetro de líquido, y dejar que la tintura se macere durante un ciclo lunar completo agitándola regularmente.

Esta tintura puede tomarse para calmar los nervios, aliviar el dolor y combatir el insomnio. Empezar con 5 a 10 gotas antes de aumentar la dosis.

Para el insomnio: tomar de 20 a 50 gotas o ¼ a ½ cucharadita, 1 hora antes de acostarse.

Para el dolor: tomar de 40 a 60 gotas en el transcurso de una hora; repetir cada 4-6 horas según sea necesario.

Para la ansiedad: tomar de 5 a 10 gotas a lo largo del día según sea necesario.

꙳

Orégano de Creta
(*Origanum dictamnus*):
la hierba del amor

Esta especie de orégano crece solamente en el terreno montañoso de la isla de Creta. Con el paso del tiempo, ha adquirido la fama de utilizarse en la magia del amor, alimentando a los amantes para aumentar su pasión.

Esta antigua hierba del amor europea también se ha utilizado en las celebraciones de Samhain por su capacidad para manifestar espíritus, inducir el trance y promover la clarividencia. Es conocida por su uso como incienso ritual, ya que emite un humo espeso que sirve de medio para la manifestación física de los espíritus. El escritor Paul Huson y el ocultista Aleister Crowley sugieren su uso para la manifestación visible de los espíritus, así como para aumentar la visión de los espíritus y el poder mágico en general. También puede utilizarse como lavado para las bolas de cristal y otros instrumentos de adivinación.

El orégano de Creta está conectado tanto con Venus como con la luna: se relaciona con la diosa lunar Diana a través del nombre Dictynna. Gran parte de la tradición moderna en torno a esta planta procede de la Sociedad Teosófica, que la consideraba sagrada para la diosa de la luna y la valoraba por sus efectos inductores del trance; asimismo, su raíz fue recomendada por el oráculo de Ptah. Virgilio asocia el orégano de Creta con la diosa Venus en el libro XII de la *Eneida*, en el que cuenta que Venus utilizó la planta para curar al héroe herido Eneas: "No es desconocida esa hierba para las cabras salvajes, cuando las flechas aladas se han alojado en sus flancos". Esta oscura relación con las cabras salvajes ha hecho que la hierba se utilice en las mezclas de incienso para dioses silvanos como Pan. Cuando se lesionaban, las cabras salvajes buscaban esta planta de montaña por sus propiedades curativas, y Plutarco dijo que las mujeres de Creta, al notar este comportamiento, aprendieron a hacer uso de la planta en el parto (Folkard 1884, 165).

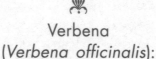

Verbena
(*Verbena officinalis*):
hierba del encanto

El género *Verbena* tiene muchas variedades. La verbena recibe muchos nombres: hierba de los brujos, hierba del encanto, *herba sacra* y *herba veneris*. Conocida por brujos y hechiceros desde hace siglos, es una de las plantas clásicas asociadas a la magia, en especial a la magia del amor. Como una de las hierbas elegidas para ese fin, se ha utilizado ampliamente como ayuda mágica y alquímica a lo largo de la historia.

Se dice que los druidas la empleaban en sus aguas lustrales o sagradas para bendiciones y libaciones. Como hierba de las hadas, se ha utilizado en ritos para convocar y honrar a los hados y al espíritu de la naturaleza. Los celtas llamaban a la verbena "las trenzas de Taliesin", en honor al famoso bardo mítico que recibió sus poderes mágicos de la diosa Cerridwen.

Esta hierba multipropósito puede utilizarse en casi todas las formas de magia práctica. Puede conferir protección cuando se invoca a los espíritus; se esparce alrededor del círculo ritual o del triángulo de manifestación; y para un efecto similar, puede colocarse sobre el altar. La verbena también se puede emplear como hierba de la videncia, haciéndola una infusión para llenar los recipientes de adivinación o como lavado para las herramientas adivinatorias; también ayuda a mejorar la adivinación al despejar la mente, centrar el espíritu y aumentar la capacidad psíquica. La verbena contiene iridoides, que son precursores de los alcaloides.

Como *herba veneris*, la verbena tiene una historia de uso como hierba del amor popular utilizada en hechizos y encantos amorosos. Cuando se hace un lavado, se utiliza en las manos antes de llevar a cabo hechizos de amor para obtener más poder; tiene además una cualidad elemental única: suele dar la impresión de que manifiesta los cuatro elementos en diferentes momentos. Al igual que el sello de Salomón, puede utilizarse como ofrenda elemental general, y su afinidad con las fuerzas de la naturaleza puede ayudar a mantener las plantas sanas; también se puede emplear para sanar la tierra y ayudar a potenciar los espíritus de la naturaleza, sobre todo en lugares donde han sido descuidados.

A través de la historia, esta planta se ha utilizado en amuletos para la protección y la prosperidad. Es una hierba de evasión que puede ayudar a escapar de los enemigos y evitar ser detectado, ya que aporta cualidades de cambio de forma e invisibilidad al aura. Los hechizos de oscurecimiento y ocultación, ya sea de seres vivos, lugares u objetos, caen bajo la regla compartida de Saturno y Venus, basada en la ocultación y el *glamour*.

La verbena es un catalizador mágico multipropósito y, como tal, un aliado versátil y poderoso en los trabajos arcanos del mago de las plantas. Aunque no todos los catalizadores son venenos o alucinógenos, sus efectos pueden mejorar el trabajo con hechizos, la mentalidad de los rituales y la percepción a través de efectos aroma-terapéuticos, como la mejora de la claridad mental y la memoria.

7

El libro de Mercurio
Atravesando los reinos

$\mathcal{E}$l espíritu de Mercurio es un maestro y aliado del estudiante de magia, ocultismo y estudios esotéricos, un espíritu siempre presente que asume muchas formas. Mercurio y las otras máscaras que lleva este espíritu antiguo son los patrones de las artes arcanas. Una característica notable de los espíritus mercurianos es su fluidez: son capaces de cambiar de forma y viajar donde otros seres no pueden, existen fuera de los confines del espacio y el tiempo. Los espíritus mercurianos son embaucadores, chamanes y guardianes, y nos guían a través de la iniciación y la transformación, aportándonos nuevas perspectivas. Estas figuras se representan a menudo como multifacéticas, andróginas y salvajes. Entre las numerosas manifestaciones de Mercurio, como se indica en el capítulo 4, están Prometeo, Loki, Lucifer y Thot. Los espíritus y deidades

Sello de la inteligencia
de Mercurio

(de Agrippa, *Tres libros de
filosofía oculta*)

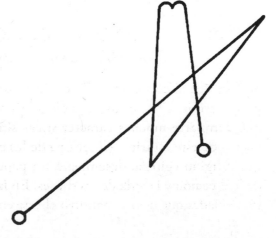

8	58	59	5	4	62	63	1
49	15	14	52	53	11	10	56
41	23	22	44	45	19	18	48
32	34	35	29	28	38	39	25
40	26	27	37	36	30	31	33
17	47	46	20	21	43	42	24
9	55	54	12	13	51	50	16
64	2	3	61	60	6	7	57

Kamea de Mercurio
(de Agrippa, *Tres libros de filosofía oculta*)

implicadas se transforman a menudo de una cultura a otra, unidas por temas similares bajo diferentes nombres.

Mercurio, como dios mayor, anterior a los panteones y nomenclaturas de la civilización humana, es el espíritu salvaje de la naturaleza, que tiene dos caras, la oscura y la clara, con muchos matices de gris entre ellas. Es el espíritu de lo desconocido, la luz misteriosa en la oscuridad que, cuando se alcanza, nos llena de sabiduría iluminadora, al mostrarnos una vuelta más en el camino eterno. Solo explorando las muchas máscaras que lleva esta fuerza primigenia empezamos a comprender el verdadero alcance de esta entidad primordial. En este capítulo exploramos su identidad como Thot, Jano y el hombre verde, el espíritu salvaje de la naturaleza que tiene conexiones con el diablo.

THOT: ANTIGUO DIOS EGIPCIO DE LA ESCRITURA, LA SABIDURÍA Y LA MAGIA

Se dice que el dios egipcio Thot utilizaba el tallo del *Acorus calamus* para escribir. Thot es un homólogo anterior de Hermes y Mercurio que comparte muchas características similares y arroja luz sobre el origen de este espíritu. Al ser una de las primeras deidades de la antigua religión egipcia, desempeñó un papel importante en la historia de la creación y la vida de los dioses. En la mitología egipcia es una de las deidades que creó y mantuvo el universo; más tarde se le consideró un árbitro: cuando surgían disputas entre otros dioses, se recurría a la sabiduría y la autoridad de Thot para llegar a un acuerdo o encontrar una solución y el hecho de que los otros dioses se sometieran a su decisión es un testimonio de su importante estatus. En mitos más recientes, se le relacionó con la escritura sagrada de los jeroglíficos y se le atribuía su invención. También lo consideraron creador de la ciencia y las artes mágicas. Quizá fuera el más sabio de todos los dioses, responsable de las artes y de su introducción a la humanidad.

Thot, como encarnación primitiva del arquetipo del mensajero, era visto como un espíritu intermediario en su papel de conectar los reinos físico y espiritual, así como responsable de traer el conocimiento del lenguaje, la escritura y las ciencias al hombre primitivo. También desempeñaba un papel importante en el juicio de los muertos, función que comparte con sus homólogos grecorromanos, quienes actuaban como psicopompos que conducían a los muertos al más allá. Thot actúa como juez de los muertos, ya que sus actos en la tierra para determinar su destino en el más allá. Los antiguos griegos solían equiparar a las deidades de otras culturas con sus propios dioses si estos compartían características similares, tal era el caso de Hermes y Thot.

Los símbolos de Thot son representativos de sus diversas funciones, que fueron cambiando con el tiempo. Originalmente, era una deidad lunar representada con un tocado con un disco lunar cuando actuaba en su papel de guardián del calendario. Sus símbolos son el ibis, el papiro, los alfabetos sagrados, los instrumentos de escritura y la balanza. Las plantas utilizadas para producir el papiro y la construcción de los utensilios de escritura procedían de los humedales donde vagaban los ibis. Su intrigante conexión con el tiempo y los ciclos es saturniana y está relacionada con el papel del ya mencionado Jano. Los espíritus mercurianos suelen mostrar temas saturnianos en sus papeles más oscuros y ctónicos.

Las similitudes más evidentes existían con Hermes, quien supervisaba muchas de las mismas tareas. La figura posterior conocida por alquimistas y magos como Hermes Trismegisto, o Hermes el tres veces grande, a quien se atribuye la redacción de numerosos textos mágicos, es un compuesto de Hermes y Thot.

Trismegisto era la traducción griega de un nombre que en principio se le otorgaba al dios Thot. Thot, el tres veces grande, al igual que otros espíritus cambiantes de naturaleza mercurial, a menudo adoptaba muchos nombres en función de sus numerosos roles y asumía más de una forma, la mayoría de las veces como hombre con cabeza de ibis o babuino, pero también en forma de ibis o simio. La capacidad de los espíritus cambiaformas de transformarse de humano a animal o a una combinación de ambos, o de tener policefalia (múltiples cabezas), indican su naturaleza capaz de desdibujar límites.

Mientras que Hermes y Mercurio se ocupaban más bien de los viajes y la comunicación entre el mundo material y el espiritual, Thot gobernaba la comunicación a través de la escritura sagrada, en concreto, los jeroglíficos y otros alfabetos mágicos. Su dominio se extiende también a los ámbitos de la filosofía y la religión. Los antiguos egipcios lo consideraban un arquitecto cósmico: el mito decía que Thot se creó a sí mismo y pasó a crear los primeros dioses y diosas del panteón egipcio. Utilizó su sabiduría sagrada y su conocimiento de las leyes del universo para crear la intrincada estructura que mantiene unidos los mundos, y es esta conexión la que intentamos alcanzar a través de rituales y símbolos, al seleccionar hilos específicos del destino que podemos manipular para crear un cambio. Al representar puntos individuales de la creación a través del símbolo y la recreación ritual, actuamos de la misma manera que los dioses, creando el cambio a través de la voluntad.

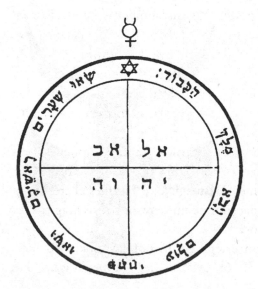

Quinto pentáculo de Mercurio de la Clave de Salomón, que da órdenes a los espíritus de Mercurio y abre todas las puertas, portales y grilletes sin que nada de lo que encuentre sea capaz de oponer resistencia.

MERCURIO EN LA
MITOLOGÍA GRIEGA Y ROMANA

Para los romanos, el antiguo dios Mercurio era una de las doce deida-des *Dii Consentes* principales del panteón romano que gozaban de gran estima. Muchas de estas divinidades son anteriores al Imperio Romano y eran nativas del país, y se les denominaba *di indigetes*, un concepto que también se encuentra en la antigua Grecia y que describe a los espíritus más antiguos como "autóctonos"; es decir, que siempre han existido como parte de la tierra. Cada descubrimiento de una forma anterior de estas deidades nos lleva a un origen aún más primordial de estos antiguos espíritus.

Mercurio se sincretizó con el Hermes griego en el siglo IV a. C. En la antigua religión romana, de raíces protoindoeuropeas, encontramos algunas de las primeras formas de este espíritu, con homólogos en el antiguo Egipto. En la mitología romana, los espíritus conocidos como lares eran sus hijos. Estos espíritus eran similares a la idea moderna de los espíritus de la tierra, al combinar la idea de los espíritus de un lugar, o *genii loci*, con los espíritus familiares y los espíritus ancestrales. Las ofrendas a estos espíritus se hacían en el hogar o en el santuario ances-tral de la casa, así como en lugares designados, conocidos como *herms*.

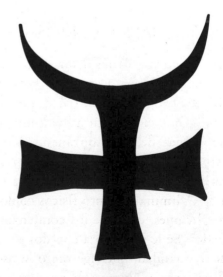

Símbolo medieval de Mercurio, que combina la cruz de la materia y la media luna del espíritu. La adición posterior del círculo, que representa el alma, conecta las tres partes de la humanidad y el universo.

En principio, estos sitios sagrados eran simples montones de piedras dejadas como ofrendas, que se encontraban en los cruces y límites entre territorios. Más tarde se convirtieron en estructuras más permanentes en estas zonas liminales donde los viajeros hacían ofrendas a cambio de la bendición de los espíritus.

Mercurio, como mensajero de los dioses, tenía la capacidad única de poder viajar entre los tres reinos: el superior (celestial), el del medio (terrestre) y el inferior (ctónico). Es un espíritu intermediario que gobierna las encrucijadas, las puertas y las zonas intermedias. Los espíritus mercurianos suelen ser contactados al principio de los rituales, y son honrados primero para que garanticen que el trabajo sea exitoso y el mensaje sea escuchado. Hay todo un grupo de seres que encajan en la categoría de guardianes de las puertas, y tienen las claves para viajar a los otros mundos; su capacidad para cambiar de forma y moverse entre los reinos los convierte en maestros importantes para los trabajos chamánicos, los viajes astrales y la adquisición de conocimientos arcanos. Además de su papel de mensajeros, dominan las artes de la comunicación, el lenguaje y la palabra escrita: los alfabetos sagrados y los hechizos escritos se atribuyen a menudo a los espíritus mercurianos, a los que se suele recurrir en estos casos. Mercurio es un dios de la alquimia, la magia y todas las ciencias sagradas, y puede ayudar en estas áreas.

JANO, EL DIOS DE LAS DOS CARAS

Como muchas de las deidades originales de la religión de la antigua Roma, Jano tiene orígenes en las religiones prerromanas de los etruscos, un antiguo pueblo tribal que ocupaba la zona antes del Imperio Romano, y cuya cultura hizo numerosas aportaciones a las creencias tempranas del Mediterráneo. Jano está relacionado con la deidad etrusca Culsans, que rige las puertas y los portales. En la mitología romana, Jano preside temas similares, incluidos todos los umbrales y lugares liminales, tanto físicos como simbólicos; es una deidad de las transiciones, que rige los comienzos y los finales, y actúa como iniciador. Se le representa con dos caras, lo que le convierte en un dios de la dualidad, que rige tanto la oscuridad como la luz, el pasado y el presente. Gobierna los movimientos del sol, las estrellas y la luna;

Dianus (Jano) era un dios de la luz, mientras que Diana (Jana) era una diosa de la luna. Se dice que gobierna los movimientos de los dioses porque se encuentra en todas las puertas y umbrales de los reinos; por ello se le invoca en primer lugar en los rituales romanos, antes que a cualquier otro dios o diosa. En las tradiciones de la diáspora africana se atribuyen funciones y rituales similares a Elegba, que también es de naturaleza mercurial. También conocido como Papa Legba, es un espíritu de tipo embaucador que desempeña un papel importante en la religión vudú: no se puede contactar con otros espíritus sin la bendición de Legba.

A lo largo de la historia ha habido muchos espíritus que cumplen funciones similares y que pueden relacionarse por sus atributos comunes, a saber, su naturaleza dual y su tendencia a difuminar la división entre estas polaridades. Este concepto de oscuridad y luz se encuentra en los panteones más antiguos, incluidos los de Babilonia y Sumeria. Los dioses de dos caras de la Antigüedad encarnaban las mitades oscura y luminosa del año y la división entre la noche y el día, representada por el sol y la luna.

Jano era venerado en las épocas de siembra y cosecha, que estaban directamente relacionadas con el año civil y el giro de la rueda celeste. Los solsticios, los puntos de mayor luz y oscuridad, fueron algunos de los momentos más importantes en torno a los cuales se construyeron las religiones antiguas.

Como se señaló en el capítulo 4, los primeros mitos hablan de Saturno en su papel original de deidad agrícola que aportó a Jano conocimientos sobre la siembra y la cosecha, convirtiéndose en su amigo y aliado. Tras abandonar un entorno hostil en la antigua Grecia, Saturno compartió el gobierno de este primer reino romano con Jano. Fue durante el reinado de Saturno cuando floreció la mítica edad de oro y los hombres vivieron en armonía con la tierra, compartiendo su generosidad. En esta versión original de Saturno con su guadaña, es un segador de los frutos de la tierra, no la parca que cosecha almas. Otras investigaciones revelarán su conexión con la figura del dios con cuernos mediante la exploración de sus orígenes indoeuropeos, así como su conexión con Saturno y Mercurio.

EL HOMBRE VERDE:
ESPÍRITU DE LA NATURALEZA

El hombre verde es un concepto antiguo y de naturaleza dualista; representa los aspectos creativos y destructivos de la naturaleza. En su forma saturniana, el hombre verde, o diablo verde, preside la mitad oscura del año y los procesos de putrefacción y decadencia para que pueda nacer una nueva vida. También es la fuerza viril de la procreación, un espíritu bromista y mercuriano representado como parte hombre, parte animal y parte planta. El espíritu del hombre verde es un verdadero misterio; representa la fuerza sensible de la naturaleza, especialmente el espíritu verde del bosque. El hombre verde aparece en la arquitectura y las obras de arte desde la Edad Media, con orígenes en la antigua Roma, Mesopotamia y Constantinopla; puede que se tratara de una representación de deidades como Dionisio o Baco, Pan y Silvano.

Podemos apreciar el espíritu salvaje de la naturaleza en el folclore de toda Europa en el hombre salvaje del bosque, conocido como *woodwose*. Se pueden encontrar variaciones de este espíritu en Alemania y Suiza, así como en la figura inglesa posterior de *Jack in the Green*. Todos estos hombres verdes son representados cubiertos por la vegetación salvaje de los bosques, a menudo con lianas que envuelven sus cuerpos y salen de sus bocas.

En su aspecto más oscuro, el demonio verde, representa al "adversario salvaje" de la naturaleza, el espíritu de la muerte y la decadencia que reside en el bosque salvaje y que gobierna durante la mitad oscura del año. Es el dios cornudo del bosque que actúa como protector y defensor de los secretos; el diablo verde puede ser invocado por aquellos que buscan los misterios ocultos del mundo natural y piden que les sean revelados. Como espíritu embaucador, suele enseñar a través de acertijos y lecciones, obligándonos a utilizar nuestros propios dones de discernimiento para hacer descubrimientos más profundos. Cambia de forma; es el dios viril del mundo natural, el rey de las bestias y líder de la caza que también gobierna la época de siembra; luego se convierte en el dios de la cosecha (sacrificado al final de la temporada de cultivo) para resucitar como dios oscuro que lidera el salvaje séquito de almas a través de los tormentosos cielos invernales.

HIERBAS DE MERCURIO

Matamoscas · Cálamo aromático · Perejil · Pie de león · Hierba doncella · Acónito · Lechuga silvestre · Centáurea menor · Circea

Características físicas

Las siguientes características se han extraído de *The Complete Herbal* de Culpeper.

> **Hojas:** diferentes formas y tipos que son agradables a la vista.
>
> **Flores:** varias descripciones y colores que son refrescantes, agradables y placenteros.
>
> **Raíces:** permanecen en lo más profundo de la tierra y se extienden a lo largo y ancho.
>
> **Olor:** sutil y penetrante, refrescante para el corazón y el cerebro.

Propiedades medicinales

Las hierbas mercurianas son de naturaleza dual, ni masculinas ni femeninas, sino una combinación que representa ambos aspectos. Mercurio rige el cerebro, la mente y el sistema nervioso, está presente en todos nuestros procesos mentales y en cómo interpretamos la información sensorial, nuestra memoria y nuestras habilidades lingüísticas. Los órganos sensoriales, sobre todo los que intervienen en la comunicación, están regidos por Mercurio. Las hierbas mercurianas son energéticas; sus efectos se manifiestan con rapidez. Son plantas que influyen en el sistema nervioso y cambian nuestro estado de ánimo y nuestros procesos mentales; aumentan la función mental, ya sea mediante la estimulación, el fomento del estado de alerta o la mejora de la memoria. Son hierbas cerebrales o nootrópicas, sustancias que mejoran la función cognitiva, y son valiosas para aquellos cuya profesión implica escribir o hablar. Las hierbas mercurianas también expanden nuestra conciencia y nos permiten viajar entre mundos, ayudan a mejorar la intuición y facilitan la meditación, y brindan claridad en los momentos de estrés de nuestra vida.

Correspondencias astrológicas

Las siguientes correspondencias fueron extraídas de *Practical Astrology for Witches and Pagans* (Domínguez 2016, 60, 62).

> **Géminis:** aire mutable.
> **Casa III:** comunicación, receptividad, telepatía y comunicación psíquica, hechizos hablados, cantos, conjuros, invocaciones
> **Virgo:** tierra mutable.
> **Casa VI:** juramentos y contratos espirituales y mágicos, deberes, equilibrio entre lo mundano y lo espiritual, el mundo y el destino, el trabajo y la salud.

Simbolismo alquímico: Rubedo

La etapa del enrojecimiento es la etapa final y la culminación del *Opus magnum*, y está relacionada con Mercurio. Es la boda química y la unión de lo masculino y lo femenino, los aspectos volátil y fijo de la materia y el espíritu; es el triunfo de la obra, la descendencia hermafrodita o mercurio filosofal. La piedra filosofal es vital para la finalización de la gran obra y se alcanza cuando la piedra o elixir blancos se purifica aún más, por lo que queda completamente fija y estable; esta etapa está simbolizada por el ave fénix que resurge de las cenizas. En el aspecto espiritual, es la conciencia permanente del ser divino y de su naturaleza dual. En los escritos alquímicos posteriores, después del siglo XV, las cuatro etapas del *Opus magnum* se convirtieron en tres: la etapa del amarilleamiento, llamada *citrinitas*, se combinó con el rubedo. Esta etapa está representada por el sol y la aurora y es una etapa que precede al rubedo en el despertar a la naturaleza divina.

Matamoscas (*Amanita muscaria*): el embaucador y el chamán

El matamoscas es uno de los hongos más antiguos utilizados por la humanidad por sus propiedades enteógenas; alrededor de él se construyó el culto a los hongos sagrados, una tradición espiritual propia. Su

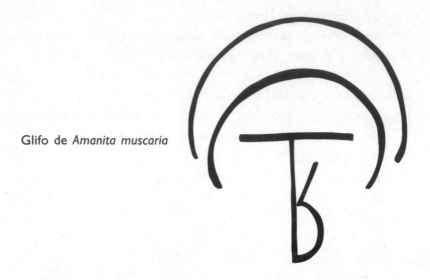

Glifo de *Amanita muscaria*

sombrero rojo con manchas blancas es también uno de los símbolos más reconocibles del mundo. Se le ha llamado soma, pequeño hombre rojo, hongo mágico y amrita. Este hongo fue introducido en Europa por los lapones o sami, los primeros pueblos nativos del norte de Europa.

Los samis eran conocidos, entre otras cosas, por su brujería. Los koriakos y kamchadaland, tribus ugrofinesas de Siberia occidental, fueron los primeros en utilizar *Amanita muscaria*. Algunos creen que este hongo es el origen de la furia en trance de los berserkers, feroces guerreros nórdicos del norte de Europa.

Los koriakos siberianos atribuyen la creación de los hongos o espíritus *wa'paq* a la deidad Vahiyinin. Según el relato, el gran cuervo de los trucos encontró estos espíritus tan útiles que les permitió permanecer en la tierra y enseñar a los humanos (Maestas 2007, 160). En la tradición del norte, el matamoscas se llama *rabensbrot* (pan de cuervo) y lo comían los dos cuervos de Odín, y se le asocia estrechamente a esta deidad, ya que su espíritu adopta una apariencia similar. En el mundo antiguo se sabía que aportaba dones de adivinación, curación, vitalidad y comunicación abierta con el otro mundo. Está muy relacionado con los elfos, las hadas y los espíritus de la naturaleza.

Antiguo espíritu vegetal, el hongo matamoscas tiene muchas reglas y costumbres que espera que sean observadas por aquellos que buscan su poder. Es un enteógeno ritual tradicional y un aliado chamánico, que permite al usuario viajar entre los mundos y ver la compleja red que teje la vida y la muerte. La raíz latina de *muscaria* es *musca*, que significa "volar" (Maestas 2007, 161). Como aliada del viaje, *Amanita muscaria* permite al usuario ascender tanto a las alturas como a las profundidades del árbol del mundo para encontrarse con los dioses y hallar las sombras de los muertos. Permite buscar el ciclo de la muerte, además de dar una visión del proceso entre la muerte y el renacimiento.

El *Amanita muscaria* puede encontrarse en estado salvaje a lo largo de todo el hemisferio norte, después de fuertes lluvias, durante la primavera y el otoño. También crece en zonas templadas de los hemisferios oriental y occidental, y prefiere los bosques de coníferas de pino, así como el abedul y otras maderas duras, al formar una relación simbiótica con estos árboles que conecta las energías de los reinos superiores e inferiores. Se ha utilizado en el Nuevo Mundo desde antes de su colonización por los europeos, se encuentra en algunas partes de Canadá y Estados Unidos, sobre todo en el Noroeste del Pacífico y en la región de los Grandes Lagos. Los ojibwa y otras tribus de ambas regiones tomaban este sacramento y reconocían su poder espiritual.

Los característicos capuchones moteados pueden alcanzar un diámetro mayor que el de una mano humana o menos de 2,5 centímetros de diámetro. Su color va desde el rojo anaranjado hasta el marrón claro y el dorado. Existen otras variedades de *Amanita* que son extremadamente venenosas, como A. *phalloides*, el hongo de la muerte. Estas tienen un aspecto similar, pero suelen ser de color marrón, amarillo o blanco. Algunas variedades seguras de *A. muscaria* crecen en Norteamérica y son de color dorado, pero es clave identificarlas con precisión.

Dosificación y preparación del matamoscas

El matamoscas o *Amanita muscaria* se ha utilizado en la medicina tradicional para tratar las mordeduras de serpiente, fiebre y epilepsia. Su aplicación tópica tiene propiedades analgésicas y relajantes para los músculos. También tiene un efecto notable sobre el sistema nervioso y se ha utilizado para tratar la ansiedad, la depresión y el dolor nervioso.

Amanita muscaria contiene los alcaloides muscimol, muscarina, colina, acetilcolina, macaridina, muscazona y ácido iboténico. El muscimol no está presente en el hongo fresco, sino que se convierte en ácido iboténico durante el proceso de secado. Dicho proceso potencia su efectividad y reduce la cantidad de ácido iboténico, responsable de los incómodos efectos secundarios, como las náuseas. Tanto el ácido iboténico como el muscimol son los principales ingredientes psicoactivos del matamoscas. La muscarina es un alcaloide tropano presente en pequeñas cantidades y, aunque es venenoso, la mayor parte se evapora cuando se seca el hongo (Miller 1983, 81). Estos componentes presentan un interesante equilibrio entre el veneno y el alimento espiritual, como suele ocurrir con estas plantas. No se han producido muertes relacionadas con el uso del hongo *Amanita muscaria*, pero no se puede decir lo mismo de sus parientes venenosas; por eso, es muy importante estar seguro de haber identificado los hongos correctos.

El muscimol se comporta de forma atípica en comparación con otros psicodélicos; activa los receptores cerebrales del ácido γ-aminobutírico, el principal neurotransmisor inhibidor del cerebro, lo que contribuye a sus efectos psicoactivos. Algunos de los efectos fisiológicos que se experimentan con *Amanita muscaria* son la euforia física, el aumento del color, la desconexión del entorno, los sueños vívidos y la sensación de interconexión. El ácido iboténico actúa sobre el sistema nervioso central y provoca letargo, somnolencia, embriaguez, pesadez en el cuerpo, relajación muscular y piel enrojecida. Las experiencias con su uso se describen como el cielo y el infierno.

Mientras que la dosis correcta será capaz de abrir las puertas de la percepción, la cantidad equivocada provocaría incómodos efectos secundarios. Las dosis más pequeñas se asemejan a la intoxicación por alcohol, y las más grandes son psicoactivas. Es difícil determinar una dosis inicial ya que los efectos difieren mucho de un individuo a otro. Una buena regla general es empezar con una dosis pequeña, controlar los efectos e irla aumentando. El matamoscas puede añadirse a las mezclas para fumar y a menudo se combina con el cannabis y las solanáceas, como el beleño, la datura y la belladona. Esta combinación tiene efectos sinérgicos, frenando algunos de los efectos secundarios no deseados asociados a ambos productos botánicos. Los hongos secos pueden comerse solos, o convertirse en extracto alcohólico o en infusión de aceite. Pueden tomarse en microdosis para aprovechar los beneficios de sus sutiles efectos vibracionales; en general, una microdosis se considera una décima parte de una dosis normal. Si bien cada persona es diferente, 1 a 3 gramos tendrán efectos notables y generalmente es un buen punto de partida. Para dar una idea de la fuerza de la preparación, se necesitarían 30 ml de tintura para consumir el equivalente a 3 gramos.

꽃

Tintura de matamoscas (*Amanita muscaria*)

- 25 g de píleos o sombreros secos de *Amanita muscaria*
- 250 ml de vodka

Añadir el matamoscas y el vodka a un tarro de cristal. Dejarlo en infusión de dos a cuatro semanas, y agitarlo con regularidad. Al terminar, colar y desechar las tapas. Esta tintura tiene una proporción de 1:10, que es una buena concentración para microdosificar y disfrutar de los efectos medicinales más sutiles de este hongo. La tintura se puede tomar poniendo unas gotas directamente bajo la lengua y dejándola reposar durante unos treinta segundos. La tintura y el aceite (véase más adelante) también pueden aplicarse por vía tópica; se dice que tienen propiedades analgésicas y ansiolíticas. Hay que recordar que al ingerir *Amanita muscaria* se debe evitar el consumo de bebidas carbonatadas, ya que el dióxido de carbono revierte el muscimol en ácido iboténico y podrías enfermarte.

Para hacer el aceite, se puede utilizar la misma proporción de 1:10 que se usa en la tintura o una proporción de 1:5. Antes de cubrir los hongos con el aceite, es conveniente pulverizarlos con un molinillo de café o un mortero, ya que al pulverizar el material este se expone a más superficie y se mejora la extracción. Se puede calentar el aceite y el polvo en una olla de cocción lenta o en una caldera doble durante cuatro a seis horas o dejar que se infusionen de forma natural. No es necesario colarlo, ya que los productos químicos del polvo de hongos pueden absorberse al entrar en contacto directo con la piel. Este es un gran aceite de unción para los trabajos chamánicos; se aplica en las sienes y en el tercer ojo.

Cálamo aromático (*Acorus calamus*): el estilete mágico de Thot

El cálamo aromático, o ácoro dulce, como también se le conoce, es una curiosa planta con referencias históricas que se remontan a la época del

Antiguo Testamento y antiguo Egipto. Es un ingrediente muy conocido en las fórmulas Hoodoo afroamericanas y se ha utilizado como afrodisíaco y estimulante. Su uso en las fórmulas Hoodoo se basa posiblemente en el Antiguo Testamento: en un pasaje del Éxodo 30:22-38, Dios da a Moisés instrucciones para crear un aceite de unción sagrado. El cálamo aromático es uno de los ingredientes de este aceite utilizado para ungir el arca de la Alianza y el tabernáculo, donde se guardaban los textos religiosos más sagrados y santos. Los individuos también se aplicaban el ungüento a sí mismos antes de entrar en el tabernáculo, lo que habría tenido un efecto potenciador, y provocar que el portador fuera santo.

La raíz de la planta es la parte utilizada en la creación de fórmulas coercitivas, a menudo emparejada con la raíz de regaliz, otra hierba dominante. Esta combinación constituye la base de muchas fórmulas de dominio convincentes, a las que se pueden añadir otras hierbas para determinar el tipo de influencia que se desea ejercer. La raíz se pulveriza antes de añadirla a un aceite de condición (un aceite de hechizo o ritual). Al igual que muchas otras hierbas con propiedades de dominio, el cálamo aromático también se puede utilizar para reforzar y ligar hechizos. Siguiendo con el tema de los catalizadores mágicos, aporta fuerza de voluntad a cualquier cosa que se le añada. A través del poder de la palabra escrita, se pueden crear cambios como los dioses. La caña de cálamo, junto con las tintas preparadas en ritual, permite al escriba infundir su voluntad en la página.

La planta en sí es alta, llena de cañas y crece a lo largo de los arroyos y estanques entre las espadañas; y tiene una raíz que crece de forma horizontal y que puede alcanzar el metro y medio de longitud. La raíz contiene la mayor parte de los aceites esenciales y principios activos de la planta, que se recogen por sus usos rituales y medicinales; es también apreciada por sus componentes químicos, que han sido utilizados por los pueblos tribales durante milenios. Las sustancias químicas del cálamo aromático pueden tomarse en pequeñas cantidades cuando se desea un efecto estimulante. Es sobre todo beneficioso para el ayuno y los viajes largos y arduos; los indígenas masticaban su raíz cuando se adentraban en la naturaleza. En mayores cantidades, se utilizaba por sus propiedades psicoactivas, junto con otros ingredientes en las recetas para los viajes chamánicos (Miller 1983, 57).

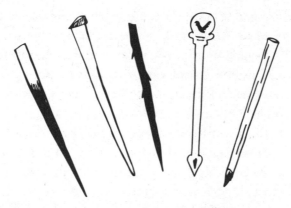

Las maderas sagradas pueden emplearse como utensilios de escritura en la hechicería, al carbonizar un extremo y escribir o dibujar con su ceniza. Esta es una técnica útil para maldecir, desterrar y proteger debido a las propiedades de la ceniza.

La raíz del cálamo aromático puede utilizarse como incienso para los efectos iluminadores, fortalecedores y estimulantes que ofrece la planta a nuestra mente. Puede quemarse en los procesos de meditación así como en los rituales para aumentar la concentración. La raíz contiene altas concentraciones de aceites esenciales: sus propiedades psicoactivas se atribuyen a la presencia de asarona, y, curiosamente, el cálamo aromático contiene safrol, que también está presente en el sasafrás y participa en la síntesis de la MDMA (éxtasis). El aceite esencial tiene efectos tónicos y, en cuanto a lo farmacológico, actúa de forma similar a la papaverina derivada de la amapola. Es poco probable que el cálamo aromático sea psicoactivo o alucinógeno en realidad; no parece tener ninguna sustancia química psicoactiva, pero con sus propiedades afrodisíacas, fortalecedoras y estimulantes tiene algunos usos rituales prometedores como una especie de enteógeno excitante.

☙

Perejil (*P. crispum* var *neapolitanum*): el diablo verde

El perejil, una guarnición común y una planta sin pretensiones, tuvo alguna vez una reputación siniestra. También llamado hierba del diablo, las asociaciones diabólicas y oscuras del perejil se remontan a la antigua Grecia, donde era un símbolo de la muerte utilizado para decorar las tumbas. Se decía que había brotado de la sangre de Arquémoro, un hijo del rey nemeo Licurgo y Eurídice, cuyo nombre significaba "precursor de la muerte". También se utilizaba como planta de seto o de cerca de jardín junto con la ruda.

Está rodeado de múltiples intrigantes leyendas, así como una serie de tabúes sobre su uso y plantación. En la campiña inglesa tiene fama de ser una planta de mala suerte y mal augurio, con supersticiones que varían de un lugar a otro. Tiene un índice de germinación lento e irregular; debido a que este permanece mucho tiempo en el suelo antes de germinar, se decía que bajaba al diablo y volvía tres o nueve veces (según la región) antes de brotar, y que los que no brotaban, el diablo los guardaba para sí. Había tabúes en torno a la plantación o el trasplante del perejil, y se idearon varias prácticas para mitigar su influencia nefasta. Así, este solo podía ser plantado por una mujer mientras sonaban las campanas de la iglesia o durante el Viernes Santo.

Puede utilizarse para conectar con los espíritus embaucadores del reino verde: el diablo verde o el espíritu adverso de la naturaleza, el señor de la caza y el espíritu errante del bosque. Se emplea en recetas para enviar el propio espíritu a la noche y para aumentar el conocimiento del mundo espiritual. A menudo se incluía como ingrediente en las recetas de los ungüentos voladores medievales, a veces catalogado como *silium*, de *Petroselium*, el nombre de género latino medieval de la planta, una forma latinizada de la palabra griega *petroselinon*, que significa "apio de roca". Curiosamente, sus hojas, flores y raíz se parecen a las de la cicuta venenosa, también conocida como perejil de los tontos o perejil venenoso; gran parte de la siniestra leyenda relacionada con el perejil puede deberse a este parecido, una conexión que se ha forjado a lo largo de los siglos. El perejil era conocido por contrarrestar los venenos, lo que se cree es el origen de su uso continuado como guarnición; esto también puede estar relacionado con su capacidad para contrarrestar el olor del ajo en el aliento.

🜨

Pie de león (*Alchemilla vulgaris*): *el pequeño alquimista*

El pie de león no es venenoso ni psicoactivo, pero es un catalizador mágico y un aliado del herbolario, el alquimista y el *wort cunner* o conocedor de plantas. Las plantas conocidas como catalizadores mágicos tienen una afinidad con el trabajo del mago y el alquimista, en parte debido a su historia, su correspondencia con otras fuerzas ocultas y la sabiduría y las tradiciones que se han acumulado a su alrededor. Las plantas de esta categoría mercuriana son aliadas poderosas y maestras de buena voluntad para la exploración de la alquimia y el arte de la elaboración de pociones. Las correspondencias planetarias de estas plantas son a menudo contradictorias y difíciles de precisar, lo cual es una característica del espíritu embaucador. Su aparente conexión con el *Opus magnum* se sitúa en el ámbito de Mercurio, el tres veces gran alquimista.

El pie de león, el pequeño alquimista, es una planta patrona tanto de los herbolarios como de los alquimistas y es un ejemplo perfecto de esta categoría. Su nombre hace referencia a la forma de las hojas de la planta, que se despliegan como el pie de un león. Es una planta común en el hemisferio norte y está relacionada históricamente con la diosa Freya y la tradición de las hadas en Europa; corresponde a los elementos tierra y agua, lo que atestigua su energía femenina. Puede ayudarnos a desvelar los secretos de la naturaleza a través de la alquimia de las hierbas y la magia de las plantas, y hacernos conectar con el poder nutritivo de la Madre Tierra; además, nos ayuda a sintonizar con nuestro propio lado femenino terrenal.

Como hierba de *glamour* y encanto, la propia planta y el rocío que se acumula en sus hojas se utilizaban por sus efectos encantadores y en los rituales de embellecimiento, a menudo como lavado de cara para impartir un encanto de otro mundo. El pie de león es, convenientemente, una poderosa hierba femenina que se encuentra bajo el dominio de Venus. Sus propiedades medicinales como tónico para la mujer tienen una serie de usos beneficiosos. Las conexiones con la belleza, la mística femenina y el amor se deben a la correspondencia de la planta con la diosa que encarna este sentimiento. De hecho, esta planta tiene una larga historia de uso en filtros y pociones de amor. Todas sus partes se pueden secar y pulverizar y así servir de base para otras recetas, lo que refleja su papel como vehículo de preparaciones mágicas.

La *Alchemilla vulgaris* era bien conocida por los alquimistas medievales. Aunque no es una hierba propiamente maligna, su eficacia como planta aliada le ha valido un lugar entre los catalizadores mágicos. Los alquimistas reconocieron su poderoso potencial, y la convirtieron en la base de muchas de recetas; y los alquimistas medievales, que la llamaban *stellaria*, utilizaban sus aguas celestiales: el líquido sagrado que se encuentra en sus hojas tenía propiedades de transmutación, las cuales eran atractivas para el *Opus magnum*. La *stellaria* aporta un poder celestial y lunar a las recetas y su poder se multiplica en función de su recolección en determinadas fases de la luna.

El rocío, una condensación sagrada que se consideraba el néctar de la luna, aparecía durante la noche en la planta y se recogía al día siguiente. Para hacer esto, se colocaba una tela de algodón sobre la planta por la noche y, una vez que esta absorbía esta virtud nocturna, se escurría el agua sagrada de la tela y se utilizaba en preparados alquímicos, aguas lustrales y lavados glamurosos. También se utilizaban pequeñas cantidades de rocío recolectado directamente de las hojas en forma de copa; se decía que beber de estos recipientes naturales hechizaba el aura, y se utilizaban pequeñas cantidades para lavar los ojos con el fin de tener una segunda visión y mirar más allá del velo.

El rocío, recogido antes del amanecer, era un ingrediente importante en las operaciones alquímicas. Potenciador mágico universal, puede ser tintado con material vegetal para su posterior uso en otras preparaciones. Las aplicaciones potenciales de una herramienta tan universal como esta son infinitas, con lo cual tener a mano una tintura de pie de león representa una ventaja para el alquimista y la bruja verde. Esta receta arcana puede utilizarse como activador mágico y en los rituales de transformación conocidos como *altera et alteram*, los cuales implican la creación de herramientas y objetos mágicos a través de la transmutación de sus energías espirituales. Las propiedades de transformación alquímica de la planta se utilizan en la transmigración del poder de la serpiente o del fuego de la bruja desde las líneas del dragón de la tierra a través del hechicero hasta el recipiente deseado.

Como espíritu vegetal familiar, el pie de león ayuda a conectar a quienes transitan la senda de los venenos con otros espíritus de las plantas y nos enseña sus virtudes ocultas. También puede ayudar a conectar con los espíritus más oscuros del reino vegetal, ya que brinda su propia protección y perspicacia al tratar con estos aliados más peligrosos, y actúa como emisaria.

⚶

Hierba doncella (*Vinca major*): la violeta de los hechiceros

La hierba doncella, también conocida como laurel de Dafne y violeta de los hechiceros, forma parte de la colección de aliados mágicos debido a sus numerosos usos en la magia popular durante la Edad Media. Esta planta parece tener más usos en la magia y el encantamiento que en aplicaciones cotidianas; es una planta del reino de las hadas, que crece a lo largo del camino y en el suelo del bosque, extendiendo con rapidez sus flores violetas de floración temprana. La *Vinca major* es otra planta de cinco pétalos, el número de Venus y un número relacionado con las plantas empleadas en la magia, incluidas muchas de las plantas visionarias. Las plantas de cinco pétalos, entre ellas la familia de las solanáceas, actúan como puertas, como el pentagrama, al que estas se asemejan.

La hierba doncella es la planta perfecta para recolectar en Beltane para celebrar la belleza y la nueva vida de la primavera. Sus propiedades astringentes, antisépticas y desodorantes se utilizaban en los baños de embellecimiento, mientras que sus hojas y flores se recogían y se utilizaban en infusiones y aguas lustrales para tonificar y reafirmar la piel y darle un brillo saludable y un encanto de otro mundo. La planta también se puede utilizar en recipientes de adivinación para mirar al otro mundo.

Esta planta atrae a los espíritus de la naturaleza en general y puede utilizarse como ofrenda para los espíritus del bosque, los aliados de las plantas y las entidades elementales; y en particular, está asociada con el reino de las hadas y se utiliza en rituales para conectar con estas energías. También se relaciona con la energía lunar y, cuando forma parte de rituales de luna llena, produce resultados poderosos. La tradición medieval sugiere que se recoja en los días numéricamente asociados a la luna: el primero, el noveno, el undécimo o el decimotercer día del ciclo lunar. Es una hierba de limpieza y purificación, y sus propiedades protectoras se utilizan para expulsar el miedo, aclarar situaciones y promover el arraigo y la fuerza.

La violeta de los hechiceros se ha utilizado en amuletos para proteger contra las mordeduras de perro y el veneno de serpiente y para exorcizar espíritus malignos. Históricamente se empleaba en los hechizos de amor coercitivo y a menudo aparece en las fórmulas de amor medievales para atraer y unir a dos personas.

> *Te ruego*, vinca pervinca, *a ti que eres de tener por tus muchas cualidades útiles, que vengas a mí con alegría, floreciendo con tu plenitud, que me equipes para que esté protegido y siempre próspero y sin daño por el veneno y el agua.*
>
> APULEYO, *HERBARIUM*, 1480

Acónito (*Aconitum* spp.): la gran reina de los venenos

A. napellus, *A. carmichaeli*, *A. foresteri*, *A. vulparia* y *A. lycotonum* son solo algunas de las variedades de este gran grupo de plantas, las cuales pertenecen a la familia de las ranunculáceas, con otras 150 especies en este género. El acónito es conocido por ser el género de plantas más venenoso de Europa, y posee un robusto conjunto de mitos y leyendas asociados con él. El acónito y el anapelo azul son plantas similares, y ambos nombres se utilizan a menudo para describir a todos los acónitos; desde el punto de vista mágico, son tan similares que pueden utilizarse indistintamente. Algunos herbolarios afirman que *A. lycotonum*, con sus flores blancas y amarillas, es a la que se refieren los antiguos herbarios cuando mencionan el acónito. La variedad azul y púrpura, *A. napellus*, solía cultivarse en los jardines de los monasterios medievales y solía llamársela "hierba de los monjes", lo cual es apropiado por su parecido con los monjes encapuchados que cultivaban esta planta.

Esta planta es sagrada para varios espíritus con conexiones con la magia y la senda de los venenos. En sus tiempos fue la más importante de las plantas mágicas plantas de naturaleza venenosa porque se utilizaba para combatir a los lobos. Históricamente se la denominaba *hecateis*, en honor a Hécate, para quien la planta era sagrada, ya que crecía a partir de la saliva derramada por su perro de tres cabezas Cerbero, guardián de las puertas del inframundo. Cerbero protegía a Hécate, del mismo modo que esta planta protege a sus aliados. El acónito tiene una gran afinidad con la magia de Hécate; la tradición sobre esta planta menciona que fue utilizada por esta diosa y sus descendientes. En su faceta de Hécate Lycania, es la patrona de los lobos y los cambiaformas, y se puede invocar su ayuda en las artes de la metamorfosis. El acónito también está asociado a Apolo y a la bruja Medea.

El anapelo azul también ocupa un lugar destacado en la farmacopea mágica de la tradición del norte. Los anglosajones la llamaban *thüng*, un término del inglés antiguo para designar cualquier planta demasiado venenosa. En la mitología nórdica, se le conoce como casco de Odín, *trollhat* (sombrero de trol, en nórdico) y *Venuswagon*, y se le relaciona con Odín y la diosa Hel.

Curiosamente, en lo que respecta a la licantropía (la transformación sobrenatural de una persona en lobo o el delirio de ser un lobo), los síntomas de este veneno se han descrito como sensaciones de hormigueo y de bichos caminando por la piel (Grieve 1971), que podrían compararse con el movimiento en el aire o la sensación de tener pelaje o plumas. También tiene un efecto adormecedor, lo que haría que uno fuera más tolerante al dolor. Puede haber contribuido a algunas de las leyendas de licantropía. Algunos relatos sugieren que los escitas podrían haber utilizado el acónito como preparación para el cambio de forma (Rätsch 2005, 35). Se dice que los berserkers germánicos, conocidos por su furia en las batallas, utilizaban el acónito en ellas. Es posible que se usara como talismán, teniendo en cuenta los síntomas de supresión respiratoria y cardíaca si se ingería. Los berserkers germánicos y los escitas se consideraban cambiaformas que adoptaban las cualidades del lobo. Como planta utilizada en la guerra, el acónito era sagrado también para los dioses de la guerra, como Tyr/Thor, y se le llamaba casco de Thor. También se utilizaba para crear flechas con punta de veneno para matar tanto a los hombres como a los lobos, de ahí uno de sus nombres: *matalobos*.

Las flechas tóxicas no solo envenenaban a sus víctimas, sino también a cualquiera que intentara retirarlas.

En la Antigüedad, esta planta fue mencionada por Plinio el Viejo en la *Historia Natural*, donde es designada como "el más rápido de todos los venenos". La primera historia registrada que menciona el acónito fue contada por Homero y luego por Ovidio en las *Metamorfosis*. La mitología menciona que Medea, la dama, intentó envenenar a Teseo con acónito. La diosa Atenea utilizó la planta mágica para convertir a Aracne en una araña, una prueba más de su capacidad para cambiar de forma.

Uso del acónito en la práctica mágica

Esta siniestra planta hace tiempo que se ganó su lugar en el jardín de las brujas, y el nombre de *reina de los venenos* es el más apropiado para una planta tan mortífera. El acónito tiene un aura innegable de magia y misterio, combinada con una sensación de peligro y miedo por su capacidad de matar con facilidad. Es como la doble naturaleza de la bruja, seductora y mortal al mismo tiempo. Es una hierba de empoderamiento para los cambiaformas y licántropos, que les ayuda a

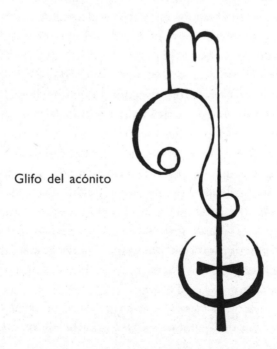

Glifo del acónito

dominar sus habilidades; también ayuda a relacionarse con familiares animales en un intento de integrar su naturaleza salvaje. Es una planta perfecta para el vuelo de las almas o la monta de brujas y para viajar en formas bestiales. Ayuda al viajero a mantener su cuerpo animal cuando está en el reino astral.

El acónito es una hierba de mercurio ctónico y fuego telúrico, la misteriosa energía del dragón de la propia tierra. Ayuda en el viaje al inframundo, cuando se viaja a las profundidades de los lugares ocultos del mundo para regresar con conocimientos arcanos. Protege de los parásitos espirituales cuando se viaja a los reinos de la sombra, como los reinos de Hel o Jötunheim de la tradición nórdica.

Las diminutas y numerosas semillas de la planta junto con sus delicadas hojas son características de su correspondencia mercuriana. La correlación entre el axis mundi y el tallo alto de esta planta es otra muestra de su rol como un aliado viajero. Por supuesto, la naturaleza tóxica y siniestra de esta planta es saturniana, y habla del lado oscuro de Mercurio. Su uso en la batalla y como arma química también le otorga una asociación marciana de la que Saturno es la octava superior. Al igual que la flecha envenenada, esta planta es útil para los envíos mágicos de hechizos y espíritus, ya que asegura que alcancen su objetivo. Utilizar el acónito como complemento de las fórmulas de embrujo es como poner el veneno en la cabeza de una flecha ya mortal, añadiendo una cualidad especialmente malévola.

El acónito se utiliza con mayor eficacia como aceite de unción para las herramientas rituales y las reliquias utilizadas en los viajes chamánicos. Las suaves flores violetas del anapelo azul son un espectáculo para la vista cuando sus tallos se colocan sobre el altar. Tradicionalmente se ha utilizado para potenciar y consagrar objetos rituales, sobre todo armas mágicas; por ejemplo, al ungir una hoja ritual se la hace efectiva contra los espíritus dañinos y los parajes astrales, lo que facilita su eliminación.

Aunque es una hierba sumamente peligrosa si cae en manos equivocadas, también es muy protectora para aquellos que no ofenden su espíritu al usarla de forma imprudente. Al igual que muchas de las hierbas nocivas, protege mediante el sigilo y el subterfugio, lo que permite pasar desapercibido.

El acónito se emplea en los rituales de luna oscura y de honor a la diosa Hécate; puede utilizarse para invocar el antiguo poder de las brujas de Tesalia, quienes estaban asociadas a la diosa. Según la tradición, estas últimas, muy conocidas en el mundo antiguo, estaban especializadas en las artes mágicas, incluido el uso de afrodisíacos y anafrodisíacos; proporcionaban métodos de control de natalidad y ayudaban a interrumpir embarazos no deseados, y se especializaban en las artes venéreas y vénicas, al crear elixires con las plantas del jardín de Hécate para el viaje espiritual, la longevidad y la restauración. Se dice que las brujas de Tesalia utilizaban el acónito en sus ungüentos.

Dosis y preparación del acónito

La naturaleza tóxica de esta planta la hace peligrosa para su uso en mezclas de incienso, recetas destinadas a la ingestión y ungüentos de aplicación tópica. Los alcaloides presentes en ellas ralentizan el ritmo cardíaco y la respiración. Los recipientes líquidos o las pociones (polvos) son una forma más segura de trabajar con esta planta, incorporándola a recetas no destinadas a la ingestión; sin embargo, el contacto directo con el acónito y sus preparados puede provocar irritación. Yo mismo he experimentado con pequeñas cantidades de las hojas infundidas en aceite y me he aplicado este aceite de forma tópica para aliviar el dolor debido al efecto adormecedor que tiene sobre el sistema nervioso. Recomiendo utilizar material vegetal seco, ya que la toxicidad se reduce considerablemente; sin embargo, las solanáceas son igual de eficaces y menos riesgosas. Funciona mejor para el dolor agudo; no recomendaría el uso del acónito a largo plazo para el dolor crónico.

En la tradición, el acónito se ha utilizado en tratamientos tópicos, incluyendo linimentos y ungüentos para la neuralgia y el dolor lumbar. Las tinturas preparadas adecuadamente se empleaban para bajar el ritmo cardíaco al inicio de la fiebre y para reducir la inflamación, tomando hasta cinco gotas al día. La planta se utiliza en la medicina tradicional china; por lo general se emplea la raíz, cuyo contenido en alcaloides disminuye mucho una vez seca. Se ha utilizado en combinación con la belladona para tratar el dolor nervioso, la ciática, el reumatismo, los resfriados y la migraña; y de forma homeopática para los trastornos nerviosos. Sin embargo, el uso del acónito de esta manera solo debe hacerse bajo la dirección de un herbolario experimentado; basta con 0,2 mg de aconitina pura para producir síntomas tóxicos, como la disminución del ritmo cardíaco y la respiración.

Todas las partes de la planta de acónito contienen el alcaloide aconitina, una potente neurotoxina y cardiotoxina que actúa sobre los canales de sodio sensibles al voltaje en la membrana celular, y causa una importante alteración que afecta a los nervios, los múscu-los y el miocardio. La mayor concentración de alcaloides se encuentra en la raíz (0,3 a 2,0%) y en las semillas frescas, con cantidades meno-res en las hojas y los tallos. El contenido total de alcaloides aumenta durante la temporada de crecimiento y es mayor cuando la planta está en flor (junio-julio). Asimismo, el acónito es más peligroso cuando está fresco, ya que el contenido de alcaloides es menor en el material vegetal seco. Yo mismo he manipulado el acónito fresco sin efectos negativos; sin embargo, si el jugo entra en contacto con la piel, sobre todo cerca de un corte abierto, el cuerpo puede absorber las toxi-nas. Apenas 5 ml de jugo de la planta son suficientes para matar a un adulto.

✺

Lechuga silvestre (*Lactuca virosa*): alimento para los muertos

Esta discreta planta, de aspecto similar a su pariente el diente de león, e igual de común en algunas zonas, se ha utilizado desde la Antigüedad como ofrenda a los muertos y a las deidades del mundo subterráneo ancestral. La *Lactuca virosa* tiene un tallo alto con hojas alargadas, flo-res amarillas y semillas plumosas; y suele confundirse con otras plan-tas del género como la *Lactuca serriola*, que tiene un aspecto similar y muchas propiedades en común con la lechuga silvestre, también cono-cida como lechuga espinosa. Los compuestos químicos que se encuen-tran en la planta se utilizan para inducir el trance, y proporcionan un vehículo para los viajes visionarios y los sueños proféticos.

La lechuga silvestre era conocida en el mundo antiguo por sus efec-tos narcóticos y sedantes, similares a los de la amapola y, al igual que esta, exuda un látex lechoso cuando se corta. *Lactuca* significa "extracto lechoso" y *virosa* significa "tóxica". Se llama comúnmente lechuga de opio por sus efectos analgésicos y puede fumarse o aplicarse como un tópico, o ingerirse en forma de tintura; es la savia láctea seca, conocida como *lactucario*, la que se recoge de la planta y se utiliza para este fin. Las plantas somníferas, que inducen al sueño, se relacionan con los espíritus nocturnos del sueño y de los sueños; en la mitología griega estos eran Morfeo e Hipnos, de quienes se creía que eran hijos de Hécate o de la diosa primordial de la noche, Nix.

En este aspecto, la lechuga silvestre puede emplearse para trabajos nocturnos que buscan utilizar los poderes sutiles de la noche y sus habitantes que cambian de forma. Está relacionada con los trabajos de la luna oscura y puede usarse para ataduras enviadas a través de los sueños y para causar confusión en la mente despierta.

Como planta inductora de sueños y de viaje, la lechuga silvestre es más segura que algunas de las plantas más tóxicas de la familia de las solanáceas. Sin embargo, contiene trazas de hiosciamina, que es un alcaloide que se encuentra en el beleño. Sus efectos son anticonvulsivos, hipnóticos, sedantes, diuréticos y laxantes.

La savia se recogía, como hacían los nativos americanos, cortando la cabeza de la flor y dejando que el líquido saliera. Después se secaba y se pulverizaba antes de utilizarla en mezclas para fumar en visiones y rituales chamánicos. El lactucario no es fácil de pulverizar y es apenas soluble en agua hirviendo. Las hojas y la raíz también se recogen y se secan para utilizarlas en estas mezclas para fumar. Las sustancias químicas de la planta inducen una actividad cerebral que favorece los sueños, y los vuelve más vívidos y memorables. En grandes cantidades, produce toxicidad; los síntomas incluyen midriasis y fotofobia, además de dificultades cardiovasculares y respiratorias. Sus efectos de envenenamiento son similares a los de otras plantas que contienen tropanos alcaloides, aunque se necesitarían mayores cantidades de la planta.

Sangre de los dioses

Si bien está tocada por el espíritu de Saturno, la lechuga silvestre también es de naturaleza mercuriana, y nos muestra de nuevo el lado oscuro de Mercurio, que viaja al inframundo, y conduce a las almas recién fallecidas a su lugar de descanso. En este aspecto, el espíritu mensajero nos ayuda a conectarnos con los ancestros y los espíritus primigenios de la naturaleza que viven en la tierra. En el aspecto celestial de Mercurio, asciende a las esferas superiores donde existen los dioses y otros seres de luz.

Bajo esta apariencia es que funciona como embaucador y espíritu oscuro del bosque, con un lado siniestro cuando de trabajar con humanos se trata. Es el adversario de la naturaleza que nos pone a prueba mediante la iniciación y la tribulación para determinar si somos dignos de su conocimiento secreto.

Dioses muertos, portadores de luz y castigo

Los antiguos manuscritos griegos se refieren a la *Lactuca virosa* como sangre de titán, lo que habla de su condición divina. Los titanes estaban dirigidos por Cronos, quien se equiparaba a la deidad romana Saturno, una amalgama de dos deidades indígenas primigenias conocidas por enseñar a la humanidad a cosechar la generosidad de la tierra a través de la agricultura. En esta forma, tiene más en común con el dios mercuriano cornudo de la naturaleza, honrado por brujas y paganos por igual, que trae los dones de la civilización como se ve en los mitos arquetípicos luciferinos y prometeicos. Al igual que los otros dioses que fueron castigados por regalar a la humanidad las artes y los oficios de la civilización y el poder del fuego, a Saturno/Cronos se le dio una connotación más negativa con el tiempo.

La lechuga silvestre también está relacionada con la diosa Afrodita a través de la muerte de su amante Adonis, a quien lo depositaron en un lecho de lechuga silvestre tras asesinarlo. En algunas versiones de la historia fue asesinado por un jabalí entre la planta; tras su muerte, la lechuga silvestre se asoció con la muerte del amor o la impotencia y se utilizó como anafrodisíaco. El mito de Afrodita y Adonis se basa en el anterior mito sumerio de Ishtar/Inanna y Tammuz/Dumuzid. Tammuz era un dios primitivo de la vegetación y el pastoreo, que desempeñaba el papel de dios asesinado en los mitos de la brujería.

Como ya se mencionó, la lechuga silvestre se denominaba sangre de titán, y el lactucario que rezuma de las roturas de la planta, parecido a la sangre que gotea de una herida, nos ofrece una poderosa imagen y mitología con la que trabajar. El icor era la sangre todopoderosa de los dioses y fue derramada por Prometeo como parte de su castigo de Zeus por traer el fuego al hombre primitivo. Este fuego tomado de los dioses y dado al hombre puede ser igualado a la gnosis luciferina, el conocimiento dado al hombre por la serpiente. Los ángeles caídos que enseñaron a las hijas del hombre las artes mágicas y cómo trabajar con las hierbas dejaron un legado en el concepto de sangre de bruja o la marca de Caín, que es un concepto de una línea de sangre espiritual y que conecta a todas las brujas y practicantes de las artes mágicas.

Otra deidad prometeica/mercuriana, Loki, fue castigado por los dioses por la muerte de Balder. Parte de su castigo fue que el veneno de una serpiente goteara sobre él durante toda la eternidad: su leal esposa, Sigyn, recoge el veneno en un recipiente; cuando este está lleno, debe sacarlo para vaciarlo, y solo entonces el veneno cae sobre Loki. Este recipiente es una representación simbólica de la senda de los venenos.

❋

Centáurea menor (*Centaurium erythraea*): Quirón, el sanador herido

La centáurea menor es una hierba pequeña y curiosa, de aspecto rústico y sencillo, que se mezcla con otras plantas en el jardín del boticario medicinal. No es maligna, pero sí una hierba patrona de los herbolarios y de cualquiera que trabaje con plantas. Recibe su nombre de Quirón (Kheiron), el más anciano y sabio de la raza de los centauros. Los centauros, criaturas mitad hombre y mitad caballo, eran conocidos por su sabiduría y también por su ambivalencia y animosidad hacia la humanidad.

Algunos de los mitos asociados a Quirón nos dicen que Cronos era su padre, otra conexión saturniana. En su forma original como dios de la agricultura, Quirón obtuvo su sabiduría de las plantas de su padre y a través de él también fue marcado como "otro". Se decía que vivía en Tesalia al pie de una montaña, un lugar de magia y misterio que también era el hogar de las famosas brujas de la época.

> *La ciencia de las hierbas y los medicamentos fue*
> *descubierta por Quirón, hijo de Saturno y Filiria.*
> PLINIO EL VIEJO, *HISTORIA NATURAL*, LIBRO 7

Desde el punto de vista astrológico, el pequeño planetoide Quirón tiene algunas conexiones interesantes basadas en su relación con sus vecinos planetarios. Este planetoide, que no debe confundirse con Caronte, la luna de Plutón, (llamado así por el barquero del río Estigia), tiene una órbita bastante excéntrica. Quirón orbita entre Saturno y Neptuno, lo que sitúa en una posición interesante entre el sistema solar interior y el exterior. En este espacio, Quirón actúa como una especie de contraparte en la sombra de Mercurio, como intermediario entre el reino personal del sistema solar interior y las profundidades sombrías de la conciencia colectiva representada por los planetas exteriores.

Hiel de la Tierra, Fel-Wort, Fel-Terrae

La centáurea menor, una planta muy conocida por sus aplicaciones en la magia y la artesanía de hierbas rituales adquirió muchas de sus fantásticas asociaciones con lo arcano en la Edad Media. Solía cultivarse en los jardines boticarios medievales por sus propiedades medicinales; en ellos se encontraban también muchas de las plantas que se relacionaron con las prácticas mágicas.

Esta planta se menciona en *Le Petit Albert*, un grimorio mágico, como una de las quince hierbas sagradas de los antiguos. En él se muestra el uso de la planta en lámparas mágicas, combinada con otros materiales botánicos conocidos por sus propiedades mágicas. La centáurea menor, nos dice el grimorio, puede utilizarse en el aceite de la lámpara como punto central de los ritos de aquelarre de las brujas medievales, de los que se dice que "hacen creer a todos los que giran alrededor de este que son brujas". Dota al portador de un aura mágica de sabiduría y conocimiento, e influyen en la forma en que este es percibido por los demás.

En los mitos de Quirón, el centauro fue el responsable de enseñar a muchas personas las propiedades medicinales de las plantas, sobre todo al médico Asclepio, quien se convirtió en patrón de los curanderos y de la medicina. En la práctica, la planta puede utilizarse para conectar con el espíritu de su homónimo cuando se aprende sobre herboristería medicinal y curación natural. Es una poderosa aliada para las brujas verdes, *wort cunners* o conocedores de plantas y los trabajadores de las raíces cuya práctica se basa en las artes verdes. Al igual que muchas plantas de cinco pétalos, la centáurea menor se ha convertido en una aliada de las artes mágicas, al abarcar el trabajo tanto de los bálsamos como de los destierros. Su esencia es curativa y nutritiva para el espíritu, las emociones y la psique; es una planta para sanar al sanador y para recordar a los que sirven a los demás que también deben cuidarse a sí mismos.

Como esencia floral, puede ser utilizada por trabajadores energéticos, sanadores intuitivos y consejeros espirituales. Las esencias florales contienen la naturaleza energética de la planta de la que están hechas, extraída en agua destilada a la luz del sol; estas esencias tienen efectos profundos en nuestro cuerpo mental, emocional y espiritual. La esencia floral de centáurea es perfecta para aquellos que están comenzando a desarrollar sus habilidades. Nos protege de la influencia del detritus energético de otros, a la vez que mantiene la propia voluntad e identidad personal. Puede utilizarse para repeler la ira, las influencias no deseadas y la energía dañina, sobre todo para quienes trabajan como sanadores espirituales y para quienes están expuestos regularmente a energías estancadas o insalubres en el entorno. Restablece la vitalidad del sistema energético del sanador, en especial después de limpiar un lugar de pesadas energías malévolas. Puede incluirse como parte del propio régimen para mantener la salud de los propios cuerpos sutiles, lo que resulta útil para los practicantes de magia, ya que los mantiene empoderados para la curación de otros. Ayuda al sanador a mantener su propia protección personal e higiene energética en su línea de trabajo. La centáurea menor también se utiliza después de una enfermedad prolongada y de intensas sesiones de sanación para revitalizar el cuerpo y el espíritu.

En los rituales, el material vegetal seco de la centáurea menor se puede utilizar en el incienso para inducir estados de trance y lograr una meditación más profunda, específicamente cuando se medita y se conecta con la tierra viviente. Nos conecta con el fuego verde de la serpiente del mundo natural que anima a todos los seres vivos. Como hierba tutelar y planta aliada, puede utilizarse como catalizador mágico, sola o mezclada con otras plantas potenciadoras, como el pie de león. La combinación de ambas plantas crea una poderosa fórmula multipropósito para el alquimista verde.

Quirón representa el arquetipo del sanador herido: adquiere su capacidad de sanación a través de una tribulación o iniciación en la que se elimina, destruye o cambia una parte de sí mismo. El sanador herido queda incapacitado de alguna manera, lo que le hace descubrir sus capacidades curativas innatas, dejando atrás algo nuevo. La centáurea menor ayuda a facilitar e integrar esta experiencia.

Circea (*Circaea lutetiana*): la diosa temible

Hierba de San Simón y yerba de los encantos son algunos de los nombres que recibe la circea, una planta silvestre de los bosques relacionada con la brujería a través de su homónima, Circe. Hija de Hécate, reina de las brujas, Circe es una gran conocedora de las artes venéficas de la elaboración de pociones y la magia manipuladora; una potente figura femenina, temida por su poder, que en su día fue conocida como la "diosa temible que camina con los mortales".

Esta planta no es en realidad una solanácea, sino un miembro de la familia de las onagráceas. Es originaria del noreste de Norteamérica, Europa, Asia Central y Siberia, y crece en zonas boscosas y a lo largo de los caminos. Sus pequeñas flores blancas tienen dos pétalos y son el primer indicio de la conexión saturniana de esta planta con el inframundo.

Debido a la conexión de esta planta con los antiguos mitos de la hechicera Circe y su reputación de poderosos maleficios y maldiciones lanzados sobre sus enemigos, podemos utilizarla de forma similar, aprovechando sus conexiones forjadas a través del mito y el espíritu. Los abrojos que se forman en la circea pueden utilizarse en beneficio propio, ya que estos se adhieren a la piel y a la ropa para ayudar a esparcir su semilla en una amplia zona. La tendencia de esta planta a adherirse a otras puede utilizarse en la magia compasiva cuando se desea una fijación duradera de un hechizo. Las plantas que esparcen sus semillas de esta manera también pueden ayudarnos a conectar con el espíritu del vagabundo, un arquetipo que se ve en las figuras de Odín y Caín que, a través de sus andanzas, descubren una gran sabiduría.

Como espíritu tutelar que simpatiza con los hechiceros, y con las mujeres brujas en particular, la "diosa temible" Circe es una feroz protectora de su especie. Ayudará con obras de venganza y justicia rápida, sin miedo a usar su poder para convertir a sus enemigos en cerdos. Los trabajos ofensivos, los maleficios, las maldiciones y los cruces pueden verse favorecidos por la propiciación de esta diosa.

Como hija de Hécate, Circe es una gran conocedora del trabajo de las hierbas y, en especial, de sus aplicaciones mágicas. Habiendo pasado mucho tiempo en el jardín de Hécate, Circe ha adquirido, bajo la tutela de Hécate, amplios conocimientos sobre la elaboración de pociones y fórmulas mágicas. Invócala sobre todo durante la elaboración de pociones para bendecir y potenciar los filtros, elixires y otras fórmulas botánicas.

SEMILLAS, VAINAS Y ESPORAS: MENSAJEROS DEL REINO VEGETAL

Las plantas regidas por Mercurio suelen tener semillas pequeñas y numerosas, lo que garantiza que viajen a lo largo y ancho. Las semillas contienen toda la información genética de una planta completamente madura; son el modelo de la planta adulta, una cualidad muy mercuriana. Las plantas mercurianas estimulan o calman la mente actuando sobre el sistema nervioso; se utilizan para la concentración, la motivación y la energía o por sus efectos calmantes, contemplativos y meditativos, y se caracterizan por sus efectos sobre el cerebro y el sistema nervioso.

Las semillas se han utilizado tradicionalmente para los efectos contrarios: causar confusión o inducir un comportamiento obsesivo-compulsivo. Por ejemplo, las semillas de mostaza solían esparcirse fuera de la casa porque se creía que los vampiros tenían que contar todas las semillas antes de poder entrar, y no podrían hacerlo antes del amanecer; y las semillas de amapola se utilizan en los maleficios para causar confusión. A continuación, una lista de semillas y sus usos mágicos.

Semillas de abésoda (*Nigella sativa*): estas semillas se utilizan en la magia de *glamour*, los hechizos de cambio de forma y los hechizos de memoria, y pueden emplearse para provocar el olvido. También llamadas semillas de bendición tienen una cualidad siniestra y pueden utilizarse en rituales de guerra mágica. Las semillas de abésoda pueden convertirse en un aceite utilizado como tónico para descalcificar la glándula pineal y abrir el tercer ojo.

Semillas de amapola (*Papaver* spp.): las amapolas tienen una larga historia de uso tanto en la magia como en la medicina y se han utilizado por su capacidad de aportar calma, aliviar el dolor e inducir el sueño. Se cree que se incluían en los ungüentos voladores de las brujas para contrarrestar algunos de los efectos adversos de la belladona y como antídoto ante su veneno. Las amapolas están bajo el dominio de la luna y de las deidades nocturnas, como Nix, Morfeo e Hipnos (Véase más sobre esta hierba venusina en el capítulo 6).

Semillas de apio (*Apium graveolens*): al igual que muchas semillas de Mercurio, las semillas de apio aumentan la claridad, la perspicacia y los poderes mentales. Pueden utilizarse para alimentar las cartas del tarot y otras herramientas de adivinación y para mejorar la habilidad psíquica.

Semillas de beleño negro (*Hyoscyamus niger*): aunque la planta en su totalidad tiene muchos usos para el practicante de magia, las semillas de beleño negro en particular son conocidas por su poder para abrir las puertas a aquellos que quieren viajar a los reinos superiores e inferiores; se ofrecen como ofrendas a los muertos y se utilizan como ingrediente en el incienso para producir un humo que induce al trance, al ser inhalado por su efecto hipnótico. Son conocidas por la consistencia de su composición química, que es más predecible y menos intensa que la de otras plantas que contienen alcaloides.

Semillas de eneldo (*Anethum graveolens*): la planta del eneldo produce una multitud de semillas, lo que es característico de una planta mercurial, por lo tanto, es una hierba de multiplicación y aumento. Se puede utilizar en trabajos de conocimiento e inspiración creativa y para adquirir información y sacar a la luz la verdad. Es una planta de muchos pensamientos. Como medicina, calma la ansiedad y el pánico, además de aportar claridad a la mente ansiosa; su aroma nos ayuda a concentrarnos. Se dice que se utilizaba en la magia medieval para quitar la voluntad a las brujas.

Semillas de hinojo (*Foeniculum vulgare*): el hinojo es una hierba clásica de la brujería y, cuando se pone bajo la lengua, puede utilizarse para añadir poder al discurso, ya que hace que el orador sea elocuente y de lengua dulce. Da fuerza extra a la palabra hablada, ayudando a llevarla a largas distancias. Puede utilizarse en hechizos de contramagia. El hinojo se incluye a menudo en las recetas de incienso para invocar a los espíritus, dándoles la palabra. Se dice que Prometeo bajó el fuego del Olimpo en un gran tallo de hinojo. Es también uno de los ingredientes de la oración anglosajona de las nueve hierbas.

Semillas de mostaza negra (*Brassica nigra*): estas pequeñas semillas son conocidas por su uso para confundir a los enemigos. A lo largo de la historia se han utilizado para protegerse de las brujas, los vampiros y los espíritus malignos. Provocan la dispersión de los pensamientos y la interrupción del habla. Cuando se utilizan para alejar a las personas no deseadas, se espolvorean alrededor de la zona mientras se camina hacia atrás.

Mercurio es el regente de la comunicación; aporta carisma y elocuencia; es un planeta mental, que rige la mente y el sistema nervioso. La energía mercuriana nos ayuda a transmitir nuestro mensaje al mundo y a encantar a los demás en el proceso. Al emplear la asociación simbólica de "plantar una semilla", podemos crear una receta para influir en la mente de otra persona. Las semillas contienen un potencial infinito, y podemos usar ese potencial para influir en la forma en que los demás perciben la realidad.

Las semillas pueden utilizarse para enviar encantos o para sembrar ideas en la mente de las personas, lo que puede lograrse enviando sueños o proyectando una imagen en la mente del objetivo. Al utilizar la magia del *glamour* de esta manera, se envía una imagen de lo que se quiere que un individuo perciba. La fórmula, una vez completada, puede llevarse como un amuleto para afectar al aura de uno e influir en los que le rodean; o puede incorporarse a un monigote para afectar al cuerpo y al comportamiento de una persona concreta, o utilizarse con una calavera para afectar a la mente. La siguiente receta contiene hierbas asociadas con la elocuencia, la manipulación y la discordia mental.

∽◅

Polvo de semillas de la discordia

- ≫ **Cenizas de romero (*Rosmarinus officinalis*): para el olvido**
- ≫ **Abésoda (*Nigella sativa*): para el *glamour* y el cambio de forma**
- ≫ **Semillas de apio (*Apium graveolens*): para distraer**
- ≫ **Semillas de datura (*Datura stramonium*): para controlar la voluntad de otro y su percepción de la realidad**
- ≫ **Granos de amomo (*Aframomum melegueta*): para mandar y obligar**

- 🗩 Semillas de amapola (*Papaver spp.*): para la confusión y la sensación de complacencia
- 🗩 Semillas de acónito (*Aconitum lycoctonum*): para la invisibilidad y el cambio de forma

Las semillas se muelen hasta convertirlas en polvo junto con las cenizas mientras se concentra la atención en el individuo y en la intención. Se pueden añadir hehizos hablados, y la fórmula se espolvorea de forma ritual o se lleva en un frasco alrededor del cuello para influir en aquellos que se encuentren cerca.

ARTIFICIO MERCURIAL: OBJETOS ARCANOS Y CATALIZADORES MÁGICOS

Los siguientes elementos y objetos están imbuidos de la energía mercuriana y tienen diversos usos en los rituales y en la magia.

Piel de serpiente: la piel de serpiente es ampliamente conocida por sus propiedades protectoras y su conexión con el cambio de forma, la sabiduría oculta y la transformación; protege al hechicero cuando viaja en espíritu.

Varitas y haces de madera de avellano: esta madera clásica se utiliza en las varitas de los magos. Una varita de avellano se utiliza para conectar con los espíritus, para abrir y cerrar puertas dimensionales y para encontrar vórtices de energía. Las ramitas de avellano se utilizan para crear haces protectores que se llevan en los rituales de curación y para proporcionar protección contra muchas fuerzas invisibles. Se colocan pequeñas ramitas alrededor de las pertenencias personales de un individuo y se atan juntas; este haz se envuelve entonces en tela con hierbas sagradas, tratándose con sumo cuidado. Se puede utilizar incienso curativo para fumarlo, el cual se puede incorporar a un ritual posterior. El haz se mantiene en el altar y se guarda en una caja cuando no se utiliza. (Para más información sobre el avellano, véase el capítulo 8).

Azogue: el mercurio líquido, el metal correspondiente del planeta, es altamente tóxico. Cuando se ingiere o entra en contacto con la piel,

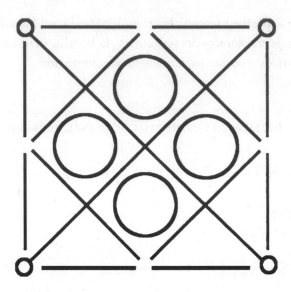

El sello de Mercurio: se utiliza para imbuir talismanes y amuletos con los poderes planetarios de esta esfera celeste. El propio sello también puede llevarse como talismán por sus efectos sobre la elocuencia, la sabiduría, la comunicación, la claridad mental y los viajes.

(de Agrippa, *Tres libros de filosofía oculta*)

se absorbe poco, por lo general no lo suficiente como para ser perjudicial. Sin embargo, cuando se derrama desprende un gas invisible que resulta tóxico si se inhala. Si se lleva en un frasco de cristal alrededor del cuello, el azogue puede protegernos de entidades malévolas. Puede utilizarse en el círculo ritual sin las cualidades más perturbadoras del hierro.

Piedras de adivinación: una esfera de cristal o una punta de cuarzo suspendida entre las puntas de un *stang* sirven como punto focal para adivinar e inducir el trance. Un *stang* es un bastón de dos puntas utilizado en la brujería tradicional; un símbolo masculino, que sugiere las púas de la cornamenta de un ciervo. Simboliza la "luz entre los cuernos", la fuente de iluminación oculta, y puede utilizarse en rituales que implican la proyección astral o el envío del propio espíritu a través de distancias lejanas. Puede colocarse sobre el altar o situarse en la periferia del círculo ritual, en el punto cardinal que corresponda al trabajo que se esté realizando.

Botella de espíritu ancestral: un punto focal para los altares ancestrales y la potenciación necromántica, la botella sirve como recipiente de espíritus y como ancla para su manifestación.

৵৹৵

Recipiente espiritual de la manifestación

- Sal
- Olíbano
- Beleño
- Artemisa
- Gordolobo
- Mirra
- Flores de acónito
- Ajenjo
- 1 gota de sangre del hechicero

Se colocan partes iguales de los ingredientes en un recipiente consagrado, que se sellará con cera. Una gota de la propia sangre añadirá poder adicional, al conectar con la ascendencia individual. Adornar el recipiente con huesos y otros símbolos de los muertos aumenta su poder simbólico, mientras que enterrarlo, idealmente en un cementerio, reforzará su conexión con el otro lado. La botella se mantiene en el altar ancestral después de su preparación, y se le hacen ofrendas periódicas de humo y libaciones.

8

Otras plantas mágicas

Catalizadoras, euforizantes y limpiadoras

$\mathcal{N}$o todas las plantas asociadas a la magia son un veneno mortal. Muchas de las plantas revestidas de tradición mágica tienen muchos usos en medicina y poseen increíbles propiedades curativas. Este capítulo trata sobre aquellas plantas que no están relacionadas estrechamente con un planeta en particular, pero que son bien conocidas por su afinidad con los hechiceros y la práctica mágica. Existen hierbas para crear límites, ocultar tus obras y descubrir el conocimiento de lo oculto; muchas de estas son catalizadores mágicos o ya tienen alguna asociación con la magia y la brujería, lo que las convierte en poderosas aliadas del practicante verde. Sus propiedades y correspondencias únicas las hacen muy adecuadas para ayudar a la realización de rituales y ceremonias mágicas. Cada una de estas plantas tiene una cualidad única que la distingue de la habitual magia de protección, prosperidad y amor.

CATALIZADORES VEGETALES

Las plantas que parecen resonar con el arte del mago se denominan catalizadores mágicos porque, además de sus propiedades y aplicaciones únicas, tienen un efecto empoderador universal, y actúan como potenciadores cuando se añaden a cualquier fórmula. Estas plantas suelen mostrar dos o más atributos elementales o planetarios y tienen efectos transformadores, dependiendo de las otras plantas con las que se combinan.

Agrimonia (*Agrimonia eupatoria*): la agrimonia ofrece una poderosa protección contra la magia y los espíritus peligrosos y se utiliza en los hechizos para provocar el sueño y pasar desapercibido. Devuelve la negatividad y la sella allí, lo que la hace buena para desviar los ataques mágicos. Puede añadirse a los hechizos de protección para reforzarlos o utilizarse sola para crear límites protectores. Fortalece y fortifica el aura y las defensas naturales. (Se analiza con más detalle en el capítulo 5).

Centáurea menor (*Centaurium erythraea*): esta planta patrona de los herbolarios debe su nombre a los centauros, seres mitad hombre y mitad caballo que enseñaron a la gente las propiedades curativas de las hierbas. Se empleaba bastante en la magia de la Edad Media. La centáurea menor aumenta la capacidad psíquica, induce el trance y añade potencia a las mezclas herbales. Como aliado vegetal, ayuda al practicante a aprender los secretos más profundos de este mundo. (Se analiza con más detalle en el capítulo 7).

Circea (*Circaea lutetiana*): esta planta, que lleva el nombre de la famosa hechicera Circe, añade poder a los encantamientos, a la magia de *glamour* y a la magia coercitiva. Es una hierba útil para invocar a las diosas brujas y puede utilizarse para los rituales de luna oscura y los hechizos de transformación. Es una planta mercuriana, relacionada con otras sombras nocturnas solo por el nombre. (Se analiza con más detalle en el capítulo 7).

Datura (*Datura stramonium*): una de las famosas plantas de la familia de las solanáceas, la datura está íntimamente asociada con la brujería, el inframundo y los espíritus que residen en él; y se puede utilizar en los viajes chamánicos y para abrir puertas al otro mundo. Tiene aplicaciones en la magia oscura para vencer la voluntad y provocar el olvido. Las vainas cubiertas de espinas pueden utilizarse en amuletos y maleficios protectores. (El estramonio, también conocido como datura, se analiza con más detalle en el capítulo 6).

Escutelaria de Virginia (*Scutellaria lateriflora*): como medicina, la escutelaria de Virginia se emplea por sus propiedades calmantes y relajantes. En magia, puede utilizarse para revelar conocimientos ocultos y hacer con ella una infusión que se toma como reconstituyente tras el ritual. También es útil antes de la meditación o la adivinación.

Gallarita: durante mucho tiempo se ha considerado que estos crecimientos redondos y anormales que aparecen en los robles tienen propiedades mágicas. Las gallaritas son causadas por avispas que inyectan sus larvas en la corteza del árbol. Se utilizan como catalizadores mágicos y pueden añadirse a cualquier mezcla para aumentar su potencia; así como para crear tinta mágica.

Marrubio (*Marrubium vulgare*): esta planta sirve de protección contra la magia y también aporta claridad a la mente durante el ritual. Puede utilizarse para reforzar los poderes mentales. Debido a sus propiedades medicinales, puede utilizarse para expulsar parásitos espirituales. Tanto el marrubio fétido como el marrubio pertenecen a la familia de las lamiáceas, que es un gran grupo de plantas conocidas como menta u ortiga.

Marrubio fétido (*Ballota nigra*): este marrubio prefiere los suelos alcalinos ricos en nitrógeno y crece en ruinas, barbechos y setos. Tiene un olor fétido y mohoso y puede utilizarse para protegerse de los espíritus de la tierra.

Olmo rojo (*Ulmus rubra*): conocido por su uso en hechizos para frenar las habladurías, el olmo rojo también puede utilizarse para hacer que nuestra magia sea imposible de rastrear y en hechizos para hacer que alguien diga la verdad o divulgue secretos. Por sus efectos de ocultación, se esparce por el altar.

PLANTAS CURATIVAS Y MÁGICAS

Mapacho (*Nicotiana rustica*): limpieza y conjuración

Miembro de la familia de las solanáceas, la *Nicotiana rustica* se conoce como mapacho o picietl, y es pariente cercana del tabaco. El tabaco, al igual que el cannabis, ha sido cultivado por el hombre durante tanto tiempo que ya no existe una cepa original, y no hay seguridad respecto a sus verdaderos orígenes. En general, se supone que el género *Nicotiana* se originó en el Nuevo Mundo, aunque esta afirmación ha sido discutida por algunos; se han descubierto semillas en tumbas egipcias, lo que sugiere la posibilidad de un contacto a través del comercio entre los egipcios y los mesoamericanos. La *N. rustica* ya no se cultiva en Estados Unidos, pues ha sido sustituida por otras variedades como la *N. tabacum*.

La *N. rustica* contiene alcaloides de harmala, además de nicotina: estos son los mismos alcaloides que confieren a la ruda siria sus propiedades enteógenas. El contenido de nicotina de las plantas de tabaco varía mucho: la *N. rustica* es más potente y puede tener un contenido de nicotina de hasta 18%; la *N. tabacum* tiene un contenido de nicotina de entre 0,5% y 9% y en su punto más fuerte tiene solo la mitad de la potencia que *N. rustica* (Furbee 2009). Sus hojas tienen el mayor contenido de nicotina, seguidas de los tallos y la raíz. Sus flores también contienen pequeñas cantidades de nicotina y pueden incluirse en mezclas para fumar e incienso ritual.

El tabaco es utilizado por muchas culturas en los rituales chamánicos y por sus propiedades enteógenas. Tiene una larga historia de uso en las tradiciones chamánicas de las Américas y es muy utilizado por los chamanes para viajar a otras realidades y comunicarse con entidades de otros reinos. El tabaco tiene cualidades estimulantes, relajantes y narcóticas, se usa como emético, diurético y antiséptico, y como insecticida y vermicida natural, con el que se puede hacer infusiones para mantener las plagas fuera de los jardines.

El tabaco tiene muchas aplicaciones rituales; es sagrado para los nativos americanos y los chamanes sudamericanos y ha sido adoptado por las tradiciones de la diáspora africana. Es una planta de conjuración que se da como alimento a los espíritus en forma de humo; se utiliza en rituales de limpieza y curación como reconstituyente espiritual que se sopla sobre el cuerpo. El humo sagrado se utilizaba contra los espíritus de la enfermedad para curar a los enfermos. Los cigarrillos y los puros son ofrendas comunes, y el humo suele soplarse sobre un altar o imágenes de deidades y otros espíritus. El jugo de las hojas se puede exprimir y reservar para fines chamánicos.

El mapacho en polvo se utiliza como rapé ritual. El rapé también fue popular en Europa durante un tiempo: el tabaco fue introducido por primera vez en Inglaterra por sir Walter Raleigh en 1586 y se encontró con una violenta opresión por parte de la monarquía y el papado; y en otras partes de Europa, se le conoció como *Hyoscyamus peruvianus* o beleño peruano hasta 1650. Las sociedades de caza utilizaban la planta para limpiarse la cabeza y concentrarse en sus excursiones. Los habitantes de la Caruña se echaban el jugo en los ojos para mejorar la visión nocturna y para ver los espíritus y discernir entre el bien y el mal. El espíritu del tabaco se buscaba como intermediario para lograr el contacto con otras entidades. El jugo mezclado con cal (hidróxido de calcio) se aplica en el interior de los codos, las muñecas o la parte posterior de la cabeza; La alcalinidad de la lima hace que la absorción de los alcaloides sea más eficaz.

El tabaco es un alimento para los dioses y los espíritus, lo que puede explicar los efectos adictivos que tiene en la humanidad. Es un sacramento que ha sido convertido en mercancía, y su espíritu se ha vengado de esta explotación al crear adicciones y problemas de salud. Cuando se aborda con reverencia y respeto en las ceremonias, es un poderoso aliado que aún está dispuesto a colaborar con quienes lo tratan como el sacramento que debe ser.

🪷

Esclarea (*Salvia sclarea*): claridad y clarividencia

La *Salvia sclarea* pertenece al género *Salvia*, el más grande de la familia de la menta. Está emparentada con la salvia de los adivinos o *Salvia divinorum*. El nombre *esclarea* procede del latín *claris*, que significa "claro", por su uso en tratamientos oculares. La esclarea se utiliza en la medicina ayurvédica para equilibrar los tres *doshas*, que representan la energía de los cinco elementos dentro de un individuo. Se considera el más eufórico de los aceites esenciales, ya que producía un efecto casi narcótico. Este tiene pronunciadas cualidades antidepresivas y es un poderoso aliado para aliviar la depresión, la ansiedad y el estrés; es embriagador, sensual y estimulante (Farrer-Halls 2005). Los efectos de la esclarea son cálidos y sedantes; se utiliza como tónico para los nervios, porque produce una leve euforia y una sensación de bienestar. El uso del aceite esencial antes de dormir favorece los sueños.

La esclarea también puede utilizarse para tratar la disfunción sexual, la impotencia y la frigidez, por sus propiedades afrodisíacas, y puede convertirse en un aceite para masajes. Contiene una sustancia química conocida como esclerol, una estructura similar al estrógeno que apoya el equilibrio hormonal, y que puede ayudar a combatir los dolores menstruales y los síntomas de la perimenopausia. Tiene un efecto estimulante sobre el útero y las mujeres embarazadas deben evitarlo hasta el final del tercer trimestre. Para aliviar el dolor, la esclarea puede añadirse a un baño caliente para relajar la tensión y calmar las molestias.

En magia, la esclarea puede utilizarse en rituales para viajar al mundo subterráneo, así como en ritos liminales por su capacidad para equilibrar la luz y la oscuridad. Es una hierba lunar y se asocia con la magia del *glamour* y el engaño a través del disfraz. También permite al usuario ver a través de las pretensiones de los demás. Como hierba de los sueños, aumenta la vivacidad y el recuerdo, lo que la convierte en una hierba eficaz para los sueños proféticos. Cuando se usa para rituales, puede combinarse con otros aceites esenciales para ayudar en la meditación y el trance.

Avellano (*Corylus avellana*): el árbol de la sabiduría

El avellano está regido por el planeta Mercurio. En la mitología celta, la nuez del avellano es la fuente de alimento y conocimiento del Salmón de la Sabiduría. En la mitología escandinava, el avellano estaba consagrado al dios Thor; en la Edda poética se menciona como símbolo de soberanía y se utilizaba para fabricar cetros para los reyes (Folkard 1884, 190). La madera de avellano es la que tradicionalmente se usa para las varitas mágicas. Una rama de avellano bifurcada llamada vara de Moisés se utiliza en la radiestesia para encontrar tesoros enterrados, y el caduceo de Hermes estaba hecho de una rama de avellano.

El caduceo, símbolo de la profesión médica, es una vara de avellano con alas alrededor de la cual se enroscan dos serpientes. Pero esa no es la única conexión entre las serpientes y el avellano: las serpientes están asociadas a Mercurio y son símbolos de sabiduría, curación y transformación, del misterio y el conocimiento de lo oculto. En la mitología romana, los espíritus de la tierra o *genii loci* se representaban como serpientes gigantes bajo la tierra. La bruja y el sierpe (el dragón europeo) son hermanos bajo el cornudo. El mítico *Huzelwurm* de la tradición germánica habita en las raíces del avellano, impartiendo sabiduría a quienes son capaces de discernir su presencia: se decía que esta criatura era una serpiente blanca con cuernos que vivía en las raíces del árbol y que, si uno era capaz de atraparla y comérsela, obtenía el conocimiento de las fuerzas ocultas. Las nueces del avellano se utilizaban para protegerse de las mordeduras de serpiente, y la madera se utilizaba para curarlas.

✳

Mirra (*Commiphora myrrha*): fragante euforizante

La resina de mirra era un producto importante en el mundo antiguo. Los antiguos egipcios la utilizaban en sus procesos de embalsamamiento por su gran capacidad de conservación. La resina extraída de este pequeño arbusto espinoso se ha utilizado a lo largo de la historia como fumigante ritual. Se cree que la mirra es la contrapartida lunar del olíbano, que es de naturaleza solar. La mirra puede utilizarse en los inciensos para los trabajos lunares, la divinidad, el trabajo con los espíritus y la nigromancia. Existen muchas variedades de mirra, las cuales varían en calidad y aroma. Tiene un aroma dulce y terroso, que combina bien con muchas otras hierbas como incienso; resulta adecuada para quemarla durante la meditación y el trabajo de trance.

Desde la Antigüedad se conocen los efectos enteógenos de la mirra. Se incluía en una receta de incienso utilizada por los sacerdotes levitas, mencionada en la Torá, que contenía gálbano, dos tipos de mirra, azafrán, madera de agar, canela y casia (Levítico 16:12), todos ellos conocidos por sus efectos, incluido su papel como agonistas de los receptores opiáceos; es decir, que activan los receptores opiáceos de forma similar a los opiáceos reales, lo que produce euforia, una sensación de relajación estimulada y calidez. La mirra, junto con el incienso, se clasifica como tranquilizante debido a sus efectos sobre los receptores del ácido γ-aminobutírico.

La mirra, junto con la canela y la casia, contiene derivados del aceite esencial conocidos como alilbencenos. Estas sustancias químicas son conocidas por su acción medicinal y su psicoactividad documentada. Están estrechamente relacionados con los alcaloides psicoactivos y los estimulantes. Estos químicos tienen un efecto leve en la fisiología humana a menos que se combinen con los inhibidores enzimáticos adecuados. Los inhibidores como la nuez moscada se utilizan en sinergia con las plantas que contienen alilbenceno para producir efectos más pronunciados, una reacción que ya conocían los antiguos egipcios, que utilizaban estos ingredientes en un aceite de masaje que se reservaba para el faraón. Los efectos físicos del masaje, que dilataba los capilares superficiales, junto con estas plantas sinérgicas daban lugar a un efecto potenciado.

Los efectos de los aislados de terpeno de mirra o del extracto de mirra se han asemejado a los efectos del kratom, un árbol tropical de hojas perennes que, cuando se secan, se pulverizan y se comen, producen un efecto similar al de los opiáceos. En la tradición, la resina de mirra se ha masticado en pequeñas cantidades, se ha fumado o se ha infundido en vino y se ha bebido. La tintura de mirra, de color rojo oscuro, también produce un extracto que puede fumarse, tomarse por vía sublingual o insuflarse. La tintura se macera de dos a cuatro semanas y luego se separa del orujo restante, después el extracto se vierte en una bandeja de cristal para hornear y el disolvente se evapora para que el extracto restante pueda rasparse con una cuchilla. Este extracto es el que se toma, en dosis de 50 a 100 mg, por sus propiedades enteógenas, o se añade al incienso ritual o a las mezclas para fumar.

🌿

Campanilla de invierno (*Galanthus nivalis*): protectora y antídoto

En la *Odisea* de Homero, la hechicera Circe, conocedora de los venenos, da a los hombres de Odiseo "comida mezclada con drogas malignas", una poción mágica que los convierte en cerdos. Algunos han sugerido que estos llamados venenos se trataban de algún tipo de hierba alucinógena. El dios Hermes acude en ayuda de Odiseo y le da una extraña planta para protegerle de los encantos de Circe, la cual se describe como "negra en la raíz con una flor blanca como la leche". Llama a la planta *moly*, pero no da una descripción definitiva de lo que es. Muchos han teorizado sobre su identidad, pero no existen pruebas claras.

Uno de los argumentos más convincentes sobre la identidad de la moly fue el presentado por Andreas Plaitakis y Roger Duvoisin, quienes señalaron a la campanilla de invierno como esta mítica planta (Plaitakis y Duvoisin 1983). La acción química de la campanilla de invierno como anticolinesterasa resulta interesante. La anticolinesterasa es un inhibidor de la acetilcolinesterasa, lo que significa que inhibe la descomposición de la acetilcolina, aumentando su nivel y duración. Los alcaloides tropanos bloquean la acetilcolina en los receptores nerviosos debido a sus efectos anticolinérgicos; una anticolinesterasa revertiría las acciones centrales de un alcaloide tropano. Una de las sustancias químicas del bulbo de la campanilla de invierno, la galantamina, es precisamente una anticolinesterasa de este tipo. La descripción de los efectos de la moly que hace Homero sugiere una acción química de este tipo. En tal caso, este sería el primer ejemplo de un fármaco anticolinesterásico utilizado para prevenir o revertir el envenenamiento por alcaloides tropanos (Plaitakis y Duvoisin 1983). (Para una lista de otros antídotos para alcaloides, véase el recuadro al final del capítulo 9).

La campanilla de invierno florece a principios de febrero y se asocia a la fiesta de la Candelaria, y fue introducida en Gran Bretaña por los monjes. Es un símbolo de pureza, pero también de muerte, ya que se parece a un cadáver amortajado. En la antigua Grecia se utilizaba en ocasiones para la neuralgia y el dolor.

❦

Ruda siria (*Peganum harmala*): la hierba más amarga

La ruda siria crece en el Mediterráneo oriental, Oriente Medio y partes de Asia, incluido el subcontinente indio. Harmal es uno de los muchos nombres asociados a esta planta legendaria, conocida en el mundo antiguo como moly, según la lista de Dioscórides. Sin embargo, no existen pruebas irrefutables de la asociación de esta planta con el moly que Hermes dio a Odiseo en la *Odisea* para romper el encantamiento de Circe; dicha asociación es una prueba de la importancia de la ruda siria en el mundo antiguo. Tenía una gran reputación como apotropaico y Homero la conocía como tal.

En África, el Mediterráneo y Oriente Medio, se ha empleado para tratar enfermedades mentales, como abortivo y como talismán contra el mal de ojo. A veces se utilizaba como afrodisíaco y por sus efectos para elevar el estado de ánimo. Desde el punto de vista mágico, se considera una hierba saturniana y se utiliza como enteógeno ritual y en la magia de protección. La ruda siria suele quemarse para ahuyentar a los espíritus malignos y prevenir las desgracias. Avicena (980-1037 d. C.), médico persa, menciona su uso como planta visionaria y por los sufíes para mejorar sus trances.

Las semillas de la ruda siria se utilizan por sus efectos enteógenos; se fuman o se queman y se inhalan para obtener efectos psicotrópicos. Tienen un efecto sedante y narcótico similar al del opio, con alucinaciones visuales de leves a moderadas. Las semillas se pueden masticar para absorber sus compuestos por vía oral; sin embargo, son demasiado amargas y poco sabrosas. Se han empleado infusiones y tinturas con jugo de limón o alcohol; se dice que la infusión de las semillas en agua caliente produce menos náuseas que otros métodos. Pequeñas dosis de las semillas (25 a 50 mg) tienen un ligero efecto estimulante y pueden causar agitación o actuar como depresores. Tomar 2,5 g de semillas enteras provoca una leve pérdida de coordinación, pero algunas fuentes afirman que tan solo 1 g de semillas puede provocar alucinaciones. Las dosis mayores (de 300 a 750 mg) tienen un efecto alucinógeno (Yuruktumen 2008). Se toman dosis más altas por sus efectos psicotrópicos: de 3 a 5 g de semillas, pulverizadas y colocadas en cápsulas de gel.

La ruda siria contiene las sustancias químicas harmina y harmalina. Las soluciones de esta última, al igual que otros extractos que contienen alcaloides, son fluorescentes bajo luz negra. Los alcaloides de la harmalina son inhibidores de la monoaminooxidasa (IMAO) y no deben tomarse junto con medicamentos IMAO.

Precaución: Dado que la ruda siria es un abortivo, las mujeres embarazadas no deben tomarla.

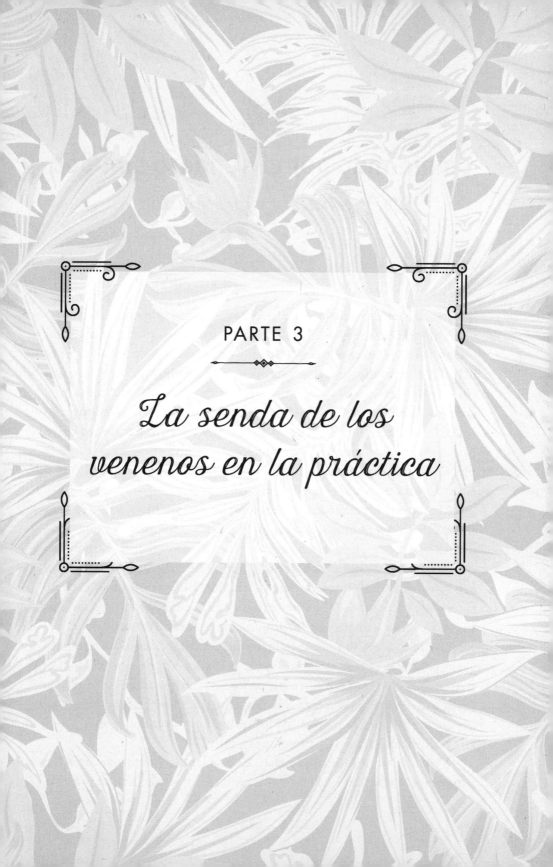

PARTE 3

La senda de los venenos en la práctica

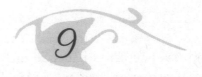

Caminando por el sendero sinuoso
Preparación y formulación

*E*ste capítulo se centra en la preparación de las plantas, tanto las malignas como las más benignas, para su uso en medicina y en fórmulas diseñadas para el ritual. Algunas de las plantas de las que hemos hablado en capítulos anteriores son demasiado peligrosas para cualquier tipo de ingestión, incluso para su aplicación tópica. Plantas como el acónito, la dedalera y la cicuta no deben ingerirse nunca, y aplicarlas sobre la piel también es arriesgado, ya que en el mejor de los casos causan irritación cutánea. Los alcaloides se absorben a través de la piel y, aunque la aplicación tópica es mucho más segura que la ingestión, no está exenta de riesgos.

Muchos de los enteógenos mencionados en este libro, como la artemisa, el ajenjo y la mirra, son seguros de usar siempre que se sigan las pautas básicas de preparación herbal. Hay muchos recursos disponibles que dan instrucciones para hacer tus propias hierbas medicinales, incluyendo tinturas, bálsamos y extractos fluidos. En este capítulo, me centraré en la preparación de aceites rituales, ungüentos y otras recetas, que pueden utilizarse tanto con fines medicinales como rituales.

Las solanáceas son antiinflamatorias y antiespasmódicas y son eficaces para aliviar el dolor, como el de la ciática y todo tipo de dolores musculares. Son un gran sustituto de los analgésicos adictivos y pueden utilizarse en sinergia con otras plantas calmantes; tienen un efecto analgésico y sedante en la mayoría de los individuos, pero en algunas personas pueden resultar más estimulantes y eufóricas.

Desde el punto de vista ritual, estas plantas sirven para muchos propósitos y son herramientas indispensables que mejoran la práctica.

Gracias a su capacidad para relajar la mente y abrir nuestra percepción a realidades sutiles, son excelentes para cualquier tipo de trabajo de trance. Las plantas nocturnas han sido utilizadas por muchas culturas antiguas para profetizar y como ayuda a la adivinación; hacen que alcanzar estados alterados de conciencia sea mucho más fácil. Además de afinar nuestra percepción de las energías espirituales, las solanáceas también se utilizan para atraer a los espíritus; muchas de ellas han sido utilizadas por los pueblos tradicionales durante siglos como ofrendas a los espíritus, a los dioses y a los muertos.

MÉTODOS DE EXTRACCIÓN

Muchas de las fórmulas de este libro incorporan plantas de la familia de las solanáceas, que contienen alcaloides tropanos. Los alcaloides son solubles tanto en disolventes orgánicos (alcohol) como en grasas (aceites vegetales y grasas animales). Los alcaloides tropanos pueden extraerse de las plantas solanáceas por todos los medios habituales, como la infusión de agua o aceite o la extracción con alcohol. También se pueden utilizar ácidos como el vinagre y el vino tinto. Los ácidos convierten los alcaloides en su forma de sal, lo que facilita su absorción. Además, son solubles en agua, lo que significa que se extraen más rápido en soluciones de este líquido, pero, en contraparte, no ocurre lo mismo con el aceite. Muchas de las fórmulas que utilizaremos son a base de aceite, pero existen algunas técnicas que pueden compensar este problema: dependiendo del uso deseado y del modo de administración necesario, las tinturas de alcohol, los aceites infundidos y los ungüentos son todas opciones potenciales. En algunos casos, se puede preparar una infusión o decocción de agua para uso tópico, pero no se recomienda hacer un té de estas plantas y beberlo, ya que ingerir alcaloides de esta manera es arriesgado y provoca experiencias bastante desagradables.

Los alcaloides tropanos se absorben con facilidad a través de la piel y las membranas mucosas; las tinturas, los aceites y los ungüentos son medios eficaces de administración para el uso tópico. Las únicas solanáceas que son seguras para su uso en las membranas mucosas o cerca de estas son la mandrágora y el beleño. Algunas solanáceas, como la belladona y la datura, causan irritación en algunas personas cuando se aplican sobre la piel. La aplicación de fórmulas sobre las membranas mucosas o cerca de estas (los finos tejidos capilares cercanos a las entradas del cuerpo) hace que los alcaloides pasen directamente al torrente sanguíneo, lo que representa una potencial sobredosis y otras abrumadoras experiencias. A continuación, algunos términos básicos que hay que conocer cuando se investigan estos preparados:

Maceración: es el proceso de sumergir el material vegetal en un solvente para extraer los componentes activos.

Menstruo: es un término para el solvente, el líquido en el que se sumerge la hierba. El agua, el vinagre, el alcohol y el aceite pueden utilizarse como posibles menstruos o solventes.

Marc: el material vegetal, también conocido como el soluto. Es el material que se sumerge en el solvente o menstruo.

Conminución: reducción del material vegetal a un tamaño de partícula óptimo, lo que aumenta el área superficial del material y ayuda a romper las paredes celulares de la planta, lo que hace el proceso más eficiente. El material vegetal fresco puede cortarse finamente o colocarse en un congelador para romper las paredes celulares, mientras que el material vegetal seco puede pulverizarse con un mortero o un molinillo de café. El material vegetal en polvo agregado a un solvente debe agitarse cada día para compensar la sedimentación en el fondo, que puede impedir el proceso de extracción.

Partes aéreas: son las partes de la planta que crecen por encima del suelo. Las flores y las hojas ocupan más espacio en un recipiente y deben cortarse finamente; de lo contrario, se necesita una cantidad excesiva de menstruo, lo que da lugar a un producto más diluido.

Materiales densos: las raíces y la corteza constituyen los materiales densos. Cuanto más denso sea el material, más largo será el proceso de extracción. Las raíces duras, la corteza y la resina deben reducirse en tamaño para una maceración más eficiente.

Relación peso-volumen: indica la cantidad de material vegetal utilizado (peso) en relación con la cantidad de menstruo (volumen). En el caso de las hierbas curativas conocidas como bálsamos, la proporción óptima para obtener el producto más concentrado es la cantidad de menstruo suficiente para cubrir el material vegetal.

En el método de tintura popular, el menstruo debe estar al menos una pulgada por encima de la superficie del material vegetal para evitar la oxidación. Cuando el material vegetal está finamente triturado, se necesita menos menstruo. Cuanto menos menstruo se utilice, más concentrado será el producto. La relación peso-volumen de las hierbas o bálsamos no malignos es mayor. La proporción de una parte de material vegetal por cinco partes de menstruo es el límite superior. Se suele emplear una proporción de 1:4 o 1:3 para las hierbas más frondosas, mientras que se utiliza 1:2 o 1:1 para el material más denso, como las raíces y las semillas.

Pesos y medidas

Se utiliza alcohol a 95° GL diluido en agua. El alcohol de alta graduación es inestable y no debe tomarse si no está diluido. Las proporciones porcentuales de agua y alcohol son las siguientes:

1 parte de agua por 2 partes de alcohol = 60 por ciento.
1 parte de agua por 1 parte de alcohol = 45 por ciento.
2 partes de agua por 1 parte de alcohol = 30 por ciento.
3 partes de agua por 1 parte de alcohol = 25 por ciento.

ABREVIATURAS
onza líquida: floz (boticario) o fl oz (moderno)
dram o dracma líquida: fldr
galón: gal
gramo: g
miligramo: mg
mililitro: ml
minim: min
onza: oz
pinta: pt
cuarto de galón: qt
cucharada: cda.
cucharadita: cdta.

Sistema de medición boticario

VOLUMEN

min (unidad más pequeña) = 1

gota 60 min = 1 fldr

1 fldr = 1 cdta. o 5 ml

1 grano = 60 mg

4 fldr = ½ floz = 1 cda. o 15 ml

8 fldr = 1 floz = 2 cda. o 30 ml

16 floz = 1 pt

2 pt = 32 floz = 1 qt

Medidas modernas

VOLUMEN

½ taza = 4 fl oz = 125 ml

2 tazas = 16 fl oz = 500 m

EQUIVALENTES DE MEDIDAS SECAS

3 cdtas. = 1 cda. = ½ oz

2 cda. = ⅛ taza = 1 oz = 28,3 g

ACEITES DE INFUSIÓN

Los aceites son una forma de trabajar con las hierbas nocivas; son fáciles de hacer y un poco más seguros que la extracción con alcohol, ya que estos extraen una menor cantidad de alcaloides, lo que da lugar a un producto menos concentrado.

Los aceites en infusión pueden elaborarse con calor o dejar que el material vegetal se infusione de forma natural. Calentar el aceite que contiene el material vegetal seco es más rápido que dejarlo macerar naturalmente y es más eficaz para extraer los alcaloides, lo que es deseable para las fórmulas enteógenas. La infusión es de la misma calidad, solo que tiene un color menos verde. Si se utiliza el baño maría o una olla de cocción lenta, se debe calentar la infusión a baja temperatura durante cuatro a seis horas. Cuando se macera de forma natural, se añade el material vegetal seco al aceite en un tarro de cristal y se cierra. El frasco debe mantenerse en un lugar cálido, alejado de la luz solar directa, durante cuatro a seis semanas o más y agitarse con regularidad. Muchos practicantes utilizan el ciclo lunar para determinar este proceso, ya sea al comenzar la luna nueva o mediante un aspecto astrológico específico.

Para crear un aceite más concentrado y eficaz, las hierbas pueden extraerse primero en alcohol, lo que se conoce como método de alcohol-intermedio y se utiliza en la herboristería medicinal para crear aceites de infusión más fuertes. Los alcaloides son solubles en agua y se infusionan en alcohol con mayor facilidad que en aceite; se puede verter una pequeña cantidad de vodka (cerca de un vaso de chupito por onza) sobre el material vegetal seco para iniciar el proceso de extracción y hacerlo más efectivo. Esta tintura concentrada puede añadirse al aceite y hervirlo junto al alcohol hasta que este último se evapore y no haya separación. Esta técnica debe realizarse al aire libre o en una zona bien ventilada.

El material vegetal seco se suele utilizar para elaborar aceites, ya que el contenido de agua del material vegetal fresco puede estropear un aceite; sin embargo, el material vegetal fresco sí puede cocinarse en aceite, algo que se hacía en el pasado, cuando se colocaba directamente con aceite en una sartén a fuego medio-alto, teniendo cuidado de no cocinarlo demasiado. El contenido de agua del material vegetal fresco se evapora al calentarse el aceite, dejando los componentes activos; es importante asegurarse de que toda el agua se haya evaporado después de colar el material vegetal, y si quedan gotas de agua, hay que seguir calentando el aceite, para así garantizar que no se estropee.

Los aceites pueden utilizarse de forma tópica o para ungir objetos rituales, y también pueden espesarse con cera de abeja para crear ungüentos. Se pueden añadir aceites esenciales por su influencia o para su conservación: el aceite esencial de romero, el resinoide de benjuí o las yemas de álamo pueden agregarse a la infusión por sus propiedades antimicrobianas. El aceite de vitamina E se suele añadir como conservante natural.

TINTURAS

Las tinturas o extractos de alcohol son fáciles de hacer, requieren poco material y no expiran; son productos medicinales concentrados que suelen tomarse por vía oral poniendo unas gotas en un vaso de agua, o también pueden utilizarse para infundir componentes herbales concentrados en aceites y ungüentos. Las tinturas medicinales que llevan las hierbas nocivas más potentes suelen elaborarse con material vegetal seco en una proporción mucho menor, con lo que se crea un producto más seguro y diluido. El material vegetal fresco también puede ser tintado, teniendo en cuenta que contiene más alcaloides que el seco. El uso de una mayor proporción de alcohol y material vegetal compensará la mayor concentración en el material vegetal fresco: el contenido de agua de las plantas reducirá ligeramente el porcentaje de alcohol. Las proporciones medicinales de peso a volumen para las solanáceas suelen ser de 1:10, y estas tinturas se utilizan con fines homeopáticos. Se puede utilizar una proporción mayor de 1:4 o 1:5 como pauta general cuando se crean productos más concentrados para uso enteógeno; esta es una pauta general y la proporción puede ajustarse a las necesidades individuales y a la concentración variable de alcaloides en el material vegetal.

Las tinturas se elaboran utilizando alcohol como menstruo; se emplea alcohol etílico o etanol (alcohol de beber). El alcohol medicinal no debe utilizarse para hacer tinturas ni ingerirse. Por lo general, se utiliza un alcohol como vodka o alcohol de cereales, pero algunas recetas tradicionales utilizan otros alcoholes como el brandy. Las tinturas pueden hacerse con material vegetal seco o fresco, pero si se utiliza material vegetal fresco, hay que tener en cuenta el contenido de agua, ya que diluirá levemente el alcohol.

El alcohol descompone las células vegetales y destruye las enzimas; muchos de los componentes de las hierbas que son poco solubles en el agua se descomponen en el alcohol. Los glucósidos y otros componentes son más estables en el alcohol que en otros solventes. Las tinturas medicinales utilizan una dilución de alcohol en agua; el 25 por ciento es la norma. Algunas hierbas requieren mayores porcentajes de alcohol en relación con el agua.

Las recetas de las tinturas se escriben con la proporción de material vegetal y disolvente y el porcentaje de disolvente y agua. Por ejemplo, 1:2, 60 por ciento significa el doble de solvente que de material vegetal, con el solvente compuesto por una parte de agua y dos partes de alcohol. Un porcentaje del 25 por ciento sería tres partes de agua (75 por ciento) por una parte de alcohol.

Una vez combinadas las hierbas y el menstruo, la tintura se deja macerar durante un tiempo, que varía desde un par de semanas hasta un ciclo lunar completo o un par de meses, y la tintura debe agitarse con regularidad durante este periodo. Daniel Schulke, en su libro *Ars Philtron*, sugiere comenzar una tintura en la luna nueva y dejarla macerar durante una lunación. Esto sigue el período de gestación de la luna; a medida que la luna crece, también lo hace la energía dentro de la tintura. Una vez completado el proceso, se cuela el orujo gastado. Se puede añadir a un nuevo menstruo para crear una tintura diluida que se puede utilizar para futuras maceraciones para crear un producto más concentrado.

Tinturas frescas

Debido al contenido de agua de las plantas frescas, las tinturas frescas son ligeramente diluidas. En el caso de las hierbas que contienen alcaloides, cuanto más fresco sea el material, mayor será el contenido de alcaloides. Lo mismo ocurre con el material vegetal seco: las hierbas nocivas que hace poco se han secado tienen un mayor contenido de alcaloides que las que han estado almacenadas durante un año, ya que los alcaloides se degradan con el tiempo, pero una tintura ligeramente diluida no es motivo de preocupación cuando se trabaja con estas potentes plantas. Trabajar con material vegetal fresco tiene algunas ventajas: en *Ars Philtron*, Schulke comenta el uso de material vegetal fresco, y señala algunas de las ventajas y diferencias.

Schulke deduce que los alquimistas espagíricos prefieren el material vegetal seco, mientras que los magos populares lo prefieren fresco. Afirma que el género rector o el espíritu de la planta está más vivo y conectado con su planta madre en la hierba fresca. Esto hace que las hierbas frescas sean más efectivas para los ídolos y homúnculos, al utilizar la tintura como una poción viva para conectar con el espíritu de la planta familiar, o como un medio de preservar el cuerpo físico de la planta en su propia tintura, como un recipiente espiritual. También señala que las hierbas frescas, debido a su contenido de agua, tienen un aspecto más mercuriano, mientras que las hierbas secas contienen más sal y azufre; esto entrará en juego al hacer tinturas espagíricas, que contienen los tres componentes alquímicos. Sugiere pulverizar la mitad del material vegetal fresco y dejar la otra mitad entera debido a las enzimas conservadoras naturales que existen en la pared celular.

Las tinturas frescas se elaboran de la misma manera que las tinturas de plantas secas, con una mayor relación peso/volumen para compensar el contenido de agua de las plantas frescas. La tintura resultante es más energética y terapéutica.

Tinturas espagíricas

La elaboración de tinturas espagíricas es una de las principales prácticas del alquimista de plantas. Se trata de una experiencia ritualizada y poderosa y puede potenciarse mediante la sincronización astrológica. Estas tinturas son más completas en lo energético, ya que contienen la totalidad de la materia vegetal, y sus efectos son más potentes y beneficiosos desde el punto de vista medicinal.

En la extracción alquímica, las partes de la planta se alteran primero y luego se recombinan, un proceso que reconoce la importancia de la sinergia de toda la planta (DeKorne 1994). Al disolver y recombinar, el creador sigue el proceso alquímico de *solve et coagula*, creando un poderoso vínculo con el producto resultante. Esta es una poderosa manera de empezar a trabajar con estas plantas como familiares espirituales. La tintura viva puede utilizarse para potenciar otras fórmulas y puede mantenerse en el altar como medio de contacto con el espíritu familiar de la planta. Una vez completada, se puede crear un homúnculo al añadir las raíces, las hojas, los tallos, las flores y las semillas de uno o más espíritus familiares de plantas, los cuales se conservarán en la tintura. También se hacen tinturas tradicionales con la planta entera.

En la elaboración de la tintura espagírica, el material vegetal se pulveriza y se mezcla con agua hasta obtener una pasta vertible, la cual se extiende en una bandeja para hornear forrada con papel de plástico y se deja que el agua se evapore. A continuación, el alquimista muele los restos hasta convertirlos en un polvo fino, este polvo se añade al menstruo y se deja macerar durante un periodo de tiempo preestablecido; la tintura se agita con regularidad. Tras este periodo inicial, el marc gastado se filtra y se prensa, y se extiende de nuevo en una bandeja de horno para su calcinación. El proceso de calcinación utiliza el calor para reducir el material vegetal a su sal alquímica. El marc que contiene alcohol puede prenderse fuego y quemarse hasta convertirse en cenizas. A continuación, la ceniza se coloca en un horno hasta que se reduce a una tonalidad blanca y gris. Esto puede llevar de seis a diez horas; luego estas deben removerse y redistribuirse de vez en cuando. Es importante que la capa de ceniza sea fina para maximizar la superficie.

La ceniza, que es la sal alquímica, se recombina con la tintura y se deja macerar durante una o dos semanas más, agitando todos los días. A continuación, se filtra de nuevo la nueva tintura espagírica, se desecha el filtrado y la tintura estaría lista. Esto crea una entidad energéticamente completa, al abrir la planta y crear propiedades curativas más fuertes. Al usar plantas que no son tóxicas, la tintura se puede evaporar y el residuo seco restante se puede recoger e ingerir o añadir a otras fórmulas, pero esto no se recomienda con las hierbas nocivas porque el residuo resultante es demasiado concentrado. La tintura espagírica puede utilizarse en rituales e incorporarse a fórmulas que no se vayan a ingerir. El proceso de preparación de la tintura espagírica puede aportar una nueva visión de la naturaleza energética de estas plantas y sus espíritus.

Cuando se trabaja con plantas que contienen alcaloides, se debe tener en cuenta el pH, el cual se puede utilizar para crear una fórmula más potente y holística. Como los alcaloides se extraen fácilmente con alcohol, se puede emplear vinagre por su pH ácido, lo que crea una tintura de vinagre. Los alcaloides se convierten en sus sales mediante soluciones ácidas, lo que los hace más disponibles para el cuerpo humano. Para este proceso, debe utilizarse vinagre puro de sidra de manzana.

Como menstruo debemos utilizar una mezcla de 55% de alcohol sin diluir, 35% de agua y 10% de vinagre. Por ejemplo, si se quieren hacer 100 ml de tintura, se debe combinar 55 ml de alcohol de alta graduación, 35 ml de agua y 10 ml de vinagre de sidra de manzana.

EXTRACTOS FLUIDOS

Los extractos fluidos son extractos alcohólicos que se preparan con una relación peso-volumen de 1:1, lo que da lugar a una tintura concentrada. Tradicionalmente, las tinturas se preparan por maceración, mientras que los extractos fluidos se preparan por percolación en frío. Al crear un extracto fluido de esta manera, utilizando una proporción de 1:1, se está creando un extracto que es el equivalente a tomar 1 g de hierba seca por 1 ml de extracto. Con las hierbas más suaves, esto nos permite una mejor dosis en un producto más condensado para que no sea necesario tomar mayores cantidades de una tintura más diluida. Si se utiliza una planta potente desde el punto de vista químico, como la belladona, la dosis debe ser muy pequeña. Por lo general, los extractos fluidos de este tipo se diluyen o infunden en aceite para la creación de ungüentos.

Muchos remedios herbales utilizan los aceites volátiles de las plantas que se extraen fácilmente en alcohol. Los alcaloides de las plantas se extraen rápidamente mediante este proceso; sin embargo, algunas plantas y hongos contienen polisacáridos complejos que solo se extraen mediante la ebullición. Se puede hacer una tintura con *Amanita muscaria*, por ejemplo; después, el marc se presiona y se decocta en agua hirviendo y se deja evaporar hasta alcanzar un volumen bajo. El marc gastado se pone en una cacerola y se cubre apenas con agua, y se hierve enérgicamente de dos o cuatro horas, añadiendo agua según sea necesario. El marc se filtra y la tintura alcohólica se añade al líquido restante y se cuece a fuego lento hasta que la mezcla se espesa y ya no se separa. Esta decocción contiene todos los componentes extraídos del marc, junto con la tintura.

Hay que tener mucho cuidado a la hora de crear extractos fluidos a partir de hierbas nocivas debido a su mayor concentración. La extracción líquido-líquido es un proceso avanzado que consiste en añadir el extracto fluido a la cantidad adecuada de aceite y hervirlo para evaporar el alcohol. Mediante este proceso, los alcaloides extraídos por el alcohol se infunden en el aceite, consiguiendo un mayor volumen sin tener que utilizar grandes cantidades de material vegetal.

CÓMO DETERMINAR EL CONTENIDO DE ALCALOIDES EN LA DOSIFICACIÓN

Es importante recordar que el contenido de alcaloides de las plantas que contienen tropanos varía mucho. Se basa en una serie de factores, como la frescura del material vegetal, la época del año en que se cosechó y las condiciones de cultivo. Las mediciones científicas también varían de una fuente a otra y solo proporcionan un rango aproximado. El contenido real de alcaloides de una planta individual puede ser mucho más bajo o mucho más alto.

Por ejemplo, la *Atropa belladona* tiene un contenido global de alcaloides de 0,28 a 0,32 por ciento. Para determinar el contenido de alcaloides de un gramo de material vegetal en miligramos, se multiplica el porcentaje por 1.000 (el número de miligramos por gramo).

1 g = 1.000 mg × 0,28% a 0,32% = 2,8 a 3,2 mg por 1 g de material vegetal

28 gr (1 oz) = 28.000 mg × 0,3% o 0,003 = 84 mg por oz

Una dosis media de 0,5 a 1 g de material vegetal contiene de 0,15 a 3 mg de alcaloides.

RECETAS CON SOLANÁCEAS MEDICINALES

La mayoría de las siguientes recetas provienen de un libro de 1934 titulado *The Herbalist* (El herbolario), escrito por Joseph E. Meyer, herbolario, editor, ilustrador y proveedor de hierbas de calidad farmacéutica. Muchas de sus hierbas se cultivaban en Indiana Botanic Gardens, una tienda minorista fundada en 1910; su amor por las plantas le permitió hacer crecer este gran negocio multimillonario. Escribió mucho sobre los usos medicinales y folclóricos de las hierbas en diferentes culturas.

Aunque aquí incluimos las recetas de té en su totalidad, la información relativa a estas no es exhaustiva; son ejemplos de recetas médicas reales que se utilizaron hasta el siglo XX. En los casos en los que faltan las proporciones de las tinturas, se puede suponer que Meyer pretendía una proporción de 1:10 o 1:20, que es la que se suele utilizarse en este tipo de preparaciones, aunque no podemos asegurarlo. Estos ejemplos también nos dan una idea de nuestras propias preparaciones y experimentaciones al explorar estos productos botánicos, lo cual es importante porque demuestra que estas hierbas no son tan venenosas como para no poder trabajar con ellas, y que su uso no se limita a la Edad Media o a épocas anteriores.

❦

Té de dulcamara para irritaciones de la piel
(Meyer 1934, 17)

- 2 cdtas. de raíz de *Solanum dulcamara*
- 1 pt de agua hirviendo

Remojar la raíz en agua hirviendo. Beber en frío dos o tres cucharaditas, seis veces al día. Dosis de tintura: 10 a 20 gotas.

❦

Té de belladona
(Meyer 1934, 13–14)

- 1 cdta. de hojas de *Atropa belladonna*
- 1 pt de agua hirviendo

Remojar las hojas en agua hirviendo. Tomar una o dos cucharaditas frías, dos o tres veces al día. Esta infusión tiene propiedades energéticas, narcóticas, anodinas, antiespasmódicas, calmantes y relajantes. Dosis de tintura: ½ a 1 gota.

❦

Té de hierba mora
(Meyer 1934, 48)

- 1–2 cdtas. de hojas de *Solanum nigrum*
- 1 qt de agua hirviendo

Remojar las hojas en agua hirviendo. Tomar el líquido una cucharadita a la vez. Dosis de tintura: ½ a 1 gota. Esta infusión es algo narcótica y sedante. Meyer señala que, en grandes dosis, la *Solanum nigrum* provoca mareos y vértigos y una copiosa transpiración y purgas al día siguiente. También menciona su uso en forma de ungüento.

❦

Té de ortiga de Carolina
(Meyer 1934)

*La ortiga es un interesante miembro de la familia de las solanáceas que
crece en el este y el sur de Norteamérica.
Tiene flores en forma de estrella de color blanco a púrpura claro con un
gran estambre amarillo similar al de la belladona, pero más grande.*

- 🌿 1 cdta. de raíz de *Solanum carolinense*
- 🌿 1 taza de agua hirviendo

Remojar la raíz en agua hirviendo durante media hora. Tomar media
taza por la noche o un bocado tres veces al día; se pueden tomar de una
a dos tazas. Dosis de tintura: ½ a 1 fldr.

Meyer señala además que una cataplasma de hojas de *Solanum carolinense* puede utilizarse para tratar las erupciones por hiedra venenosa.
Las bayas y la raíz son anodinas, afrodisíacas y diuréticas y se han utilizado para tratar la epilepsia. Una infusión de las semillas puede utilizarse para hacer gárgaras contra el dolor de garganta.

❦

Miel de beleño

*La miel es un sorprendente conservante y no expira si se almacena en
las condiciones adecuadas. Los arqueólogos han encontrado tarros de
miel en antiguas tumbas egipcias de unos tres mil años de antigüedad
que aún son comestibles. La miel se puede infusionar con casi
cualquier hierba, y el proceso es tan sencillo como hacer una tintura o
un aceite de infusión.*

- 🌿 2 oz de beleño, seco y picado
- 🌿 Miel cruda (de preferencia local)

Añadir el material vegetal a un tarro de cristal de un cuarto de galón
y cubrirlo con miel. Emplear el dorso de una cuchara de madera para
asegurarse de que toda la miel llegue al fondo del tarro. Cerrar el tarro
y guardarlo en un lugar cálido, como el alféizar de una ventana; el calor
de la luz solar ayudará al proceso de infusión. Cuanto más tiempo se
infusionen las hierbas en la miel, más fuerte será. Dejarlo en infusión

de dos a cuatro semanas, dándole la vuelta al tarro al menos una vez al día. Una vez completa, colar las hierbas y guardar la miel en un lugar fresco y oscuro. Añadir de una a tres cucharaditas de miel a té hecho con hierbas amargas como la artemisa. La miel también puede comerse sola, utilizarse en otras recetas de cocina, o para untar en galletas.

LOS CHUMASH Y LA DATURA SAGRADA

Los chumash, una tribu de nativos americanos, solían vivir en las regiones costeras del centro y el sur de California y todavía habitan en la zona. El pueblo chumash utilizaba la *Datura wrightii* o datura sagrada, conocida como *momoy* en la lengua chumash, con fines medicinales y espirituales. Momoy era también el nombre del espíritu de la planta: se trataba de una abuela sabia que conservaba la sabiduría de la datura sagrada. Los chumash masticaban una pequeña parte de la hoja para proteger sus espíritus. El momoy se utilizaba también en preparaciones tópicas para aliviar el dolor de moderado a severo; el preparado tópico es seguro y eficaz, ya que suministra pequeñas cantidades de ingredientes activos localmente, lo que interrumpe el ciclo del dolor a través de los nervios sensoriales y evita la toxicidad sistémica (Adams y Wang 2015). Las hojas y las flores se combinaban con tabaco para hacer un baño fuerte para el dolor artrítico agudo, las lesiones y los músculos sobrecargados: la persona se sumergía en el baño hasta que empezaba a sentirse relajada, sin permanecer demasiado tiempo.

La datura sagrada también se utilizaba por sus propiedades visionarias. El mito chumash dice que beber el agua en la que Momoy se lavaba las manos (infusión de datura) traía visiones del futuro y guías espirituales. Beber demasiado de la infusión conduciría a un destino terrible. Había muchas pautas y tabúes en torno al uso de la planta; por ejemplo, si no se seguían las directrices y no se trataba la planta con respeto, el espíritu de la planta se volvía hostil. Algunas de las pautas prescritas eran no consumir carne, alimentos grasos o tener sexo antes de usar la planta; sin embargo, se podía fumar tabaco, ya que se creía que los momoy lo consumían para alimentarse.

Los chumash también hacían una infusión de momoy como baño de pies para el dolor: hacían un té al sol de siete hojas y siete flores de la planta *D. wrightii*, y el medicamento se absorbe a través de los poros de los pies para llegar a la zona específica que necesita alivio. También ayuda con las abrasiones y contusiones, el dolor de la artritis, el sobreesfuerzo, el dolor de espalda y cuello, y el dolor de las articulaciones, y funciona como un reconstituyente general, ya que relaja todo el cuerpo (Adams y Wang 2015).

❧

Baño de pies de momoy
(Adams and García 2005)

❧ 0,25 kg de raíces y/o tallos de *Datura wrightii*
❧ 1 litro de agua

Dejar la mezcla en infusión al sol durante tres días. Cuando esté lista, se cuela el líquido y se calienta a una temperatura ligeramente superior a la del cuerpo. Se remojan los pies de quince a veinte minutos. Algunas personas pueden necesitar remojar los pies todas las noches para estar más relajadas y receptivas al espíritu.

UNGÜENTOS E INCIENSO

❧

Unguentum Populeon
(Green 2010, 130)

Los ungüentos de álamo se han utilizado en medicina durante siglos. Esta antigua receta procede de la Trotula, *un texto médico del siglo XII, y es para quienes no pueden dormir. El ungüento se frota en las sienes y otros puntos del pulso y en las palmas de las manos y las plantas de los pies.*

❧ 1½ libras de brotes de álamo (*Oculus populi*)
❧ 2 libras de grasa de cerdo sin sal
❧ 3 onzas de cada una: amapola roja, hojas de mandrágora, puntas frescas de mora, beleño, belladona, uña de gato, lechuga silvestre, siempreviva, bardana, violeta, centella asiática
❧ 5 litros de vino de buena calidad

Primero se machacan los brotes de álamo por separado y luego se vuelven a machacar con la grasa. Dejar reposar la mezcla de grasa y brotes durante dos días. Al tercer día, reunir todas las hierbas y, por separado, moler bien cada una de ellas. Mezclar las hierbas molidas con la mezcla de grasa y formar pequeños rombos; colocarlos en una cacerola y añadir suficiente vino para recubrirlos. Hervir el vino hasta que se evapore, removiendo constantemente; la grasa se disolverá en el vino. Después de colar la mezcla a través de una gasa, dejar la mezcla colada para que se enfríe. Guardar en un jarrón.

❧

Unguentum Populeum

Esta receta se incluyó en The Dispensatory of the United States of America (Remington 1918) y fue atribuida al Códice Francés.

- 100 g de hojas de amapola blanca secas
- 100 g de hojas de belladona secas
- 100 g de hojas de beleño secas
- 100 g de hojas secas de hierba mora
- 400 g de alcohol
- 4.000 g de manteca de cerdo
- 800 g de brotes de álamo

Humedecer las hojas con el alcohol y dejarlas macerar en un recipiente cerrado durante veinticuatro horas. Añadir la manteca de cerdo a la mezcla y calentarla poco a poco durante tres horas, removiendo con frecuencia. Se añaden los brotes de álamo triturados y se dejan en infusión durante diez horas a fuego suave. El ungüento resultante se cuela y se enfría. Este ungüento se utilizaba en toda Europa como anodino, aplicado en zonas dolorosas.

❧

Incienso para el trance meditativo y la adivinación (Rätsch 2005, 82)

Las fumigaciones rituales son un medio habitual para la evocación de espíritus; el humo les proporciona energía y un medio en el que manifestarse. Las ofrendas quemadas se han utilizado para alimentar a los espíritus durante siglos.
Se creía que las deidades y los espíritus obtenían sustento de los aromas agradables y que la quema de la ofrenda multiplicaba su poder.

- 1 parte de hojas y flores de belladona
- 1 parte de perejil loco
- 1 parte de bellotas
- 1 parte de verbena
- 1 parte de menta
- 1 parte de cardo

Para hacer el incienso, combinar los ingredientes en un recipiente de barro.

Incienso para los muertos

Esta mezcla de incienso está formulada específicamente para trabajar con los espíritus de los muertos, incluidos los espíritus ancestrales, los fantasmas y los espíritus que los presiden. Puede quemarse como ofrenda o en rituales para convocar a los espíritus. No solo da a los espíritus un medio para materializarse, sino que también mejora la capacidad del mago para verlos.

- 1 cda. de cada uno de las siguientes ingredientes: orégano de Creta, esculetaria de Virginia, artemisa, lechuga silvestre, gordolobo
- 1 pizca de cada uno: semillas de beleño, tabaco, vainas de cardamomo

Para hacer el incienso, combinar los ingredientes en un recipiente de barro. La mezcla se puede envasar y enterrar en la tierra de luna nueva a luna nueva para imbuir la mezcla con energía ctónica adicional.

RECETAS PARA TRABAJOS MÁGICOS

Polvo rojo: un filtro de vivificación para artefactos arcanos

Contiene ingredientes sanguíneos de naturaleza primigenia y se utiliza para atraer la fuerza vital hacia artefactos mágicos, herramientas y reliquias de tradición.

Casi todos los ingredientes vegetales son sustitutos o símbolos de la sangre. Los hechiceros también añaden sangre real a este polvo, en especial sangre menstrual, conocida por su poder oculto. A través de las fuerzas generadoras de la sangre, podemos crear, avivar y despertar objetos mágicos, como despertar el espíritu dentro de una poción.

Al añadir la propia sangre del hechicero se puede crear un polvo de fundición de gran potencia, que puede utilizarse para activar la kamea.

Este polvo, con sus propiedades marciales, también puede utilizarse para establecer los límites de poderosas barreras protectoras. Conecta con las poderosas corrientes dracónicas de la tierra, el fuego de la serpiente que proporciona luz al inframundo. Puede utilizarse para sellar ritos de juramento y para la protección personal cuando se trabajan maldiciones y otras magias agresivas u oscuras.

- **Milenrama (*Achillea millefolium*): conocida como hierba de las heridas, esta planta se utilizaba como estíptico en el campo de batalla, por lo que corresponde a la sangre y a la energía de Marte. Actúa como contenedor de energía, al permitir sinergia entre los demás ingredientes.**
- **Ocre rojo: este pigmento de tierra arcillosa es un símbolo primigenio de la sangre, utilizado para enrojecer cráneos y huesos oraculares y para la fundición de los círculos de protección. El ocre rojo contiene óxido férrico, que es básicamente metal oxidado.**
- **Polvo de hierro: como la sangre de la tierra, este polvo imparte corrientes telúricas en la fórmula y sella los otros ingredientes, junto con la sangre del hechicero.**
- **Sangre de drago: esta resina de color rojo intenso cosechada de varias especies de plantas es un catalizador mágico y potenciador de fórmulas arcanas.**
- **Sándalo rojo (*Pterocarpus santalinus*): el duramen en polvo de este árbol sirve de conducto para altas vibraciones espirituales y se utiliza para la consagración y potenciación de objetos mágicos.**
- **Sanguinaria (*Sanguinaria canadensis*): el rizoma enterrado erige una intensa barrera protectora y es símbolo de la sangre.**

Combinar todos los ingredientes en partes iguales, creando un polvo fino.

La mayoría de la gente no encontrará estos ingredientes cultivados en su tierra de origen, excepto la milenrama. Por fortuna, se pueden adquirir en los herbolarios locales, en las tiendas de alimentos saludables o tiendas metafísicas. El ocre rojo también se puede encontrar en internet, ya que se vende como pigmento. El polvo de hierro se puede encontrar en cualquier lugar donde haya metal viejo y oxidado y se puede recoger y limar con cuidado la parte que se desea utilizar.

❧❧

Polvo de colada para círculos, sellos y para verter

Esta receta crea un polvo multiuso para lanzar hechizos, dibujar símbolos mágicos o espolvorear sobre objetos encantados. Puede utilizarse para crear límites mágicos que sirvan para mantener las fuerzas en el interior o para impedir que entren energías no deseadas. Contiene ingredientes para aumentar el poder, manifestar y atraer fuerzas, invocar espíritus y símbolos de poder. Puede utilizarse para hechizos de contención, desbloqueo, bendición, limpieza y fortalecimiento de la protección. Muchas de estas hierbas son catalizadores mágicos utilizados para potenciar cualquier trabajo.

- Belladona (*Atropa belladonna*): la *Atropa belladona* aporta poderes saturnianos de cristalización y manifestación. Abre las puertas y los chakras, expandiendo la conciencia, y crea un aura de secreto y sombra.
- Imperatoria romana (*Imperatoria ostruthium*) o jalapa (*Ipomoea jalapa*): estas raíces, reducidas hasta obtener un polvo fino, se utilizan por su poder de mando y dominio.
- Milenrama (*Achillea millefolium*): la *Achillea* crea un límite y un recipiente para la energía a través de sus propiedades de sellado y contención. Refuerza el perímetro del aura y el círculo mágico, al permitir que se contraiga o expanda según sea necesario. Técnicamente no es psicoactiva, la milenrama es utilizada por los chamanes para proteger el cuerpo durante el viaje. Tomada en infusión, limpia el sistema, lo que es beneficioso antes del ayuno.

- 🌿 **Sangre de drago:** esta resina añade poder y potencia a cualquier trabajo mágico, ya que incorpora la ardiente protección de Marte y el espíritu mágico de los dragones.
- 🌿 **Sello de Salomón (*Polygonatum odoratum*):** esta planta es un catalizador mágico de la energía elemental y de los poderes planetarios y potencia los sigilos y sellos. Es una hierba de ofrenda y manifestación, utilizada para activar glifos y sigilos mágicos.
- 🌿 **Verbena (*Verbena officinalis*):** una hierba hechicera por excelencia, la *Verbena* se utiliza por su capacidad para potenciar objetos mágicos e invocar espíritus; es un catalizador mágico multipropósito.

Un agente aglutinante como el almidón de maíz, la cascarilla (cáscara de huevo en polvo), el polvo de ladrillo o el ocre rojos añadido a la mezcla de polvo confiere sus propias propiedades de protección, contención y bendición. Este polvo contiene las energías dentro del símbolo, círculo u objeto y puede espolvorearse o soplarse sobre un altar antes del ritual. Cuando se coloca en una formación de cruz, actúa como una encrucijada portátil y puede llevarse para hacer magia mientras se viaja. Se trata de un polvo multipropósito para alimentar amuletos, activar talismanes y establecer el poder de uno sobre una zona. Sus componentes lo convierten en una poderosa ofrenda o polvo de alimentación para bolsas de amuletos y objetos mágicos. También se puede soplar al viento para llevar un hechizo, lo que requiere que los ingredientes se muelan lo más fino posible. La acción de pulverizarlo infundirá aún más esta poción con el poder de concentración.

❧❦

Mezcla de contención

Esta fórmula utiliza hierbas de atadura para impedir que alguien tenga éxito en su deseo de interferir en una situación que nos incumbe. Se puede utilizar en hechizos de entropía, que pesan sobre la persona en cuestión, restringiendo sus capacidades e impidiéndoles progresar. Puede usarse para atajar las acciones de aquellos que trabajan en tu contra. También se puede emplear para sellar las energías oscuras dentro de un objeto maldito que no puede ser exorcizado, de modo que su influencia se anule, permitiendo que el objeto sea eliminado con seguridad. Los objetos dañinos o embrujados pueden ser atados y alejados de los que están afectando para su posterior eliminación y liberación.

- **Agracejo (*Berberis vulgaris*):** bloquea el paso y cierra caminos.

- **Agrimonia (*Agrimonia eupatoria*):** ofrece una protección precisa dentro de un área designada; sella la energía dentro del objetivo.

- **Cenizas:** mantienen la energía dentro de su límite. Al igual que un círculo de sal mantiene las cosas fuera, las cenizas las mantienen dentro (se utilizan como base para el polvo).

- **Centinodia (*Polygonum aviculare*):** restringe y amarra, atando una situación; se utiliza en hechizos de enredo.

- **Cordón del diablo (*Nolina lindheimeriana*):** ata a los enemigos y restringe sus acciones (se usa como polvo).

- **Correhuela (*Convolvulus arvensis*), dulcamara (*Solanum dulcamara*):** aglutina.

Combinar los ingredientes a partes iguales, asegurando molerlos lo más fino posible para garantizar una línea ininterrumpida al verter el polvo para dibujar los límites y los círculos de protección. También se puede utilizar talco o maicena como base de la mezcla para espesar y facilitar el vertido.

❧

Tinta del diablo verde

El diablo verde es el lado adverso de la naturaleza, un espíritu saturniano que representa lo salvaje e indomable. Como practicantes verdes, buscamos conectar con este poder. La siguiente receta crea una tinta o colorante que puede utilizarse para infundir objetos con el poder verde del diablo. La tinta se crea haciendo un extracto de alcohol o tintura de las plantas deseadas, lo resultante es de color verde oscuro debido a la clorofila, la cual participa en la fotosíntesis y es sinónimo de la sangre de las plantas. Es sobre todo adecuada para la bruja verde.

- Material vegetal fresco
- 1 taza de vodka
- 2 a 3 cdtas. de goma arábiga

Para esta fórmula se hará una tintura concentrada, para extraer los pigmentos del material vegetal, y se espesa con goma arábiga. La receta rinde una taza de tinta, que en realidad es bastante. Si se quiere, se puede reducir la receta. Cuanto más material vegetal se añada al alcohol, y cuantas más veces se infunda con hierbas frescas, más oscura será.

Poner el material vegetal fresco en un frasco y cubrirlo con vodka; dejarlo macerar hasta que se logre un verde oscuro. Si se añade más material vegetal fresco, se conseguirá un color más oscuro. Poner el material vegetal macerado en un caldero doble a fuego lento, añadir la goma arábiga y remover bien. Al calentar la mezcla se disuelve la goma arábiga, lo que mejora la consistencia de la tinta.

La tinta puede utilizarse para dibujar glifos de espíritus de plantas, sellos y alfabetos mágicos; también puede emplearse para añadir tonos verdes a huesos y cráneos y para decorar y animar recipientes para familiares de plantas y otros espíritus de la naturaleza. Además de su uso para la escritura, la tintura puede utilizarse como lavado para trabajos de hechizo, al aplicar una ligera capa y dejar que se seque antes de usarla. En mis tintas mágicas suelo utilizar hierbas nocivas como la belladonna y la datura, que son apropiadas para el diablo verde. Se podrían incorporar otras plantas con afinidad con la magia natural y el señor de la caza, como la cincoenrama para el éxito y el dominio, la centáurea como patrona de los herbolarios, y la asperilla (*Asperula odorata*) por sus propiedades de mando y su conexión con el señor de los bosques.

Antídotos

- La artemisa (*Artemisia vulgaris*) es un antídoto para la intoxicación por opio (Voogelbreinder 2009, 92-93).

- La atropina es un antimuscarínico que reacciona con la muscarina tóxica que se encuentra en cantidades mínimas en la *Amanita muscaria*. También se utiliza como antídoto para la intoxicación por dedalera.

- La belladona (*Atropa belladonna*) se ha utilizado para tratar la sobredosis de opiáceos y la intoxicación por hongos muscarínicos (Voogelbreinder 2009, 97).

- La cafeína contrarresta la intoxicación por alcaloides tropanos al reducir la sedación y aumentar la actividad de la acetilcolina. Es un estimulante del sistema nervioso central.

- El carbón activado es un remedio seguro y natural que se toma para las intoxicaciones y sobredosis. Su superficie porosa se une fácilmente a las toxinas. Se suele tomar mezclado con agua.

- La fisostigmina es un colinérgico natural que se encuentra en la nuez de Eseré (*Physostigma venenosum*), una planta trepadora de África Occidental. Invierte el proceso de inhibición de los anticolinérgicos como los alcaloides tropanos; sin embargo, su uso es controvertido debido a sus efectos secundarios, y se reserva para los casos más graves de intoxicación.

- La lobelia (*Lobelia inflata*) solía utilizarse por sus efectos purgantes para tratar las intoxicaciones. Puede actuar como estimulante o depresor, aliviando la tensión nerviosa y el pánico.

- La nicotina actúa como agonista, ya que los receptores nicotínicos de acetilcolina para producir una respuesta que contrarreste los efectos del síndrome anticolinérgico producido por los alcaloides tropanos.

- La tintura de dedalera (Digitalis spp.) se utilizaba como antídoto tradicional para el acónito; no existe ningún antídoto moderno para el veneno del acónito. La dedalera es un potente emético y estimulante.

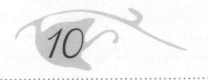

El otro jardín

Cultivo y cosecha

*L*as hierbas nocivas son silvestres y no se cultivan, han permanecido junto a la humanidad todo este tiempo sin ser "domesticadas" como las plantas comunes de jardín. Aunque algunas de ellas aparecen en jardines ornamentales y patios de iglesias, mantienen su espíritu indomable. Esto es estupendo para la magia, pero no tanto para el cultivo: las hierbas nocivas están acostumbradas a proliferar por sí mismas en la naturaleza y crecen voluntariamente para los humanos con un poco de persuasión. Algunas de ellas necesitan largos periodos de frío antes de germinar, a otras les van mejor las hormonas de crecimiento para poner en marcha el proceso de germinación. A menudo crecen en zonas baldías, setos y otros lugares intermedios y prosperan sin la intervención humana. Este capítulo incluye consejos sobre cómo iniciar con las semillas y cuidar las plantas una vez que han madurado; y contiene información que cubre todas las partes del ciclo vital de cada planta, desde la germinación y el crecimiento hasta la cosecha.

Belladona (*Atropa belladonna*)

Ciertas semillas requieren un remojo en frío para germinar con éxito. La estratificación en frío elimina la capa de sustancias químicas presentes alrededor de algunas semillas que impiden la germinación. Esto se consigue sometiendo las semillas a un periodo de remojo en frío para eliminar poco a poco estas sustancias químicas imitando el derretimiento de la nieve.

Las semillas se colocan en un recipiente con agua y se refrigeran durante un periodo de dos a cuatro semanas, durante el cual se cambia el agua a diario. Yo utilizo agua destilada y hago una bolsita con un filtro de café para que no se salgan las semillas al cambiar el agua. La parte inferior o trasera del refrigerador es la más fría y me ha funcionado.

Se dice que la belladona tiene un índice de germinación del 60 al 70%, y las semillas de más de un año tienen un mejor índice de germinación que las nuevas. Yo he logrado una tasa de germinación del 90% con semillas antiguas en dos o tres semanas mediante este método. Las bayas contienen semillas y pueden plantarse directamente, o las semillas pueden sembrarse en el solsticio de invierno, brindándoles así los períodos de frío y calor necesarios.

La belladona prefiere la sombra total o parcial. La luz solar directa y cálida estresa a la planta, lo que produce mayores cantidades de alcaloides. Crece mejor en suelos calcáreos, es decir, que contengan cal. Estos suelos son ligeramente alcalinos, calcáreos o contienen piedra caliza. Si el suelo es demasiado ácido, lo anterior se puede conseguir comprando cal o piedra caliza en polvo en el vivero local. Si se cultiva en macetas, se pueden colocar trozos de tiza o cal sobre los agujeros de drenaje del fondo del recipiente.

El contenido de alcaloides es más alto cuando se forman las bayas y más bajo cuando la planta está en flor, aunque a menudo esto ocurre al mismo tiempo. La planta florece desde finales de la primavera (finales de junio) hasta principios del otoño (septiembre-octubre). Las estaciones muy calurosas y secas producen un mayor contenido de alcaloides que las estaciones templadas.

Los experimentos sobre el estrés hídrico y la fertilización con nitrógeno también han dado lugar a un mayor contenido de alcaloides para la producción farmacéutica (Baricevic et al.).

Las hojas pueden cosecharse antes en las plantas maduras, normalmente a partir de mayo o junio; sin embargo, la cosecha del primer año debe posponerse hasta julio o agosto. Esto debe hacerse de forma sostenible durante el primer año para no estresar a la planta sin necesidad. Las plantas de dos años de edad pueden cosecharse en su totalidad en mayo y junio, cortándolas hasta una pulgada por encima del suelo, y luego darán una segunda cosecha en otoño. En el primer año, la planta crece de 46 a 92 centímetros y en los años siguientes alcanza de 1,2 a casi 2 metros.

Cosecha de la belladona

Aunque yo personalmente cosecho las hojas, las flores y las bayas a lo largo de la temporada por sus múltiples usos, en otoño se puede cosechar toda la planta. Esto incluye las raíces, que luego se secan o se conservan en alcohol para crear poderosos fetiches de espíritu vegetal. La belladona es una planta perenne y puede cortarse, dejando que las raíces vuelvan a aparecer durante muchos años.

Si se utiliza la planta con fines medicinales o cuando el contenido de alcaloides sea preocupante, es importante secar las hojas rápidamente a la luz directa del sol en un área bien ventilada o en un deshidratador. Cuanto más descolorido esté el material vegetal, menor será el contenido de alcaloides.

❋

Mandrágora negra (*Mandragora autumnalis*)

La mandrágora o acelgón de la variedad *Mandragora autumnalis* es nativa del sur de Europa, el Mediterráneo y partes de Oriente Medio. Florece en otoño, en lugar de en primavera como su prima *Mandragora officinarum*, y sus flores son de un suave color violeta.

La mandrágora negra se caracteriza por su dificultad para germinar, lo que no es de extrañar para una planta tan esquiva y misteriosa. Su germinación es irregular, pero para algunos afortunados, parece brotar sin vacilación. El método de remojo en frío también puede ayudar a la germinación. También se pueden plantar las semillas en gránulos de turba, que se venden en el vivero local. Los gránulos vienen en bandejas, y cuando se añade agua, estos se expanden, y crean un pequeño y conveniente invernadero en el que comenzar con las semillas. Una vez plantadas, la bandeja entera puede colocarse en el frigorífico, tapada, durante cuatro o seis semanas. La tierra debe mantenerse húmeda, pero no mojada, y alejada de la luz solar directa. Es necesario tener paciencia con esta planta, ya que tarda en crecer.

Se puede plantar en una maceta para que pueda pasar el invierno en interiores. La maceta debe ser más profunda que ancha; entre un metro y un metro y medio de profundidad es lo ideal para proporcionar espacio a la raíz. En el caso de la mandrágora, se puede añadir turba a la tierra para aumentar la acidez. Se puede utilizar una mezcla de turba, arena y marga en una proporción de 2:2:1 para ofrecerle un drenaje adecuado. La tierra debe mantenerse húmeda, ya que la planta entrará en letargo si está seca, pero no demasiado húmeda; solo debe regarse cuando la tierra esté seca al tacto.

Debe colocársele abono orgánico regularmente, tal como solución de algas. Al regar, evita mojar las hojas para que no sucumban al moho. La planta prefiere el sol parcial o la sombra. En maceta, la planta puede pasar el invierno en el interior; sin embargo, no debe regarse mientras la planta esté en su fase de letargo. Si se trasplanta al exterior, hay que tener cuidado con las raíces, ya que se vuelven frágiles para favorecer la propagación.

Los esquejes de raíz pueden tomarse después de la primera temporada de crecimiento. La raíz se divide en trozos de 2,5 a 5 centímetros. Los trozos de raíz se cortan horizontalmente en la parte superior y en ángulo en la parte inferior. Los esquejes de raíz se sumergen en una hormona de enraizamiento, tal como una infusión de corteza de sauce. A continuación, se plantan en una mezcla de tierra y arena. Los tubérculos de raíz pueden dividirse a finales de otoño y plantarse para la primavera siguiente.

❦

Mandrágora blanca
Mandragora officinarum

La mandrágora de la variedad *Mandragora officinarum* tiene flores de color blanco verdoso a azul violáceo suave. Tiene un tallo más corto con una raíz pivotante que crece con rapidez. La planta suele medir menos de un metro de altura, pero la raíz puede crecer hasta un metro y medio en temporadas consecutivas. Se pueden utilizar las mismas técnicas de cultivo para ambas variedades de mandrágora.

Se debe tener en cuenta que las semillas pueden tardar en germinar: a veces brotan después de seis meses o un año, siempre que se mantengan húmedas y alejadas del sol. Las semillas frescas pueden plantarse en una mezcla de cactus y ponerse en una zona cálida pero sombreada y brotarán al cabo de ocho meses, mientras que el remojo en frío reduce su tiempo de germinación. Se pueden plantar en suelo arenoso y regarse todos los días, y deben mantenerse cálidas, pero fuera de la luz solar directa.

La mandrágora de esta variedad prefiere los suelos rocosos y alcalinos. Se puede mezclar piedra caliza o conchas de ostras molidas en el suelo, mientras que se puede utilizar arena gruesa o piedra pómez para aumentar el drenaje acumulándose alrededor de la corona de la planta. Esta planta prospera mejor cuando las raíces tienen espacio para crecer, así que, si se planta en una maceta para facilitar la cosecha, hay que asegurarse de que tenga suficiente profundidad. Las raíces se vuelven frágiles, por lo que hay que tener cuidado al trasplantarlas o propagarlas. Regar las plantas de antemano ayuda a ablandar y liberar la tierra alrededor de la raíz. Es muy fácil romper la raíz al sacarla de la tierra, por lo que mucha gente opta por plantar sus mandrágoras en maceta.

Lo mejor es trasplantar la planta al exterior cuando está en su fase vegetativa, no de dormancia. Esto puede hacerse a principios de la primavera, momento en el cual la planta conservará sus hojas durante un par de meses más antes del letargo estival. Para ayudarla a aclimatarse al exterior, se puede cavar un agujero y colocar toda la maceta en el suelo en la zona deseada hasta que la planta esté lista. Yo le daría una semana para aclimatarse.

Dormancia y propagación

Las mandrágoras suelen entrar en estado de dormancia a lo largo de la temporada. A menudo lo hacen en momentos inoportunos, pareciendo seguir su propio calendario. A menudo, la dormancia ocurre durante el pico de temperatura del verano, que suele coincidir con los días más cálidos. También se aletargan en el invierno, incluso cuando se mantienen en un invernadero. Cuando la planta entra en dormancia, sus hojas se empiezan a poner amarillas y luego marrones antes de caer, pero la raíz sigue creciendo bajo el suelo, donde vive la mayor parte de la masa de la planta. Para que la mandrágora fructifique, es importante evitar la dormancia durante una temporada completa.

Para evitar que se produzca la dormancia, hay que asegurarse de que la planta no reciba ni mucha agua ni muy poca, y regar solo cuando la tierra esté seca. Abonar regularmente con un fertilizante líquido de algas, y evitar también las temperaturas extremas de calor o frío. La dormancia es una parte natural del ciclo vital de las plantas; si se produce, no te preocupes y ten paciencia: la planta volverá. Lo más importante es recordar que cuando la planta está en ese estado no se debe regar en exceso, ya que demasiada agua hará que la raíz se pudra. Hay que regarla menos durante el invierno, cuando la planta esté en dormancia, y solo cuando la tierra esté seca; y regarla menos de lo habitual cuando la planta esté produciendo hojas. El drenaje también es muy importante durante esa época.

Las mandrágoras se propagan por sí solas, ya que crecen pequeñas extensiones de la raíz principal que acaban desprendiéndose y dando lugar a una nueva planta. Las raíces son frágiles, por lo que pueden desprenderse fácilmente. Tras la primera temporada de crecimiento, la planta puede propagarse por esquejes de raíz, los cuales se toman de las partes más pequeñas de la raíz principal. Se toma un esqueje de cinco centímetros de largo, cortando su parte superior en horizontal y su parte inferior en ángulo; se sumerge el esqueje en una hormona de enraizamiento o en una infusión de corteza de sauce, y se planta en un lugar cubierto en tierra arenosa. Dividir los tubérculos en otoño y sembrarlos para la primavera siguiente.

Cosecha de la mandrágora

Existe una gran tradición y folclore en torno a la recolección de la mandrágora:

1. Se suele escoger una planta entre el solsticio de invierno y el equinoccio de verano, cuando las raíces están hibernando y contienen la energía vital de la planta. Se traza un círculo en el sentido de las agujas del reloj alrededor de la planta, se declara la intención y se hacen ofrendas.
2. Justo tras la luna nueva, antes de que empiece a crecer, se exhuma la raíz con cuidado, se quitan las hojas inferiores y se utiliza una cuchilla ritual para tallar la raíz con una forma que asemeje al humano. Tradicionalmente, la raíz representaba el sexo opuesto del practicante; sin embargo, a menudo es andrógina. Se debe tener cuidado durante el proceso de tallado, y solo se deben tallar raíces maduras (de tres a cuatro años).

3. La raíz se vuelve a enterrar y se deja en la tierra durante todo un ciclo lunar. El practicante visita la planta con regularidad, para regarla y hacerle libaciones con pequeñas cantidades de leche o sangre. Durante este tiempo, las partes talladas de la raíz se curan. Con ofrendas e invocaciones periódicas, el espíritu de la planta se fortalece y es llamado a la raíz.

4. Al finalizar el ciclo lunar, la raíz se desentierra y se deja secar, un proceso lento que puede durar un par de meses. Es conveniente fumigar la raíz seca con humo de verbena.

※

Beleño negro (*Hyoscyamus niger*) y beleño blanco (*Hyoscyamus albus*)

El beleño produce numerosas semillas, que pueden sembrarse en superficie a finales de la primavera o principios del verano. Suelen germinar con rapidez, según la especie y su origen. Las semillas pueden remojarse en frío durante dos semanas, tras lo cual germinarán en diez días. Si la germinación no se produce en tres o cuatro semanas, puede ser necesario un periodo de enfriamiento de dos a cuatro semanas. La hormona GA3 o el ácido giberélico también pueden ayudar a la germinación.

El beleño cultivado en maceta suele pasmarse a menos que se utilice una maceta grande. Debe trasplantarse a su ubicación definitiva en el exterior cuando las plántulas alcancen los cinco centímetros de altura. Es importante trasplantar antes de que las plantas empiecen a florecer; así se evita que se pasme su crecimiento. Las plantas pueden plantarse en racimos porque forman raíces pivotantes, que no se extienden. El beleño puede sembrarse en zonas soleadas, en suelos bien drenados, arenosos y alcalinos, pero, al igual que otras solanáceas, se marchita temporalmente con el calor. El beleño está acostumbrado a crecer en climas cálidos y le gustan los suelos pobres, grietas y hendiduras; prefiere esto a los suelos fértiles demasiado húmedos.

Se debe tener cuidado de no regar demasiado el beleño porque es propenso al marchitamiento fúngico. Las hojas se enmohecerán si se mojan al regarlas, así que se debe regar solo la tierra que está debajo de la planta y solo cuando la tierra esté seca, y se puede aumentar el regado durante la floración. Abonarla colocando abono en un anillo alrededor de la planta que se extienda fuera de su línea de goteo. Se puede utilizar un abono orgánico foliar, como la emulsión de pescado, que se pulveriza bajo las hojas a primera hora del día. El beleño es una planta perenne resistente y no requiere cuidados adicionales; una de las formas más fáciles de matar el beleño es nutrirlo o regarlo en exceso.

⚘

Beleño egipcio (*Hyoscyamus muticus*)

Esta variedad de beleño tiene hojas carnosas y suculentas, y las flores van de un blanco rosado a un violeta más oscuro con venas. Valorado como cultivo farmacéutico y en la herboristería medicinal por su mayor contenido en alcaloides, el *Hyoscyamus muticus* contiene un 5% de alcaloides en materia vegetal seca, con concentraciones menores en las raíces y los tallos.

El beleño egipcio prospera en un entorno cálido y soleado con poca humedad. Sembrar las semillas en la superficie y mantenerlas en un lugar soleado y cálido, a más de 50 grados. Las semillas viables de beleño egipcio germinan con facilidad, sobre todo si se empapan en una fórmula de germinación. Es importante mantener la humedad al mínimo, cultivando a pleno sol en un suelo que drene bien. Al igual que otras variedades de beleño, le gusta crecer en el borde del camino, en suelos pobres, a lo largo de las carreteras y en edificios antiguos. También prefiere los suelos arenosos o calcáreos a los suelos demasiado ricos. Las plantas responden bien al riego regular.

Cosecha del beleño

Las hojas de beleño pueden recogerse cuando la planta está en plena floración, a partir del principio del verano. Las semillas deben recogerse en sus cápsulas al final del verano, antes de que se abran y derramen cientos de semillas alrededor de la planta. Para la replantación, las semillas deben secarse al sol; para fines medicinales, pueden secarse en un horno o deshidratador. Se dice que las semillas de beleño permanecen viables durante cientos de años. Las cápsulas, de aspecto llamativo, pueden recogerse y guardarse y utilizarse en altares, en coronas y para realizar hechizos.

❦

Amapola real (*Papaver somniferum*)

Esta planta anual puede ser frágil y exigente; sin embargo, la siembra en otoño brindará la resistencia necesaria, arrojando mejores resultados. Se pueden plantar desde finales de invierno hasta principios de primavera. Yo vivo en un lugar fresco, con clima primaveral (zona 5b-6a) y planté mis amapolas reales a finales de abril con buenos resultados. Las amapolas reales se cultivan mejor al aire libre, sin ser molestadas. Empezar a cultivarlas en el interior y trasplantarlas a menudo resulta demasiado traumático para estas sensibles plantas; son reacias a cualquier tipo de perturbación de sus raíces y prefieren un suelo neutro o ligeramente alcalino, rico en nutrientes, humus y cal.

Las semillas se siembran en superficie: se debe trabajar un poco la tierra, espolvorear las semillas en la superficie y apisonarlas. Estas germinarán cuando el clima se vuelva templado, alcanzando una temperatura constante de entre 13 y 15,5 grados centígrados. Las hojas se vuelven dentadas y son más gruesas y no tan delicadas como las de la amapola de California. Una vez que las plántulas alcanzan de 2,5 a 5 centímetros de altura, se pueden ralear. Mantenerlas cerca hará que las plantas crezcan más altas y con más maleza.

Se debe continuar desmalezando para evitar competencia y regar con regularidad. A medida que maduran, se vuelven pesadas y deben protegerse del viento fuerte. Yo he plantado las mías a lo largo de una pequeña valla del jardín para que sirvan de escudo contra el viento. Prefieren el sol directo a la sombra parcial.

Cosecha de la amapola real

Las hojas pueden recogerse en verano, cuando las cápsulas de los frutos están madurando. Se pueden recoger estas cápsulas para obtener semillas y secarse para su uso en el ritual. Se corta el tallo a unos centímetros de la vaina y se deja secar completamente intacta, lo que sella las semillas en su interior. La corona de la vaina se abrirá y derramará las semillas cuando la vaina madura comience a dorarse. Recoger las semillas justo antes de esta fase y guardarlas, o dejar que la planta vuelva a propagarse por sí misma. La recolección de látex de opio de la amapola real, la cual se ha utilizado en medicina durante siglos, es ilegal en Estados Unidos y otros países. Con las semillas se pueden hacer tinturas y otros medicamentos analgésicos. Las hojas pueden separarse de los tallos y secarse para añadirlas al incienso y a las mezclas para fumar.

LAS DATURAS SAGRADAS

Toloache (*Datura inoxia*)

Esta variedad de *Datura*, también llamada toloatzin, toloache, tártago o yerba del disco, es originaria de Estados Unidos, México y América Central y del Sur y es un arbusto anual o perenne de corta duración. Se ramifica en muchas divisiones y en cada una de ellas se abre una flor blanca en forma de trompeta. A continuación, la flor se convierte en una vaina globular que cuelga a poca altura y está cubierta de cortas espinas. Las flores suelen abrirse al atardecer y se desvanecen en un día. Las hojas, por su parte, tienen un color verde suave y son más bien ovaladas; no son dentadas como las de otras variedades. Las semillas son de color marrón claro y contienen más cantidad de alcaloides que las de otras variedades.

Datura (*Datura stramonium*)

También llamada berenjena del diablo, esta variedad crece en toda Europa y Norteamérica y es la responsable del envenenamiento de Jamestown. El *D. stramonium* era un ingrediente de los ungüentos voladores de las brujas y es conocido por su olor distintivo y embriagador, que libera por la noche para atraer a las polillas polinizadoras. Sus flores blancas son más lobuladas y puntiagudas, y florecen desde principios de verano hasta mediados de otoño. Los tallos son verdes en comparación con los tallos púrpuras de *D. stramonium* var. *tatula*. Los frutos se forman más erguidos y tienen espinas más largas y afiladas, además contienen semillas de color marrón oscuro-negro

❁

Pequeña datura (*Datura discolor*)

La *D. discolor*, una planta relativamente rara, nativa del suroeste americano y de México, tiene usos rituales similares al toloache, ya que ambas plantas crecen en la misma zona. Las flores son blancas con púrpura y florecen de noche, momento el cual liberan su dulce aroma. Las vainas son espinosas y colgantes y contienen semillas negras.

❁

Metel (*Datura metel*)

En sánscrito antiguo, esta planta se llamaba *unmata*, que significa "embriaguez divina". Es una planta herbácea anual, con hojas ligeramente dentadas, suaves y de color verde claro, y se cree que es originaria del norte de la India. Las flores van del violeta al amarillo y al blanco, y a menudo crecen dobles o triples en la misma floración (Rätsch 2005, 203). Hoy en día crece en toda América Central y del Sur y en el Caribe. La *Datura metel* contiene la mayor concentración de escopolamina de todo el género.

❁

Datura sagrada (*Datura wrightii*)

Originaria del suroeste de Estados Unidos, la datura sagrada suele usarse por los indígenas como planta curativa y por sus efectos visionarios. Tiene grandes flores blancas en forma de trompeta con lóbulos muy espaciados; sus hojas son de color verde suave, ovaladas y muy veteadas. A diferencia de otras daturas, la *D. wrightii* crece cerca del suelo, extendiéndose como una enredadera.

Cultivo y cosecha de la datura

Por experiencia, todas las variedades de *Datura* que he plantado parecen germinar en un plazo de dos a ocho semanas. Algunas variedades son más irregulares que otras, como la *D. stramonium*, con algunas semillas que brotan en una o dos semanas y otras que lo hacen después. La germinación se produce a temperaturas más cálidas, y en invernadero tiene mucho éxito. Dado que es una planta anual, le va bien cuando se planta en una maceta grande, aunque a menudo se marchita en los días calurosos. Prefieren lugares cálidos y soleados en suelos ricos que se mantengan cálidos y húmedos. Se adaptan bien al abono orgánico, así como al estiércol. Se recomienda plantarlas cuando las plántulas alcancen los cinco o seis centímetros.

Las hojas pueden recogerse cuando la planta está en plena floración y utilizarse en preparados tanto medicinales como mágicos. La recolección de una planta demasiado joven puede dar lugar a una cantidad excesiva de hiosciamina o atropina y a una cantidad insuficiente de escopolamina. Las hojas y las semillas se prestan muy bien a la elaboración de aceites y pomadas por sus propiedades analgésicas. Las hojas suelen secarse y se fuman con tabaco por sus efectos embriagadores. También se pueden recolectar las flores. Ya que tanto estas como las hojas y las semillas tienen propiedades medicinales. Una vez que empiezan a cerrarse, las flores pueden deslizarse con cuidado fuera de la planta sin interferir en la producción de las vainas. Se pueden prensar las flores para secarlas y utilizarlas en trabajos de hechizos para incorporar las propiedades mágicas de esta planta.

Las vainas no deben cosecharse hasta que estén maduras. Algunas personas esperan hasta que empiezan a partirse o se vuelven marrones, mientras que yo las recojo cuando todavía están verdes y tienen el tamaño de una pelota de golf. A partir de ese momento, las semillas están maduras y seguirán madurando y a menudo se separarán por sí mismas de la planta. Es importante que las vainas se sequen por completo en un lugar con poca humedad. Las vainas deben abrirse para que se sequen; si hay demasiada humedad, las semillas se enmohecerán y serán inviables. También pueden utilizarse por su contenido en alcaloides y pueden almacenarse por separado de las semillas y reservarse para usos rituales. Sus espinas ofrecen una poderosa magia compasiva. Una vez que las semillas se secan bien, pueden conservarse durante muchos años y seguir siendo viables. Los resultados de las pruebas después de treinta y nueve años han demostrado que las semillas seguían siendo viables en un 90% (Heiser 1969).

ANAPELO AZUL Y ANAPELO DE JARAVA (ACÓNITO)

El anapelo azul y el anapelo de jarava o acónito son miembros de la familia de las ranunculáceas o ranúnculos. Sus nombres suelen utilizarse indistintamente y, en las referencias medievales, ambas plantas se consideran iguales, desde el punto de vista mágico y químico. Sin embargo, aunque ambas pertenecen al género *Aconitum*, son especies distintas con diferencias características. Por ejemplo, el anapelo azul se distingue del acónito por sus flores azul-púrpura.

❦

Anapelo azul (*Aconitum napellus*)

El anapelo azul es una planta perenne que puede vivir muchos años. Generalmente no florece en su primer año. Las hojas pueden cosecharse a finales del verano cortando el tallo antes de que la planta muera en otoño. Sus hojas son de color verde oscuro, con intrincados lóbulos. Es una planta de bosque, que crece en el sotobosque húmedo y suele encontrarse cerca de los arroyos. Es originaria de Europa occidental y central y puede encontrarse en zonas montañosas de gran altitud.

Sus semillas pueden tardar en germinar y suelen necesitar un periodo de frío. Lo mejor es sembrarlas en otoño; sin embargo, pueden estratificarse en frío. Para ello, hay que envolverlas en una toalla de papel húmeda, sellar la toalla en una bolsa de plástico con cierre y ponerla en el congelador. De este modo, se imita la temperatura fría de invierno necesaria para despertar las semillas. El anapelo azul requiere de dos a tres semanas de humedad cálida, seguidas de tres a cinco meses de frío. Una forma fácil de conseguirlo es plantar las semillas en una bandeja, y dejarla a temperatura ambiente durante dos o tres semanas y, a continuación, colocar la bandeja tapada en el congelador durante tres a cinco meses. Tras este periodo, las semillas empezarán a germinar. Una vez que las semillas broten, pueden plantarse en una maceta; y cuando las plántulas sean lo bastante grandes, pueden trasplantarse a macetas individuales y mantenerse en un marco frío durante el invierno. El anapelo azul prospera en un suelo calcáreo húmedo que contenga tiza o piedra caliza. Puede utilizarse compost de hojas caídas o estiércol. Estas plantas prefieren la semisombra y se desarrollan en lugares soleados solo si la tierra se mantiene húmeda.

❊

Anapelo de jarava o acónito (*Aconitum lycoctonum*)

Pariente cercano del anapelo azul, el anapelo de jarava o acónito se distingue por sus flores de color amarillo verdoso a blanquecino. La "capucha" de esta flor es más alargada que la del anapelo azul. También crece en zonas húmedas, sombreadas y arboladas y en campos abiertos. Florece de junio a agosto y es una planta perenne. La planta se puede cultivar de sol a sombra parcial.

Sus semillas, al igual que las de otros acónitos, son a veces difíciles de germinar y se pueden engañar de forma similar a las semillas de acónito, envolviendo las semillas en una toalla de papel húmeda y guardándolas en una bolsa de plástico con cierre abierta durante cuatro semanas sin que les dé la luz solar directa. A continuación, se puede cerrar la bolsa y meterla en el congelador durante seis semanas, o simplemente plantar las semillas en una maceta en otoño y mantenerla al aire libre durante el invierno. Si se está en una zona donde nieva mucho, se pueden plantar las semillas en una maceta y mantenerlas en un lugar cubierto o sembrarlas directamente y cubrirlas con abono.

Cosecha de anapelo azul y anapelo de jarava

Estas plantas suelen almacenarse según sus ciclos de crecimiento. Sus componentes activos permanecen viables hasta un año. Las flores pueden recogerse y secarse para su uso en hechizos y rituales o utilizarse frescas para crear esencias florales como trabajo seguro con estas plantas tóxicas. Es importante usar guantes cuando se trabaja con el material vegetal fresco, ya que sigue siendo extremadamente tóxico hasta que se seca; las raíces, sobre todo, son venenosas. La raíz vieja (la porción del año anterior) puede recogerse en otoño, cuando la planta muere. Sus hojas y flores pueden recolectarse cuando la planta está en flor y secarse antes de su uso. Aunque el acónito se utiliza en la medicina tradicional china (MTC), no se recomienda ingerirlo ni utilizarla de forma tópica. La intoxicación por aconitina es una de las causas más comunes de envenenamiento en la MTC.

※

Cicuta
(*Conium maculatum*)

La cicuta es una planta bienal que crece en zonas húmedas, a menudo a lo largo de arroyos y ríos. Es muy similar a la cicuta de agua, que es igual o más venenosa. También se le ha confundido con varias otras plantas, como la zanahoria y el perejil, lo que ha provocado envenenamientos accidentales. Se parece a la zanahoria (que crece mucho en mi zona), pero la cicuta suele ser más alta que la zanahoria y sus flores son todas blancas, mientras que la zanahoria tiene la característica flor oscura en el centro, que representa una gota de sangre. Los tallos de la cicuta son lisos y llevan la "marca de Caín", manchas de color púrpura oscuro a lo largo del tallo, mientras que los tallos de la zanahoria son verdes y peludos.

La cicuta crece en forma de roseta durante su primer año y forma un tallo en el segundo. Las semillas germinan desde principios de la primavera hasta finales del verano, y prefieren las temperaturas más frescas. Pueden sembrarse en superficie a temperatura ambiente, apenas cubiertas de tierra, y germinarán en dos semanas.

La cicuta es una planta extremadamente venenosa y hay que tener cuidado al manipular el material vegetal fresco. Al igual que muchas plantas que contienen alcaloides, cuanto más cálido sea el clima, mayor será el contenido de estos. Los alcaloides recorren un camino ascendente a lo largo de la temporada y, en principio, se concentran más en las raíces. Luego, se desplazan por toda la planta a lo largo de su ciclo de crecimiento y, al final de la temporada, las semillas tienen un mayor contenido de alcaloides. La coniína es el principal alcaloide de la cicuta venenosa y está presente en un 0,5% en peso. Unas pocas hojas son suficientes para matar a una persona. Gran parte de los alcaloides se destruyen al calentar o hervir la planta y no permanecen en el material vegetal seco.

❊

Eléboro negro (*Helleborus niger*)

Esta planta, resistente al frío, es una de las primeras en florecer entre finales del invierno y principios de la primavera, de donde le viene el nombre de rosa de Cuaresma. Hay muchas variedades de eléboro, incluidas muchas variedades híbridas que se han cultivado por su belleza única. Es una planta perenne de la familia de las ranunculáceas. Mientras que algunas variedades tienen flores que parecen negras, esta variedad tiene flores de color verde blanquecino, gruesas y coriáceas, casi como una hoja.

Para que las semillas germinen, deben pasar por un periodo de tratamiento en caliente y luego en frío, al plantarse y mantenerse a temperatura ambiente con humedad constante durante cuatro a seis semanas. Van bien en pequeños invernaderos en interiores, así como en contenedores para semillas con una tapa de plástico que retenga el calor y la humedad. También se puede utilizar una almohadilla térmica impermeable para plantas que proporcione calor desde el fondo. Después de este periodo, la temperatura se reduce gradualmente: las semillas se colocan primero en el refrigerador durante una o dos semanas y luego se pueden transferir al congelador durante seis semanas. Si el periodo de enfriamiento ha sido lo bastante largo, las semillas deberían germinar una vez sacadas del congelador, pero a veces sucede que estas no germinan hasta la primavera siguiente.

Una vez que las plántulas tengan unos cinco centímetros de altura, se pueden transplantar. Se trata de plantas de bosque y prefieren la sombra parcial; se marchitan con la luz solar directa. Prefieren un suelo profundo, bien drenado y fértil, sin la competencia de los árboles cercanos. A veces pueden tardar hasta dos años en florecer, pero mantienen sus hojas verdes durante casi todo el año. Se puede construir un mantillo alrededor de las plantas para protegerlas de los duros inviernos. Aunque las plantas se autosimbran, pueden propagarse por división de raíces a finales del verano.

Las hojas muertas deben recogerse con frecuencia para evitar enfermedades. Tanto las hojas como los tallos pueden recolectarse cuando la planta está en fase de crecimiento y secarse para su uso posterior. Las hojas y los tallos son gruesos y suculentos, por lo que tardan en secarse, pero una vez secos pueden conservarse durante mucho tiempo.

✹

Dedalera (*Digitalis purpurea*)

La dedalera es una planta bienal de la familia de las plantagináceas y antiguamente pertenecía a la familia de las higueras (*Scrophulariaceae*). Esta planta de bosque es originaria de Europa Occidental, Asia Occidental y Central y el noroeste de África. Es tradicional de los jardines domésticos y todavía suele cultivarse como ornamental. Prefiere un suelo rico en sílice, ácido y limoso (suelo fértil con arcilla, arena y hojas compuestas). La dedalera tolera la sombra y también crece a pleno sol; sin embargo, no le gusta el calor extremo. Cuando se plante en un lugar soleado, se debe mantener en el lado norte; en cambio, si se planta en un lugar expuesto al sur, hay que mantenerla a la sombra para evitar el calor extremo.

Las semillas germinan con facilidad y pueden sembrarse a temperatura ambiente; estas son pequeñas y numerosas, pueden sembrarse en la superficie y deben mantenerse húmedas. Si esto se hace con suficiente antelación, la planta se resembrará por sí misma durante la misma temporada. Suele crecer una roseta de hojas en la primera temporada y brotar sus tallos en la segunda. Si se compra en un vivero, debería florecer el mismo año. Se puede cortar todo el tallo en verano y secarlo para conservar las flores, lo que también ayuda a enviar energía al sistema de raíces para que pueda protegerse del duro invierno. En años anteriores he cortado un tallo, y en su lugar han vuelto a aparecer varios más pequeños antes de que termine la temporada.

✹

Artemisa (*Artemisia vulgaris*), ajenjo (*Artemisia absinthium*)

La artemisa pertenece al género *Artemisia* y es originaria de América del Norte, Europa y Asia. Es una planta perenne resistente que tolera el frío y se propaga por medio de rizomas rastreros. Esta planta perenne y tupida puede alcanzar entre 1,5 y 2,5 metros de altura y se extenderá por donde tenga espacio. Una vez establecida, se puede propagar dividiendo los rizomas a principios de la primavera.

Sus semillas necesitan luz para germinar y deben ser dispersadas y apisonadas con la mano en suelo húmedo. Se trata de una planta que prefiere un suelo rico y húmedo y pleno sol. Sus semillas pueden plantarse en el solsticio de invierno o a principios de la primavera. Si se plantan en el interior, deben mantenerse a temperaturas bajas durante un par de semanas. Las hojas pueden recogerse a lo largo de la temporada una vez establecida la planta; estas son suaves y peludas y tienen un amplio espectro de usos rituales y medicinales, y, si se recolectan antes de que la planta comience a florecer, se obtendrá el mayor contenido de aceite. La raíz puede recogerse en otoño.

El ajenjo también pertenece al género *Artemisia* y funciona de forma sinérgica con la artemisa. También es una planta perenne resistente y crece abundantemente en Europa y Norteamérica. Sus semillas son diminutas y pueden sembrarse en la superficie porque necesitan luz para germinar. Las semillas pueden esparcirse y apisonarse con la mano en un suelo húmedo que se mantenga hidratado mediante rociado, y se deben mantener alejadas del sol y a temperatura ambiente hasta que se produzca la germinación.

El ajenjo es una planta alelopática, lo que significa que libera compuestos químicos desde sus raíces al suelo que suprimen el crecimiento de las plantas cercanas o incluso las matan; así que puede cultivarse en macetas o mantenerse separada de otras plantas. Esta abundante planta no conoce límites en su producción y puede cosecharse de forma continua una vez establecida. Suele alcanzar una altura de entre 1,2 y 1,5 metros cuando se planta en el suelo, pero puede podarse durante su segundo año y se repondrá esa temporada.

✿

Mapacho (*Nicotiana rustica*)

La *Nicotiana rustica* pertenece a la familia de las solanáceas y, al igual que los tomates, puede ser fácil de cultivar. Puede sembrarse en grandes cantidades como alternativa natural al tabaco cultivado con fines comerciales, ya que tiene menos sustancias químicas que los cigarrillos fabricados. Sin embargo, *Nicotiana rustica* tiene un mayor contenido de nicotina que otras variedades, como *N. tabacum* o *N. virginiana*.

Las semillas de esta planta son muy pequeñas, incluso más que las de amapola, y deben sembrarse en superficie. Pueden sembrarse en el exterior cuando haya pasado el peligro de las heladas. Las semillas pueden germinarse en semilleros y mantenerse en una zona parcialmente sombreada y protegida de la lluvia. La tierra debe mantenerse húmeda, y mantener las cajas de semillas en una sombra parcial evitará que el sol seque la tierra y asegurará que las semillas no se vuelen. Las plántulas pueden trasplantarse cuando hayan alcanzado los cinco centímetros y, cuando estén listas para ello, pueden trasladarse a una zona que reciba plena luz solar.

Esta planta prefiere suelos ricos en nutrientes; es beneficioso utilizar compost para fertilizar el suelo o como único medio de plantación. Las plantas alcanzan 61 centímetros de diámetro y 46 centímetros de altura. *N. rustica* puede espaciarse menos que otras variedades. Aunque la planta es sensible al frío, puede cultivarse en una amplia gama de zonas, incluyendo el Reino Unido y Estados Unidos.

Cosecha y preparación

El método más antiguo para cosechar *N. rustica* es cortar toda la planta por la base antes de la floración, lo que suele ocurrir en julio y agosto, y colgarla para que se seque. La planta está lista para ser cosechada cuando las puntas de las hojas empiezan a ponerse amarillas.

También se pueden recolectar hojas individuales y atarlas en manojos, que luego se cuelgan para que se sequen al sol o en una zona oscura y bien ventilada, como un granero, un cobertizo o un garaje. Las hojas pueden cosecharse a lo largo de la temporada, y las infloraciones pueden cortarse para aumentar la producción de hojas. Las hojas suelen curarse entre cuatro y ocho semanas antes de su uso. El añejamiento reduce el contenido de azúcar, y le da un sabor ligero y suave.

PLAGUICIDAS CASEROS

Espray de jabón y aceite

Estos líquidos para rociar actúan tanto contra los insectos como contra los mohos y los hongos. Muchas de las plantas enumeradas en este libro son propensas a la depredación por parte de diversos insectos. Las hojas de las solanáceas también son susceptibles a diferentes mohos y hongos. Estas mezclas ayudarán a prevenir y tratar estas enfermedades; son eficaces contra sus objetivos, pero seguros para el medio ambiente, los animales domésticos y la vida silvestre. Como insecticidas, actúan alterando las hormonas del insecto impidiendo que se alimente o recubriendo los poros en el exoesqueleto de un insecto, lo que esencialmente lo asfixia. Todas estas recetas son similares y consisten en un aceite vegetal y un jabón líquido suave. También se puede incorporar una amplia gama de aceites esenciales por sus propiedades antifúngicas e insecticidas. Rociar por la mañana o por la noche, antes del calor del día.

Repelente de insectos y fungicida contra las plagas y el moho

- 1 cda. de bicarbonato de sodio
- ½ cdta. de detergente suave
- 2½ cda. de aceite de oliva u otro aceite vegetal
- 1 galón de agua

Mezclar y rociar sobre el follaje, agitando la mezcla antes de usarla.

Espray de aceite y jabón

- 1 taza de aceite vegetal
- 1 cda. de jabón líquido

Añada dos cucharadas de esta mezcla a un litro de agua y rocíe el follaje. Hay recipientes utilizados para rociar alimentos para plantas o fertilizantes que se conectan a una manguera de jardín y pueden utilizarse para rociar este repelente.

Espray de jabón

- 1½ cdta. de jabón líquido suave
- 1 qt de agua

Mezclar y rociar sobre el follaje.

~☙~

Espray de aceite de neem

- 2 cdtas. de aceite de neem
- 1 cdta. de jabón líquido
- 1 qt de agua

El aceite de neem se encuentra en las semillas del árbol de neem; es biodegradable y no es tóxico para las mascotas y la fauna. Se puede comprar un líquido premezclado en cualquier vivero, o hacer uno con aceite de neem puro. El aceite es un disruptivo hormonal, así como un antialimentario, y mata eficazmente a los insectos en todas las etapas de la vida: adultos, larvas y huevos. También es eficaz contra el moho y las infecciones fúngicas.

Solanáceas insecticidas

Los alcaloides de los parientes de algunas de las mismas plantas que intentamos proteger son eficaces insecticidas y vermicidas. Estas solanáceas suelen utilizarse como control de plagas y son conocidas por su eficacia.

- **Hoja de tabaco:** algunas variedades de tabaco se han cultivado por su uso como insecticida, ya que los alcaloides de la nicotina son eficaces contra los insectos y otras pequeñas plagas. Se prepara una infusión de las hojas troceándolas y dejándolas en remojo toda la noche en agua, para luego colarlas y rociarlas sobre el follaje.

- **Hoja de tomate:** los alcaloides de la tomatina son eficaces contra los áfidos y otros insectos que se alimentan de las plantas y que pueden diezmarlas en poco tiempo. Dejar en remojo dos tazas de hoja de tomate troceadas en un litro de agua durante toda la noche. Colar y rociar la mezcla sobre el follaje.

Conclusión

Hemos explorado estas plantas mágicas desde una perspectiva mitológica, histórica y científica; escuchamos sus historias y recorrimos sus fantásticos viajes para conocer mejor a los propios espíritus de las plantas. Conocer sus historias es conocer la historia de la brujería y, cómo a través de la comprensión del mundo natural, ciertos individuos han aprovechado este antiguo poder. Al explorar todas estas facetas diferentes de cada planta, empezamos a tener una idea de la personalidad de cada espíritu en particular. Este conocimiento puede ayudarnos en nuestros trabajos y aportar una comprensión más profunda a nuestras interacciones con el mundo natural.

A estas alturas, es probable que haya algunas plantas que te llamen la atención. Puede que resuenes con su mito, con sus correspondencias mágicas o con algo más personal. Esta atracción es la primera señal de que estos espíritus están tratando de llegar a ti; aprovecha esa conexión y hazla más fuerte. Aprende todo lo que puedas sobre ese espíritu vegetal específico y observa qué ideas te surgen con esta nueva comprensión.

Los espíritus de las plantas son individuos coloridos, vibrantes y únicos, e interactúan con todos nosotros de forma muy individual. Hay muchas maneras de conectar con un espíritu vegetal y, una vez que se establece una relación, llegarás a entender la razón por la que te sientes atraído por él.

Estas plantas nos están llamando en estos tiempos tumultosos en los que los paradigmas sociales están cambiando y el mundo, tal y como lo conocemos, se está transformando ante nuestros ojos. Hay una razón por la cual nuestra atención se está volviendo a enfocar en estas plantas, y no es otra que para ayudar a facilitar todo el cambio y el crecimiento que está ocurriendo.

La mayor lección que traen consigo es que el veneno no siempre es lo que parece. A veces, la misma cosa que es la perdición de nuestra existencia se convierte en la fuerza motriz que nos empuja al siguiente nivel en nuestro desarrollo. Debemos recordar el antiguo concepto de la *pharmaka*, una planta que es magia, medicina y veneno, todo en uno. El veneno es solo otra forma de describir la potencia, y es importante recordar que lo que hace que una planta sea venenosa es también lo que la hace medicinal. Te dejo con el adagio paracelsiano, "La dosis hace el veneno", que desafía la creencia de que los venenos son inherentemente tóxicos; este conocimiento servirá de luz en el camino mientras recorremos la senda de los venenos.

Bibliografía

Adams, James David Jr. y Cecilia García. 2005. "The Advantages of Traditional Chumash Healing". *Evidence Based Complementary Alternative Medicine* 2, no. 1: 19-23.

Adams, James David Jr. y Xiaogang Wang. 2015. "Control of Pain with Topical Plant Medicines". *Asian Pacific Journal of Tropical Biomedicine* 5, no. 4: 268-73.

Agrippa de Nettesheim, Enrique Cornelio. 1533. *Tres libros de filosofía oculta.*

Ahrens, F. B. 1889. "Die alkaloide der Mandragora". *Justus Liebigs Annalen der Chemie* 25: 312-16.

Alizadeh, Anahita, Mohammad Moshiri, Javad Alizadeh y Mahdi Balali-Mood. 2014. "Black Henbane and Its Toxicity: A Descriptive Review". *Avicenna Journal of Phytomedicine* 4, no. 5: 297-311.

Arena, J. M. 1974. *Poisoning: Toxicology-Symptoms-Treatments.* Tercera edición. Springfield, Illinois: Charles C. Thomas.

Arnett, Amy M. 1995. "Jimson Weed (*Datura stramonium*) Poisoning". *Clinical Toxicology Review.* Massachusetts Poison Control System 18, no. 3.

Baricevic, Dea, Andrej Umek, Samo Kreft, Branivoj Maticic y Alenka Zupancic. 1999. "Effect of Water Stress and Nitrogen Fertilization on the Content of Hyoscyamine and Scopolamine in the Roots of Deadly Nightshade (*Atropa belladonna*)". *Environmental and Experimental Botany* 42:17-24.

Black Koltuv, Barbara. 1986. *The Book of Lilith.* York Beach, Maine: Nicholas-Hays.

Börsch-Haubold, Angelika. 2007. "Plant Hallucinogens as Magical Medicines". *Science in School: The European Journal for Science Teachers*, no. 4.

Borgia, Valentina, Michelle Carlin y Jacopo Crezzini. 2016. "Poison, Plants and Paleolithic Hunters". *Quarternary International* 427:94-103.

Boyer, Corinne. 2017. *Plants of the Devil.* Rancho Boca de la Cañada del Pinole, California: Three Hands Press.

Caton, Gary P. 2017. *Hermetica Tryptycha: The Mercury Elemental Year.* Auckland, Nueva Zelanda: Rubedo Press.

Church, Stephen, y Carol Church. 2009. "Harvesting & Making Specific Tinctures". The Herbarium (sitio web).

Cordano, Hieronymous. 1551. *De subtilitate*. Venecia: Gulielmum Rouillium.

Cox, P. A. 2010. "Nervous System and Behavioral Toxicology". En *Comprehensive Toxicology*, editado por Charlene A. McQueen. Segunda edición. Ámsterdam, Países Bajos: Elsevier.

Crystalinks. 2009. "Ancient Egyptian Medicine". Sitio web de Crystalinks.

Datta, Animesh K., y Paul Rita. 2011. "An Updated Overview on Atropa belladonna". *International Research Journal of Pharmacy* 2, no. 11: 11-17.

DeKorne, Jim. 1994. *Psychedelic Shamanism: The Cultivation, Preparation and Use of Psychotropic Plants*. Yakima, Washington: Breakout Productions.

Domínguez, Ivo Jr. 2016. *Practical Astrology for Witches and Pagans: Using the Planets and the Stars for Effective Spellwork, Rituals, and Magickal Work*. San Francisco: Weiser Books.

Draco, Melusine. 2017. *By Wolfsbane and Mandrake Root*. Hampshire, Reino Unido: Moon Books.

Elworthy, Fredrick Thomas. 1895. *The Evil Eye*. Londres: J. Murray.

EMA. 1998. "Atropa Belladonna: Summary Report". Committee for Veterinary Medicinal Products. European Agency for the Evaluation of Medicinal Products (EMA), Veterinary Medicine Evaluation Unit.

Faivre, Antoine. 2003. *The Eternal Hermes: From Greek God to Alchemical Magus*. Grand Rapids, Michigan: Phanes Press.

Farrer-Halls, Gill. 2005. *The Aromatherapy Bible*. Nueva York: Sterling.

Folkard, Richard. 1884. *Plant Lore, Legends and Lyrics*. Londres: S. Low, Marston, Searle y Rivington.

Frisvold, Nikolaj de Mattos. 2014. *Craft of the Untamed*. Oxford, Reino Unido: Mandrake.

Funayama, Shinji, y Geoffrey Cordell. 2015. *Alkaloids: A Treasury of Poisons and Medicines*. Cambridge, Massachusetts: Academic Press.

Furbee, Brent. 2009. "Neurotoxic Plants." Chap. 47 en *Clinical Neurotoxicology: Syndromes, Substances, Environments*, editado por Michael R. Dobbs. Ámsterdam, Países Bajos: Elsevier.

Green, Monica H. 2010. *The Trotula: An English Translation of the Medieval Compendium of Women's Medicine*. Filadelfia: University of Pennsylvania Press.

Grieve, M. 1971. *A Modern Herbal: The Medicinal, Culinary, Cosmetic and Folk-Lore of Herbs, Grasses, Fungi, Shrubs & Trees with All Their Modern Scientific Uses*. Vol. 1 (A-H). Nueva York: Dover.

Harner, Michael J., ed. 1973. *Hallucinogens and Shamanism*. Nueva York: Oxford University Press.

Hartlieb, Johannes. 2016. *Das Puch Aller Verpoten Kunst, Ungelaubens und der Zaubrey*. Edición Kindle. Publicado por primera vez en 1475.

Hatsis, Thomas. 2015. *The Witches' Ointment: The Secret History of Psychedelic Magic*. Rochester, Vt: Inner Traditions/Bear & Company.

Hayes, Antoinette N., y Steven G. Gilbert. 2009. "Historical Milestones and Discoveries That Shaped the Toxicology Sciences". *EXS* 99: 1-35.

Heiser, Charles B. Jr. 1969. *Nightshades: The Paradoxical Plants*. San Francisco: WH Freeman.

Hesse, O. 1901. "Über die Alkaloïde der Mandragorawurzel". *Journal für Praktishe Chemie* 64: 274-86.

Hildegard von Bingen. 1998. *Hildegard von Bingen's Physica: The Complete English Translation of Her Classic Work on Health and Healing*. Traducido por Priscilla Throop. Rochester, Vt: Healing Arts Press.

Holzman, Robert S. 1998. "The Legacy of Atropos, the Fate Who Cut the Thread of Life". *Anesthesiology: The Journal of American Society of Anesthesiologists* 89, n° 1: 241-49.

Hurwitz, Siegmund. 2009. *Lilith—The First Eve: Historical and Psychological Aspects of the Dark Feminine*. Traducido por Gela Jacobson. Einsiedeln, Suiza: Daimon-Verlag.

Huson, Paul. 1972. *Mastering Witchcraft*. Nueva York: Penguin/Corgi Childrens. Jackson, Betty P., y Michael I. Berry. 1979. "*Mandragora*—Taxonomy and Chemistry of the European Species." Cap. 39 en *The Biology and Taxonomy of the Solanaceae*, editado por J. G. Hawkes, R. N. Lest y A. D. Skelding, 505-12. Londres: Academic Press.

Jackson, Nigel. 1996. *Masks of Misrule*. Taunton, Reino Unido: Capall Bann.

Juvin, Phillippe, y Jean-Marie Desmonts. 2000. "The Ancestors of Inhalational Anesthesia: Soporific Sponges (XIth-XVIIth Centuries); How a Universally Recommended Medical Technique Was Abruptly Discarded." *Anesthesiology* 93: 265-69.

Kaldera, Raven. 2011. *Northern Tradition Shamanism: The Shamanic Herbal*. Hubbardston, Massachusetts: Asphodel Press.

Laguna, Andrés. 1554. *Annotations on Dioscorides of Anazarbus*. Lyon, Francia: Guillaume Rouillé.

Lee, M. R. 1999. "The Snowdrop (*Galanthus nivalis*): From Odysseus to Alzheimer". *Journal of the Royal College of Physicians of Edinburgh* 29, no. 4.

———. 2006. "The Solanaceae II: The Mandrake (*Mandragora officinarum*): In League with the Devil". *Journal of the Royal College of Physicians of Edinburgh* 36: 278-85.

———. 2007. "The Solanaceae IV: Atropa belladonna, Deadly Nightshade". *Journal of the Royal College of Physicians of Edinburgh* 37, n° 1: 77-84.

Lewin, Louis. 1998. *Phantastica: A Classic Survey on the Use and Abuse of Mind-Altering Plants.* Rochester, Vt: Park Street Press. Publicado por primera vez en 1929.

Maestas, Silencio (Jessica). 2007. *The Little Red Man: Fly Agaric in History and Culture.* Hubbardston, Mass.: Asphodel Press.

Martin, Deborah J. 2013. *Baneful! 95 of the World's Worst Herbs.* Sparks, Nevada: Herb Lady.

Mathers, S. Liddell MacGregor, trad. y ed. 2000. *The Key of Solomon the King* (Clavicula Salomonis). Prólogo de R. A. Gilbert. Boston/York Beach, Maine: Weiser Books. Publicado por primera vez en 1889.

Mayor, Adrienne. 2009. *The Poison King: The Life and Legend of Mithradates, Rome's Deadliest Enemy.* Princeton, N.J.: Princeton University Press.

Meyer, Joseph E. 1934. *The Herbalist.* Hammond: Indiana Botanic Gardens.

Middleton, J. Henry. 1892. *Illuminated Manuscripts in Classical and Mediaeval Times.* Cambridge, Reino Unido: University Press.

Miller, Richard. 1983. *The Magical and Ritual Use of Herbs.* Rochester, Vt: Destiny Books.

———. 1985. *The Magical and Ritual Use of Aphrodisiacs.* Rochester, Vt: Destiny Books.

Müller-Ebeling, Claudia, Christian Rätsch y Wolf-Dieter Storl. 2003. *Witchcraft Medicine: Healing Arts, Shamanic Practices, and Forbidden Plants.* Traducido por Annabel Lee. Rochester, Vt: Inner Traditions.

Pendell, Dale. 2010. *Pharmako Gnosis: Plant Teachers and the Poison Path.* Berkeley, California: North Atlantic Books.

Pennick, Nigel. 2005. *Practical Magic in the Northern Tradition.* Leicestershire, Reino Unido: Thoth.

Plaitakis, A., y R. C. Duvoisin. 1983. "Homer's Moly Identified as *Galanthus nivalis* L: Physiologic Antidote to Stramonium Poisoning". *Clinical Neuropharmacology* 6: 1-5.

Porta, Giambattista della. 1558. *Magiae Naturalis, sive, De Miraculis Rerum Naturalium* (Magia natural o Los milagros de las cosas naturales). Nápoles, Italia: Matthias Cancer.

Rätsch, Christian. 2005. *The Encyclopedia of Psychoactive Plants: Ethnopharmacology and Its Applications.* Prólogo de Albert Hofmann. Rochester, Vt: Park Street Press. Publicado por primera vez en 1998.

Rätsch, Christian, y Claudia Müller-Ebeling. 2013. *The Encyclopedia of*

Aphrodisiacs: Psychoactive Substances Used for Sexual Practices. Rochester, Vt: Park Street Press.

Remington, Joseph P., Horatio C. Woods et al. 1918. *The Dispensatory of the United States of America*. Vigésima edición. Filadelfia: Lippincott.

Retief, Francois P., y Louise Cilliers. 2019. "Poison, Poisonings, and Poisoners in Rome." Cap. 15 en *Toxicology in Antiquity*, editado por Philip Wexler, 231-42. Londres: Academic Press.

Rosarium, Catamara, Jenn Zahrt y Marcus McCoy. 2015. *Verdant Gnosis*. Revelore Press.

Roth, Harold. 2017. *The Witching Herbs: 13 Essential Herbs and Plants for Your Magical Garden*. Newburyport, Massachusetts: Weiser Books.

Ruck, Carl A. P., Jeremy Bigwood, Danny Staples, Jonathan Ott y R. Gordon Wasson. 1979. "Entheogens". *Journal of Psychedelic Drugs* 11, no. 1-2: 145-46.

Schulke, Daniel A. 2012. *Veneficium: Magic, Witchcraft and the Poison Path*. Rancho Boca de la Cañada del Pinole, California: Three Hands Press.

———. 2017. *Thirteen Pathways of Occult Herbalism*. Rancho Boca de la Cañada del Pinole, California: Three Hands Press.

Schultes, Richard Evans. 1976. *Hallucinogenic Plants*. Houston, Texas: Golden Press.

Schultes, Richard Evans, Albert Hofmann y Christian Rätsch. 1992. *Plants of the Gods: Their Sacred, Healing, and Hallucinogenic Powers*. Edición revisada. Rochester, Vt: Healing Arts Press. Publicado por primera vez en 1979.

Scot, Reginald. 1886. *The Discoverie of Witchcraft*. Londres: Elliot Stock. Publicado por primera vez en 1584.

Siegel, Ronald K. 1989. *Intoxicación: Life in Pursuit of Artificial Paradise*. Nueva York: E. P. Dutton.

Simoons, Frederick J. 1998. *Plants of Life, Plants of Death*. Madison: University of Wisconsin Press.

Stedman, T. L. 1942. *Stedman's Shorters Medical Dictionary. Poisons and Antidotes*. Westchester, Ill.: Wilcox & Follet.

Stewart, Amy. 2009. *Wicked Plants: The Weed That Killed Lincoln's Mother and Other Botanical Atrocities*. Chapel Hill, N.C.: Algonquin Books.

Thomas, H., y M. Wentzel. 1898. "Über mandragorin". *Chemische Berichte* 31: 2031-37.

Thompson, C. J. S. 1968. *The Mystic Mandrake*. Nueva York: University Books.

Tu, Tieyao, Sergei Volis, Michael O. Dillon, Hang Sun y Jun Wen. 2010. "Dispersals of Hyoscyameae and Mandragoreae (Solanaceae) from the New

World to Eurasia in Early Miocene and Their Biogeographic Diversification within Eurasia". *Molecular Phylogenics and Evolution* 57, no. 3: 1226-37.

Tupper, Kenneth W. 2009. "Entheogens and Existential Intelligence: The Use of Plant Teachers as Cognitive Tools". *Canadian Journal of Education* 27: 499-516. Ungricht, Stephan, Sandra Knapp y John R. Press. 1998. "A Revision of the Genus Mandragora (Solanaceae)". *Bulletin of the Natural History Museum*, Botany Series 28, nº 1: 17-40.

Voogelbreinder, Snu. 2009. *Garden of Eden: The Shamanic Use of Psychoactive Flora and Fauna, and the Study of Consciousness.* Australia: Autoeditado.

Yuruktumen, A., S. Karaduman, F. Beni y J. Fowler. 2008. "Syrian Rue Tea: A Recipe for Disaster". *Clinical Toxicology* (Filadelfia) 46, nº 8: 749-52.

RECURSOS EN LÍNEA

Cech, Richo. 2019. "Growing Mandrake—Beyond the Basics". *Richo's Blog.* Sitio web de Strictly Medicinal Seeds.

Church, Stephen, y Carol Church. 2009. "Harvesting & Making Specific Tinctures". Sitio web del Herbarium.

Cleversley, Keith. 2002. "Artemisia vulgaris-Mugwort". Entheology.com.

———. 2002. "Atropa belladonna-Belladonna". Entheology.com.

Gillabel, Dirk. 1988. "Nigredo—Blackness", "The Peacock's Tail", "Albedo—Whiteness" y "Rubedo—Redness". Caps. 1.3-1.6 en *Alchemical Concepts* (libro en línea). Sitio web de Soul-guidance.com.

Hunter, M. Kelley. 2017. "Lilith in Astrology: The Meaning of the Black Moon Lilith in Astrology". Sitio web de Astrology Club.

Jaana. Blog *Herbal Picnic.*

Marina. "The Three Liliths". Sitio web de Dark Star Astrology.

McCoy, Daniel. Norse Mythology for Smart People. Norse-mythology.org.

McIntyre, Anne. Fellow of the National Institute of Medical Herbalists and Member of the Ayurvedic Practitioners Association. Annemcintyre.com.

Northern Tradition Paganism. Northernpaganism.org.

Oates, Shani y Robin the Dart. Sitio web People of Goda, Clan of Tubal Cain.

Índice analítico

Los números de página en *cursiva* indican ilustraciones.

... vie Blake and *The Atlas Six*

"A highly entertaining, clever, and imaginative debut . . . An internet phenomenon deserving of its fan base."   —*Booklist*

"Compelling, entertaining, and addictive. *The Atlas Six* is academic Darwinism: survival of the smartest with a healthy dose of magic."
—T. L. Huchu, author of *The Library of the Dead*

"A tour de force. I read this book in two sittings—once I picked it up, I found it almost impossible to put down."
—Christine Lynn Herman, *New York Times* and indie bestselling coauthor of *All of Us Villains*

"This chilling story of ambition and magic will make you question your own morals as you grow to love (and hate) its fascinating, ruthless cast of characters. I utterly devoured this book."
—Amanda Foody, *New York Times* and indie bestselling coauthor of *All of Us Villains*

"Lethally smart. Filled with a cast of brilliantly realized characters, each entangled with one another in torturously delicious ways, *The Atlas Six* will grip you by the throat and refuse to let go. Olivie Blake is a mind-blowing talent."   —Chloe Gong, *New York Times* bestselling author of
These Violent Delights

Tor Books by Olivie Blake

The Atlas Six
The Atlas Paradox

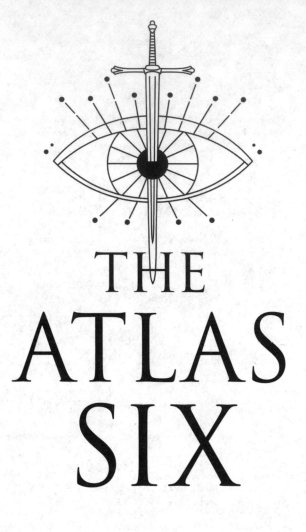

THE
ATLAS
SIX

OLIVIE BLAKE

TOR

A TOM DOHERTY ASSOCIATES BOOK
NEW YORK

THE ATLAS SIX

Copyright © 2021 by Alexene Farol Follmuth
"Sacred Hospitality" © 2021 by Alexene Farol Follmuth

Endpapers and interior illustrations by Little Chmura

Edited by Molly McGhee

A Tor Book
Published by Tom Doherty Associates
120 Broadway
New York, NY 10271

www.tor-forge.com

Tor® is a registered trademark of Macmillan Publishing Group, LLC.

The Library of Congress has cataloged the hardcover edition as follows:

Names: Blake, Olivie, author.
Title: The atlas six / Olivie Blake.
Description: First Tor Hardcover edition. | New York : Tor, 2022. | Series:
     The Alexandrian Society ; 1 | "A Tom Doherty Associates book"
Identifiers: LCCN 2021058908 (print) | LCCN 2021058909 (ebook) |
     ISBN 9781250854513 (hardcover) | ISBN 9781250854551 (ebook)
Subjects: LCSH: Magic—Fiction. | Secret societies—Fiction. | LCGFT:
     Fantasy fiction. | Paranormal fiction.
Classification: LCC PS3602.L3476 A94 2022 (print) | LCC PS3602.L3476
     (ebook) | DDC 813/.6—dc23/eng/20211217
LC record available at https://lccn.loc.gov/2021058908
LC ebook record available at https://lccn.loc.gov/2021058909

ISBN 978-1-250-85454-4 (trade paperback)

Our books may be purchased in bulk for promotional, educational, or business use. Please contact your local bookseller or the Macmillan Corporate and Premium Sales Department at 1-800-221-7945, extension 5442, or by email at MacmillanSpecialMarkets@macmillan.com.

First Tor Paperback Edition: 2022

Printed in the United States of America

20   19   18   17   16   15

*To my physicist boy and my starry-eyed girl
and to Lord Oliver, for all the punches.*

Perhaps it was a tired thing, all the references the world had already made to the Ptolemaic Royal Library of Alexandria. History had proven the library to be endlessly fascinating as a subject, either because the obsession with what it might have contained was bound only by the imagination or because humanity longs for things most ardently as a collective. All men can love a forbidden thing, generally speaking, and in most cases knowledge is precisely that; lost knowledge even more so. Tired or not, there is something for everyone to long for when it comes to the Library of Alexandria, and we have always been a species highly susceptible to the call of the distant unknown.

Before it was destroyed, the library was said to contain over four hundred thousand papyrus scrolls on history, mathematics, science, engineering, and also magic. Many people incorrectly assume time to be a steady incline, a measured arc of growth and progress, but when history is written by the victors the narrative can often misrepresent that shape. In reality, time as we experience it is merely an ebb and flow, more circular than it is direct. Social trends and stigmas change, and the direction knowledge moves is not always forward. Magic is no different.

The little-known truth of the matter is that the Library of Alexandria burned down to save itself. It died to rise again, its burning less metaphorically phoenix-like and more strategically Sherlockian. When Julius Caesar rose to power, it became obvious to the ancient Caretakers of Alexandria that an empire could sit successfully only upon a chair of three legs: subjugation, desperation, and ignorance. They knew, too, that the world would forever be besieged by similar pursuits of despotism, and therefore determined that such a valuable archive would have to be carefully hidden in order to survive.

It was an old trick, really, death and disappearance to start anew. This rebirth depended entirely on the library's ability to keep its own secret. The medeians—the most learned among the magical population—were permitted to use the knowledge of the library so long as those medeians also accepted an obligation to care for it. In the society that grew from the library's remains, privileges for its members were as unmatched as their responsibilities. All the

knowledge the world possessed existed at their fingertips, and all they had to do in return was nurture it, make it grow.

As the world spread—expanding beyond the libraries of Babylon, Carthage, Constantinople to the collections of Islamic and Asian libraries lost to imperialism and empire—so did the Alexandrian archives, and as medeian influence expanded, so did the so-called Society itself. Every ten years a new class of potential initiates was chosen to spend one year in training, learning the functions of the archives and what would eventually become a lifelong craft. For one year, each individual selected for the Society lived, ate, slept, and breathed the archives and their contents. At the end of that year, five of the six potential candidates were inducted. They would rigorously pursue an independent course of study for an additional year at the library before being presented with the opportunity to stay and continue their work as researchers—or, more likely, to accept a new offer of employment. Alexandrians typically went on to be political leaders, patrons, CEOs, and laureates. What awaited an Alexandrian after initiation was wealth, power, prestige, and knowledge beyond their wildest dreams—and thus, to be chosen to sit for initiation was the first in a lifetime of endless possibility.

This was what Dalton Ellery relayed to the most recent class of candidates, none of whom had been informed why they were there or what they would be competing for. Likely they did not yet grasp that by virtue of standing in that room, Dalton Ellery was himself a uniquely skilled medeian, the likes of which they would not encounter again for generations, who had chosen this path over the many others he might have taken. He, like them, had once discarded the person he might have been and the life he might have lived—which would have been ordinary by comparison, most likely. He would have had a profession of some sort, perhaps even a lucrative one, folding into the mortal economy in some useful way, but witnessing nothing like what he'd seen by virtue of his acceptance of the Society's offer. Alone, he might have done exceptional magic, but would have fallen shy of the extraordinary. Inevitably he would have succumbed to mundanity, to struggle, to boredom, as all humans eventually did—but now, because of this, he wouldn't. The pittances of a small existence would count among the many things he would never again risk since he took his seat in this room ten years prior.

Dalton looked out at their faces and imagined again the life he might have lived; the lives they *all* might have lived, had they never been offered such . . . riches. Eternal glory. Unparalleled wisdom. Here they would unlock the secrets the world had kept from itself for centuries, for millennia. Things that no ordinary eyes would ever see, and that no lesser minds could possibly understand.

Here, at the library, their lives would change. Here their former selves would be destroyed, like the library itself, only to be built back up again and hidden in the shadows, never to be seen except by the Caretakers, by the Alexandrians, and by the ghosts of lives uncrossed and paths untaken.

Greatness isn't easy, Dalton didn't say, nor did he add that greatness was never offered to anyone who couldn't stand to bear it. He merely told them of the library, of their paths to initiation, and of what stood within reach—if they only had the courage to reach out and grasp it.

They were entranced, as well they should be. Dalton was very good at breathing life into things, ideas, objects. It was a subtle skill. So subtle it did not appear to be magic at all, which made him an exceptional academic. In fact, it made him the perfect face for the new class of Alexandrians.

He knew even before he started talking that they would all accept the offer. It was a formality, really. Nobody turned down the Alexandrian Society. Even those pretending disinterest would be unable to resist. They would fight, he knew, tooth and nail, to survive the next year of their lives, and if they were as steadfast and talented as the Society presumed them to be, most of them would.

Most of them.

THE MORAL OF THE STORY IS THIS:

Beware the man who faces you unarmed.
If in his eyes you are not the target,
then you can be sure you are the weapon.

I

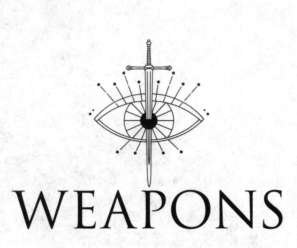

WEAPONS

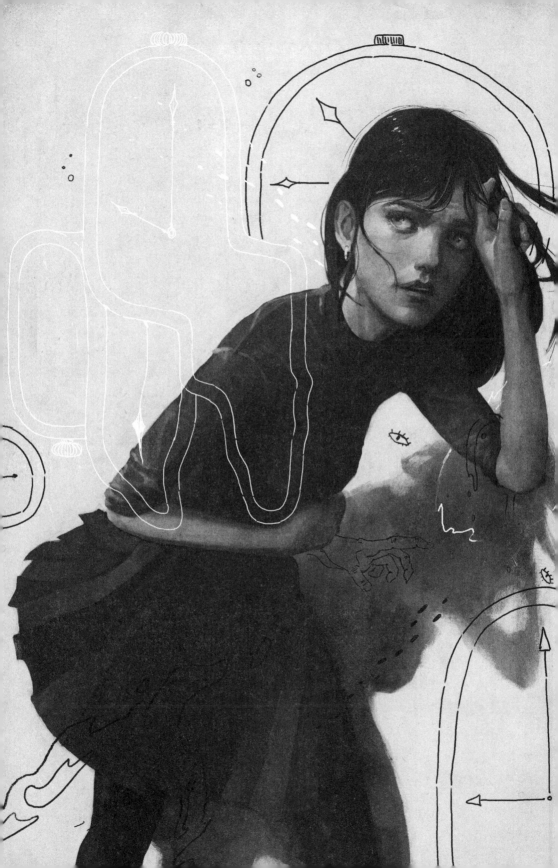

The day Libby Rhodes met Nicolás Ferrer de Varona was coincidentally also the day she discovered that "incensed," a word she had previously had no use for, was now the only conceivable way to describe the sensation of being near him. That had been the day Libby accidentally set fire to the lining of several centuries-old drapes in the office of Professor Breckenridge, dean of students, clinching both Libby's admission to New York University of Magical Arts and her undying hatred for Nico in a single incident. All the days since that one had been a futile exercise in restraint.

Incandescence aside, this was to be a very different sort of day, as it was finally going to be the last of them. Barring any accidental encounters, which Libby was certain they'd both furiously ignore—Manhattan was a big place, after all, with plenty of people ravenously avoiding each other—she and Nico were finally going their separate ways, and she would never have to work with Nico de Varona again. She'd practically burst into song over it that morning, which her boyfriend, Ezra, presumed to be the consequence of the occasion's more immediate matters: either graduating top of her class (tied with Nico, but there was no use focusing on that), or delivering the NYUMA valedictory speech. Neither accolade was anything to scoff at, obviously, but the more enticing prospect was the newness of the era approaching.

It was the last day Libby Rhodes would ever set eyes on Nico de Varona, and she couldn't have been more exuberant about the dawn of a simpler, superior, less Nico-infested life.

"Rhodes," Nico acknowledged upon taking his seat beside her on the commencement stage. He slid her surname around like a marble on his tongue before sniffing the air, facetious as always. For some, his sun-kissed dimples and charmingly imperfect nose (broken *just so*) were enough to make up for his unremarkable height and countless personality flaws. For Libby, Nico de Varona was just good genetics and more confidence than any human man deserved. "Hm. Odd. Do you smell smoke, Rhodes?"

Very funny. *Hilarious.*

"Careful, Varona. You know this auditorium's on a fault line, don't you?"

"Of course. Have to, seeing as I'll be working on it next year, won't I?" he mused. "Pity you didn't get that fellowship, by the way."

Since the comment was clearly designed to annoy her, Libby made the ex-emplary decision to peer into the crowd in lieu of answering. The auditorium was fuller than she'd ever seen it, the vista of graduates and their families stretching up to the balcony seats and frothing out into the vestibule.

Even from a distance, Libby could spot her father's one good blazer, which he'd purchased at least two decades ago for a wedding and worn to every mild-to-moderately formal occasion since. He and Libby's mother were in a middle row, just a few seats off-center, and Libby felt a moment of uncon-tainable fondness at the sight of them. She'd told them not to bother coming, of course. Inconvenience and whatnot. But her father was here, wearing the blazer. Her mother had put on lipstick, and in the seat beside them—

Was nothing. Libby registered it, the empty seat, just as a teenage girl in high-top sneakers snaked through the row, dodging someone's cane-assisted grandmother and giving the whole group an antiestablishment grimace. It was such an uncanny juxtaposition, so acutely timed: the familiar sliver of youthful ennui (ambivalence in a strapless dress) and the empty chair next to her parents. Libby's vision swam with something she worried for a second might be sudden-onset blindness, or tears.

Mercifully it was neither. For one thing, if Katherine were still alive, she wouldn't be sixteen anymore. Libby had aged, somehow, beyond her older sister, and while the math remained impossible to grasp, it was an old wound by now. No longer fatal. More like picking at a scab.

Before Libby could brood too masochistically, there was another blur of motion from the aisle. A familiar crest of riotous black curls bobbed in apol-ogy, then settled into the empty seat. Ezra, who was wearing the only sweater Libby hadn't accidentally faded that week in the wash, filled the hole where Katherine would have been, leaning over to hand a program to Libby's father and to offer a tissue to her mother. After a moment's polite chatter, he glanced up and searched the stage, spotting Libby with a gleam of recognition. He mouthed something: *Hi.*

The old ache of Katherine's absence smoothed over into relief. She'd have hated this, and Libby's dress, and probably Libby's haircut, too.

Hi, Libby mouthed back, rewarded with the familiar crook of Ezra's smile. He was slight, almost gaunt despite his constant snacking habits, and decep-tively taller than he seemed at first glance. His motions were almost feline and she liked it, the elegance of him. The quietness. It soothed her.

Less reassuringly, Nico had followed her line of sight, half a tick of laugh-ter tugging at the corner of his mouth. "Ah, Fowler's here too, I see."

Libby, who'd blissfully forgotten for a second that Nico was even there, bristled at the mention of Ezra. "Why wouldn't he be here?"

"Oh, no reason. Just thought you might've leveled up by now, Rhodes."

Do not engage, do not engage, do not engage—

"Ezra's just been promoted, actually," she said coolly.

"From mediocrity to competence?"

"No, from—"

Libby broke off, tightening one fist and counting silently to three.

"He's a project manager now."

"My goodness," Nico said dryly, "how *impressive.*"

She shot him a glare, and he smiled.

"Your tie's crooked," she informed him, giving her voice a lilt of impassivity as his hand reflexively rose to straighten it. "Did Gideon not fix it for you on your way in?"

"He did, but—" Nico broke off, catching himself, while Libby silently congratulated her success. "Very funny, Rhodes."

"What's funny?"

"Gideon's my nanny, hilarious. Something new and different."

"What, like mocking Ezra is suddenly revolutionary?"

"It's not my fault the subject of Fowler's inadequacy is evergreen," Nico replied, and were it not for the fact that they were directly in front of all of their classmates and a great number of their faculty and staff as well, Libby would not have paused for an additional centering breath and instead entertained whatever her abilities compelled her to do.

Unfortunately, setting fire to Nico de Varona's undergarments was considered unacceptable behavior.

Last day, Libby reminded herself. Last day of Nico.

He could say whatever he liked, then, and it meant nothing.

"How's your speech?" Nico asked, and she rolled her eyes.

"Like I'd discuss it with you."

"Why on earth not? I know you get stage fright."

"I do not get—" Another breath. Two breaths, for good measure. "I do not get stage fright," she managed, more evenly this time, "and even if I did, what exactly would you do to help me?"

"Oh, did you think I was offering to help?" Nico asked. "Apologies, I was not."

"Still disappointed you weren't the one elected to deliver it?"

"Please," Nico scoffed under his breath, "you and I both know that nobody wasted any time voting on something as idiotic as who should give the commencement speech. Half the people here are already drunk," he pointed out, and while Libby knew he was more right than she'd ever admit to him being, she also knew it was a sore subject. He could pretend at nonchalance

as much as he liked, but she knew he never enjoyed losing to her, whether he considered it a subject of importance or not.

She knew it because in his position she would have felt exactly the same way.

"Oh?" she prompted, amused. "If nobody cared, then how did I win?"

"Because you're the only one who *voted*, Rhodes, it's like you're not even listening to me—"

"Rhodes," cautioned Dean Breckenridge, breezing by their seats on the commencement stage as the processions around them continued. "Varona. Is it too much to ask for you to be civil for the next hour?"

"Professor," they both replied in acknowledgment, forcing twin smiles as Nico once again fussed impulsively with his tie.

"No trouble at all," Libby assured the dean, knowing that even Nico would not be so idiotic as to disagree. "Everything's fine."

Breckenridge arched a brow. "Morning going well, then?"

"Swimmingly," said Nico, flashing her one of his charming smiles. It was the worst thing about him, really, that he could be such a non-headache with everyone who wasn't Libby. Nico de Varona was every teacher's favorite; when it came to their peers, everyone wanted to be him or date him, or at the very least befriend him.

In some highly distant, *extremely* generous sense, Libby could see how that was understandable. Nico was enormously likable, unfairly so, and no matter how clever or talented Libby was, students and faculty alike preferred Nico to her. Whatever gift it was he had, it was like Midas' touch. Nico had an effortless ability to turn nonsense into gold, more a reflex than a skill, and Libby, a gifted academic, had never been able to learn it. Nico's brand of easy charm had no metric for study, no identifiable markers of finesse.

He also had a monstrous capacity to fool people into thinking he knew what he was talking about, which he resolutely did not. Sometimes, maybe. But certainly not always.

Worse than Nico's catalogue of ineptitudes was what he *had*, which was the job Libby had really wanted—not that she'd ever admit that. Sure, being hired at the best magical venture capitalist firm in Manhattan was no small thing. Libby would be providing funding to innovative medeian technology, able to choose from a portfolio of exciting ideas with massive potential for growth and social capital. Now was the time to act; the world was over-populated, resources drained and overused, alternative energy sources more imperative than ever. Down the line, she could change the very structure of medeian advancements—could choose this start-up or that to alter the pro-gression of the entire global economy—and she'd be paid well to do it, too.

But she'd *wanted* the research fellowship at NYUMA, and that, of course, had gone straight to Nico.

As Dean Breckenridge took her seat and Nico pretended to be reasonable, Libby pondered what it would be like in her blissful future where things didn't always come down to the two of them competing. For four years Nico had been an inescapable feature of her life, like some sort of bothersome vestigial organ. Physical medeians with their mastery of the elements were rare; so rare, in fact, that they had been the only two. For four long, torturous years, they'd been shoved into every class together without respite, the extent of their prowess matched only by the force of their mutual antipathy.

For Nico, who was used to getting his way, Libby was purely an annoyance. She'd found him smug and arrogant from the moment they met and hadn't hesitated to tell him so, and there was nothing Nico de Varona hated more than someone who didn't adore him on sight. It was probably the first trauma he'd ever suffered. Knowing him, the idea that a woman could exist who didn't worship at his feet must have kept him up at night. For Libby, however, things were far more complex. For all that their personalities clashed, Nico was something far worse than just an average asshole. He was also an obnoxious, classist reminder of everything Libby failed to possess.

Nico came from a family of prominent medeians, and had trained privately from his opulent palace (she assumed) in Havana since he was a child. Libby, a Pittsburgh native whose suburban lineage had no medeians or even witches to speak of, had planned to go to Columbia until NYUMA, via Dean Breckenridge, intervened. She had known nothing of basic medeian principles, starting off behind in every aspect of magical theory, and had worked twice as hard as everyone else—only for that effort to be dismissed in favor of *Yes, that's very good, Libby . . . and now Nico, how about you try?*

Nico de Varona would never know what that felt like, Libby thought again, as she had countless times. Nico was handsome, clever, charming, rich. Libby was . . . powerful, yes, equally as powerful and likely to become more so over time given her superior sense of discipline, but with four years of Nico de Varona as a yardstick for magical achievement, Libby found herself unfairly measured. If not for him she might have breezed through her studies, perhaps even found them dull. She would not have had a rival, nor even a peer. After all, without Nico, who could even hold a candle to what she could do?

No one. She'd never met anyone with anything even close to her or Nico's proficiency with physical magic. The little tremors from the slightest flaring of his temper would take a lesser medeian four hours and herculean effort to create from nothing, the same way a mere spark of flame from Libby had been enough to secure a full scholarship to NYUMA and lucrative full-time

employment after that. That sort of power would have been revered, even ex-alted, if either of them had been singularities—which, for the first time, they would be. Without Nico for comparison beside her, Libby would finally be free to excel without having to push herself half to death to stand out.

It was a strange thought, actually, and strangely lonely. But still, thrilling all the same.

She felt a little rumble under her feet and glanced over, noting that Nico looked lost in thought.

"Hey," she said, nudging him. "Stop."

He gave her a bored glance. "It's not always me, Rhodes. I don't go around blaming you for forest fires."

She rolled her eyes. "I know the difference between an earthquake and a Varona tantrum."

"Careful," he cautioned, gaze flicking to where Ezra sat beside her parents. "Don't want Fowler to see us having another row, do we? Might get the wrong impression."

Honestly, this again. "You do realize your obsession with my boyfriend is childish, don't you, Varona? It's beneath you."

"I didn't realize you thought anything was beneath me," Nico replied lazily.

Across the stage, Breckenridge shot them a warning glance.

"Just get over it," Libby muttered. Nico and Ezra had loathed each other during the two years they'd all been at NYUMA together before Ezra grad-uated, which happened to be a separate matter from Nico's opposition to her. Nico had never met a hardship in his life, so the complexity of Ezra's resiliency bore no consequence to him. Libby and Ezra both understood loss; Ezra's mother had died when he was a child, leaving him without a parent or a home. Meanwhile, Nico had probably never even burned his toast. "As a reminder, you and Ezra never have to see each other again. *We*," Libby amended be-latedly, "never have to see each other again."

"Don't make it sound so tragic, Rhodes."

She shot him a glare, and he turned his head, half smiling at her.

"Where there's smoke," he murmured, and she felt another rush of loathing.

"Varona, can you just—"

"—pleased to introduce your co-valedictorian, Elizabeth Rhodes!" came the voice of the commencement announcer, and Libby glanced up, realizing that their entire audience was now staring expectantly at her. Ezra was giving her a little frown from the crowd that suggested he had observed her bicker-ing with Nico yet again.

She forced a smile, rising to her feet, and gave Nico's ankle a kick as she went.

"Try not to touch your hair" was Nico's parting benediction, muttered under his breath and of course intended to make her fixate on her bangs, which for the entire two minutes of her prepared speech threatened to fall into her eyes. One of Nico's lesser magics, getting under her skin. The speech itself was fine (probably), though by the time she finished, she wanted very badly to kick Nico again. Instead she fell back into her seat and reminded herself how marvelous life was going to be in approximately twenty minutes, when she would be free of Nico forever.

"Well done, you two," Dean Breckenridge said wryly, shaking their hands as they departed the stage. "An entire commencement ceremony without incident, impressive."

"Yes, we are very impressive," Nico agreed in a tone that Libby would have slapped him for, only Breckenridge gave a low chuckle of amusement and shook her head fondly, departing in the opposite direction as Libby and Nico made their way down the stairs.

Reaching the crowd of graduates and their guests, Libby paused to conjure something terrible; a final, devastating parting malediction. Something to say that would haunt Nico as she walked away, out of his life forever.

But then instead, she held a hand out to him, deciding to be an adult.

Civil.

Et cetera.

"Have, you know. A good life," she said, and Nico glanced skeptically at her palm.

"*That's* the line you're going with, Rhodes?" he asked, pursing his lips. "Come on, you can do better. I know you must have rehearsed it in the shower."

God, he was infuriating. "Forget it," she said, retracting her hand and pivoting toward the exit aisle. "See you never, Varona."

"Better," he called after her, pairing it with careless applause. "Bra-*va*, Elizabeth—"

She whipped around, curling a fist. "What was *your* line, then?"

"Well, why bother telling you now?" he asked, with a grin that was more like a self-satisfied smirk. "Maybe I'll just let you ponder it. You know," he added, taking a step toward her, "when you need something to occupy your mind over the course of your monotonous life with Fowler."

"You're a real piece of work, you know that?" she snapped. "Pigtail-pulling isn't sexy, Varona. In ten years you'll still be alone with no one but Gideon to pick out your ties for you, and believe me, I won't spare you a single thought."

"Whereas in ten years *you'll* be saddled with three baby Fowlers," Nico

retorted, "wondering what the fuck happened to your career while your patently unremarkable husband asks you where dinner is."

There it was again:

Incensed.

"If I never see you again, Varona," Libby fumed quietly, "it'll still be *too soon—*"

"Pardon me," came the voice of a man beside them, and Nico and Libby both rounded on him.

"What?" they demanded in unison, and he, whoever he was, smiled.

He was dark-skinned, his head shaved and slightly gleaming, and appeared to be somewhere in his forties. He stood out among the slowly thinning crowd of graduates, being exceedingly British from mannerisms to dress (tweed; very much tweed, with an accent of tartan) and quite tall.

Also, enormously unwelcome.

"Nicolás Ferrer de Varona and Elizabeth Rhodes?" the man asked. "I wonder if I might make you an offer."

"We have jobs," Libby informed him irritably, not wanting to wait for Nico's inevitably patrician response, "and more importantly, we're in the middle of something."

"Yes, I see that," the man replied, looking amused. "However, I am on something of a tight schedule, and I'm afraid when it comes to my offer, I really must have the best."

"And which of us would that be, exactly?" Nico asked, holding Libby's glare for a gratuitous moment of conceit before smoothly turning toward the man who stood waiting, an umbrella hooked onto his left arm. "Unless, of course, the best is—"

"It's both of you," the man confirmed, as Nico and Libby exchanged a heated glance akin to *of course it is,* "or, perhaps, one." He shrugged, and Libby, despite her disinterest, frowned slightly. "Which of you succeeds is up to you, not me."

"Succeeds?" she asked, before she quite realized she was speaking. "What does that mean?"

"There's only room for five," the man said. "Six are chosen. The best in the world," he added.

"The *world*?" Libby echoed doubtfully. "Sounds fairly hyperbolic."

The man inclined his head.

"I'm happy to verify our parameters. There are nearly ten billion people in the world at present, correct?" he prompted, and Libby and Nico, both a bit bewildered, nodded warily. "Nine and a half billion, to be more specific, of which only a portion are magical. Five million, give or take, who can be

classified as witches. Of those, only six percent are identified as medeian-caliber magicians, eligible for training at the university level at institutions sprinkled across the globe. Only ten percent of those will qualify for the best universities, like this one," he said, gesturing around to the NYUMA banners. "Of those, only a small fraction—one percent or less—are considered by my selection committee; the vast majority are cut without a second glance. That leaves three hundred people. Of those three hundred graduates, another ten percent *might* have the requisite qualifications; specialties, academic performance, personality traits, et cetera."

Thirty people. Nico gave Libby a smug look like he knew she was doing the math, and she shot back a contemptuous one like she knew he wasn't.

"Then comes the fun part, of course—the *real* selectivity," the man continued, with the easy affluence of time suggested by his sartorial tweed. "Which students have the rarest magic? The most inquisitive minds? The vast majority of your most talented classmates will go on to serve the magical economy as accountants, investors, magical lawyers," he informed them. "Maybe the rare few will create something truly special. But only thirty people in total are good enough to be considered extraordinary, and of those, only six are rare enough to be invited through the door."

The man smiled slightly. "By the end of the year, of course, only five will walk back out of it. But that's a matter for future consideration."

Libby, who was still a little taken aback by the selection parameters, allowed Nico to speak first.

"You think there are four people better than Rhodes or me?"

"I think there are six people of equally remarkable talent," the man corrected with an air of repetition, as if that much had already been established, "of which you may be qualified or may not."

"So you want us to compete against each other, then," Libby observed sourly, flicking a glance at Nico, "again."

"And four others," the man agreed, holding out a card for them both. "Atlas Blakely," he informed them, as Libby glanced down, eyeing the card. ATLAS BLAKELY, CARETAKER. "As I said, I'd like to make you an offer."

"Caretaker of what?" Nico asked, and the man, Atlas, gave him a genial smile.

"Better that I enlighten all of you at once," he said. "Forgive me, but it is quite a lengthy explanation, and the offer does expire in a matter of hours."

Libby, who was almost never impulsive, remained warily opposed. "You're not even going to tell us what your offer is?" she asked him, finding his recruitment tactics needlessly furtive. "Why on earth would we ever agree to accept it?"

"Well, that part's really not up to me, is it?" Atlas prompted, shrugging. "Anyway, as I said, I do have quite a pressing schedule," he informed them, hooking his umbrella onto his arm as the remaining crowd, now dwindled to only a few stragglers, began to clear the aisles. "Time zones are a tricky business. Which of you may I expect?" he asked, glancing pointedly between them, and Libby frowned.

"I thought you said that was up to us?"

"Oh, it is, of course, eventually," Atlas said with a nod. "I merely presumed, given how eager you both seemed to be to go your separate ways, that only one of you would accept my invitation."

Libby's glance collided with Nico's, both of them bristling.

"Well, Rhodes?" Nico said in his softly mocking tone. "Do you want to tell him I'm better, or should I?"

"Libs," came Ezra's voice as he jogged up to her from behind. She caught a glimpse of his tousled black hair and tried to force an expression of ease, as if she had not been doing the one thing she always did when it came to Nico (i.e., inescapably losing her mind). "Ready to go? Your mom's waiting outs—"

"Oh, *hello*, Fowler," Nico said, facing Ezra with a disdainful smile. "Project manager, hm?"

Libby inwardly flinched. Of course he'd said it like an insult. It was a prestigious position for any medeian, but Nico de Varona wasn't just any medeian. He would go on to be something big, something . . . *remarkable*.

He was one of the six best in the world.

In the *world*.

And so was she.

For what, though?

Libby blinked, startling herself out of her thoughts when she realized Nico was still talking.

"—in the middle of something, Fowler. Perhaps you could give us a moment?"

Ezra slid a wary gaze to Libby, frowning. "Are you . . . ?"

"I'm fine," she assured him. "Just . . . wait one second, okay? Just one second," she repeated, nudging him away and turning back to Atlas before realizing, belatedly, that Ezra hadn't given any indication he'd noticed anyone else standing there.

"Well, Nicolás?" Atlas was asking Nico, looking expectant.

"Oh, it's Nico, please." Nico slipped Atlas's card into his pocket, giving Libby a look of pompous satisfaction as he offered his right hand to be shaken. "When should I expect to meet with you, Mr. Blakely?"

Oh no.

Oh *no*.

"You're welcome to call me Atlas, Nico. You may use the card for transport this afternoon," Atlas replied, then turned to Libby. "And as for you, Miss Rhodes, I must say I'm disappointed," he said, as her mind raced in opposition, "but in any case, it's been a pleas—"

"I'll be there," Libby blurted hastily, and to her fury, Nico's mouth twitched with expectation, both entertained and unsurprised by her decision. "It's just an offer, right?" she prompted, approximately half to Nico, half to Atlas, and a sliver of whatever remained to herself. "I can choose to accept or reject it after you explain what it is, can't I?"

"Certainly," Atlas confirmed, inclining his head. "I'll see you both shortly, then."

"Just one thing," Libby said, pausing him after a quick glance at Ezra, who was observing them from a distance beneath a furrowed brow. His hair looked particularly disheveled, as if he'd raked a hand through it in agitation. "My boyfriend can't see you, can he?" To Atlas's headshake in confirmation, she asked hesitantly, "Then what does he think we're doing right now, exactly?"

"Oh, I believe he's filling in the blanks with something his mind considers reasonable," Atlas said, and Libby felt herself pale a little, not overly enthralled about what that might be. "Until this afternoon, then," Atlas added, before disappearing from sight, leaving Nico to shake with silent laughter in his wake.

"What are you snickering at?" Libby hissed, glaring at him, and after a moment to compose himself Nico managed a shrug, winking over her shoulder at Ezra.

"Guess you'll find out. See you later, Rhodes," he said, and departed with an ostentatious bow, leaving Libby to wonder if she didn't, in fact, smell smoke.

The day Reina Mori was born there had been a fire blazing nearby. For an urban environment, particularly one so unaccustomed to flame, there was a heightened sense of mortality that day. Fire was so primitive, so archaic a problem; for Tokyo, an epicenter of advancements in both magical and mortal technologies, to suffer something as backward as the unsophistication of boundless flame was troublingly biblical. Sometimes, when Reina slept, the smell of it crept into her nose and she woke up coughing, retching a little over the side of her bed until the memory of smoke had cleared from her lungs.

The doctors knew she possessed power of the highest medeian caliber right away, exceeding even the trinkets of normal witchery, which were rare enough on their own. There wasn't a lot of natural life to speak of in the high-rise of the hospital, but what *did* exist—the decorative plants sitting idly in the corners, handfuls of cut flowers in vases meant for sympathy—had crept toward her infant form like nervous little children, anxious and yearning and fearful of death.

Reina's grandmother called her birth a miracle, saying that when Reina took her first breath, the rest of the world sighed back in relief, clinging to the bounty of life she gave them. Reina, on the other hand, considered her first breath to be the beginning of a lifetime's set of chores.

The truth was that being labeled a naturalist shouldn't have been such a drain on her as it was. There were other medeian naturalists, many who were born in rural areas of the country, who typically opted to enlist with large agricultural companies; there, they could be paid handsomely for their services in increasing soybean production or purifying water. That Reina was considered to be one of them, or that she would be called a naturalist at all, was something of a misclassification. Other medeians asked things of nature, and if they beckoned sweetly or worthily or powerfully enough, nature gave. In Reina's case, nature was like an irritating sibling, or possibly an incurable addict who happened to be a relative, always popping up to make unreasonable demands—and Reina, who did not think much of family to begin with, did not care for the sensation, choosing most often to ignore it.

What good was being someone's illegitimate daughter except to learn to edit her own history, erase her own significance? She was born knowing how to block things out.

There was no reason to go to school in Osaka, really, except to get out of Tokyo. Tokyo's magical university was plenty good, if not perhaps a bit better, but Reina had never been overly thrilled by the prospect of living in the same place in perpetuity. She had searched and searched for experiences like hers—something that was less *look what a savior you are* and more *look what a burden it is to care for so many things*—and had found her answers in mythology, mostly. There, witches, or gods who were perceived to be witches, bore experiences Reina found intensely relatable and, in some cases, desirable: Exile to islands. Six months in the Underworld. The compulsive turning of one's enemies into something that couldn't speak. Her teachers encouraged her to practice her naturalism, to take botany and herbology and focus her studies on the minutiae of plants, but Reina wanted the classics. She wanted literature, and, more important, the freedom it brought to think of something that did not gaze at her with the blank neediness of chlorophyll. When Tokyo pressed a scholarship into her hands, imploring her to study with their leading naturalists, she accepted Osaka's promise of a freer curriculum instead.

A small escape, but it was one, still.

She graduated from the Osaka Institute of Magic and got a job as a waitress in a café and tearoom near the magical epicenter of the city. The best part about being a waitress where magic did most of the legwork? Plenty of time to read. And write. Reina, who'd had countless agricultural firms ready to pounce the moment she'd graduated (several of them for rival companies from China and the United States as well as Japan), had done everything she could to steer clear of working amid the vastness of planting fields, where both the earth and its inhabitants would drain her for their purposes. The café contained no plants, so while the wooden furniture would warp under her hands from time to time, going so far as to longingly spell her name in the exposed rings, it was easy enough to ignore.

Which wasn't to say people never came looking for her. Today, it was a tall, dark-skinned man in a Burberry trench coat.

To his credit, he didn't look like the usual capitalist villain. He looked a bit like Sherlock Holmes, in fact. He came in, sat at a table, and placed three small seedlings on its surface, waiting until Reina had risen to her feet with a sigh.

There was nobody else in the café; she assumed he'd taken care of that.

"Make them grow," he suggested, apropos of nothing.

He said it in a restrained Tokyo dialect rather than a typical Osaka one,

which made two things very clear: One, he knew precisely who she was, or at least where she came from. Two, this was obviously not his first language.

Reina gave the man a dull look. "I don't make them grow," she said in English. "They just do it."

He looked unfazed in a smug sort of way, as if he'd guessed she might say that, answering in an accented English that was intensely, poshly British. "You think that has nothing to do with you?"

She knew what he expected her to say. Today, like all days, he would not get it.

"You want something from me," Reina observed, adding tonelessly, "Everyone does."

"I do," the man agreed. "I'd like a coffee, please."

"Great." She waved a hand over her shoulder. "It'll be out in two minutes. Anything else?"

"Yes," he said. "Does it work better when you're angry? When you're sad?"

So, not coffee then. "I don't know what you're talking about."

"There are other naturalists." He fixed her with a long, searching glance. "Why should I choose you?"

"You shouldn't," she said. "I'm a waitress, not a naturalist."

One of the seedlings split open and dug into the wood of the table.

"There are gifts and there are talents," the man said. "What would you say this is?"

"Neither." The second seedling cracked. "A curse, maybe."

"Hm." The man glanced down at the seeds, then up at Reina. "What are you reading?"

She'd forgotten she still had the book tucked under her arm. "A translation of a manuscript by Circe, the Greek witch."

His mouth twitched. "That manuscript is long lost, isn't it?"

"People read it," Reina said. "They wrote down what it contained."

"About as reliable as the New Testament, then," the man said.

Reina shrugged. "It's what I have."

"What if I said you could have the real thing?"

The third seedling shot up, colliding with the ceiling before ricocheting down to dig into the grains of the floor.

For a few seconds, neither of them moved.

"It doesn't exist," Reina said, clearing her throat. "You just said so."

"No, I specifically said it was long lost," the man said, eyeing the tiny fissures creeping impishly across the surface of the seedling at his feet. "Not everyone gets to see it."

Reina felt her mouth tighten. It was a strange bribe, but she'd been offered things before. Everything came with a price. "So what would I have to do, then?" she asked, irritated. "Promise you eight years of harvest in exchange? Make up a percentage of your annual profits? No, thank you."

She turned and something cracked beneath her feet. Little green roots sprouted from the floor and crept out like tendrils, like tentacles, reaching for her ankles and tapping at the base of her shoes.

"How about," the man posed neutrally, "in exchange for three answers?"

Reina turned sharply, and the man didn't hesitate. Clearly he'd had some practice leveraging people before.

"What makes it happen?" he asked. His first question, and certainly not the one Reina would have gone with if she'd been the one given the choice.

"I don't know." He arched a brow, waiting, and she sighed. "Fine, it . . . uses me. Uses my energy, my thoughts, my emotions. If there's more energy to give, then it takes more of it. Most of the time I'm restraining it, but if I let my mind go—"

"What happens to you in those moments? No, wait, let me clarify," he amended, apparently sticking to his promise of three answers. "Does it drain you?"

She set her jaw. "It gives a little back, sometimes. But normally, yes."

"I see. Last question," he said. "What happens if you try to use it?"

"I told you," she said, "I don't use it."

He sat back, gesturing to the two seedlings still remaining on the table, one half-heartedly growing roots while the other lay split open and bare.

The implication there was clear: *Try it and see.*

She weighed the outcomes, running the calculations.

"Who are you?" Reina asked, tearing her attention from the seedling.

"Atlas Blakely, Caretaker," replied the man.

"And what is it you care for?"

"I'd be happy to tell you," he said, "but the truth is it's a bit exclusive. I can't technically invite you yet, as you're still tied for sixth on our list."

She frowned. "What does that mean?"

"It means only six can be invited," Atlas said plainly. "Your professors at the Osaka Institute seem to think you will refuse my offer, which means your spot is somewhat . . ." He trailed off. "Well, I'll be frank. It's not unanimous, Miss Mori. I have exactly twenty minutes to convince the rest of the council that you should be our sixth choice."

"Who says I want to be chosen?"

He shrugged. "Maybe you don't," he permitted. "If that's the case, I will

alert the other candidate the slot is theirs. A traveler," he clarified. "A young man, very intelligent, well-trained. Perhaps better trained than you." A pause to let that sink in. "It's a very rare gift he possesses," Atlas conceded, "but he has, in my view, a considerably less useful ability than yours."

She said nothing. The plant, which had curled around her ankle, gave a malcontented sigh, wilting slightly at her apprehension.

"Very well," Atlas said, rising to his feet, and Reina flinched.

"Wait." She swallowed. "Show me the manuscript."

Atlas arched a brow.

"You said three answers were all I had to give," Reina reminded him, and the corners of his mouth quirked up, approving.

"So I did, didn't I?"

He waved a hand, producing a handwoven book, and levitated it in the air between them. The cover slid open carefully, revealing contents of tiny, scrawled handwriting that appeared to be a mix of ancient Greek and pseudo-hieroglyphic runes.

"What spell were you reading?" he asked as she reached for it, hand already half extended. "Apologies," Atlas said, waving the book back from her a few inches, "I can't let you touch it. It already shouldn't be out of the archives, but again, I'm hoping you will prove my efforts worthwhile. What spell were you reading?"

"I, um. The cloaking spell." Reina stared at the pages, only understanding about half of it. Osaka's program for rune-reading had been somewhat elementary; Tokyo's would have been better, but again, it had come with strings. "The one she used to mask the appearance of the island."

Atlas nodded, the pages turning of their own accord, and there, on the page, was a bare drawing of Aeaea, part of the writing stripped away from age. It was a crude, unfinished illusion spell, which was something Reina had not been able to study at all beyond basic medeian theory. Illusion courses at the Osaka Institute were for illusionists, which she was not.

"Oh," she said.

Atlas smiled.

"Fifteen minutes," he reminded her, and then he vanished the book.

So this, too, came with strings. That was obvious. Reina had never liked this sort of persuasion, but there was a logical piece of her that understood people would never stop asking. She was a well of power, a vault with a heavy doors, and people would either find ways to break in or she would have to simply open them on occasion. Only for a worthy purchaser.

She closed her eyes.

Can we? asked the seeds in their little seed language, which felt mostly like

tiny pricks against her skin. Like children's voices, *pleasepleaseplease Mother may we?*

She sighed.

Grow, she told them in their language. She had never known what it felt like to them, but it seemed they understood her well enough. *Have what you need from me,* she added grumpily, *just do it.*

The relief was a slither from inside her bones: *Yessssssssssssssss.*

When she opened her eyes again, the seedling on the ground had blossomed into a thin series of branches, stretching from her feet up to the ceiling and then sprawling over it, spreading across it like a rash. The one embedded in the table had cracked the wood in half, sprouting upward like moss over a barren tree trunk. The last, the broken one, quivered and burst in a ripe stretch of color, taking the form of vines that then proceeded to bear fruit, each one ripening at an astronomical rate while they watched.

When the apples were round and heavy and temptingly ready to be plucked, Reina exhaled, releasing the ache in her shoulders, and glanced expectantly at her visitor.

"Ah," Atlas said, shifting in his seat. The plants had left little room for him to sit comfortably. Between the network of canopy above and the netting of thick roots below, he no longer had space for his head or his legs. "So it's both a gift and a talent, then."

Reina knew her own worth well enough not to comment. "What other books do you have?"

"I haven't extended an offer yet, Miss Mori," Atlas replied.

"You'll want me," she said, lifting her chin. "Nobody can do what I can do."

"True, but you don't know the other candidates on the list," he pointed out. "We have two of the finest physicists the world has seen for generations, a uniquely gifted illusionist, a telepath the likes of which are incomparable, an empath capable of luring a crowd of thousands—"

"It doesn't matter who else you have." Reina set her jaw. "You'll still want me."

Atlas considered her a moment.

"Yes," he said. "Yes, that's quite true, isn't it?"

Ha ha ha, laughed the plants. *Ha ha, Mother wins, we win.*

"Stop it," Reina whispered to the branches that had swept down to brush the top of her head with approval, and Atlas rose to his feet with a chuckle, extending a hand that contained a single slip of card stock.

"Take this," he said, "and in about four hours, you'll be transported for orientation."

"For what?" Reina asked, and he shrugged.

"Better I not have to repeat myself," he replied. "Best of luck to you, Reina Mori. This will not be your final test."

Then he was gone, and Reina scowled.

The last thing she needed was a café full of plants, and now his coffee sat forgotten on the counter, already going cold.

N o," Tristan said when the door opened. "Not again. Not now."

"Mate," groaned Rupesh, "you've been in here for ages."

"Yes," Tristan agreed. "Doing my job. Incredible, isn't it?"

"Hardly," Rupesh muttered, falling into the vacant chair across from Tristan's desk. "You're the future son and heir, Tris. Hardly makes sense for you to work so hard when you'll inherit it by default."

"First of all, this company isn't the monarchy," Tristan muttered, not looking up from the figures he'd been working on. He waved a hand, rearranging them. His valuation was slightly off, so he adjusted the discount rate, knowing that the risk-averse board of investors would want to see a broader range of percentages. "Even if it were, I'm not the heir, I'm just—"

"Just engaged to the boss's daughter," Rupesh supplied for him, raising a brow. "You should set the date, you know. It's been a couple of months, hasn't it? I'm sure Eden's getting impatient."

She was, and she'd been growing less subtle about it by the day. "I've been busy," Tristan said stiffly. "And anyway, this is precisely what I said I didn't have time for. Out," he said, gesturing to the door. "I have at least three more valuations to finish before I can leave."

It was the annual Wessex family holiday and Tristan would be Eden's escort, as always. This would be Tristan's fourth year coming along as the eldest Wessex daughter's plus-one, and needless to say, it was not his favorite activity. Watching his step, holding his tongue, the mask of propriety was exhausting—but still, it was worth the endless pretense to gain access to the incomparable Wessex idyll. Tristan's immaculate behavior did disappoint Eden, who coveted any excuse to gleefully torch a family dinner over the barest hint at insufficiency in his background—but for Tristan, it was worth every uppity posh microaggression to be here, considered an heir by someone whose name was not the one belonging to his biological father.

Tristan wondered if he could talk Eden into letting him take *her* name; assuming, that is, that he could summon the strength to take the final step necessary to seal his fate.

"You're going on *holiday* with them," Rupesh pointed out, crooking a single dark brow. "You're already part of the family."

"No, I'm not." Not yet. Tristan rubbed his temple, glancing over the figures again. The capital required to make this deal work was steep, not to mention that the existing magical infrastructure was riddled with problems. Still, the potential to cash in was higher for this portfolio than it was for any of the thirteen other medeian projects he'd valued that day. James Wessex would like it, even if the rest of the board didn't, and the name on the building wasn't his for nothing.

Tristan filed the project under *maybe,* adding, "I'm not just going to inherit this company, Rup. If I want it, I have to work for it. You might consider doing the same," he advised, looking up to adjust his blue-light-blocking glasses, and Rupesh rolled his eyes.

"Just finish, then," Rupesh suggested. "Eden's been posting pictures of her get-ready routine all morning."

Eden Wessex, daughter of billionaire investor James Wessex, was a pretty heiress and therefore a ready-built product, capable of making capital out of intangibles like beauty and influence alone. It had been Tristan himself who'd advised the Wessex board to consider investing in Lightning, the magical version of a mortal social media app. Eden had been the face of the company ever since.

"Right, thanks," Tristan said, clearing his throat. He was probably missing messages from her as they spoke. "I'll be done soon. Is that all?"

"You know I can't go home until you do, mate." Rupesh winked at him. "Can't very well leave before the golden boy, can I?"

"Right, well, you're doing yourself no favors, then," Tristan said, gesturing to the door. Two more proposals, he thought, glancing at the paperwork. Well, one. One of them was clearly unsuitable. "Run along, Rup. And do something about that coffee stain."

"What?" Rupesh asked, glancing down, and Tristan looked up from the file.

"Been letting your illusions get stale," he noted, pointing to the mark at the bottom of Rupesh's tie. "You can't spend five hundred quid on a designer belt and then rummage your stain spells out of a bin." Though, even as he said it, Tristan knew it was a very Rupesh quality to do precisely that. Some people cared only about what others could see, and Rupesh in particular was unaware of the extent to which Tristan saw through him.

"God, you're a pain, you know that?" Rupesh said, rolling his eyes. "No one else is paying attention to whether my charms have worn through or not."

"That you know of." For Tristan, there was little else to pay attention to. Rupesh Abkari: born to inherited wealth, likely to die there.

How wonderful for him.

"Just another reason to loathe you, mate," Rupesh said, grinning. "Anyway, finish up, Tris. Do us all a favor and go be picturesque by the sea so the rest of us can take it easy for a few days, would you?"

"Trying," Tristan assured him, and then the door shut, leaving him alone at last.

He tossed one pitch aside, picking up the promising one. The figures looked reliable. Not a lot of capital required up front, which meant—

The door opened, and Tristan groaned.

"For the last time, Rupesh—"

"Not quite Rupesh," came a deep voice in reply, and Tristan looked up from his computer screen, eyeing the stranger in the room. He was a tall, dark-skinned man in a nondescript tweed suit, and he was glancing around at the vaulted ceilings of Tristan's office.

"Well," the man observed, letting the door fall shut as he stepped inside. "This is a far cry from where you started, isn't it?"

It was, unquestionably. The new corner office, with its north-facing windows and ribbons of bright London sky, was a recent reward following his last promotion.

But anyone who knew where Tristan had started was trouble, and he braced himself, souring, for the drop.

"If you're a—" He bit down on the word "friend," grinding it between his teeth. "An *associate* of my father's—"

"Not quite that," the man assured him. "Though we all know about Adrian Caine in some capacity, don't we?"

We. Tristan fought a grimace.

"I'm not a Caine here," he said. It was still the name on his desk, true, but people here would likely never make the connection. The wealthy cared little for the filth underfoot if it was cleaned up from time to time and mostly left out of sight. "There's nothing I can do for you."

"I'm not asking for anything," the man said, pausing with an expectant glance at the empty chair across Tristan's desk. (Tristan did not invite him to sit.) "Though," the man continued, "I do have to wonder how you came upon this particular path. After all, you were heir to your own empire of sorts, weren't you?" he asked, and Tristan said nothing. "I'm not sure how the only Caine son came to play for the Wessex fortune."

Not that it was anyone's business, but Tristan and his father had mutually cut ties partway through Tristan's time at university, once it became clear that Adrian Caine considered Tristan to be little more than a useless tool of the upper class—at best a pet for their amusement, at worst a worshipper at the altar of their sins. This was true, but unlike his father, Tristan could see the forest *and*

the trees. Adrian Caine was a despicable figure, cultlike and greedy. James Wessex was the same, but Tristan was clever enough to know which man misfortune couldn't touch.

"Some things aren't about money," Tristan replied, which was patently false. Everything was about money, but if you had enough of it you could eventually forget that was true. Aspirationally, Tristan chose to live there. "And if you don't mind—"

"What's it about, then?" the man asked, and Tristan sighed loudly.

"Look, I don't know who let you in, but—"

"You can do more than this." The man fixed him with a solemn stare. "You and I both know this won't satisfy you for long."

Disagree, Tristan thought. Money was actually *very* satisfying, particularly when it was bamboozled from the very rich. "You don't actually know me," Tristan pointed out. "My name is only a very small piece of who I am, and not a very persuasive one."

"I know you're rarer than you think you are," the man countered. "Your father may think your gifts a waste, but I know better. Anyone could be an illusionist. Anyone can be a thug. Anyone can be Adrian Caine." His lips thinned. "What you have, no one can do."

"What exactly do I have?" Tristan asked dryly. "And don't say potential."

"Potential? Hardly. Certainly not here." The man waved a hand around the palatial office. "It's a very nice cage, but a cage nonetheless."

"Who are you?" Tristan asked him, which was probably delayed, though in his defense, he'd been laboring under capitalism for several hours now. He wasn't at his sharpest. "If you're not a friend of my father's and you're not a friend of James Wessex—and I'm assuming you're not here to pitch me your latest medeian software service," he muttered, throwing down the inadequate proposal as the man's mouth twitched with confirmation, "I can't imagine there's a reason for you to be here at all."

"Is it so difficult to believe I might be here for you, Tristan?" the man asked, looking vaguely entertained. "I was once in your position, you know."

Tristan leaned back, gesturing to his corner office. "I doubt that."

"True, I was never poised to marry into the most powerful medeian family in London, I'll give you that," the stranger replied with a chuckle. "But I was once very set on a particular path. One I thought was my only option for success, until one day, someone made me an offer."

He leaned forward, setting a slim card on Tristan's desk. It read only ATLAS BLAKELY, CARETAKER, and shimmered slightly from an illusion.

Tristan frowned at it. A transportation charm.

"Where does it go?" he asked neutrally, and the man, Atlas Blakely, smiled.

"You can see the charm, then?"

"Given the circumstances, safer to assume it has one." Tristan rubbed his forehead, wary. From his desk drawer, his phone buzzed loudly; Eden would be looking for him. "I'm not stupid enough to touch something like this. I have places to be, and whatever this is—"

"You can see through illusions," Atlas said, prompting him to tense with apprehension. Not just anyone was allowed to know that about him. Not that Tristan cared for any details about him to be known, but his talent was most effective when others were left unaware. "You can see value, and better yet, you can see *falseness*. You can see truth. That is what makes you special, Tristan. You can work every day of your life to expand James Wessex's business, or you can be what you are. *Who* you are." Atlas fixed him with a firm glance. "How long do you think you can do this before James figures out the truth about where you come from? The accent is a nice touch, but I can hear the East End underneath. The echo of a working-class witch," Atlas hinted softly, "that lives in your working-class tongue."

Tristan curled a hand under his desk, bristling.

"Is this blackmail?"

"No," said Atlas. "It's an offer. An opportunity."

"I have plenty of opportunities."

"You deserve better ones," Atlas said. "Better than James Wessex. Certainly better than Eden Wessex, and miles better than Adrian Caine."

Tristan's phone buzzed again. Likely Eden was sending him pictures of her tits. Four years of dating and she never tired of showing off the augmentation charm she didn't know he could see through. But then again, the pictures were hardly for his benefit. Eden wanted a man who looked thrilling in tabloids, someone to disgrace her name with. Tristan wanted the social capital of the very name she was disgracing. Transactionally speaking they were well-matched.

"You don't know what you're talking about," Tristan said.

"Don't I?" Atlas countered, gesturing to the card. "You have a couple of hours to decide."

"Decide what?" Tristan asked brusquely, but Atlas had already risen to his feet, shrugging.

"I'm happy to answer your questions," Atlas said, "but not here. Not now. If you're going to continue living this life, Tristan, then there's no point having any conversation at all, is there? But there's much more available to you than you think, if you care to take it." He glanced sideways at Tristan. "More than where you came from, and certainly more than where you are."

Easy for him to say, Tristan thought. Whoever Atlas Blakely was, *his* father

wasn't a bullish tyrant who considered his biggest disappointment in life to be his only son. *He* wasn't the one who'd zeroed in on Eden Wessex five years ago at a party when he'd been tending bar and decided that she was the best way; the easiest way; the *only* way out.

Though, Atlas Blakely might well have a point. Presumably there was a world in which Tristan's best friend in the office did not continue to believe he was getting away with fucking Tristan's fiancée, unaware that the shoddy contraception charm left on his prick was visible to Tristan from well across the corner office.

Which had, actually, a spectacularly average view.

"What is it?" Tristan asked. "This . . ." He let the word curl up on his tongue. "Opportunity."

"Once in a lifetime," Atlas said, which wasn't an answer. "You will know as much when you see it."

That was nearly always true. There was little Tristan Caine couldn't see.

"I have places to be," Tristan said.

A life to live. A future to curate.

Atlas nodded.

"Choose wisely," he advised, and slipped from the office like the patch of sun disappearing behind grey London clouds, pulling the door shut behind him.

C allum Nova was very accustomed to getting what he wanted. He had a magical specialty so effective that if he kept it to himself, which he generally did, he would get top marks in every class without effort. It was a hypnosis of sorts. Some of his exes, in retrospect, called it a hallucinogenic effect, like coming down from a drug. If they weren't on their guard at all times, Callum could talk them into anything. It made things easy for him. Too easy? Sometimes, yes.

That didn't mean Callum didn't like a challenge.

Since Callum had graduated university and returned from Athens six years ago he'd been up to very little indeed, which wasn't his favorite fact about himself. He worked for his family business, of course, as plenty of postgraduate medeians did. The primary business of the Nova family, who controlled a magical media conglomerate, was beauty. It was grandeur. It was also all an illusion, every single bit of it, and Callum was the falsest illusion of all. He sold the commodity of vanity, and he was good at it. Better than good.

It was boring, though, convincing people of things they already believed. Callum had a distinctly rare specialty as a so-called manipulist, and rarer still was his talent—far exceeding the common capacity of any witch who could cast at a basic level. He was smart to begin with, which meant convincing people to do precisely as he wanted had to be considerably challenging before he really broke a sweat. He was also eternally in search of entertainment, and therefore the man at the door had to say very little for Callum to be convinced.

"Caretaker," Callum read aloud, scrutinizing the card with his feet propped up on his desk. He'd come in four hours late to work and neither the managing partner (his sister) nor the owner (his father) had anything to say about the meeting he'd missed. He would make up for it that afternoon, when he would sit down for two minutes (could be done in ninety seconds, but he'd stay long enough to finish the espresso) with the client the Novas needed in order to secure a full portfolio of high-ranking illusionists for London Fashion Week. "I hope it's something interesting you care for, Atlas Blakely."

"It is," said Atlas, rising to his feet. "Shall I presume to see you, then?"

"Presumptions are dangerous," Callum said, feeling out the edges of Atlas's interests. They were blurred and rough, not easily infected. He guessed

that Atlas Blakely, whoever he was, had been warned about Callum's particular skills, which meant he must have dug deep to even discover its true nature. Anyone willing to do the dirty work was worth a few minutes of time, in Callum's view. "Who else is involved?"

"Five others."

A good number, Callum thought. Exclusive enough, but statistically speaking he could bring himself to like one in five people.

"Who's the most interesting?"

"Interesting is subjective," Atlas said.

"So, me, then," Callum guessed.

Atlas gave a humorless smile. "You're not uninteresting, Mr. Nova, though I suspect this will be the first time you encounter a roomful of people as rare as yourself."

"Intriguing," Callum said, removing his feet from the desk to lean forward. "Still, I'd like to know more about them."

Atlas arched a brow. "You have no interest in knowing about the opportunity itself, Mr. Nova?"

"If I want it, it's mine," Callum said, shrugging. "I can always wait and make that decision later. More interesting than the game is always the players, you know. Well, I suppose more accurately," he amended, "the game is different depending on the players."

Atlas's mouth twisted slightly.

"Nico de Varona," he said.

"Never heard of him," Callum said. "What's he do?"

"He's a physicist," Atlas said. "He can compel forces of physics to adjust to his demands, just as you do with intent."

"Boring." Callum leaned back. "But I suppose I'll give him a try. Who else?"

"Libby Rhodes is also a physicist," Atlas continued. "Her influence over her surroundings is unlike anything I've ever seen. Reina Mori, likewise, is a naturalist for whom the earth personally offers fruit."

"Naturalists are easy to come by," Callum said, though admittedly, he was curious now. "Who else?"

"Tristan Caine. He can see through illusions."

Rare. Very rare. Not particularly useful, though. "And?"

"Parisa Kamali." That name was said with hesitation. "Her specialty is better left unsaid, I suspect."

"Oh?" Callum asked, arching a brow. "And did you tell them about mine?"

"They didn't ask about you," Atlas said.

Callum cleared his throat.

"Do you make a habit of psychologically profiling everyone you meet?" he

asked neutrally, and Atlas didn't answer. "Though," Callum mused, "I suppose people less inclined to notice when they're being influenced are unlikely to call you on it, aren't they?"

"I suppose in some ways we are opposites, Mr. Nova," Atlas said. "I know what people want to hear. You make them want to hear what you know."

"Suppose I'm just naturally interesting?" Callum suggested blithely, and Atlas made a low, laughing sound of concession.

"You know, for someone who knows his own value so distinctly, perhaps you forget that beneath your natural talent lies someone very, very uninspired," Atlas said, and Callum blinked, caught off guard. "Which is not to say there's a vacancy, but—"

"A vacancy?" Callum echoed, bristling. "What is this, negging?"

"Not a vacancy," Atlas repeated, "but certainly something unfinished." He rose to his feet. "Thank you very much for your time, Mr. Nova," he said, "as I imagine you could have done a great number of things during the period in which we spoke. How long would it have taken you to start a war, do you think? Or to end one?" He paused, and Callum said nothing. "Five minutes? Perhaps ten? How long would it have taken you to kill someone? To save a life? I admire what you have not done," Atlas acknowledged, tilting his head with something of a beckoning glance, "but I do have to question why you haven't done it."

"Because I'd drive myself mad interfering with the world," said Callum impatiently. "It requires a certain level of restraint to be what I am."

"Restraint," Atlas said, "or perhaps a lack of imagination."

Callum was far too secure to gape, so he didn't.

Instead, Callum said: "This had better be worth my time."

He did not say: Four minutes, thirty-nine seconds. That's how long it would take.

He had the feeling Atlas Blakely, Caretaker, was baiting him, and he also had the distinct feeling he shouldn't bother trying not to be caught.

"I could say the same for you," Atlas said, and tipped his hat politely in farewell.

S he'd been sitting in the bar in her favorite black dress, sipping a martini. She always came to do this alone. For a time she'd been in the habit of having girlfriends around, but ultimately determined they were too noisy. Disruptive. Often jealous, too, which Parisa couldn't abide. She'd had one or two female friends at school in Paris and had once been close to her siblings in Tehran, but since then she'd determined she was more effective as a singular object. That made sense to her, ultimately. People who lined up to see the *Mona Lisa* typically couldn't name the paintings hanging nearby, and there was nothing wrong with that.

There were quite a lot of words for what Parisa was, which was something she supposed most people would not approve of. Perhaps it went without saying that Parisa didn't put a lot of stock in approval. She was talented and smart, but above that—at least according to everyone who'd ever looked at her—she was beautiful, and being gifted approval for something that had been handed to her by some fortuitous arrangement of DNA instead of earned by her own two hands wasn't something she felt was necessary to either idolize or condemn. She didn't rail against her looks; didn't give thanks for them, either. She simply used them like any other tool, like a hammer or a shovel or whatever else was necessary to complete the requisite task. Besides, disapproval was nothing worth thinking about. The same women who might have disapproved were quick to fawn over her diamonds, her shoes, her breasts—all of which were natural, never synthetic, not even illusioned. Whatever they wanted to call Parisa, at least she was authentic. She was real, even if she made a living on false promises.

Really, there was nothing more dangerous than a woman who knew her own worth.

Parisa watched the older men in the corner, the ones in the expensive suits, who were having a business meeting. She'd listened for a few minutes to the subject of conversation—after all, not everything was sex; sometimes insider trading was the easier option, and she was smart enough to serve multiple threats—but ultimately lost interest, as the business concept was fundamentally unsound. The men themselves, however, remained intriguing. One of them was toying with his wedding ring and fussing internally about his wife. Boring. One of the others was clearly harboring some sort of unresolved sexual angst about

the boring fussy one, which was more interesting, albeit unhelpful for her purposes. The last one was handsome, possibly rich (pending further evaluation), and there was a tan where his wedding ring should have been. Parisa shifted in her chair, crossing one leg delicately over the other.

The man looked up, catching a glimpse of her thigh.

Well. He was certainly willing. That much was clear.

She looked elsewhere, not sure the man would be ending his business meeting anytime soon. In the meantime, she'd occupy her thoughts with someone else's. Maybe the wealthy woman in the back corner who looked likely to cry any minute. No, too depressing. There was always the bartender, who clearly knew how to use his hands. He'd pictured them on her already, traveling over a fairly accurate mental illustration of her hips, only she wouldn't get anything out of that. An orgasm, surely, but what good was that? An orgasm she could have on her own without becoming the girl who fucks bartenders. If anyone was going to be involved in Parisa's life, they were going to bring money, power, or magic. Nothing else would do.

She angled herself toward the dark-skinned man in tweed at the end of the bar, contemplating the silence that came from his head. She hadn't seen him come in, which was unusual. A medeian, then, or at least a witch. That was interesting. She watched him toy with a slim card, tapping it against the bar, and frowned at the words. ATLAS BLAKELY, CARETAKER. Caretaker of what?

The problem with being a smart girl was being naturally curious. Parisa turned away from the business meeting, aiming herself instead toward Atlas Blakely and fiddling with their respective positions in the room, turning the volume up.

She focused in on his mind and saw . . . six people. No, five. Five people, without faces. Extraordinary magic. Ah, yes, he was definitely a medeian, and so were they, it seemed. He felt a kinship with one of the five. One of them was a prize; something the man, Atlas, had recently won. He felt a bit smug over it. Two of them were a set, they came together. They didn't like chasing each other's tails like stars in orbit but too bad, that's what they were. One was a vacancy, a question, the edge of a narrow cliff. Another was . . . the answer, like an echo, though she couldn't quite see why. She tried to see their faces clearly but couldn't; they warped in and out of view, beckoning her closer.

Parisa peered around, pacing a little inside his thoughts. They seemed curated like a museum, as if they'd been intended for her to view in a particular order. A long process of selection, then a mirror. Five frames with hazy portraits, and then a mirror. Parisa looked at her own face and felt a jolt, startled.

At the other end of the bar, the man rose to his feet. He walked over to where she sat alone, pausing only to place the card in front of her before he left.

Without him detailing anything aloud, Parisa already knew why he'd given it to her. She'd spent long enough in his mind to understand it, and she realized now that he'd willingly let her in. In one hour, his thoughts said, the card would take her somewhere. Somewhere important. It was obviously the most important place in the world to this man, whoever he was. That bit Parisa suspected was her interpretation, as it was slightly fuzzier. She knew instinctively that whatever it was, it would be more worthwhile than the man having the business meeting. *That* man had recently repaired stitching in his suit. It had been refitted; it wasn't bespoke or new or even his. Final evaluation: a man wore a better suit to a business meeting like this if he could afford it, and that man couldn't.

Parisa sighed in resignation, picking up the card from the bar.

An hour later, she sat in a room with Atlas Blakely and the five people she'd seen hazily represented in his mind without either Atlas or Parisa speaking a word to each other, friendly or otherwise. It was pleasant enough as far as rooms went, modern and minimalist with a long leather sofa, a series of high-backed chairs. Only two people aside from Parisa were sitting. She watched the handsome Latin boy—definitely still a boy; he was obsessed with the girl sitting next to Parisa—decide Parisa was beautiful and she smiled to herself, knowing perfectly well she could eat that boy alive and he'd let her. He'd be fun for a day or so, maybe, but this meeting, whatever it was, seemed bigger than that. This room and everything it promised to contain seemed suddenly much more important.

The blond South African was interesting. Too handsome, maybe. Hair too prettily golden, clothes too beautifully tailored, face too abnormally striking. He was eyeing the Black Briton, Tristan, with extreme curiosity, possibly even something ravenous. Good, Parisa thought, pleased. She didn't like men like him. He'd want her to shout his name, to scream about his dick, to say things like "Oh baby yes how do you do it how do you make me feel like this?," and that was a chore; it rarely ended in anything worthwhile. Rich people like him typically held tight to their wallets, and experience had taught her that did her no good.

Besides, the six of them were equals here. He had nothing to offer her, except perhaps loyalty, but he wasn't the type to give it easily. He was used to getting his way, which she could see from his thoughts was something he did with at least some level of intention. Parisa Kamali had never wanted to be under anyone's thumb, and she certainly wouldn't start now.

The Latin boy, too, was probably useless, which was disappointing. He was obviously wealthy and certainly not unattractive (*Nicolás,* she thought with

satisfaction, rolling his name around in her head like she might have done with him, whispering it to the inch of tanned skin just below the lobe of his ear) but he obviously tired quickly of things that were too easily won. Not Parisa's style. The girl he was fixated on, a doe-eyed brunette with an infantilizing fringe, was equally easy to discard, though Parisa had been with girls before and rarely ruled them out. Parisa had spent the better portion of last month, in fact, with a wealthy mortal heiress who'd bought her this outfit, these boots, this purse. People were all the same, really, when you got to the core of them, and Parisa always did. It was Parisa's business, seeing things she wasn't supposed to see. In this case, though, this particular girl was unequivocally hopeless. She had a boyfriend she seemed to actually like. She had *good intentions,* too, which were the most unfortunate. Always indicative of someone not easily put to use. The girl, Libby, was so good she was no good at all. Parisa moved on from her quickly.

Reina, the naturalist with the nose ring and a short, blunt swath of liquid-black hair, was easily the most threatening presence in the room. She radiated raw power, which in Parisa's experience was the mark of someone who shouldn't be messed with. Parisa put her in a mental box marked "Do Not Disturb" and resolved to stay out of her way until further notice.

Then there was Tristan, the Englishman, whom Parisa liked within moments of slipping unobtrusively into his thoughts. He had the look of someone who'd suffered a lean adolescence, physically and emotionally. She clocked the details: the burn on the outer bone of his right wrist, the scar thinly bisecting his left temple, the improper healing of a fractured finger, a fleck of white across the center knuckle. Whoever his bully had been, he'd outgrown them now. There was a festering anger in his head, beating dully like a tribal drum. It was obvious he didn't know why he was here, but now that he was he wanted to punish everyone in the room, himself included. Parisa liked that. She found it interesting, or at least relatable. She watched Tristan mirror her own process of scrutiny from his position nearest the door, noticing everything that was off in the room—all the illusions everyone else had used to hide various parts of themselves, which varied from Libby's little spot of concealer on a stress blemish hidden by her fringe to the false golden-flecked tips of Callum's hair—and marveled a little at his instant dismissal.

He was unimpressed.

He'd change his mind, Parisa thought, if she decided she wanted him to.

Which wasn't to say she did, necessarily. Again, there was nothing in it for her to pursue someone who provided no leverage. Perhaps the most beneficial connection was in fact the Caretaker, Atlas. He couldn't have been much

over forty, which was achievable enough. Parisa was already calculating how much work it would take to win Atlas Blakely's loyalty when the door opened behind them, and she and the others turned.

"Ah, Dalton," said Atlas. A narrow-hipped, elegantly angular man—perhaps a few years older than Parisa and dressed in a clean, starched Oxford with lines as precise as the sleek part of his raven-black hair—nodded in reply.

"Atlas," he said with a low voice, his gaze falling on Parisa.

Yes, Parisa thought. *Yes, you.*

He thought she was beautiful. Easy, everyone did. He tried not to look at her breasts. It wasn't really working. She smiled at him and his thoughts raced, then went blank. He was momentarily silent, and then Atlas cleared his throat.

"Everyone, Dalton Ellery," Atlas said, and Dalton nodded curtly, looking over Parisa's head to glance with a somewhat forced smile at the others in the room.

"Welcome," Dalton said. "Congratulations on being tapped for entry to the Alexandrian Society." His voice was smooth and buttery despite his posture being slightly stiff, his broad shoulders—the result of considerable craftsmanship, for which Parisa was certain his shirts were specially tailored—appearing to lock uncomfortably in place. He was clean-shaven, meticulous. He looked fanatical about cleanliness and she wanted to press her tongue to the nape of his artfully tapered neck. "I'm sure you all understand by now what an honor it is to be here."

"Dalton is a researcher here, and a member of our most recently initiated class," Atlas said. "He'll be guiding you through the process, helping you transition into your new positions."

Parisa could think of a few positions she'd need no assistance with whatsoever. She slid into Dalton's subconscious, probing around. Would he want a chase? Or would he prefer her to be the aggressor? He was blocking something from her, from everyone, and Parisa frowned, surprised. It wasn't unheard of to practice some method of defense against telepathy, but it was an effort, even for a medeian with a considerable amount of talent. Was there someone else in the room Dalton was expecting could read his mind?

She caught a flicker of a smile from Atlas, who arched a brow at her. She blinked.

Oh, she thought, and his smile broadened.

Perhaps now you know what it's like for other people, Atlas said, and then added carefully, *and I would advise you to stay away from Dalton. I will be advising him to do the same.*

Does he usually follow your instructions? Parisa asked.

His smile was unerring. *Yes. As should you.*

And the others?

I can't prevent you from doing whatever it is you'll do over the course of the year. But even so, there are boundaries, Miss Kamali.

She smiled in concession, wiping her mind clean. Defense, offense, she was equally skilled, and in response, Atlas nodded once.

"Well," Atlas said. "Shall we discuss the details of your initiation, then?"

II

TRUTH

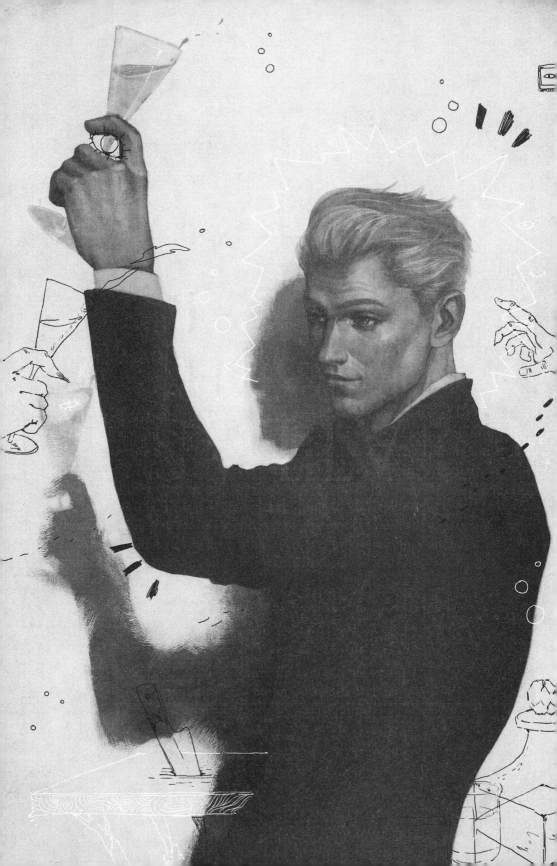

· NICO ·

Nico was fidgeting. He was very often fidgeting. Being the sort of person who required motion, he was frequently unable to sit still. People usually didn't mind it, because he was perfectly likely to smile, to laugh, to fill up a room with the buoyancy of his personality, but the fidgeting cost him quite a bit of energy, resulting in a somewhat pointless caloric burn. Traces of magic were known to spill, too, if he wasn't paying attention, and his presence already had a tendency to reshape the landscape around him without his noticing, sometimes forcing things out of the way.

Libby shot him a warning look as the ground beneath them rumbled. Beneath those horrid fussy bangs, her mutable slate eyes were reproachful and too alert.

"What's going *on* with you?" she muttered to him after they were released, referring with spectacular lack of subtlety to what she probably considered an irresponsible disruption. Their recruitment meeting adjourned, they'd been directed through the marble corridors of the building where Atlas Blakely's transportation spell had deposited them. Rather than being transported directly via charm as they had been for their arrival, they exited through their respective portals of public transit. Libby had been relentlessly watching Nico ever since they'd stepped off the elevator onto the utilitarian ground floor of the New York magical travel system, which branched off like subway lines into equally unremarkable terminals for exit. The corridors looked like a courthouse. Or a bank. Or some other place where money changed hands.

It was always such a marvelous thing, Nico thought sourly, how Libby could always be counted on to remark on his tremors of agitation. No one else would have identified such an insubstantial change to their environment, but then of course there was darling Elizabeth, who never failed to bring it to Nico's attention. It was like having an ugly scar, something he couldn't hide, even if she was the only one who saw it. He remained uncertain whether her delight in reminding him of his insufficiencies was a result of her insufferable personality, her alarmingly too-similar powers, or their long-standing history of forced coexistence. He assumed it was some magical combination of all three, making the source of their antipathy at least 33 percent her fault.

"It's a big decision, that's all," Nico said, though it wasn't. He'd already made it.

They'd each been given a twenty-four-hour waiting period to decide whether they would accept the offer to compete for initiation to the Alexandrian Society, which was something Atlas clearly expected them to determine individually from the comfort of their own separate lives. Unfortunately, living in Manhattan mere blocks away from Libby Rhodes meant that he and Libby had the same transit point, and were now moments away from arriving at Grand Central's magical port of entry (near the oyster bar).

Nico glanced at her, conceding to ask in a mostly inoffensive tone, "What are you thinking?"

She slid him a sidelong glance in exchange, then flicked her slate eyes to the jittery pulse of his thumb against his thigh. "I'm thinking I really should have gotten that NYUMA fellowship," she muttered, and because buoyancy came naturally to him, Nico gave a jaunty smile, letting the shape of it stretch mercilessly across his lips.

"I knew it," he said, triumphant. "I *knew* you wanted it. You're so full of shit, Rhodes."

"Jesus." She rolled her eyes, fussing again with her bangs. "I don't know why I bother."

"Just answer the question."

"No." She turned to him with a scowl. "I thought we agreed never to speak to each other again after graduation?"

"Well, that's obviously not happening."

He beat his thumb against his thigh a few more times at the precise moment she remarked to nobody, "I love this song," which was another customary difference between them. He had felt the presence of the rhythm first; she had heard the melody sooner and identified it more quickly.

Again, there was no telling whether they had always been this way, or if they had learned it over the course of their unwilling inseparability. If not for her, Nico might not have noticed most of the things he did, and probably vice versa. A uniquely upsetting curse, really, how little he knew how to exist when she wasn't there; his only source of pleasure was knowing she probably felt the same whenever she could bring herself to stomach the admission.

"Gideon probably says hi," Nico said, which was an offering of sorts.

"I know," said Libby. "He said hi when I saw him this morning."

A pause, and then, "He and Max both love me, you know, even if you don't."

"Yes, I know. And rightfully, I hate it."

Their shoes tapped along the stairwell exiting Grand Central and they

emerged onto the sidewalk, where they were free to transport themselves magically if they wanted—conversation over.

Or, possibly, not. "The other candidates are older than we are," Libby noted aloud. "They've all been working already, you know? They're so . . . sophisticated-looking."

"Looks aren't everything," Nico said. "Though that Parisa girl is extremely hot."

"God, don't be a pig." Libby half smiled, which for her was mostly a smirk. "You have absolutely no chance with her."

"Whatever, Rhodes."

Nico slid a hand through his hair, gesturing down the block. "This way?"

"Yeah."

Necessity required that they entertain certain détentes in their unending war for supremacy. They paused for the usual half second to be sure no taxicabs were flying through the intersection before crossing the street.

"You're going to do it, aren't you?" Libby asked him. All her usual flare-ups of anxiety were on full display as she twirled her brown hair with one hand, chewing her lip absently.

"Yeah, probably." Definitely. "Aren't you?"

"Well—" She hesitated. "I mean yes, of course, I'm not stupid. I can't pass this up, it's even better than the NYUMA fellowship. But . . ." She trailed off. "I suppose it's a bit intimidating."

Liar. She already knew she was good; she was filling the social role of modesty she knew he wouldn't deign to play. "You've really got to work on your self-esteem, Rhodes. Self-deprecation went out as a fashionable personality trait at least five years ago."

"You're such a dick, Varona." She was chewing her thumbnail now. Stupid habit, though he detested the hair-twirling far more. "I hate you," she added. A gratuitous conversational tic established between them, akin to an "um" or a thoughtful pause.

"Yeah, yeah, understood. So you're going to do it?"

She finally abandoned a spare inch of pretense, rolling her eyes. "Of course. Assuming Ezra's fine with it."

"Jesus. You can't be serious."

Every now and then, Libby achieved a look that successfully withered his balls, and this was one of those instances. It was the kind of look that reminded him she'd set him on fire the first time she'd met him without even batting an eye.

He'd like her more if she did it more often.

"I live with him, Varona, and we just signed a new lease," Libby reminded him, as if Nico could possibly forget her absurd attachment to Ezra Fowler, their former RA and human wet blanket. "I think I should probably tell him if I'm planning to jet off to Alexandria for a year. Or even longer, I guess. Assuming I get initiated, that is," she said, with the air of an unsaid *and I will be.*

They exchanged a look of agreement that required no translation.

"I mean, you *are* going to talk about it with Max and Gideon, aren't you?" Libby prompted him, arching a brow that disappeared once again beneath her bangs.

"About the lease? Relocation expenses are covered," Nico commented, demurring.

She glanced at him sideways. "You guys haven't been apart for longer than an hour since freshman year."

"You say that like we're surgically attached. We have our own lives," Nico reminded her as they crossed diagonally over Sixth Avenue, steadily winding their way south.

Libby's brow remained annoyingly lost to the span of her forehead.

"We *do*," Nico snapped, and her lips twisted up, doubtful. "And anyway, they're not up to anything. Max is independently wealthy and Gideon—" He broke off. "Well, you know Gideon."

She softened at that. "Yeah. Well, um."

She toyed with her hair as the two of them walked the remaining quarter mile in silence. It occurred to Nico, not for the first time, that he should really start playing Libby Rhodes anxiety-habit bingo.

"See you tomorrow," he said, pausing as they arrived at her block. "Right?"

"Hm? Yeah." She was thinking about something. "Right, and—"

"Rhodes," he sighed, and she looked up, frowning. "Look, just don't . . . you know. Don't get all Rhodes about it."

"That's not a thing, Varona," she grumbled.

"It's absolutely a thing," he assured her. "Just don't Rhodes out on this."

"*What* the—"

"You know," he cut in. "Don't spend all this time like, fretting or whatever. It's exhausting."

She set her jaw. "So I'm exhausting now?"

She really was, and how she didn't already know it remained an eternal mystery. "You're good, Rhodes," he reminded her, leaping to cut her off before she got needlessly defensive. "You're good, okay? Just accept that I wouldn't bother hating you if you weren't."

"Varona, that presumes I care *at all* what you think."

"You care what everyone thinks, Rhodes. Especially me."

"Oh, *especially* you, really?"

"Yes." Clearly. "No point denying it."

She was agitated now, but at least that was an improvement on weak and insecure. "Look, whatever," she muttered. "Just . . . see you. Tomorrow, I guess." She pivoted away, heading up the block.

"Tell Ezra I say 'sup,'" he called after her. She flipped him off over her shoulder.

All was well, then, or at least the same as it always was.

Nico managed the handful of blocks on foot before waving himself up the stairs of his building, bypassing the bodega and four floors of wildly discordant cooking smells to arrive at the cramped landing of their (badly) converted one-bedroom, where they'd lived next door to a multigenerational Dominican family and their unregulated Chihuahua for the last three years. He fiddled with the wards and barged in without a key to find the usual occupants: a not-quite-blond, not-quite-tan, almond-eyed pseudo insomniac with five-day stubble and terrible posture seated on the cramped sofa (won in a game of rock, paper, scissors with the Bengali brothers who lived downstairs) beside a dozing, outstretched black Lab.

"Nicolás," Gideon said, glancing up at Nico's entry with a smile. "*Cómo estás?*"

"*Ah, bien, más o menos. Ça va?*"

"*Oui, ça va,*" Gideon replied, giving the dog a nudge. "Max, wake up."

After a moment's pause, the dog slid groggily from the sofa, stretching out with a heavy-lidded look of annoyance. Then, in a blink, he was back to his usual form, scratching idly at his buzz cut to glare over his shoulder at Gideon.

"I was comfortable, you massive fuck," announced the man who was sometimes Maximilian Viridian Wolfe (barely domesticated under the best of circumstances) and sometimes not.

"Well, I wasn't," Gideon said in his usual measured tone before setting himself on his feet, tossing aside the newspaper he'd been reading. "Should we go out? Get dinner?"

"Nah, I'll cook," Nico said. He was really the only one who could, seeing as Max was mostly uninterested in picking up practical skills, while Gideon . . . had other problems. Right now Gideon was shirtless, stretching his hands overhead past the usual wayward glints from his sandy hair, and if not for the bruising below his eyes, he would have looked almost perfectly normal.

He wasn't, of course, but deceptive normalcy was all part of Gideon's charm.

Eternal sluggishness aside, Nico had seen Gideon in poorer states than this one. Hastily avoiding his con woman of a mother, Eilif, for instance. She had a tendency to show up around public toilets or the occasional gutter of

rainwater. That, or skirting his foster family, who were less of a family than a bunch of bloodsucking Nova Scotian leeches. Gideon's condition had been worse than usual in recent weeks, but Nico was pretty sure that was the inevitable result of graduating NYUMA. For four years Gideon had gotten to have a mostly normal life, but now he was back to . . . well, whatever life became, Nico supposed, when you had nowhere to go and a serious case of something a less-informed person might call chronic narcolepsy.

"Ropa vieja?" Nico suggested, saying nothing of what he was thinking.

"*Yes.*" Max smashed a fist into the side of Gideon's arm, heading into the bathroom. Max was, as he always was when he shifted, completely nude. Nico rolled his eyes and Max winked, not bothering to cover himself as he strode past.

"Libby texted me," Gideon remarked to Nico in Max's absence. "Says you were your usual dickish self."

"Is that all she said?" Nico prompted, hoping it was.

Ah, but of course not. "Said you guys got some sort of mysterious job offer."

"Mysterious?" Damn it.

"In that she wouldn't tell me what it was, yes."

They had all been warned not to, but still.

"I can't believe she told you already," Nico grumbled, disgusted anew. "Seriously, how?"

"Message came in just before you got here. And for the record, I like that she keeps me informed." Gideon reached up, scratching the back of his neck. "How long would it have taken you to tell us if she hadn't?"

That sneaky little monstress. This was Nico's punishment, then. Forced communication with people who mattered to him—which she *knew* he loathed—all for implying that her boyfriend was precisely what he was.

"Ropa vieja takes a while," Nico demurred, retreating hastily to the galley kitchen, which had not been updated (aside from Max's so-called hacks, a.k.a. "mild property damage") since the rise of refrigeration and which possessed only the meagerest counter space necessary to be considered a kitchen at all. "Has to braise."

"Not a good answer, Nico," Gideon called after him, and regrettably Nico stopped, sighing.

"I," he began, and pivoted back to Gideon. "I . . . can't tell you what it is. Not yet."

With a pleading glance Nico invoked the faultless trust built on their four years of shared history, and after a moment, Gideon shrugged.

"Okay," he conceded, following Nico's path to the stove. "But you still

have to tell us things, you know. You've been on eggshells with me lately, it's weird." Gideon paused. "You know, maybe you shouldn't come this time."

"Why not?" Nico demanded, launching upright from where he'd been emptying the broiler (Max was *not* allowed to store class assignments in there, *and yet*—) and narrowly missing a collision with their suspended cookware overhead.

"Because you're babying him," came Max's drawl as he emerged from his room to grab a beer from the fridge, clipping Nico's shoulder with his. Max had deigned to put on an incongruous mix of sweatpants and a cashmere sweater, which was at least an improvement to the apartment's state of sanitation. "You're fussing, Nicky. Nobody likes a fusser."

"I'm not," Nico began, but at Gideon's look of skepticism, he sighed. "Fine, I am. But in my defense, I make it look very appealing."

"When did you even have time to grow maternal instincts?" Max asked him, sniffing the air as Nico began sifting through food in the kitchen.

"Probably during some class you didn't attend," Gideon told Max before turning back to Nico. "Hey," Gideon cautioned in a low voice, nudging Nico. "I'm serious. If you're going somewhere, I'd like to know about it."

Well. So *Gideon* thought. Gideon was already slightly less than informed about the many things Nico had done without his knowledge. (The security wards that Nico had erected around Gideon had been even harder to hide from Gideon than they'd been to construct—an already impressive feather in Nico's indomitable cap, despite lack of applause.) Still, it served no one to openly acknowledge the threat that Eilif, Gideon's mother, posed. Similarly, as far as Nico was concerned, it would do no good to discuss whatever calamities the Society might bring, should Nico accept their offer.

In general, Nico liked to think that a few unsaid things between him and Gideon now and then were the price of their mutual affection. A love language, if you will.

"You won't even notice I'm gone," Nico remarked with a sidelong glance.

"Why, because you expect me to come visit?"

Nico reached over, backhanding Gideon to remove him from the path to the fridge. "Yes," he said, pretending not to see that his answer had left Gideon with some relief. "In fact you could come, actually. Could put you in a nice drawer somewhere, you know? Stand you upright in my closet."

"No, thanks." Gideon sank to the ground to lean against the bottom cabinets, yawning. "Do you have more of that—"

"Yes." Nico dug through one of the kitchen drawers, tossing Gideon a vial that was caught with one hand. "But you're not using it," Nico warned with a spatula, "unless I'm allowed to come tonight."

"I can't decide if that's a reflection on your concern for me or just your massive fear that something exciting will happen without you present," Gideon muttered, draining the contents of the vial. "But yeah, sure, fine."

"Hey, you need me. That stuff doesn't come easily," Nico reminded him, though among Nico and Gideon's affectionately untold secrets was just how easily it didn't come. He'd had to do a lot of things he didn't want to say aloud just to make sure the third-year alchemical had left her mind blank enough for him to steal the formula. That he'd even managed the requisite telepathic skill for said thievery—which had taken nearly the entire four years at NYUMA to learn, and which depleted him so thoroughly that for four days Libby Rhodes thought he was either dying or trying to trick her into *hoping* he was dying—was already more than he'd do for anyone else.

The trouble with having Gideon for a friend was the constant possibility of losing him. People like Gideon (who, to be fair, was not *technically* a person) were not, by most laws of nature, supposed to exist. Gideon's parents, an irresponsible finfolk and an even more irresponsible equidae (a mermaid and satyr respectively, by colloquial terms), had always possessed the 25 percent chance their offspring would look perfectly human, which Gideon did. They, of course, had not cared that their human-looking child would not technically be anything that could be registered, or that while he would possess medeian abilities, he would not be afforded the class of species to which all medeians were required by law to belong. Gideon wasn't entitled to any social services, couldn't be legally employed, and unfortunately couldn't spin straw into gold without considerable effort. That Gideon had been educated at all was mostly an accident, along with an instance of wide-scale institutional fraud.

It all basically came down to one thing: the opportunity to study a subspecies like Gideon was not something NYUMA had been prepared to pass up, but now that he was no longer enrolled as a student, he was back to being nothing.

Just a man who could walk through dreams, and Nico's best friend.

"I'm sorry," Nico said, and Gideon glanced up. "I was going to tell you about the new fellowship, I just . . ."

Felt guilty.

"I keep telling you," Gideon said. "You don't need to."

If Libby Rhodes mocked that Nico and Gideon were attached at the hip, it was only so that Nico could personally assure Gideon's survival. Libby would not understand that, of course; she was one of the spare few who knew that Gideon was not what he seemed, but she didn't know what it meant. She didn't know how often Gideon ended up in harm's way. How he couldn't always secure himself corporeally in a single realm, or how he often got swal-

lowed up inside his own head, lost to the intangible spaces of thought and subconsciousness, unable to find his way back. Libby didn't know that Gideon had enemies, or that those who knew what he was and intended to use him for it—his mother Eilif included—were most dangerous, above all.

Libby didn't know, either, that while Nico didn't underestimate her, she relentlessly underestimated him. He had perfected skills in multiple specialties outside his own, all of which had cost him greatly. He could change his shape to follow the other two into the environment of dreams (animals had fewer restrictions on their boundaries than humans), but only after learning to manipulate each element of his own molecular structure—something he only did once a month, because it meant a full day's recovery afterward. He could brew something to bind Gideon's physical form more permanently to the reality he currently stood in, but only after backbreaking effort that left Nico throbbing and sore for a week.

Gideon, whose understanding of Nico's contributions was deliberately incomplete, considered even the efforts that he knew of to be too much; Nico, who knew the actual extent, considered his actions to be laughable and paltry. How to explain it? From the inception of their friendship Nico had considered Gideon a puzzle, a mystery, something to soothe his restless mind. Later it became clear that Gideon was, in fact, as mystifying as Nico had suspected, though for entirely separate reasons. How could a person (or whatever Gideon was) be so crushingly sensible, so hideously self-possessed? And most importantly, how could a person possessing Gideon's inexplicable, unforgivable goodness find such value in Nico, who was an unrepentant fraud at the very best of times? Truly, the mind reeled.

The point was that there had been no way Nico was turning down the Society's offer. Power? He needed it. An obscure cure that could be found in a mysterious collection of archives? He needed that, too. Money, prestige, connections? He needed all of it, and Gideon would be better, safer for his access. Two years away was hardly too much to ask.

"I'm sorry," Nico said again. "I didn't know how to tell you I'd be leaving. I don't," he amended, "know how to tell you that I *have* to go, and I can't say why. I just need you to trust me that the time away will be worth it."

Gideon's brow creased for a moment in quiet conflict. Then he shook his head. "I never expected you to put your life on hold for me, Nico."

No, he didn't, and that was the only reason Nico had done it to begin with—or thought he had no choice but to do it, anyway, until today.

"Look, the moment you became my friend, you became my problem," Nico told him, and then, realizing what he'd said, he amended, "Or, you know, mine. Or whatever."

Gideon rose to his feet with a sigh. "Nico—"

"Can you guys stop whispering?" Max yelled from the sofa. "It's hard to hear you from here."

Nico and Gideon exchanged a glance.

"You heard him," Nico said, figuring it wasn't worth continuing the argument.

Gideon, who had obviously decided the same, plucked some carrots from the produce drawer for a side dish, nudging Nico away with a motion of his hip.

"Shall I grate?"

"You're grating already," Nico grumbled, but he caught the evidence of a smile on Gideon's face and decided the rest of the conversation could stand to wait.

T he problem with seeing through things so readily was the development of a certain degree of natural cynicism. Some people could be promised knowledge and power without a compulsion to uncover the caveats implied, but Tristan was not one of those people.

"I need to talk to you," he said, remaining behind the other five candidates and approaching the Caretaker who'd so evasively insisted on recruiting him.

Atlas looked up from muted conversation with whoever the man was who'd come in to drone on at length about the Society—Dalton something-or-other, who'd been effusing quite a lot of magic while he spoke. That was partially why Tristan had not made an effort to listen. If he was going to be convinced to abandon the life he'd so meticulously crafted for himself, he wasn't going to be illusioned or manipulated into it. It would be his choice, based on uncompromisable facts, and Atlas would give them to him or Tristan would leave. Simple as that.

Atlas seemed to have gathered as much from a glance and nodded, dismissing Dalton. The room, with all its soulless leather furniture and complete absence of personality or art, felt different without the others in it. It was stale and uncannily duplicitous, like finding vacancy beneath a mask.

"Ask," Atlas beckoned, neither patiently nor impatiently, and Tristan's mouth tightened.

"You know as well as I do that my abilities are rare, but not useful. You can't possibly expect me to believe I have one of the six most valuable magical specialties in the world."

Atlas leaned against the table in the center of the room, considering Tristan's position beside the door for a moment in contemplative silence.

"So why would I have chosen you, then," Atlas invited, "if I didn't believe you had earned it?"

"That's precisely what I want to know," Tristan said staunchly. "If this has anything to do with my father—"

"It doesn't," Atlas said, dismissing Tristan's concerns with a wave of a hand and gesturing for him to follow as he strode abruptly through the door. "Your father is a witch, Mr. Caine. Skilled enough," Atlas conceded, angling his

comment over his shoulder as Tristan reluctantly consented to follow, "but rather commonplace."

Of course Atlas would want him to believe that. It wasn't the first time someone had tried to magnify Tristan's abilities in order to infiltrate his father's gang. "My father is the head of a magical crime syndicate," Tristan said, halting in the corridor, "and even if he were not, *I* am—"

"You," Atlas cut in, "don't even understand what you are, I'd wager." He paused at a fork in the hallway, waiting, and with a grimace, Tristan followed once again. "What was your specialty?" Atlas asked as they walked. "And I do not mean your abilities," he clarified. "I mean to ask which credential you received from the London School of Magic as a medeian."

Tristan scrutinized him warily, matching his languid pace. "I thought you already knew everything about everyone in that room."

"I do," Atlas said with a shrug, "but I'm a rather busy and important man with many things on my mind, so I would prefer you to tell me anyway."

Fine. No sense dragging this out. "I studied in the college of illusion."

"But you are not an illusionist," Atlas pointed out.

"No," Tristan said gruffly, "but as I can see *through* illusions—"

"No," Atlas corrected, startling him. "You can do more than see through illusions."

Atlas turned unexpectedly away from the lifts when they reached them, instead leading Tristan through a set of unmarked glass doors. "This way," Atlas said, and though Tristan did not remotely want to extend this mysterious little field trip, he allowed Atlas to lead him through a narrow hallway that wound into a wider hall.

This wing of the building was clearly older by at least a couple of centuries, maybe more. The glass-framed doorway offsetting gleaming marble with old stone suggested that the place they'd been before had been recently added on.

"Here," Atlas determined after they'd traversed half of a long, windowless hallway, pausing abruptly before a painting on the wall. "What is this a painting of?"

It was a portrait, unremarkable, of yet another man with too much money standing alone before a tapestry. Disappointing. As far as Tristan could tell, Atlas's tactics were nothing more than predictable rhetoric, the usual tools of cultish recruitment. No answers, only questions. Evade and flatter, mystify and conceal.

"I don't have time," Tristan said impatiently, "to play games. I assure you, I was diagnosed by every medeian at the London School, and I know the extent to which my abilities are—"

"In the moment I asked," Atlas interrupted, "you identified this painting

as a portrait of the artist's lover." He gestured again to the painting behind him. "You saw a number of things, of course—far more than I was able to distinguish from my brief foray into your observations—but you looked at this nondescript portrait of a nineteenth-century Society benefactor and interpreted the details which led you to conclude what you were looking at, which no one but you would have seen."

Atlas pointed to the title on the plaque, which read simply: VISCOUNT WELLES, 1816.

"You ascertained that the light coming in through the window came not from a typical portrait studio, but a location both the artist and the subject found comfortable. You noted his presentation was informal and the marks of his rank were added hastily afterward. You came to a reasonable conclusion not on what was presented to you, but on what you deduced. This is because you see components," Atlas pointed out, and Tristan, always wary of a hidden agenda, assumed a guarded suspension of disbelief. "In mortal terms that would make you a savant. You also see magical components, which is why you were identified for medeian classification. But you are correct," he conceded, "to suspect that our interest in you exceeds the magic you have exhibited deliberately up to this point."

Atlas saddled Tristan with a look of immense and troubling expectation.

"You are more than rare," Atlas said, pronouncing it with finality. "You cannot begin to imagine your capabilities, Tristan, because no one has ever known what to do with you, and thus you have never encountered a reason to know. Have you ever studied space? Time? Thought?"

To Tristan's momentary furrow of bemusement, Atlas said, "Precisely. You were educated alongside a group of illusionists, intending only to profit from marketable sleight of hand."

Tristan bristled. "Is that what you think I am?"

"Obviously not, Tristan, or I would not be standing here trying to convince you otherwise."

Tristan considered that a moment.

"You make it sound like the game is rigged in my favor," he observed, still guarded, and Atlas shook his head.

"Not at all. I know how useful you are; it's your turn to convince the others. The promise of your talents is nothing compared to whatever you ultimately prove to be."

At that point, Atlas gave Tristan a curt, inattentive smile, expressing wordlessly that he wished to conclude the conversation.

"I can promise you nothing," Atlas said. "I will, in fact, promise you nothing, and whatever you take from this, do not be misled; nothing I have told

you is a guarantee of anything at all. Unlike the others of your initiate class, your power remains largely untested. Your potential is almost entirely un-reached, and however unmatched I believe it to be, it will have to be you who brings it to fruition. I'm afraid, Mr. Caine, that you will simply have to take the gamble if you wish to reap the reward."

Tristan wasn't entirely risk averse; he had been known to cast his lot in venturesome ways before. In fact, the majority of his current life had been a gamble, and while it was paying off as he intended, he hadn't been aware at first how unsatisfactory that return would be.

It was clear to Tristan that power was never given, only taken. Deserved or not, it would have to be grasped, not offered by Atlas Blakely or any other's hand.

By his own merits, Tristan would be married to an heiress in a matter of months, the inheritor to a massive player in the magical economy, fully dis-mantled from his father's criminal enterprise—and, he suspected, equally as likely to jump off a bridge as he was to "accidentally" poison Rupesh's favorite detoxifying kombuchas.

Some gamble, then.

"Shall I see you to the lifts?" Atlas prompted.

"No, thank you," said Tristan, who figured he ought to start learning the building. "I can find them myself."

Following Dalton Ellery's path was not an especially trying task. An unseen part of the building was older, mildly sentient, with intricate layers of enchantment that had developed a basic primordial sense of thought. As far as Parisa was concerned, the building had a mind like any other, and it was simple enough to identify the motion of Dalton Ellery's footsteps along the vertebrae of the building's corridors. Hardly breaking a sweat, Parisa stepped daintily in Dalton's trajectory.

To her relief, he was still handsome upon second glance, his cheekbones high and prominent in that classically princely way. This wasn't just the face he had put on for them at the meeting, then. Masking charms of any kind were too strenuous to hold at unnecessary moments, like this one.

She felt, though, the little catch of an unseen mechanism when he spotted her; his defenses flying up in the empty corridor.

"You don't seem like the power-seeking type," Parisa ventured, deciding to guess aloud what sort of man Dalton Ellery was. The assertion was so accurate as to be unremarkable; he had a studious look to him, and a solemnity that didn't lend itself to the hypermale braggadocio of politicians and businessmen.

Her more pressing estimation—the more reckless guess—had been that candor might alternatively unnerve or embolden him. Either way would be enough to secure herself a place in his thoughts, in which case it would be like leaving the door ajar behind her. She would more easily find her way back to his thoughts if she had been inside his head to begin with.

"Miss Kamali," said Dalton, his tone evenly measured despite his initial surprise. "I cannot imagine I seem like much at all, given the inconsequence of our meeting."

Hm. That was insufficiently informative, to say the least. Neither unnerved nor emboldened, but merely factual.

She tried again, attempting, "The brevity, you mean? I wouldn't describe anything that just happened as inconsequential."

"No?" He shrugged, inclining his head in demurral. "Well, perhaps you're right. If you'll excuse me—"

That wouldn't do. "Dalton," she said, and he glanced at her, giving her a

look of intensely restrained politeness. "Surely it's reasonable that I still have questions, despite your illuminating presentation."

"Questions about . . . ?"

"Everything. This Society, among other things."

"Well, Miss Kamali, I'm afraid I can't give you many answers beyond the ones I have already provided."

If Parisa hadn't already been aware how little men cared for evidence of female frustration, she might have grimaced. His indifference was deeply unhelpful.

"You," she attempted, venturing into a more effective topic. "You chose to do this once yourself, did you not?"

"Yes," Dalton said, with an unspoken *obviously.*

"You chose this after one meeting?" she prompted. "Tapped by Atlas Blakely, sat in a room with strangers just as we were . . . and you simply agreed, no questions asked?"

Finally, a hitch of hesitation. "Yes. It is, as I'm sure you realize, a compelling offer."

"But then," she pointed out, "you chose to stay beyond your initiation period."

His brow twitched; another promising sign. "Does that surprise you?"

"Of course," she said, relieved to see he was finally taking a more active role in the conversation. "Your pitch to us in that room was about power, wasn't it? Returning to the world after initiation to take advantage of the resources allotted to the Society's members," she clarified, "and yet, given the opportunity to do so, you chose to remain here." As a cleric, essentially. Some intermediary between the Alexandrian divine and their chosen flock.

"Someone once told me I don't seem like the power-seeking type," Dalton said.

She smiled. He didn't know it yet, but she had found her footing.

"Well, I suppose I have little reason *not* to join," Parisa replied with a shrug. Nothing, after all, was keeping her. "Only that I am not particularly enamored with teamwork."

"You will be glad to have a team," Dalton assured her. "The specialties are chosen to complement each other, in part. Three of you specialize in physicalities, while the other three—"

"So you know my specialty, then."

He smiled grimly. "Yes, Miss Kamali."

"And I suppose you don't trust me?"

"Habitually, I refrain from trusting people like you," said Dalton.

That, Parisa thought, was rather telling.

"So you suspect me of using you already, then," she said.

His response was a wry half smile with a clear enough translation: *I know better than to answer that.*

"Well," she said. "Then I suppose I'll have to prove you wrong."

He gave her another curt nod. "Best of luck to you, Miss Kamali," he said. "I have very high hopes for you."

He turned, about to take the exit into the next corridor, when Parisa reached for his arm, catching him unawares just long enough to draw herself up on her toes, bracing her palms on his chest.

There would be the slightest pulse of contemplation here—the hardest work was managed in the moments before a thing was accomplished. The promise of her breath on his lips; the angle at which he viewed her, her dark eyes overlarge, and the way he would gradually become conscious of her warmth. He would smell her perfume now and catch hints of it again later, wondering if she had rounded a nearby corner or recently been in the room. He would catalogue the sensation of her smallness in the same incongruous moment he registered the pressure of her presence. The immediacy of her, the nearness, would momentarily unsettle him, and in that moment, lacking the presence of mind to recoil, he would permit himself to imagine what might happen next.

The kiss itself was so fragile and brief it hardly mattered. She would learn only the smell of his cologne, the feeling of his mouth. The most important detail of a kiss was usually the cataloguing of a single fact: Is the kiss returned? But *this* kiss, of course, was far too fleeting to be informative. Better he did not return it, in fact, as no man would allow a woman access to the more worthy corners of his mind if he kissed her too readily to start with.

"Sorry," she said, removing her hands from his chest. Balance was a delicate matter; the sending of her desire forward while tearing herself physically away. Those who did not believe this to be a dance had not undergone the choreography long or devotedly enough. "I'm afraid it cost more energy than I cared to expend," she murmured, "preventing myself from doing that."

Magic was an energy they all knew better than to waste. On some level, she knew he would relate.

"Miss Kamali." These, the first words after kissing her, would forever taste like her, and she doubted he'd escape an opportunity to say her name again. "Perhaps you misunderstand."

"Oh, I'm sure I do," she said, "but I suppose I quite enjoy an opportunity for misunderstanding."

She smiled up at him, and he slowly detached himself from her.

"Your efforts," he said, "would be better spent convincing your initiation class of your value. I have no direct impact on the decision as to whether or not you'll be chosen for initiation."

"I'm very good at what I do. I'm not concerned with their opinions."

"Perhaps you should be."

"I don't make a habit of doing things I should."

"So it appears."

He flicked another glance at her, and this time, to her immense satisfaction, she saw it.

The opening of a door.

"If I believed you capable of sincerity I would recommend you turn and run," he said. "Unfortunately, I think you have every weapon necessary to win this game."

"So it is a game, then." Finally, something she could use.

"It is a game," he confirmed. "But I'm afraid you miscalculated. I am not a useful piece."

She did not, as a rule, miscalculate. Better that he wonder, though.

"Perhaps I'll simply have you for fun, then," she said. Then, as she did not make a habit of being the one left behind, she took the first step in retreat. "Are the transportation portals that way?" she asked him, deliberately pointing in the wrong direction. The moment his mind would take to replace the incorrect information with accuracy would be enough to catch the shadow of something, and she was right, observing a flicker of something heavily suppressed.

"That way," Dalton said, "just around the corner."

Whatever lurked in his mind was not a complete thought. It was a rush of things, identifiable only by how carnal they were. Desire, for example. She had kissed him and he was wanting. But there was something else, too, and it wasn't interwoven with the rest the way it sometimes was. She didn't usually struggle with interpretation, even against people who were highly skilled at telepathic defenses, but there was something unknowable that obscured his thoughts.

Lust was a color, but fear was a sensation. Clammy hands or a cold sweat were obvious markers, but more often it was some sort of multisensory incongruity. Like seeing sun and smelling smoke, or feeling silk and tasting bile. Sounds that rose out of unseeing darkness. This was like that, only stranger.

Dalton Ellery was definitely afraid of something. Tragically, that something wasn't her.

"Thank you," Parisa said, rather meaning it, and retreated from the corridor to find there was an additional person waiting in the marble vestibule beside the lifts—the Briton, surly as ever, whose scars she'd so carefully admired.

He, she thought, was interesting. There was something very coiled up about him, something rearing to strike, but the best part about snakes was

how little they could be bothered to do anything unless someone was blocking their sun.

Besides, call it merciless Westernization, but she liked British accents.

"Tristan, isn't it?" she asked, watching him look up from a murky swamp
of thoughts. "Are you headed to London?"

"Yes." He was half listening, half thinking, though his thoughts were
mostly unidentifiable. On the one hand they took very linear paths, like a
map of Manhattan, but they also seemed to reach destinations that would require more effort than Parisa had energy to follow at the moment. "And you?"

"London as well," she said, and he blinked with surprise, refocusing on her.

He was recalling her academic origin of École Magique de Paris and her
personal origin of Tehran, basic introductory details distributed by Atlas.

Good, so he'd been paying attention.

"But I thought—"

"Can you see through all illusions?" she asked him. "Or is it just the bad
ones?"

Tristan hesitated for a moment, and then his mouth twisted. He had an
angry mouth, or at least a mouth accustomed to camouflaging anger.

"You're one of those," he said.

"If you're not busy, we should have a drink," she replied.

He was instantly suspicious. "Why?"

"Well, there's no point in me going back to Paris. And besides, I need to
entertain myself for what remains of the evening."

"You think I'll entertain you?"

She allowed a deliberate flick of her eyes, following the shape of him.

"I certainly think I'd like to see you try," she said. "And anyway, if we're
going to do this, we ought to start making friends."

"Friends?" He practically licked his lips with the word.

"I like to know my friends intimately," she assured him.

"I'm engaged." True, but immaterial.

"How wonderful for you. I'm sure she's a lovely girl."

"She isn't, actually."

"Even better," Parisa said. "Neither am I."

Tristan cut her a sidelong glance. "What kept you so long after the meeting?"

She considered what to tell him, weighing her options. This wasn't the
same calculation that Dalton Ellery had been, of course. This was purely
recreational. Dalton was more of a professional concern, though it was tinged
with a bit of genuine craving.

Dalton was chess; Tristan was sport. Importantly, though, both were games.

"I'll tell you over breakfast," Parisa suggested.

Tristan sighed aloud, addressing his resignation to empty air, and then turned back to her.

"I have to do a few things first," he said. "Break things off with Eden. Quit my job. Punch my best friend in the jaw."

"That all sounds like responsible behavior that can wait until morning," advised Parisa, stepping through the portal's open doors and beckoning him after her. "Be sure to schedule in the part where I tell you my theories about what we're not being told, presumably sometime between the broken engagement and the probably well-deserved assault."

He, obligingly, stepped into the portal after her. "You have theories?"

She pushed the button for London. "Don't you?"

They exchanged a glance, both smiling, as the portal confirmed: *King's Cross Station, London, England, United Kingdom.*

"Why me?" said Tristan.

"Why not?" said Parisa.

It seemed they were like-minded. She was inexperienced with collaboration, but felt that was an important qualification for teamwork.

"I could certainly use a pint," Tristan said, and the doors closed, delivering them to the remainder of their evening.

It had not been a very good day for Ezra, poor thing. This was the only possible outcome of the day, of course, considering he'd been forced to spend most of it with Libby's parents at her graduation ceremony before she, admittedly, had skipped off without warning and then returned to delay any explanation for her absence by tugging him firmly into bed. At least he'd gotten sex that day, which promised a refreshing turn of events, but also, his partner in the act (read: Libby) had clung to a secretive and knowingly manipulative agenda that had left her distracted and unable to climax, so that was . . . potentially less lovely for him.

Subsequent pro: she had graciously made him dinner.

Subsequent con: she had also informed him over said dinner that she would be accepting the offer made to her by Atlas Blakely, Caretaker, despite being unable to properly explain why.

"So you're just . . . leaving?" Ezra asked. His black hair was matted on one side, wild on the other, and his mouth, amorously bitten, had transitioned to bemusement. He had been mid-sip when Libby began talking and had since forgotten about the wineglass that remained clutched in his hand. "But Lib—"

"It's only two years," Libby reminded him. "Well, one for sure," she amended, "and then hopefully a second year if I'm selected."

Ezra set down his glass, frowning at it. He was contemplative by nature. Messy-haired. Agonizingly soft, really.

"And . . . what is it, exactly? This opportunity?"

"I can't tell you."

"But—"

"You'll just have to trust me," she said, not for the first time. "It's essentially a fellowship," she added in an attempt to explain, but this, unfortunately, had been exactly the wrong auditory cue.

"Speaking of fellowships, I've been meaning to bring it up," Ezra said, suddenly brightening, "but I just heard from Porter in the bursar's office that Varona turned down that NYUMA fellowship. I know you weren't excited about the VC job, so if you're still interested in that position, I'm sure I could put in a good word."

Surely he must have known this was the absolute wrong thing to say. Shouldn't he? She wouldn't want Nico's castoffs, and certainly not now.

Though it did leave her with one other thing to explain.

"Well, the thing about Varona is—" Libby coughed. "Well, Varona is . . . also invited."

Ezra faltered. "Oh?"

"Oh, come on. You can't be surprised." She fidgeted with her utensils, pushing the pasta around on her plate. "You saw us this morning, didn't you?"

"Yes, but I thought—"

"Look, it's the same as it always is," she said listlessly. "For whatever reason, Nico and I can do the same things, and—"

"So then why do they need both of you?" Ezra prompted. Again, the wrong thing to say. "You hate working with him. Not to mention that everyone knows you're better—"

"Actually, Ezra, they don't. Clearly they don't," Libby added with a scoff, "since he got the fellowship I wanted and I didn't. See how that works?"

"But—"

"I can't let him win this time, babe. Seriously, I can't." She wiped her mouth with her napkin, setting it back on the table with frustration. "I've got to set myself apart from him. Don't you get that?"

"Can't you do that by . . . oh, I don't know," Ezra posed with tacit disapproval, "doing something different?"

He made that sound so simple, so theoretically without flaw. How could Ezra still not understand that the thought of doing something different from Nico always felt inherently like doing *less*? Absurdly, Ezra's "pragmatic" (and okay, fine, mentally healthy) suggestions always somehow forced Libby to defend Nico de Varona's talent, a thing that sickened her to do.

"Look," Libby said, "chances are, only one of us is going to make the cut when the . . . fellowship," she remembered, narrowly avoiding giving more details away, "determines the final members for its—" A pause. "Faculty." Another pause, and then, "We have the same specialty, which means we'll draw the most obvious comparison. So either he'll be picked and I won't, in which case I'll be back in a year or less, or I'll be picked and he won't, in which case—"

"In which case you win," Ezra exhaled with a hand around his mouth, "and we can finally stop worrying about whatever Varona is doing?"

"Yes." That much, at least, was fairly obvious. "Not that you have to worry about Varona now."

Ezra stiffened. "Lib, I wasn't—"

"You were, actually," Libby said, picking up her glass. "And I keep telling you, there's nothing there. He's just an asshole."

"Believe me, I'm aware—"

"I'll call you every night," she assured him. "And I'll come home every weekend." She could do that, probably. Maybe. "You'll barely notice I'm gone."

Ezra sighed. "Libby—"

"You just have to let me prove myself," she told him. "You keep saying that Varona's not better than me—"

"—because he *isn't*—"

"—but it doesn't matter what you think, Ezra, not really." His mouth tightened, probably a bit resentful that she was so dismissive of his thoughtful attempts to reassure her, but on this she couldn't make allowances. "You hate him too much to see how good he really is, babe. I just want the opportunity to learn more, to prove myself. And proving myself by going up against the best in the world means going up against Nico de Varona, whether you believe that or not."

"So I don't get a say, then." Ezra's expression was slightly grim, but mostly unreadable. The way he looked over a crossword puzzle, or when he was trying not to point out the dishes she routinely left in the sink.

"Of course you get a say," Libby corrected him. "You can say, 'Libby, I love you and I support you,' or you can say something else." She swallowed before adding, "But believe me, Ezra, there are only two answers here. If you don't say one, you're saying the other."

She braced herself, waiting. She didn't expect him to make any unreasonable demands, exactly—he never did, almost to a fault—but she didn't think he'd be thrilled. Closeness was important to Ezra; it had been his idea to move in together, and he expected a certain amount of what a therapist might call "quality time." He certainly wasn't going to savor the fact that Nico would be there in his absence.

To Libby's immense relief, though, Ezra merely sighed, reaching across the table for her hand.

"You dream big, hotshot," he said.

"That," she murmured, "isn't really an answer."

"Fine. Libby, I love you and I support you." She was briefly permitted a pause for relief, and then he added, "But be careful, okay?"

"Be careful with what," Libby scoffed, "Varona?"

Nico was laughably harmless. Good, certainly, even great if he put his mind to it, but he was hardly capable of schemes. He could get under her skin, maybe—but even then, there was no danger of anything aside from losing her temper.

"Just be careful." Ezra leaned across the table, brushing his lips against her forehead. "I would never forgive myself if I let something happen to you," he murmured, and she groaned. Just the usual white knight shit, then.

"I can take care of myself, Ezra."

"I know." He touched her cheek, smiling faintly. "But hey, what else am I here for?"

"Your body," she assured him. "Plus you make a mean Bolognese."

He had her out of her chair in a flash, pulling her into him as she laughed in unconvincing protest.

"I'm going to miss you, Libby Rhodes," he said, "and that's the truth."

So it was final, then. She was really doing this.

Libby wrapped her arms around Ezra's neck, clinging to him for a moment. Maybe she wasn't a damsel in distress, but it still felt nice to be anchored to something before casting herself into the unknown.

III

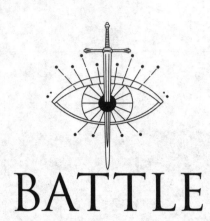

BATTLE

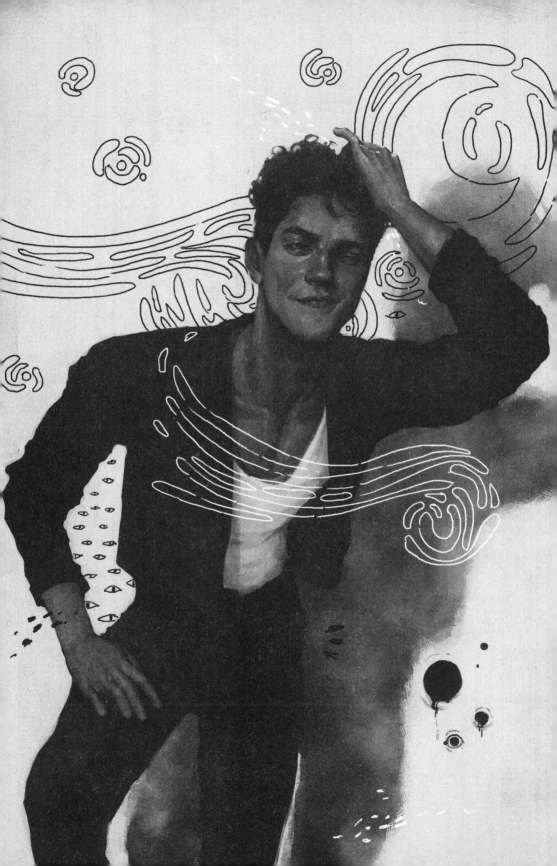

· CALLUM ·

It had not been a particularly complex matter deciding to join the Society at Atlas Blakely's invitation. If he didn't care for the experience, Callum reasoned, he would leave. It was how he generally lived his life: he came and went as he wished. People these decisions affected, if they were angry about his quicksilver personality, did not typically stay mad. Preternaturally or otherwise, Callum had a way of ensuring that people came around to see his position on the matter. Once he'd made his point, they could always be compelled to act reasonably from there.

Callum had always been aware that the word used for his specialty by the Hellenistic University of Magical Arts was not the right word. The manipulist subcategory of illusionist was more often applied to cases of physical specialties: people who could warp things, make them into something else. Water could be convinced to be wine, in the right hands, or at least made to look and taste like it. One of the particularities about the study and reality of magic was that it only mattered, in the end, how things looked or tasted. What they were meant to be, or what they were at the start, could be easily dismissed in favor of achieving the necessary result.

But what the Society appeared to know—what *Atlas Blakely* seemed to know that others typically didn't—was that Callum's work was more accurately defined as that of a vigorous type of empath. It was unsurprising, really, that he was magically misdiagnosed; empathy was a far more common magical manifestation in women, and thus, when it appeared, it was usually cultivated in a delicate, maternal sort of way. There were a number of female medeians who were able to tap into the emotions of others; more often than not, they became marvelous humanitarians, lauded for their contributions to therapy and healing. It was a very feminine thing, to be both magical and saintly. (Callum would blame the false dichotomy of gender constructs if only he had the time.)

When the same skill set could be found in men, it was usually too diluted to be classified as magical; more often it was considered an isolated personality trait. In the case of persuasion, a trait with the potential to achieve medeian-level ability (labeled, perhaps, "charisma" by the nonmagical), it would often be put aside in favor of the usual method of going about things: attendance

at some famous mortal university, like Oxford or Harvard for example, and then a prosperous mortal career from there. Occasionally these men went on to become CEOs, lawyers, or politicians. Sometimes they became tyrants, megalomaniacs, or dictators—in which case it was probably best their talents went unrealized. Magic, like most other forms of physical exertion, required proper training to wield properly or for any extended period of time. Had any of those men ever realized that their natural qualities were something they could refine, the world would have been far worse off than it was already.

Naturally there is an exception to every rule, which in this case was Callum. He was saved from any sort of global misbehavior (or rather, the world was saved) by his lack of ambition, which, paired with his love of finer things, meant that he never aspired to world domination, or to anything even close. Always dangerous was the pairing of hunger with any skill of manipulation; it is an essential law of human behavior that when given the tools to do so, those born at the bottom will always try to claw their way to the top. Those born at the top, i.e., Callum, were usually less inclined to upend things as they were. When the setting was already gilded and ornate, what would be the point of changing your surroundings?

Thus, nothing had driven Callum to accept Atlas Blakely's offer, but nothing had repelled him, either. He might go through with initiation, he might not; the Society might impress him enough to stay, or it might not. It went without saying, at least, that the Alexandrian Society was not especially impressive on its own. Callum came from money, which meant he had already seen wealth in a number of its natural forms: royal, aristocratic, capitalist, corrupt . . . The list went on in perpetuity. *This* form, the Alexandrian variety, was technically academic, though wealth belonging to the academic elite was almost always one of the other forms as well, if not some combination of all of them.

A self-perpetuating cycle, really, that knowledge begets knowledge just as power begets power—generationally, institutionally. Not that Callum could be compelled to criticize the system much. Was he really better, cleverer, more highly skilled than his peers, or was he just born with the right resources? As with most things from which Callum had profited, these were questions he did not bother to ask.

The other five had also returned (unsurprisingly) to accept the invitation extended by Atlas Blakely, materializing one by one courtesy of a new transportation charm. This time, it had deposited them not in the corporate conference room of their initial recruitment summons but in the entry hall of a mansion, which was opulent with the unmistakable craftsmanship of elitism and inherited wealth.

Hilarious, really. As if the so-called Alexandrian Society had decided that now that they were all in on the joke, it was finally safe to show its hand. Callum's gaze swept from the balustrades of the upper floor's gallery to the base of the grand stairwell, landing on each of the other five to contemplate them individually. The American, Libby Rhodes, was most memorable for how often and irritatingly she spoke, and naturally she had been the first to ask a stupid question.

"We *are* in Alexandria, aren't we?" she asked, her brow furrowing beneath a rather unalluring fringe. If it were up to Callum, he'd have given her a different haircut entirely; something tied up or pulled back, preferably so she'd leave the tips of her hair alone. "I can't say anything looks particularly Alexandrian."

It certainly did not. The interior of wherever they were looked very much like the inside of a British country manor house. Difficult to tell the scale of the grounds from the interior, but the house itself could only be described as stately, the occasional winks of exterior from the windows—an H-shape structure, with wings facing inward—evincing a whimsical Italianate over-lay to a classic Tudor brick. The ground hall through which they'd entered blossomed to the upper-floor gallery above, then led to a handsomely tap-estried great room, with every room beyond only increasingly gilded to the hilt. There was a darkness to the décor, the palettes all evergreens and wines. Either it had been some time since the house had been modernized or the person responsible for its aesthetic was filled with a deep existential gloom.

In any case, there were only so many drawing rooms one could see before reaching some obvious conclusions, such as the likely location of where they stood. Despite the Novas' residency in Cape Town, Callum's family had been invited more than once to pay a visit to the British Royal Family (the Novas had once been close with the Greek royals, hence Callum's very comfortable study at the Hellenistic University in Athens) and he considered the Society's décor to be very similar. Portraits of aristocracy lined the walls alongside a variety of Victorian busts, and while the architecture itself was certainly Greco-Roman influenced, it bore obvious markers of the Romantics, leaning more eighteenth-century neo than genuinely classical.

Overall, the idea they might have been anywhere other than England was extremely unlikely.

"Well, I suppose there's no harm in saying we are actually just outside London," confirmed Dalton Ellery, the stiff-looking aide whose energy was immediately guessable—fear, or possibly intimidation. Callum presumed Dalton to harbor a bit of intellectual inferiority, which was the only thing to possibly explain the man's ongoing devotion to academics. If the perks of

Society membership were wealth and prestige, why stay here and fail to take advantage?

But, seeing as Callum didn't care, he didn't wonder about it for long.

Instead, he watched Tristan and Parisa, the only two interesting people, who exchanged a rather secretive glance between themselves as their party progressed in their tour of the house.

Libby, the fringed girl whose anxieties were so prickly and unceasing they set Callum's teeth on edge, frowned with confusion. "But if this is actually the Library of Alexandria, then how——"

"The Society has changed its physical location several times throughout history," Dalton explained. "It was originally in Alexandria, of course, but was moved soon after to Rome, and then to Prague until the Napoleonic Wars, and ultimately arrived here around the Age of Exploration, alongside the rest of imperialism's benefits."

"That," muttered Nico, the Cuban young man who, thankfully, was not quite tall enough to be a threat to Callum's vainer impulses, "is the most British thing I've ever heard."

"Yes, it's very much akin to the British Museum," confirmed Dalton dismissively, leading them up the stairs, "in that every relic from every culture is rather forcibly housed under one monarchical roof. In any case," he continued, as if that had not been a highly brow-raising statement in itself, "there have been countless attempts to house it elsewhere, as one might expect. The Americans had a very strong argument for moving it to New York until 1941, and of course we all know what happened then. Anyway, as I was saying, you'll all be housed here," he said, turning the corner from the gallery into yet another drawing room, then from there into a corridor lined with doors. "Your names are indicated on the placards beside the doors, and your things have been deposited there for you. Once our tour is complete, you will all meet with Atlas and then proceed to dinner. The gong is every evening at half past seven," he added. "Your attendance this evening is expected."

Callum noticed that Tristan and Parisa had exchanged yet another conspiratorial glance. Did they know each other before today, as the two American-trained students did? He paused for a moment to determine it, and then deduced no, they had not met any earlier than the others, though they had certainly met intimately since then.

He felt a flare-up of frustration. He never liked not being among the first to make friends.

"What exactly does a normal day look like?" Libby asked, continuing her tirade of questions. "Will there be classes, or . . . ?"

"In a sense," said Dalton. "Though I expect Atlas will advise you further."

"Do you not know?" asked Reina, the very bored-looking Japanese girl with the nose ring, whose voice was much deeper than Callum expected it to be. She hadn't spoken before then, nor given much indication of listening, though she'd been staring intently at the contents of every room they passed.

"Well, each class of candidates is slightly different," Dalton said. "There are different specialties chosen every ten years, making each round of initiates a different composition of skills. Thus, the research you're assigned varies from decade to decade."

"I don't suppose you're going to tell us what all our specialties are?" prompted Parisa. She, Callum noted, was radiating a certain persuasion herself, though it seemed to be directed at Dalton. Typical; faux-intellectualism would always be appealing to any girl who'd spent too much time in France. It was about as Parisian as bobs, sartorial minimalism, and cheese.

"That," Dalton said, "is up to you. Though I doubt it will be long before you discover them."

"Living in the same house, taking all our meals together? I can only assume we'll be sick to death with knowledge about ourselves in no time," remarked Tristan in a drawl, which prompted Parisa to a smothered laugh that Callum considered supremely false.

"I'm sure you will," replied Dalton, unfazed. "Now, if you'll come this way, please."

Downstairs, Dalton led them through a maze of stately neoclassical anterooms before arriving in a particularly sun-soaked room of grandeur. This room broke with the rest of the house's shape, giving way to an apse that curved outward toward the grounds below a painted dome, and opposite the hearth was a wall lined with books. Reina, who had been glooming disinterestedly through their procession around the house, seemed to have finally woken up a bit at the sight of the room's ample library, eyes widening from her position at the rear.

"This is the painted room," Dalton said. "It is where you will meet Atlas and myself each morning, following breakfast in the morning room. The easiest path across the gardens to the reading room and archives is through those doors," he added, gesturing with a sidelong glance to his left.

"This isn't the library?" asked Reina, frowning upward as she eyed the highest shelves. Nearby, a fern seemed to shiver with anticipation.

"No," said Dalton. "The library is for letter writing. And, should you wish it, cream tea."

Nico, who was standing beside Libby, silently made a face of revulsion.

"Yes," Dalton agreed, plucking at a stray thread on his cuff. "Quite."

"Aren't there other people who live here?" asked Libby, peering through narrowed eyes down the corridor. "I thought this was a society."

"Only the archives are housed here. Typically, Alexandrians will come and go by appointment," Dalton explained. "Occasionally there will be smaller groups taking meetings in the reading room, in which case you will be asked not to disturb them, and vice versa. Atlas may also meet with visitors in the formal dining room, or in his office in the south hall."

"Part of the caretaking?" asked Tristan disinterestedly.

"Yes," said Dalton.

"What exactly does that mean?" (Nico.)

"The Caretaker is a steward of the archives, among other things," Dalton said. "He sees to their preservation and manages access for others, should they wish to use them."

"Is it really such a simple matter of coming and going?" (Libby again.)

"Certainly not," said Dalton, "though that, too, will be a matter of your discretion."

"Ours?" asked Tristan.

"Yours," Dalton confirmed, and Libby opened her mouth.

"But how—?"

"What Dalton means," came Atlas Blakely's buttery baritone, "is that while it's my job to manage the Society's members, there are also a number of security measures to be addressed when it comes to outsiders."

At his appearance, Callum and Tristan both turned to face the room's entrance, the six of them falling reflexively into a line with their backs to the apse's painted dome.

"Part of your job as the new class of initiates," Atlas continued, "is to develop a security protocol that suits you as a collective. And before you ask what that means," he assured Libby with a smile, "I'm happy to explain. As with all the most crucial secrets, there are quite a number of people who know of the Society's existence. Several organizations have targeted it over the years for robbery, infiltration, or, in some cases, destruction. Thus, we rely not only on the charms in place, but also on the Society's resident class of initiates to maintain their own security detail."

"Wait," said Libby, who was still caught on the prospect of global secrets being widely known. "So that means—"

"It means the first thing to discuss amongst yourselves will be your proficiency at magical defense," Atlas confirmed, as a series of chairs materialized behind them from the table beside the hearth. "Sit, please," he beckoned, and warily, all six of them took their requested seats; Reina perhaps most warily of all. "I won't be long," Atlas added as a measure of assurance. "Your respon-

sibility this afternoon will be determining your plan as a group. I am mostly here to provide guidance before I leave you to it."

"Has anyone ever stolen anything successfully?" asked Tristan, who seemed to be the most cynical of the group, or at least the first to regularly voice his cynicism.

"Or actually broken in to any degree of success?" Nico added.

"Yes," said Atlas. "In which case, I hope your magical offense is equally as refined as your defense, as you will be asked to retrieve anything that is removed without permission."

"Asked," echoed Reina at a murmur, and Atlas turned to her with a smile.

"Asked," he confirmed, "politely. And from there, dealt with as appropriate."

That was about as well-mannered a threat as Callum might have expected. This was all exceedingly British, from the dome of this so-called painted room to the idea that they would be summoned to dinner by a gong.

Libby, of course, raised her hand tentatively in the air. "How often, exactly, are we expected to defend the Society's . . ." A pause. "Collection?"

"Well, that depends on the strength of your system." Briefly, a red glow manifested in the corner of the room, and then disappeared. "That, for example," said Atlas, "was a thwarted attempt to enter the Society's perimeter. Though, it's also possible someone simply forgot their keys."

He was smiling, so this was apparently a joke. Callum had the sense Atlas Blakely wanted very badly for them to like him. Or, at the very least, he was the sort of person who always had an expectation of being liked.

"As to the subject of the . . . 'collection,' as you called it, Miss Rhodes," Atlas said with a nod in Libby's direction, "meaning the contents of the archives, that is a more complex matter. You will all gain access to the Society's records in stages; as you earn the Society's trust, you will be permitted further steps. Each door unlocked will lead to another door, which, once unlocked, will lead to another. Metaphorically, of course."

Nico this time: "And these doors . . . ?"

"We will start with physicalities. Space," said Atlas. "The fundamental laws of physics and how to bypass them."

At that, Libby and Nico exchanged a glance; it was the first time, Callum noted, that Libby did not have one of her spectacularly awkward behaviors on display.

"Once you've proven you can be trusted with the most readily available of our findings, you will move on to the next subject. The five initiates will move even further, of course, over the course of their second year, which is devoted to independent study. From there, things become much more specialized; Dalton, for example," said Atlas, with a reference over his shoulder to where

Dalton had all but blended into the wallpaper, "works in such a narrow field of expertise that only he is permitted to access those materials at present."

Parisa, Callum could see, found this to be a very interesting trinket of information indeed.

"Not even you?" asked Reina, surprising them once again with her voice.

"Not even me," Atlas confirmed. "We do not, as a society, believe it is necessary for one man to know everything. We don't consider it particularly possible, either, and certainly not very safe."

"Why not?" (Libby again.)

"Because the problem with knowledge, Miss Rhodes, is its inexhaustible craving. The more of it you have, the less you feel you know," said Atlas. "Thus, men often go mad in search of it."

"And how do the women take it?" prompted Parisa.

Atlas gave her a curt half smile.

"Most know better than to seek it," he said, which sounded, to Callum, like a warning.

"When you say a system," Libby began. Callum flinched, irked again as Atlas turned his attention back to her. She was like a mosquito; the effect of her anxiety wasn't exactly painful, but it did seem to be unrelenting. Callum couldn't sit comfortably in one spot.

"There are six of you," Atlas said, gesturing to the group of them. "You each maintain one-sixth responsibility for the Society's security. How you divide it is up to you. Now, before I leave you to it," he added, seeming to startle Libby with the prospect of having to go unsupervised, "I will say that while you do not presently have access to everything in the Society's purview, you are very much responsible for the entirety of its protection. Please bear this in mind as you devise your plan."

"Seems a bit counterintuitive, doesn't it?" Tristan remarked. He was, as Callum had predicted, a natural contrarian. "We're responsible for things we can't even see."

"Yes," Atlas agreed, and nodded briskly. "Any questions?"

Libby opened her mouth but, to Callum's immense relief, Nico's hand shot out, pausing her.

"Excellent," said Atlas, turning to Dalton. "Well, we shall all reconvene at dinner. Welcome to the Alexandrian Society," he added, allowing Dalton to exit the painted room first before inclining his head a final time, sealing the doors shut behind them.

T here was a moment of guarded curiosity as the remaining six appraised each other in silence.

"You're very quiet," observed Tristan, turning to Callum, the blond South African who sat on his left. "No thoughts on any of this?"

"No pressing ones," said Callum. He had a certain look to him—something very old Hollywood, belonging to the perpetual plague of Westernization that Reina had come to loathe rather than admire—but his voice was soothing and his mannerisms were almost comforting. "And you sound quite suspicious."

"My nature, I'm afraid," said Tristan, unapologetically.

Parisa, Reina noted, was looking at her intently. It prompted her to a bit of a shudder, bristling at the slight sense of invasion, which in turn upset one of the nearby ferns.

"That's odd," said Libby, for whom the plant had been within sight. She frowned at it before turning back to Reina. "You're . . . a naturalist, then, I take it?"

Reina strongly disliked being questioned on the subject. "Yes."

"Most medeian-level naturalists have more of a handle on their skill set," observed Parisa, immediately revealing herself to be unpleasant. Not that that surprised Reina at all; Parisa didn't seem the type to concern herself with profitless trivialities like the existence of other people.

What wasn't surprising *was,* however, irksome. Not the fact that Parisa thought Reina unqualified, of course—Reina's worth was not Parisa's to determine, correctly or not. Reina's personal history had taught her that what couldn't be used couldn't be *misused,* either, so Parisa was welcome to draw whatever inaccurate conclusions she liked.

The true challenge was that this sort of shoved-together experience would likely render avoidance impossible. They would have no choice but to *hang out,* and therein lay the rub.

Reina was starting to wish she'd stayed home.

"Oh, I didn't mean to imply—" Libby's cheeks flushed. "I just, I suppose I expected, um—"

"I didn't study naturalism," Reina supplied bluntly. "I specialized in ancient magics. Classics."

"Oh," said Libby with faint confusion, and Parisa's eyes narrowed.

"What, like a historian?"

"Like one," Reina echoed. Precisely one.

Parisa didn't seem to care for her tone. "So you didn't cultivate your own craft at all?"

"What is everyone's specialty?" Nico interrupted, jumping in as Reina's discomfort heightened. Probably best, as a silent request from her would have had Parisa locked in a choke hold by the very fern she unwisely suspected Reina of being unable to control.

Nico's change in conversation seemed to be more in the interest of sparking conversation with Parisa than it had been defending Reina. "Yours, for example," he suggested to Parisa, prompting her expression to stiffen.

"What's yours?"

"Rhodes and I are both physicists. Well, physics of force, molecular structures, that sort of thing," Nico said. "I'm better, of course—"

"Shut up," muttered Libby.

"—and we have our respective preferred materials, but we can both manipulate physicalities. Motion, waves, elements," he summarized, glancing expectantly back at Parisa. "And you?"

"What about me?" Parisa retorted flippantly.

Nico faltered. "Well, I just thought—"

"I don't see why it's necessary that we share the details of our specialties," Tristan cut in sourly. "We're competing against each other, aren't we?"

"But we still have to work together," Libby argued, looking aghast. "Do you really intend to keep your magic a secret for the next year?"

"Why not?" said Parisa, shrugging. "Anyone clever enough to figure it out probably deserves to, and as far as the intricacies—"

"But it's not like we can perform as a group while knowing nothing about each other," Nico attempted, looking as if his intent was to put the others at ease. Reina had a feeling he considered himself likable enough to manage it, and it was possible he wasn't wrong.

"Even if one of us is going to be eliminated eventually," Nico said, "I don't see how it helps to cripple all of us as a group."

"You only say that because you already told us your specialty," Callum murmured, half smirking, which made Reina like him less.

"Well, I've got nothing to be ashamed of," Nico said, flaring a little with irritation, which made her like him more. "So unless the rest of you have some sort of insecurity about whatever it is you can do—"

"Insecurity?" Tristan scoffed. "So you're just assuming you're the best in the room, then?"

"I didn't say that," Nico insisted. "I just—"

"He *does* think he's the best in the room," said Parisa, "but then again, who doesn't? Except maybe you," she determined, giving Reina an unfriendly glance.

She, Reina thought, was safely at the bottom of the list of people she intended to be friends with.

"I just think there's some way we can compromise, at least," said Nico. "Shouldn't we have some idea who can do what?"

"I agree," said Reina, mostly because she could see that Parisa and Tristan were resistant. It made no difference to her; everyone already knew her specialty, so she, like Nico and the thankfully now-silent Libby, had no reason not to pressure the others into confessing. "Otherwise the physical specialties are going to take on the majority of the work, and if I have to waste all my energy on security—"

"Not everything has to be brute force," said Tristan, irritably. "Just because you have physical specialties doesn't mean you'll be doing all the magic."

"Well, you certainly aren't giving me a reason t—"

"Stop," said Nico, and because it was startling, conversation halted. "Who's doing that?"

Reina detested the interruption, but better Nico than Tristan. "Doing what?"

"Rhodes should have spoken by now," Nico said, sliding Libby a glance. She blinked, surprised, and then Nico turned his attention back to the others, peering suspiciously at Tristan, Parisa, and Callum. "Someone convinced her not to. Who was it?"

Tristan glanced at Parisa.

"Wow, thanks," she said dryly. "That's not obvious."

"Well, you can hardly blame me for—"

"It's not me," Parisa snapped, irritated now, and Reina fought a smile. Not only was the Tristan-Parisa alliance cracking early, but now it was obvious what Parisa's specialty was: she could read either minds or emotions.

"One of you can influence behavior," Nico accused, adding blisteringly, "*Don't.*"

There was only one option left.

One by one, they gradually turned their attention to Callum, who sighed.

"Relax," he said, crossing one leg listlessly over the other. "She was feeling anxious. I turned it down."

Libby blinked, suddenly furious. "How *dare* you—"

"Rhodes," Nico said. "The air's too dry for this kind of volatility."

"Shut up, Varona—"

"So you're an empath," said Reina, glancing at Callum, "and that means . . ." A glance at Parisa. "You can read minds," she guessed, determining it unlikely that a society claiming to be the most advanced of its kind would invite two pairs of identical specialties.

"Not anymore," Parisa said with a glare at Tristan. "They've all put shields up now."

"No one can hold that for long," Tristan said, looking suspiciously at Callum. "Especially if we're going to have to guard our emotions, too."

"This is ridiculous," Libby said, having successfully forced out Callum's influence by then. "Listen, I'm the last person to ever say Varona's doing anything reasonable—"

"Who?" said Callum, who was probably being difficult on purpose.

"I . . . Nico, then, whatever—the point is," Libby exhaled impatiently, "we'll never get anything done if we're all trying to protect ourselves from each other. I came here to *learn,* for fuck's sake!" she snapped, which Reina was exceedingly relieved to hear. Libby might have been annoying, but at least she wasn't afraid to insist on something genuinely important. Her priorities, unlike everyone else's, were in the right place.

"I absolutely refuse," Libby huffed, "to exhaust my magic just to keep the rest of you out of my head!"

"Fine," said Callum lazily. "I promise not to put any of you at ease, then."

"Hey," Nico snapped. "She's not wrong. I'd like to have some autonomy to my sentience too, thanks."

Tristan and Parisa seemed to agree, though they weren't ready to say so.

"Surely we shouldn't have to explain to an *empath* why none of us want our emotions toyed with," Libby insisted.

Callum waved an indolent hand. "Just because I happen to know what your feelings are doesn't mean I waste time trying to understand them, but fine. I'll behave if she will," he added with a sly glance at Parisa, who glared back.

"I don't influence anyone," she said, irritated. "Not magically, anyway. Because I'm not an asshole."

Sure you're not, thought Reina loudly, prompting Parisa to yet another scowl.

In the absence of any further discussion, the three remaining members had turned to Tristan, who Reina realized belatedly was the last to reveal his specialty.

"I—" He stiffened, unhappily cornered. "I'm a type of illusionist."

"Yeah, so am I," replied Callum, a doubtful drawl. "A bit of a blanket term, isn't it?"

"Wait a minute," Parisa said, suddenly recalling something. "Your name is Callum *Nova,* isn't it? Of the illusionist Novas?"

The others in the room sat up slightly, expressing interest that even Reina couldn't prevent. The Nova Corporation was a global media conglomerate that secretly or not-so-secretly specialized in illusions; it was dominant in both the mortal and medeian industries, most adept within the industry of cosmetics and beauty. The Novas were fascinating not only for their products, but for their cutthroat business practices. They had put several smaller companies out of business by repeatedly undermining medeian statutes about how much magic could be used in mortal products.

Not that that was the reason Reina was interested at that particular moment. Rather, she had realized that Parisa was probably piecing together the fact that she'd overlooked the person in the room with the most money, and that brought Reina so much satisfaction the weeping fig in the corner joyfully sprouted fruit.

"Yes, I'm a Nova," Callum said, not taking his eyes from Tristan, who had still not confessed to anything. "Though, as you've clearly pieced together, illusions aren't exactly my life's work."

"Fine," growled Tristan. "I can see through illusions."

Immediately, Libby's hand rose somewhere to her cheek, and Tristan sighed. "Yes, I can see it," he said. "It's just a zit. Relax."

Then Tristan's attention traveled slowly back to Callum, who stiffened in apprehension. Delightful, Reina thought. The only thing better would be if Tristan informed them that wasn't Parisa's real nose.

"I won't tell them if you won't," Tristan said to Callum.

For a moment, the air in the room was so tense that even the plants grew wary.

Then, abruptly, Callum laughed.

"Let's keep it between us, then," he agreed, reaching out to clap a hand around Tristan's shoulder. "Better to let them wonder."

So there was an us and them now. That was considerably less delightful.

MotherMotherMother, the ivy in the corner whispered with a shudder of consternation, joined by the hissing sound from the nearby fig plant.

Mother is angry, whimpered the philodendron. *She is angry, OhnoOhnoOhno—*

"—'s no point fighting about this," Libby was saying, as Reina quietly engaged a deep inhale, hoping not to spur any nearby greenery to mutiny. "Regardless of what we think about each other, we still have to formulate some sort of security plan, so—"

But before Libby Rhodes could come to any sort of bossy conclusion, there was a low, loud, percussive gong, and the door to the painted room flew open, the house itself seeming to beckon them down the hall.

"Guess we'll have to formulate later," said Callum, rising to his feet and

striding forward instead of waiting to hear what the end of Libby's sentence would have been.

Behind him, Tristan and Parisa exchanged a glance and followed; Nico rose to his feet, beckoning Libby with a grimace. She, however, hesitated in frustration, then turned her attention to Reina instead.

"So, listen," Libby began, shifting uncomfortably from foot to foot. "I know I must have sounded rude before, what with that thing I said about you being a naturalist, but I was only—"

"We don't have to be friends," Reina said bluntly, cutting her off. Obviously Libby was about to extend some sort of olive branch, but Reina had enough *actual* branches to contend with without dragging any metaphorical ones into the picture. She certainly had no interest in making friends; all she wanted from this experience was to gain as much access to the Society's archives as she could.

Though she didn't want to close any doors, either.

"We just have to be better than *them*," Reina pointed out gruffly, gesturing with her chin to the other three, and that, at least, Libby seemed to grasp.

"Understood," she said, and then, gratifyingly, she followed Nico out the door without waiting, leaving Reina to trail behind alone while the painted room's plants mourned her loss.

M uch as Nico resented every syllable of what was about to come out of his mouth, he doubted there was any alternative.

"Listen," he said to Libby, dropping his voice as they rounded the corner from one of the manor house's labyrinthine corridors. The narrow windows on the lower floor overlooked the dusk-swept grounds, bathing them in swaths of gold and shadow as they walked. "I need this to work."

Naturally Libby was defensive before anything else. "Varona," she began, "might I remind you that you're not the only one here who has something to prove—"

"Rhodes, spare me the lecture. I need access," he told her. "*Specific* access, though I don't know what specifically yet. I just need to make sure I can get into as many of the Society's archives as possible."

"Why?" Libby asked instantly.

She had such a tireless capacity for suspicion when it came to him. Sure, he could tell her that most research existing about the offspring of creatures was ancient and lost (or illegal and cursory), but he didn't really want to get into it. Those were Gideon's secrets, not his, and as it was only a matter of time before Gideon's criminal mother tried breaking through the protective wards Nico had secured around Gideon at their apartment, a sense of urgency was at play.

"I just do," he said, and before Libby could open her mouth again, he hastily interrupted. "I'm just trying to tell you that I'm willing to do whatever it takes to move on."

"Nico, if you're trying to intimidate me—"

"I'm not—" He broke off, frustrated. "Rhodes. For fuck's sake, I'm trying to work *with* you."

"Since when?"

For such a smart girl, she could be really stupid.

"Since I noticed the older three are already picking teams," he hissed, gesturing ahead to where Tristan and Parisa had caught up with Callum.

Gradually, understanding began to dawn on Libby's face.

"You want to be some sort of alliance, you mean?"

"You heard what Atlas said. We're doing physical magics first," Nico reminded her. "You and I are going to be better at that than everyone else."

"Except maybe Reina," Libby said, glancing apprehensively over her shoulder. "I can't quite get a read on her, though."

"Whether she is or she isn't, it doesn't matter. Rhodes, we're already at a disadvantage," he pointed out. "There's two of us and one each of them. If anyone's going to get eliminated, one of us is the natural choice."

She chewed her lip. "So what are you suggesting?"

"That we work together." Unheard of for them, considering their mutual enmity, but he hoped she wouldn't take too firm a hand with that dead horse. "We can do more that way, anyway." Astounding that it had taken graduating from NYUMA for them to believe their professors, who had insisted as much for years. "We just can't give the others a reason to think either of us is expendable, that's all."

"If anyone's going to try and make me look expendable, it's you," she pointed out, and Nico sighed.

"Don't be petulant. I'm trying to be mature." Or something. "At the very least, I'm being pragmatic."

She considered it. "But what if an alliance with you isn't in my best interest? I mean, if you *do* prove to be useless—"

"I am not and have never been *useless*," Nico retorted, "but fine. We'll be a team so long as it's in both our best interests, how's that?"

"And what will we do when it isn't?"

"We'll burn that bridge when we get to it."

Libby hummed in thought again, half sighing.

"I suppose they *are* a bunch of snobs," she muttered as they reached the entry hall in the center of the house's H shape, adding, "And I do sort of already hate Callum."

"Try not to," Nico advised. "Empaths can do a lot with strong emotions."

"Don't mansplain empaths to me." A predictable response, but he could see her starting to concede. "It just seems so ridiculous that we can't all work together," Libby muttered, half to herself. "I mean, what is the *point* of having so much talent in the room if nobody's willing to see where that takes us?"

Nico shrugged. "Maybe they'll get over it."

"Ah yes, because that so frequently happens," Libby grumbled, toying in agitation with her bangs.

She was definitely on the edge of agreement. Nico waited, prompting her to get on with her internal calculations, and she rolled her eyes.

"Fine," she conceded grumpily—which Nico reminded himself was *not* annoying, because it was what he'd wanted and, furthermore, it proved him right. "We're allies until we're not, then. Which I assume will be any moment."

"Love the enthusiasm, Rhodes," said Nico, and she grunted something

derogatory in response, the two of them finally arriving in the dining room. It was, as everything else had been, disgustingly formal, with more country garden landscapes on the walls and one of those long tables for banquets or mutinies. (Nico tried not to think which he'd prefer, though with this group a banquet seemed unlikely.)

Alliances aside, Nico was feeling quite confident, though he could see Libby was having the opposite reaction. Yes, Libby had been targeted outright by Callum (a predictable breed of asshole if Nico had ever seen one) and she was much too fragile to contend with Reina's lofty disinterest in her, but that was only because it was in Libby's personal moral code to fret pointlessly about things she couldn't control.

Once she had the opportunity to prove herself, she wouldn't be nearly so mouseish; that much Nico knew from experience. Elizabeth Rhodes was a lot of things, most of them unhelpful, but restrained when it came to her abilities was not even remotely one of them. For once, the chip on Libby's shoulder would probably serve him well.

The sooner she had a chance to be tested, the better, Nico thought grimly, observing over dinner that Callum, Tristan, and Parisa were obviously deluding themselves into thinking that being secretive and more experienced made them into some sort of exclusive club. He almost regretted finding Parisa so attractive, though it was hardly the first time he'd taken a liking to a girl whose primary quality was her inability to be impressed.

Thankfully, dinner was brief. Tomorrow, Dalton informed them at the end of their meal, would be their first full day. Tonight, they would merely be taken to their rooms to get some rest.

Dalton led them back to the entry hall's grand stairwell, turning away from the dining room and toward the western serif of the house's H shape. They were being housed in a repurposed wing, the east side of the upper floor containing more formal drawing rooms, a private chapel (secular, at least, with a triptych of narrow stained glass windows depicting wisdom, justice, and either enlightenment or arson), and yet another kaleidoscope of white men in ruffs. Their so-called social antechamber (a fancy term for what Nico suspected would soon be littered with mismatched socks regardless) was a drawing room preceding the bedrooms, which were then clustered in a single, simplified hallway. Each of their names was engraved on a small placard beside the doors.

"It's like boarding school all over again," murmured Callum to Parisa, though of course none of the others could relate. Nico could, given that he'd been sent to New England from Havana the moment his medeian status had been cemented, but he, at least, was conscious enough of his wealth not to point to it. NYUMA had been populated with plenty of students

like Libby or Gideon who had gone through mortal schooling most of their lives; coming from magical money, as both Nico and Max had done, wasn't something to boast about unless one wanted to be immediately mistrusted and disliked. For someone who could apparently feel the emotions of others, Callum seemed dreadfully out of touch.

"Speak for yourself," muttered Parisa back to Callum, proving Nico correct, though Callum merely smirked at her.

"You're all adults," Dalton said, catching wind of their muted conversation, "so there are no rules. Just don't do anything stupid."

"No rules?" Tristan echoed, glancing at Libby as if he expected her to faint at the news, which was an accurate assessment of her character. She had always had a bit of a look to her as if she might immediately report any wrongdoing, and the fact that she was currently dressed like a page from the spring catalogue for school prefects (square-neck cardigan, pleated skirt, ballet flats) certainly didn't help.

"You can't bring anyone else into the house," said Dalton, as an apparent amendment. "But as it would be near impossible to accomplish anyway, I don't bother including it as a caveat."

"Do you live here as well?" asked Parisa.

"On the grounds," Dalton confirmed evasively.

"If there's any sort of problem—" Libby chirped.

"This is not a school," Dalton clarified again, "and as such, there is no headmaster to alert in the event that any of you find yourselves dissatisfied. I," he added, "am not your teacher or your advocate. If there is indeed a problem, it belongs to the six of you collectively. Anything else?"

Nothing.

"Very well, good night," said Dalton, as the six of them wandered off to find their rooms.

Much like the house itself, the bedrooms were incredibly English, each room occupied by an identical four-poster bed, a reasonably sized desk and wardrobe, a white marble hearth, and a single empty bookshelf. Nico's room, which was the first door on the left, was beside Callum's and across from Reina's. Libby looked uneasy as she made her way to the end of the hall with Tristan, which Nico supposed was unsurprising. She had a great fear of being disliked, and he doubted Tristan had ever truly liked anyone. Thus far, Nico's decision to ally himself with Libby wasn't a promising sign for his popularity in the house. Still, better to be the most tolerable option of the three physical specialties than to be the hanger-on to the other three.

Nico wasted little time getting to bed. For one thing, Gideon had prom-

ised to visit, and for another, his power was reliant almost entirely on his physical state. In general, magic was a physical exertion; there was a certain degree of sweat involved, and recovery between bouts of use was a necessity. Nico likened it to the mortal Olympics: someone with natural aptitude could manage the fundamentals of their own specialty quite easily, *perhaps* without even breaking a sweat, but to win a gold medal required extensive training. As for other specialties outside one's own, more of the same. You could certainly *attempt* to succeed in every Olympic sport, but you could just as easily kill yourself trying. Only someone very foolish or very talented would attempt as much as Nico de Varona had attempted.

Luckily, he was both troublingly talented and exceedingly unwise.

"This was extremely difficult," remarked Gideon, manifesting in Nico's subconscious somewhere in the midst of whatever Nico had been dreaming before, which he could not now remember. He seemed to be inside some sort of interminable jail cell now, reclining on a narrow cot with Gideon on the other side of the bars.

"Wherever you've gone," Gideon said, "it's a fortress."

Nico glanced around, frowning. "Is it?"

"I can't actually get through," Gideon said, gesturing to the bars. "And I had to leave Max outside."

"Outside where?"

"Oh, one of the realms." They had tried mapping them in college, but it was difficult. Realms of thought were hard enough to grasp, and the realms of the subconscious were extensive and tangled, ever-changing. "He'll be fine. I'm sure he's sleeping."

Nico rose to his feet, approaching the bars. "I didn't realize it'd be so difficult." On second thought, though, he probably should have.

"There are a lot of defensive wards up," Gideon said. "More than I would expect."

"Even mental ones?"

"Especially mental ones." Gideon plucked something in the air like a guitar string. "See that? Someone over there is a telepath."

Parisa, probably, if what Tristan implied was correct, though Nico doubted that particular ward was her doing. It must have been a thread within a larger shield against telepathy, which made sense. Not every variety of theft required a corporeal form of entry.

He glanced up, looking for a camera (or the iteration of one), and spotted it in the corner.

"Well," Nico said, pointing to it. "Try not to say anything too incriminating."

Gideon looked over his shoulder, shrugging. "I haven't got much to say, to tell you the truth." A pause, and then, "*Avez-vous des problèmes? Tout va bien?*"

"*Sí, estoy bien, no te preocupes.*" Anyone watching could probably translate, but that wasn't really the point. "I suppose we shouldn't do this too often, then."

Gideon inclined his head in apparent agreement. "You're not properly sleeping when I'm here," he pointed out. "And judging by this place's security, you're going to need all your energy."

"Yes," Nico sighed, "probably." He tried not to think of how much more difficult the next two years would be without even the subconscious traces of Gideon to keep him sane.

"Is Libby there?" Gideon asked.

"Yes, somewhere." Nico grimaced. "Though you're not supposed to know that."

"Well, it was more of a lucky guess, really." Gideon tilted his head. "You're being nice to her, aren't you?"

"I'm always nice. And don't tell me what to do."

Gideon's smile broadened.

"*Tu me manques,*" he said. "Max hasn't noticed you're gone, of course."

"Of course not." A pause. "*Y yo también.*"

"Strange without you around."

"I know." Not really. It didn't feel real yet, but it would soon. "Is it quiet, at least?"

"Yes, and I don't like quiet," Gideon said. "Makes me suspect my mother's going to surface from the garbage disposal."

"She won't, we had a talk."

"Did you?"

"Well, she surprised me in the bath," said Nico. "Still, I'd say she's fairly well persuaded." Or something close enough, he thought grimly, if protective wards counted for anything.

"Nicolás," Gideon sighed, "*déjate.*"

Gideon knew, of course—would know better than anyone—that Nico was ever so affectionately withholding a truth, but again, Eilif was a loaded topic. Nico had never quite understood how she was able to traverse the astral planes so easily (a book somewhere nearby could probably tell him, he realized, buzzing with possibility) but details aside, she was piratical and extraordinary. Whatever Eilif did, magically speaking, she did it well enough that Gideon was constantly vulnerable, and Nico wasn't going to chance letting her find him again. The last job she'd bullied Gideon into running for

her had drained him so fully he'd had nonstop seizures for days, eventually collapsing near Tompkins Square Park and winding up in the hospital before Nico could be reached. And that wasn't even to mention that the people Gideon had stolen from (a detail Eilif had failed to mention, being either criminally forgetful or, more likely, just a criminal) sought out Gideon in the realms and extracted their revenge. Nico had not needed Gideon to explain why he'd forced himself to stay awake, never going beyond a doze, for nearly a month.

These things, like the obvious necessity for Nico's wards, did not need to be spoken aloud.

"Gideon, I'm only trying to h—"

Nico broke off as the bars warped, Gideon's face disappearing. He opened his eyes to jarring darkness, someone shaking him awake.

"There's someone here," said a voice he didn't recognize for a moment, and Nico groggily struggled to sit upright.

"What? It's just my friend, he's not—"

"Not in your head." It was Reina's voice, he realized, adjusting to make out the general shape of her face in the dark. "There's someone in the house."

"How do you—"

"There are plants in every room. They woke me." She was using a tone that sounded like *stop talking*. "Someone is trying to get inside, if they aren't here already."

"What do you want me to do?"

"I don't know," she said, brows creased. "Something."

Nico reached over, pressing a hand to the floor to feel the wood pulse beneath his palm.

"Vibrations," he said. "There's definitely someone here."

"I know that. I told you."

Well, better if he could take care of it alone, or close to alone. Reina had probably done him a favor waking him first.

Ah, but he'd said he wouldn't do things alone.

"Wake Rhodes," Nico said on second thought, rising to his feet. "She's in the last—"

"The last room on the right, I know." Reina was gone quickly, without asking questions. Nico crept out beyond the drawing room's corridor (named for some obscure architectural frippery he'd already forgotten) and toward the west entrance to the gallery, listening for a moment. Libby was better at listening; she was more attuned to waves of things, usually sound and speed, so he gave up and started feeling instead. He could sense the disruption from somewhere downstairs.

He jumped when the drawing room door widened behind him, revealing Parisa in the frame.

"You're thinking very loudly," she informed him with palpable distaste, as Libby finally emerged from her room.

"Shouldn't we wake—"

"What's going on?" demanded Callum, striding into the corridor.

"Someone's in the house," said Nico.

"Who?" said Libby and Callum in unison.

"Someone," replied Nico and Reina.

"Many someones," Parisa corrected. She was holding a hand to the wall, reading the house's contents like braille. "There are at least three compromised access points."

"She's right," said Reina.

"I know I'm right," Parisa growled.

"Has anyone woken Tristan?" asked Libby, looking predictably fretful.

"You do it," said Parisa, disinterestedly.

"No," Nico said, peering down to the first floor from the overlooking balustrade to check for as yet undetectable motion. "Rhodes is coming with me."

"What?" said Libby, Parisa, and Callum.

"You heard me," said Nico, gesturing for Libby to follow. "Reina, wake Tristan and tell him to follow. Rhodes, stay close."

Libby gave him a glare of *don't boss me around,* but Nico had already started moving away. Callum followed Nico, moving at the leisurely pace of the perpetually unthreatened.

Even before they reached the open upper landing of the great hall, it was clear that the situation in the house had escalated from disturbance to infiltration.

The ambush from the front doors on the lower level was immediate from the time they emerged onto the gallery floor. A group of people below were clearly coordinating their movements, although Nico couldn't yet tell how many people there were.

"Get down," Nico hissed, tugging Libby to the hardwood and motioning warningly to Callum as something shot overhead, aimed from the entry hall up to where they crouched on the vaulted landing of the upper floor. It was much larger than a bullet, so probably not deadly. Something for temporary immobilization, most likely, which most magical weapons tended to be. Though these types of missiles were expensive, and not particularly useful when fired up at an unknown target. This gave Nico pause.

"Probably a test," said Callum, in something of a low drawl. "Some tactic to scare us into working together."

Possible, Nico thought, though he didn't particularly want to agree with Callum aloud.

"Cover me," he said to Libby.

"Fine," she said, grimacing. "Keep your head down."

Every year, NYUMA held a tournament for the physical specialties; something akin to a game of capture the flag, but with fewer rules and more allowances. He and Libby had never been on the same team, almost always facing off in the final round, but all the games were essentially the same: someone attacked while someone else covered.

Nico rose to his feet while Libby conjured a thin bubble of protection around him, manipulating the molecular structure of the air in their immediate vicinity. The world was mostly entropy and chaos; magic, then, was order, because it was control. Nico and Libby could change the materials around them—they could take the universe's compulsion to fill a vacuum and bend it, warp it, alter it. The fact that they were natural energy sources, twin storage units for massive electrical charge, meant they could not only harness the energy required for an explosion, but they could clear a path of least resistance for it, too.

Still, even batteries had their limits. Single combat was an excellent way to waste a lot of time and energy, so Nico opted to cast a wider net. He altered the direction of friction from a nearby drawing room below, sending the main hall's trespassing occupants into the farthest wall. Helpfully, a thin tendril of plants crept out to twine around them, holding fast.

"Thanks, Reina," said Nico, exhaling as he returned the balance of force in the room. Behind him, Reina shrugged in acknowledgment.

Libby's shield bubble dissipated.

"Is that all?" Libby asked. Nico silently counted the bodies in Reina's trap—a suspiciously insignificant three. Was that enough people to break into a house with the kind of security Gideon had felt?

"No," said Parisa, as Nico blinked, forgetting for a moment what her skill set had been and then deciding his thoughts weren't worth the effort to conceal now. "There's someone in the east wing, near the dining room—"

"And the library," said Reina, before amending irritably, "the painted room."

"Which one?" demanded Callum.

"Are you planning to be useful at all?" Reina countered, glaring.

"If I felt there was any need to be concerned, I probably would be," replied Callum. "As it is, why waste the effort?"

"What's going on?" asked Tristan, who had apparently managed the decency to join them.

"Blakely's testing us," said Callum.

"You don't know that," Libby said. Beneath the gallery corridor, the sound of further entry was imminent. Libby knitted her brows in concentration. "It might be real."

"What do you want me to do with these?" Reina asked, pointing to the men wriggling within the vines of their captivity.

"Well," Parisa said, impatient, "seeing as we don't want them *in the house*—"

"Varona, do you hear that?"

Before Nico could retort that yes, Rhodes, if she could hear it, *he* could obviously hear it just as well, there was a strange, disorienting ringing from inside his ears. It filled his mind with a vacant whiteness, blinding him behind closed eyes.

He vaguely felt a sharp sting of some kind, like the entry wound of a needle. Something stung his shoulder and he wanted to swat it away, only the screech of white that somehow filled his ears and eyes was debilitating; paralyzing. He felt a pressure inside his head that threatened to fill the space, like a rapidly expanding tumor.

Then the ringing faded, just enough that he could open his eyes, and he saw that Libby was speaking, or trying to. *Varona,* her mouth was saying, *Varona, it's a way!*

Way? No, not a way.

He blinked, his vision clearing.

A *wave.*

That helped. He tried to raise his right hand and faltered from pain, switching to the left to take hold of the particle of sound and aim it, like a whip, until it cracked. Libby, now freed from the effort of dragging him from the sound wave's immobilizing effect, extinguished it with a spark.

"—can't be a test," she finished, and Nico realized the pain in his shoulder was much more than a sting. The wound was slick with blood, and as far as he could tell, that didn't typically happen with magical weapons. He slid to the base of the balustrades, glancing through the columns to scrutinize what remained below as the others hastily took shelter, crouching down on the opposite side against the gallery wall.

"That," Libby was saying with horror, "is not a fake injury!"

"It's a gunshot wound," observed Parisa. "Whoever they are, they must not be magical."

Made sense, even if the first shot had been some type of magic; certain forms could be easily provided to a mortal buyer with enough money, and medeians were rare enough that sending in a group of them would probably be a waste. Guns were cheaper and perfectly effective—case in point. Nico growled with annoyance, clotting his blood with a wave of his hand.

"But this can't be the Society's doing," Libby protested. "Surely we're supposed to do something!"

"There's at least one medeian here," Nico gritted through his teeth, struggling to rise. He wasn't going to bother with easing the pain, as that would only require more energy than he could spare at the moment. It wasn't a lethal wound by any means, and he would heal it later. "We should split up, I think. I can take care of the rest if Rhodes looks for the medeian."

"The rest?" echoed Callum, doubtful. "That's a mess you've got on your shoulder. It's not a pistol, it's an automatic rifle. You could be dealing with military special ops."

"Thank you ever *so*," replied Nico crassly, as another round was fired from below. He knew perfectly well what he was dealing with, which was precisely the point. "They wouldn't bother arming a bunch of medeians with AKs," he shouted over the sound of weaponry, "just like they wouldn't send in mortals without magical oversight." If it was a military task force of some sort, they were probably being commanded by a medeian. "And if he's good at waves, Rhodes will hear him coming."

"Then we should split up," said Parisa, who was at least very coolheaded. She said it matter-of-factly, like recommending a light jacket to ward against a chill.

"Yes, good idea. You stay with me," Nico suggested to her, "Rhodes can take Tristan, and Reina can go with—"

"I'll stay," said Reina.

"What?" said Callum and Libby. One derisively, the other with doubt.

Reina seemed undeterred. "Nico's the one taking on more people. I have combat experience."

Nico glanced at her. "You do?"

"Well, I trained in hand-to-hand combat," she amended, which sounded an awful lot as if she had merely read a lot of books on the subject. "Besides, you all seem to think I'm useless at my specialty, don't you?"

"We don't really have a lot of time to argue," Libby pointed out, cutting in before anyone else could speak. "Parisa, take Callum," she said; anything, Nico guessed, to get out of going with Callum herself, "and Varona's right, Tristan can come with me."

"Fine," said Parisa flatly. "I can find the medeian in the house."

"Good, and we'll check the access points downstairs—"

That was about as much as Nico had the patience to discuss when it came to logistics. By then his arm had gone a little numb, probably because his mind was leaping ahead to the prospect of fending off intruders.

He had been very, very good at the physicist tournament. Voted MVP

four years running, in fact, and as good as Libby may or may not have been (fine—she *was* good, but still), she had never once beaten him. Nico had a taste for adrenaline, and besides, he had to see someone about a bullet wound. In his not-so-humble opinion, he was rather richly owed.

"Come on," Nico called to Reina, leaping atop the gallery's banister and beckoning her after him into the hail of gunfire below, shielding himself with a hand outstretched. "Meet you down there."

"Varona," Libby sighed, "you do realize there are *stairs*—"

He wasn't listening, being otherwise occupied with plummeting toward the ground. Shots were fired, surprise surprise, but he was ready for them now. He landed on his feet and slipped one bullet as easily as he might have ducked a punch, catching the uniform that suggested he'd been right; this was some sort of military task force. Fun! Exciting. All of them against him—how terribly unfortunate they hadn't thought to bring a party twice as large. He curled the floor in slightly, funneling them all into an invisible drain. Better that way, to see how many. He counted six and smiled to himself, returning the floors to how they'd been. The gunmen stumbled, and as they regained their footing, shot toward him.

It was Reina, to Nico's surprise, who took aim first, sending a bolt of something very crude but very fast into the chest of an oncoming gunman. It knocked the wind out of the gunman, sending the butt of his rifle flying into the face of his comrade. By the sound of his swearing, Nico guessed American, maybe CIA. That, he thought with a shiver of anticipation, would be very exciting indeed. He had never been important enough to merit assassination before.

More shots were fired, which certainly wouldn't do; one bullet wound was plenty. After waiting a moment to take the impact through a temporary shield of his making, Nico took hold of the nearest gunman and aimed him in a circle, prompting the others to launch themselves behind the aristocratic furniture for cover. A little tug of gravity out from under the assailants sent them floating across the room in slow motion, the rifles drifting from their hands. Nico summoned their weapons and disassembled them with a single, explosive blow, sending the components flying like shrapnel as the ordinary gravitational forces in the room returned.

There, he thought. Now let's really have a fight.

Reina seemed to be managing well enough with hand-to-hand combat, having already progressed from the foot of the grand staircase into the dining room; Nico caught a glimpse of her from the corner of his eye as he slipped a blow meant for his ear, angling him toward yet another formal room. Reina moved like a bull, attack after attack, and the force of her blows remained

unfinished but heavy, unmistakable. Nico's own style was a bit more finessed, more agile. The first gunman, now armed with a small utility knife, came for him with a blind overhand right hook, which Nico happily ducked, sending the gunman stumbling with a loud slur of profanity.

That, Nico thought, was certainly British English. CIA *and* MI6, perhaps? How flattering.

Reina handled two of the gunmen, landing a hard but accessible shot to immobilize one thigh while Nico narrowed the remaining four men to three, twisting the gunman's knife around for a blow to the kidney. He reduced three to two with some tricky blows to the head, dazzling the men with a few careless jabs before using an uppercut to snap the gunman's neck back. The impact was satisfying, efficient and crisp. All it took was a little precision to guide his nondominant, uninjured hand.

It made sense, really, that whoever was trying to break into the Society would not have sent an entire company of medeians. Surely they knew what sort of security measures they were trying to breach, and a pack of special operatives could do just as much damage without sacrificing a drop of valuable magical blood. Yes, they would have to be accompanied by a medeian to break the security wards, but nobody Nico was facing now was dangerous unless he allowed them to be. Perhaps unsurprisingly, he wasn't in the mood to be killed.

The two remaining gunmen weren't stupid. They attacked side by side, making Nico the point of an isosceles triangle; a basic tenet of two-on-one combat, and therefore easy enough to predict. As was Nico's decision to force them into an Orion's belt, sprinting toward one while firing a blast of force at the other. For Nico, magic was merely an augmentation of his natural aptitude. He was sure-footed, well-balanced, compact, and quick without any help from his powers, which would need to be preserved as much as possible. He could waste it, ending the fight sooner and requiring more time to recover, but he knew better than to do something so shortsighted. These men might not have been magical, but *someone* here was, and they would surely prove it soon enough. Nico intended to be ready when they did. Until then, it would have to be a fistfight.

He used only enough magic to give his blows the equivalency of electrocution, sending one gunman (now fully disarmed with the help of a summoning charm and the burying of the gunman's own knife into the muscle of his quadriceps) stumbling backward, temporarily immobilized, while the other shot forward, missing Nico by an inch.

Nico, regaining control of the gunman's knife, slipped just in time to avoid a shot aimed for his wounded shoulder—which, he supposed, was a bit of a giveaway as a pressure point, seeing as it was currently covered in blood.

Luckily, his reflexive counter led his opponent directly to the spot of difficulty he'd hoped for, and his next slip, calculated to intercept the gunman barreling forward from behind him, caused the second gunman to make contact with the first.

Then he felt a little rumble underfoot; a warning, and a reminder that these were not the only intruders left in the house. Caught between the final two, Nico loosened the pull of gravity again to levitate himself parallel to the ground, slitting one's carotid with the knife in his hand while aiming the arch of his foot into the sternum of another. The final gunman took the effect of Nico's kick like a blow to his heart, halting mid-gasp and collapsing just as Reina drove a blade into the side of her assailant's head.

Nico was about to turn and whoop—to congratulate her with a hand on her shoulder for having done slightly more than read a book—when he felt the unsettling sound enter his head again; this time, the dial had been turned so high he rose off the ground, floating in full-bodied paralysis.

Was that all this medeian could do? Waves? He supposed there was a reason only six of them had been chosen for the Society; not every medeian had both power *and* skill. This one seemed to have only one talent. In the medeian's defense, though, it was a highly useful talent, and Nico was rendered instantaneously weak, having bled copious amounts during all the moments he wasn't concentrating on clotting the wound to his shoulder. If he hadn't already made such an expenditure of effort, this would have been no trouble at all to resist. He could overpower most medeians on strength alone, but not while he was crucially injured.

Still, it would have to be done. It would hurt, but it would have to be done.

Nico summoned what remained in the reserves of his abilities, half exhausting himself in the process, and was surprised by a little spark; a jolt, somewhere below the unfeeling palm of his hand. It was a rush of something, like an electrical current, and Nico felt it leave him in a burst; an expulsion with the force of a gasp and the volume of a scream.

The extra charge in his powers had to have come from Reina—the hand he'd placed on her shoulder pulsed with significance, an electrified buzz— but he couldn't think about what had caused it just then. He had seconds before the medeian conjured another sound wave, so with his palm still closed around Reina's shoulder, he shoved a cluster of magic—power, energy, force, whatever anyone wanted to call it—directly into the body of the waiting medeian from where he stood at the base of the great hall's gaping doorway. The resulting explosion was enough to tear him from Reina. Both of them stumbled backward against the anteroom's tapestried wall, ducking a hail of fragmented ceiling.

The sound of Nico's shot meeting its target was a woman's cry of pain. Nico cleared the fog and dust from the air, waiting until he and Reina could both clearly see her.

"Well," Nico said to Reina, glancing at the medeian who was struggling to her feet amid the wreckage of the great hall's impractical portraiture. "Do you want to go first, or should I?"

He wasn't surprised when Reina smiled grimly, taking a heavy step forward.

"I'm sure there's room for both of us," she said, placing a hand on his shoulder as Nico gladly summoned what sparked from his veins.

· TRISTAN ·

Tristan caught the sound of a deafening explosion, followed by the unmistakable whoop of Nico de Varona's laughter.

He was *enjoying* this, Tristan thought with disgust. When they'd last left Nico behind, gunshot wound and all, his steps had been so careless and at ease he looked like he was dancing, slipping between gunshots. As if gravity itself worked differently for him, which it probably did. Tristan hadn't known anyone with the broad specialty of "physicist" before, finding that most physical medeians had the narrowest fields of skill. With immense power typically came the ability to influence only certain things: Levitation. Incandescence. Force. Speed. Tristan hadn't known it was possible for someone to be capable of all of that, and, by the looks of it, possibly even more. Physical magics were draining enough that Nico should have been exhausted by now, but he wasn't.

He was *laughing*. He was enjoying this, and meanwhile, Tristan was going to be sick.

In Tristan's mind, he had accepted the easier job; he was only going to "secure the perimeter," or whatever this sort of activity could be called. If anyone was going to shoot at anything, he reasoned privately, it was going to be all those guns aimed at Nico, whom Tristan hadn't particularly liked to begin with. He knew Nico's type—loud, showy, full of meritless bravado, like most of his father's gang of witches. They all had violent streaks they barely concealed with a slavish devotion to rugby, and Tristan had assumed Nico was one of those. Young, brash, and prone to fights he couldn't win.

Apparently Tristan was wrong. Nico could not only win, he could also do it with a gunshot wound to the shoulder of his dominant hand.

Even more alarmingly, he wasn't the only one who could.

It was with immense reluctance that Tristan had initially agreed to split off with Libby, who had been little more than an irritation that Tristan suspected of being too insecure to last a day. Only chivalry (or something like it) had kept him from wandering off instead with Callum and Parisa, who had taken a left turn based on something the latter could read in the house's mind. Tristan had thought, Well, someone's going to have to keep an eye on the poor little annoying girl, or how else will she survive having no one to answer her thousand questions?

But then, of course, he'd been blindsided in this monstrosity of a manor house by a pack of what appeared to be spies with guns, and he was now having to rely on said annoying girl *much* more heavily than he cared to admit.

"Get down," Libby snapped as another gun fired, this time from somewhere behind them. It was, at least, a refreshing change of pace from her usual apprehensive mumbling. If there was one thing to be relieved about given all this, it was that Libby Rhodes was far more capable than she looked.

Tristan was beginning to regret not befriending any of the three physical specialties. Nico would have been ideal, given that he seemed to be a powerhouse of energy. The magic radiating from him was more refined than any Tristan had ever seen, and he'd seen quite a lot in his capacity as an investment analyst. He'd met with medeians claiming to power entire plants with the equivalent of nuclear energy who didn't have the raw talent Nico had, and who certainly didn't have his control. It occurred to Tristan, unhappily, that Libby and Nico might have come off as the least threatening for being the youngest and least experienced, but he suddenly doubted they were as juvenile as they seemed. He wished now that he hadn't drawn a line between him and the others, because he doubted it would be easy to un-draw.

It was all an unpleasant reminder that Tristan's father, a witch capable of moderate levels of physical magic, had always considered Tristan a failure. From the start, Tristan had been slow to show any signs of magic, barely able to qualify for medeian status when he reached his teenage years. An unsurprising outcome, considering they had spent so many years before that concerned he wasn't even a witch.

Was that why he'd chosen to do this? Atlas Blakely had told Tristan he was rare and special and therefore he'd thought, Yes, fine, time to drop everything I spent years tirelessly cultivating in order to prove to my estranged father that I, too, can do something wildly unsafe?

"Do you know any combat spells?" Libby panted, giving Tristan a look that suggested he was the most useless person she'd ever met. At the moment, he suspected he might be.

"I'm . . . not good with physicalities," he managed to say, ducking another shot. These men seemed to be different from the group Nico had taken on in the lower main hall, but they were definitely also outfitted with automatic weapons. Tristan didn't know prodigious amounts about the intersect of magic and tech in warfare, seeing as James Wessex had chosen to handle any matters of weapons technology himself, but he suspected these were mortals using magically enhanced scopes.

"Yes, fine," Libby replied, clearly impatient, "but are you—"

She broke off before something he suspected to be the word "useful."

Which, as Adrian Caine had always made an effort to point out, Tristan had never been.

"Just come on," she said in frustration, pulling him after her. "Stay behind me."

This, Tristan thought, was a mildly infuriating turn of events. For one thing, he didn't have a lot of experience being shot at. This was supposed to be an academic fellowship, for fuck's sake; he hadn't expected his time in the Alexandrian archives to involve ducking behind the closest piece of gaudy furniture he could find.

He could have stayed at Wessex Corp and never been shot at in his entire life. He could have simply told Atlas Blakely to shove it and gone on holiday with his fiancée; he could be having vigorous, herculean sex right now, waking up to discuss the future of the company with his billionaire father-in-law over an expertly blended Bloody Mary. Did it matter that Eden was a tiresome adulteress or that James was a capitalist tyrant if it meant never having to break a sweat aside from a drunken family game of badminton as Tristan forced laughter about the latest in gauche proletariat needs?

At the moment, it was unclear.

Libby, at least, was starting to take some initiative with her defense, having discarded any further hesitation in favor of survival. Whoever had broken in, they were covered head to toe in black and moving acrobatically around the ghastly drawing room, shifting between indulgent portraits of aristocratically costumed white men like the barest phantoms of shadows. There was so much magic in the room it was difficult to see anything but hazy, translucent leaks.

Libby turned and aimed at something; an expulsion of power that was directed at nothing.

"You missed," Tristan said, a muttered I-told-you-so moment that he would have decorously avoided if not for how potentially life-threatening all this was, and she glared at him.

"I didn't miss!"

"You absolutely did," he said through his teeth, pointing. "You missed by about five feet."

"But he's down, he's—"

Hell on earth, was she blind? He should have stayed with Nico. "What are you talking about? You might have broken a lamp, fine, but it's only Edwardian—"

"I didn't—" Libby broke off, blinking. "You're saying there's nothing there?"

"Of course there's nothing there," he growled in frustration, "it's—"

Bloody Christ; was he stupid?

"It's an illusion," Tristan realized aloud, scowling at his own failure to see the obvious, and then, without any further wasted time, he took hold of Libby's shoulders and aimed her, pointing.

"Right there, see it? Straight ahead."

She fired again, this time setting off a round of bullets by stopping their progression in midair and instigating mass combustion. The gunman was blown backward, the air littered with shrapnel, and the force of the explosion set off a momentary fog of smoke. Libby was frightfully incendiary, which Tristan suspected was something to conserve as much as it was a timely relief. It was probably going to cost her the same amount of energy as whatever Nico had been doing downstairs, so best not to fire incautiously while they didn't know how many others they would still face.

"What does the room look like to you?" he asked in her ear, trying to concentrate as the smoke cleared. All he could make out were flares, torrents of magic.

"I don't know . . . dozens of them, at least," she said, grimacing. He could see she was battling frustration; for someone with her obvious control problems, the presence of illusions must have been particularly nightmarish. "The room's crawling with them."

"There's only three left," Tristan told her, "but don't waste energy. Let me see if I can find the medeian who's casting the illusions."

Libby gritted her teeth. "Hurry up!"

Fair enough. He lifted his head to glance around, trying to determine who, if anyone, was doing the casting. He couldn't see any indication of magic being produced, though he did spot a bullet—a real one; Libby must have not been able to tell it from the illusioned ones—just in time to throw up a fairly primitive shield, which dissolved on impact as Libby jumped, alarmed.

"The medeian's not here," Tristan said, which was possibly the most troubling conclusion he could have reached. "Let's get rid of these three and move."

"Aim me," she said without hesitation. "I can take out three."

Tristan didn't doubt it.

He took hold of her left arm, guiding her just as one of the gunmen fired another round of bullets. As with before, Libby's explosion ricocheted backward into the assailant, though Tristan didn't wait to see if he'd achieved his intended results. The others were moving, and quickly, so he pulled her into his chest, aiming first for the one coming toward them and then, with a little added difficulty, at the one who was slipping from the room.

"They're headed that way," he said, pulling Libby up and racing after the escaping gunman. "Must be where the medeian is. Can you—"

A thin bubble of atmospheric change warped around them, sealing itself with a little slurp of vacuumed pressure.

"Thanks," he said.

"No problem," she panted, as Tristan caught traces of magic and followed its trail to the house's private chapel. The nearest panel of stained glass was the one depicting knowledge, the amber image of a flame. It glowed eerily in the sparks coming from Libby's hands.

The illusionist was easy to find, even before they had fully entered from the anteroom. The cloaking enchantment was obviously expensive, covering most of the room and reaching into the nearby access points. Tristan held Libby back, watching the medeian first to see if he was working with someone else.

It looked like he was, though it wasn't clear if whoever the illusionist was working with was a remote partner or someone else in the house—he was typing rapidly into a laptop that didn't seem to be magical at all. Probably programming security cameras to be able to see, if Tristan had to guess, which meant they had seconds to spare. If not for having to control the illusions at the same time, the illusionist would have known they were there already.

"Go," Tristan said to Libby, "while he's not looking."

She hesitated, which was the one thing he'd hoped she wouldn't do.

"Do I shoot to kill, or—?"

In that exact moment, the medeian's eyes snapped up from the laptop screen, meeting Tristan's.

"NOW," Tristan said, more desperately than he had hoped to sound, and Libby, thank bloody fuck, threw up a hand in time to stop whatever was coming toward them. The medeian's eyes widened, obviously startled at the prospect of being overpowered, while Libby advanced toward him, shoving the force of the medeian's own expulsion backward.

The medeian wasn't going down without a fight; he tried again, and this time Libby's response was like a bolt of lightning, snapping the medeian's control with a lash of something around his wrists. Tristan heard a cry of pain, and then a mutter of something under his breath; some basic obscenity, Tristan suspected, though his Mandarin was rusty.

"Who sent you?" Libby demanded, but the medeian had scrambled to his feet. Tristan, concerned the medeian might conjure more illusions as a defense, leapt forward, taking hold of Libby's arm again and raising it.

"Which one?" Libby gasped. "He split."

"That one, there, by the far window—"

"He's multiplying!"

"Just hold steady, I have him—"

This time, as Tristan locked Libby's palm on the trajectory of the medeian's escape, he caught a glimpse of something; evidence of magic that hadn't been clear from afar. It was a little glittering chain, delicate like jewelry, that abruptly snapped.

In that precise moment the medeian turned his head, eyes widening in anguish. It had been a linking charm, but it was gone now.

"He had a partner but he doesn't anymore," Tristan translated in Libby's ear.

She tensed. "Does that mean—?"

"It means kill him before he gets away!"

He felt the impact leave her body from where his fingers had curled around her wrists. He could feel the entire force of it pumping through her veins and marveled, silently, at being so close to what felt like live ammunition. She was a human bomb; she could split the room, the air itself, into tiny, indistinguishable (except to Tristan) atoms. If Adrian Caine had ever met Libby Rhodes, he wouldn't have hesitated to buy her somehow; he'd have offered her the biggest cut, given her the highest privilege of his little witchy cult. He was like that, Tristan's father—male, female, race, class, it didn't matter. Optics were nothing. Usefulness was paramount. Destruction was Adrian Caine's god.

Tristan turned his head away from the explosion, though the heat of the blast was enough to sting his cheek. Libby faltered, struggling for a moment from the effort, and he locked an arm around her waist, half dragging, half carrying her from the room.

He kept moving until he saw Parisa, who emerged from one of the lower floors onto the landing of the stairwell, white-faced. Callum was at her side.

"There you are," said Parisa dully, sounding like she'd seen a ghost.

"What happened?" Tristan asked them, setting Libby back on her feet. She looked a little woozy, but nodded to him for release, disentangling herself from his grip.

"I'm fine," Libby said, though she remained braced for another attack, shoulders still tense.

"Just ran into another medeian downstairs," Callum said. "Some spy organization from Beijing. A combat specialist."

Tristan blinked with recognition. "Did the medeian have a partner?"

"Yes, an ill—"

"An illusionist," Tristan confirmed, exchanging a knowing glance with Libby. "We got him. How did you know they were spies?"

"Aside from the obvious? She told me," said Callum. "It was just her and the partner who were magical, everyone else was mortal."

A distraction, probably, while only one of the medeians broke in.

Libby was testing her joints, still glancing around in paranoia. "She told you there was no one else? She could have easily been lying."

"She wasn't," Callum said.

"How do you know?" Libby pressed, suspicious. "She could've just—"

"Because I asked nicely," Callum said.

Parisa would have known—or could have, assuming the medeian hadn't been using any mental defensive shields—but she, Tristan noticed, hadn't said a word on the subject.

"You okay?" Tristan asked her, and she shuddered to cognizance, glancing up at him with a look of temporary displacement.

"Yeah. Fine." She cleared her throat. "As far as I can tell, the house is empty now."

"Was it just one group?"

Parisa shook her head. "Whoever Nico and Reina took out, they were a group, then the partners we took out, and someone else who was working alone."

"Not alone," came a voice, as the four of them looked up, instantly assuming various positions of defense. "Not to worry," chuckled Atlas, who had Dalton trailing at his heels. "It's only me."

"Is it actually?" Libby whispered to Tristan, who was mildly impressed. Paranoia clearly suited her, or perfectionism, or whatever this was. She no longer trusted her own two eyes, and long-term, that was probably for the best.

"Yes," he said. "It is."

She nodded gravely, but didn't say anything.

"The agent taken out by Miss Kamali was sent by your former employer, Mr. Caine," Atlas said, glancing at Tristan. "We expect to see someone from Wessex Corp every decade, mind you, so that was unsurprising."

Tristan frowned. "You . . . *expect* to see them?"

At precisely that moment, Nico bounded euphorically up the stairs, Reina following like the slip of a shadow behind him.

"Hey," Nico said, gorily disfigured. His thin white T-shirt was caked in blood from his shoulder and his nose was broken, though he appeared not to have noticed. He thrummed with adrenaline, acknowledging Atlas with an overeager nod. "What's going on?"

"Well, Mr. de Varona, I was just informing the others about the opera-

tives you faced this evening," Atlas replied, opting not to comment discourteously on Nico's appearance. "You and Miss Mori took out a military task force."

"MI6?" Nico guessed.

"Yes, and CIA," confirmed Atlas. "Led by a medeian who specialized in—"

"Waves, yeah," Nico supplied, still buzzing as he glanced at Libby. "How'd you come out, Rhodes?"

Beside Tristan, Libby stiffened.

"Don't look so thrilled, Varona, it's monstrous," she hissed, though Atlas answered for her.

"With Mr. Caine's help, Miss Rhodes dispatched one of the world's most wanted illusionists," said Atlas, giving Tristan an additional nod of deference. "His partner, a hand-to-hand combat specialist, was dispatched by Mr. Nova. They are both favored operatives of an intelligence outfit from Beijing. Conveniently, they were both wanted globally for war crimes," he informed Libby kindly, "which we will be pleased to inform the authorities they will not have to concern themselves with anymore."

"Did we miss anyone?" asked Libby, who clearly couldn't be deterred from her apprehension, but before Atlas could open his mouth, Reina had spoken.

"Yes. Two got away."

The other five heads swiveled to hers, and she shrugged.

"They couldn't get what they came for," she said placidly. "Wards were too complex."

"Yes," Atlas confirmed. "Miss Mori is correct. There were, in fact, two medeians from the Forum who attempted unsuccessfully to penetrate the defensive wards of the library's archives."

"The Forum?" asked Callum.

"An academic society not unlike this one," Atlas confirmed. "It is their belief that knowledge should not be carefully stored, but freely distributed. I confess they greatly misunderstand our work, and frequently target our archives."

"Why do you know all this?" asked Tristan, who was growing rather frustrated by the Caretaker's upsettingly careless tone. "It sounds as if we were all sitting ducks for something you already knew was going to happen."

"Because it was a test," Callum cut in.

Atlas gave him an impatient smile. "Not a test," he said. "Not strictly speaking."

"Try speaking less strictly, then," Parisa advised tightly. "After all, we did nearly get killed."

"You did not nearly get killed," Atlas corrected her. "Your lives were in danger, yes, but you were selected for the Society because you already possessed the tools necessary to survive. The chance that any of you might have died was—"

"Possible." Libby's lips were thin. "Statistically, that is," she added, inclining her head toward Atlas in something Tristan disgustingly guessed to be deference, "it *was* possible."

"Many things are possible," Atlas agreed. "But then, I never claimed your safety was a guarantee. In fact, I was quite clear that you would be required to have some knowledge of combat and security."

Nobody spoke; they were waiting, Tristan expected, to be less annoyed about the fact that while they had never specifically signed anything saying they preferred *not* to be shot at in the middle of the night, some principles of preference remained.

"It is the Society's practice, every ten years upon arrival of the new crop of candidates, to 'leak' the date of their arrival," Atlas continued in their silence. "Some attempts at entry are expected, but it was never for us to know who or what those attacks would be."

"The majority of the attempts were deflected by preexisting enchantments," Dalton added, surprising them with his presence. "The installation allows us to see the ways our enemies may have evolved."

"Installation," Nico echoed. "What is that, like a game?"

He seemed delighted about having been invited to participate.

"Merely common practice," said Atlas. "We like to see how well our potential initiates work together."

"So, in short, a test," said Callum, sounding none too pleased about it.

"A tradition," Atlas corrected, with another steady smile. "And you all did quite well, truth be told, though I hope having seen each other in action allows you to put together a more thorough defense system. Collaboration is very important for the sort of work we do here." He turned to Dalton, arching a brow. "Don't you agree, Mr. Ellery?"

"As I said, every class of initiates consists of a unique composite of specialties," Dalton supplied neutrally, addressing them as a group. "I can tell you from experience that you were selected for a team as much as you were chosen as individual members. It is the Society's hope that, moving forward, you will act accordingly."

"Yes, quite," Atlas concluded, returning his attention to the group of them. "There will of course be some details to see to as far as any structural or magical damage, but seeing as the house has now been emptied and the wards have resumed their usual work, I would invite you to get some rest and revisit

the house's security in the morning. Good night," he offered crisply, nodding to them as a group, and then turned on his heel, followed by Dalton.

Parisa, Tristan noted, watched Dalton go with intense and possibly excessive interest, frowning slightly in his wake. Tristan waited for the others to move—first Reina, who headed to bed without a word, and then Callum, who rolled his eyes, followed by Nico and Libby, who immediately started arguing in hushed tones—before he approached Parisa, sidling up to her as she turned away in troubled thought.

"What's wrong?" he asked.

Her gaze flicked up to Callum, who was a few strides ahead of them.

"Nothing," she said. "Nothing."

"Doesn't look like nothing."

"Doesn't it?"

Only in that Callum looked perfectly unchanged.

"What happened?" Tristan asked again.

"Nothing," Parisa repeated. "It was just . . ." She trailed off, then cleared her throat, beginning to walk as Tristan followed. "It was nothing."

"Ah yes, nothing," Tristan said dryly. "Right."

They reached their rooms, lingering at the start of the corridor as the others filed off to bed. Nico barked something disapproving at Libby—something about "Fowler will fucking live for fuck's sake"—and then only Tristan and Parisa remained in the hall.

He paused beside her door, hesitating as she opened it.

"I was thinking," he said, clearing his throat. "If you wanted to—"

"I don't at the moment," she said. "Last night was fun, but I don't really think we should make it a regular thing, do you?"

He bristled. "That's not what I meant."

"Sure it was," said Parisa. "You've just had a near-death experience and now you want to stick your prick in something until you feel better." Tristan, who was much too English for this conversation, rather resented her choice of words, though she cut him off before he could express his opposition aloud. "It's evolutionary," she assured him. "When you come close to death, the body's natural impulse is procreation."

"I wasn't that close to death," Tristan muttered.

"No? Well, lucky you." Parisa's expression hardened, her eyes darting to Callum's bedroom door.

Not that Tristan had doubted it before, but "nothing" had most definitely been "something."

"I thought you liked him," Tristan commented, and Parisa bristled.

"Who says I don't?"

"I'm just saying—"

"I don't know him."

Tristan contemplated the value of asking a third time.

"Something clearly happened," he allowed instead. "You don't have to tell me what it was, I just—"

"Nothing. It's nothing." She gave him a defensive glance. "How was little miss sunshine?"

"Libby? Fine. Good," Tristan corrected himself, as it didn't seem fair not to give her credit. She might not have been able to get out easily without him, but he wouldn't have gotten out *at all* without her. "She's good."

"A bit needy, isn't she?"

"Is she?"

Parisa scoffed. "You should see the inside of her head."

Tristan was already quite certain that was a place he had no interest in being. "I doubt we'll be friends," he said uncomfortably, "but at least she's useful."

There it was again. Useful.

The one thing he was not.

"Self-deprecation is such a waste," said Parisa, sounding bored by the prospect of his interior thoughts. "Either you believe you're worthy or you don't, end of story. And if you don't," she added, opening the door to her room, "I certainly don't want to chance ruining the high opinion of you I may have mistakenly gotten from last night."

Tristan rolled his eyes. "So I'm *too* good, then? Is that the problem?"

"The problem is I don't want you getting attached," Parisa said. "You can't just replace one high-maintenance woman with another, and more importantly, I don't have time for your daddy problems."

"By all means, let me down gently," drawled Tristan.

"Oh, I'm not letting you down at all. I'm sure we'll have our fun, but certainly not two nights in a row," Parisa said, shrugging. "That's sending entirely the wrong message."

"Which is?"

"That I wouldn't eliminate you if given the chance," she said, and slipped inside her bedroom, shutting the door.

Great, Tristan thought. It was such a confounding reality that Parisa was beautiful even when she was being mean—*especially* then, in fact. She was also much more beautiful than Eden, which said a lot about beauty, and about cruelty, too.

He had such a talent for finding women who put themselves first. It was like he was some sort of sniffer dog for emotional fatality, always able to dig

it up from the one person in the room who would have no trouble making him feel small. He wished he were less attracted to it, that brazen sense of self, but unfortunately ambition left such a sweet taste in his mouth, and so had Parisa. Maybe she was right; maybe it *was* daddy problems.

Maybe after a lifetime of being useless, Tristan simply wanted to be used.

IV

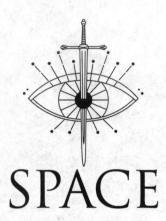

SPACE

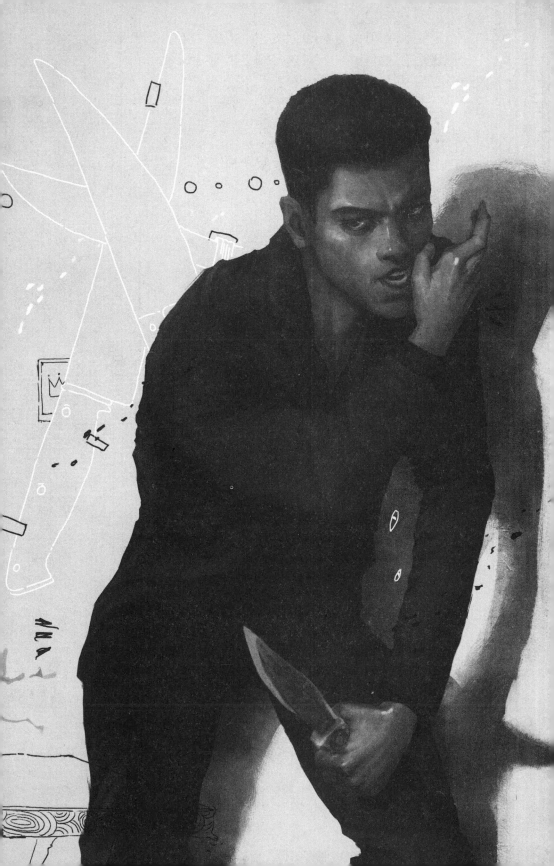

S o," Ezra said. "How's it going?"

"Oh, you know," Libby said. "Fine."

". . . *Fine?*" Ezra gave a little groan; half charmed, half doubtful, accompanied by an eye roll she could hear through the phone. "Come on, Libs. You've barely said anything for nearly a month and I just babbled for ten minutes about my supervisor's onion bagels. I think you can probably come up with *something* to tell me about your new job."

Well, magnificent. She thought she'd once again cleverly escaped any necessity for confession, given her dutiful half listening to said story about supervisor and bagels along with the likelihood that she could slip casually into phone sex, but evidently not. It was just what she needed, really, to have to tell someone who would want to know everything about the absolutely nothing she was allowed to explain.

"It's a fellowship," Libby began, chewing the inside of her cheek. "We do . . . you know. Fellowship things. Reading, mostly. A lecture in the morning, sometimes the afternoon. And research, obviously."

There. That was one way to put it. A boring one, ideally, inviting no further questions.

"What are you researching?"

Alas.

"Oh, um . . ."

"There has always been an intersect between magic and science," Atlas had said upon introduction to their first topic of study, a scant forty-eight hours after the events of the installation. The house and its wards now fully repaired (and its inhabitants ranging from bleary-eyed to sickly, minus a Callum so disturbingly fresh-faced that Libby assumed he'd gone too far with illusions), Atlas led them inside the reading room, which stored the archives. It was a split-level, high-ceilinged open space with a series of tables in the center, most of which were occupied with nothing aside from one or two chairs and a small reading lamp. Illumination was minimal in the bottom half of the room to avoid disturbing the literature (apparently), which was often fragile. The top level, conversely, glowed faintly with track lighting, overlooking the reading tables from its balcony lined with shelves. At the back of the room on the upper

floor were a series of pneumatic tubes, like old-fashioned delivery chutes. This, Atlas would later explain, was how manuscript requests were fulfilled by the archives.

At the moment they'd entered the room, a middle-aged man who must have been using the request system glanced down from the balcony above, observing their entry and nodding in greeting to Atlas.

Atlas, in return, gave the visitor a courteous wave. "*Bom dia,* Senhor Oliveira," Atlas offered in greeting, startling Libby slightly with the reference to someone she was fairly certain was currently the chairman of the medeian offices of Brazil.

"In any case," Atlas continued in his lecture, "much of what exists in the Society's archives draws no separation between magic and science. That distinction is more often made in later centuries, particularly pre-Enlightenment and post–Protestant Reformation. The scientific reflections of antiquity, such as the many works of Democritus we have in the archives—"

(Here Reina suddenly came alive from her usual half-comatose look of wanting to be elsewhere. Unsurprising that she would be interested; Democritus wrote dozens of texts on ancient atomism, nearly all of which would have been classified throughout Reina's classics education as "missing.")

"—indicate that most studies on nature, and of the nature of life itself, do not suggest any preclusion of magic. Indeed, even some medieval studies of heaven and the cosmos suggest both scientific and magical study. Take, for example, *Paradiso* by Dante, which manages an artistically interpreted—but not inaccurate—understanding of the Earth and its atmosphere. The mystique of Dante's heaven may be attributed to both scientific and magical forces."

Most of their "lessons," if one could call them that, were Socratic discussions led by Atlas or philosophical meanderings facilitated by Dalton that took place in one of the outrageously stuffy rooms on the lower floor, usually the one with the painted dome. The curriculum, Libby supposed, was nothing more than a scant list of topics. There wasn't a reading list, which was dizzying at first. There were no assigned projects or theses and therefore nothing to direct their research, and despite their different specialties, each candidate was expected to contribute to the discussion of every magical subject or theorem in whichever way they saw fit. For Libby, who had only recently diverged from the rigors of university, that degree of freedom was both a blessing and a curse.

Aside from lectures and the initial demands of constructing the new security wards, their time was fluid and independent. The house, grand though it was and easy to hide in if necessary, shrank down within days to the use of two to three rooms where eating and sleeping could be regularly conducted.

Libby's time, like most of the others' (except possibly Callum), was domi-
nated by the presence of the archives' countless first-edition texts. Anything
referenced during that day's discussion was easily summoned from the archives—*so* easily, in fact, that a handwritten copy of Heisenberg's notes once
appeared beside Libby on the table even before she had spoken her curiosity
aloud.

("Interestingly," Atlas said, "Heisenberg's uncertainty principle is based,
in large part, on a major misconception. Perhaps you might have heard that
on the evening he first began his calculations, Werner Heisenberg had been
watching a man a little ways before him who seemed to appear beneath a
lamp, then disappear into the night, and appear from another pool of light,
so on and so forth. Naturally, Heisenberg's estimation was that the man was
not actually disappearing and reappearing, but simply becoming visible and
invisible due to light sources; thus, if Heisenberg could reconstruct the man's
trajectory by its interaction with other things, the same could be done for electrons, which is a tenet of physics that has been proven time and time again.
Unfortunately," Atlas chuckled, "the man that poor Werner was watching
was actually a medeian called Ambroos Visser, who could very much disappear and reappear at will, and who happened to be having a marvelous time
doing so that very evening. Post-death, Ambroos came to lead the poltergeist
society at that very park in Copenhagen, and today he is deeply revered for
his contribution to our understanding of atomic spectra.")

Tangential requests, however, or those pertaining to other subjects, were
not so easily fulfilled. Not that Libby had her heart set on any specific topic
per se, but out of curiosity (and a brief, unexpected memory of her sister Katherine after witnessing one of Reina's disdainful eye rolls), she found herself
testing the archival delivery system with a request for books about magical
fail-safes against degenerative illnesses. Only one thing returned from the
archives—a slip of parchment that fluttered into her hands from the pneumatic tubing.

REQUEST DENIED.

"Lib?" Ezra asked, startling Libby out of her thoughts and back to their
phone call. "Still there?"

"Yes, sorry," she said, blinking. "What was the question?"

Ezra gave a low laugh, the sound of it muffled into the receiver. He must
have been in bed, turning onto his side to prop his phone against his ear, and
she could hear the telltale rustle of what could only be his beloved peanut
butter cups. She pictured the bedhead crease of his black curls and missed
him fiercely, with a crest of longing that came in waves. "What are you working on at the moment?" he asked.

"Oh, um . . . ecological conservation. In a sense." That was sort of true, if one considered the process of terraforming hostile environments to be an ecological study. The previous afternoon, Libby and Nico had spent nearly all their energy trying to alter the molecular makeup of the painted room, hoping to tweak the nature of its atmosphere to their preferred specifications. They had been told to stop, though, in a rather snippy tone, when Reina said the fig plant in the corner was suffocating.

"We're just trying to understand basic principles of science and magic so we can apply them to . . . bigger projects."

Like, for example, wormholes. So far, Nico and Libby had managed to successfully create one wormhole, which had taken two weeks of research and an entire day of casting to accomplish. Ultimately, Nico had been forced to test it himself, because no one else was willing to take the chance they might accidentally wind up on Jupiter. (An impossibility, technically, as it would have taken at least ten thousand Nicos and Libbys to power anything even close to that magnitude of power and precision, but still, Tristan in particular had looked as if he'd rather eat his own foot than test it out.)

In the end, it took Nico from the first floor corridor of the west wing to the kitchen. In typical Nico fashion, he now used it on a regular basis.

"Well, it's understandable if it doesn't feel interesting yet," said Ezra. "Most of academia can feel fairly pointless while you're in the early research phase. And probably for quite a while after that, I imagine."

"That's . . . true," Libby permitted hesitantly, not wanting to admit that the creation of a wormhole was actually not a pointless thing at all, even if it meant Nico was constantly and inconveniently disappearing and reappearing with snacks.

As far as Libby knew, they were the first ones who had ever managed to create a wormhole, much less to prove that one could exist. It was a tiny first effort, of course, barely of any significance, but if there could be larger power sources in the future—if, by chance, some medeian was born somewhere with nuclear energy in their fingertips, like Nico and Libby's output but times, say, *a million*—then someone could easily create the same effect in space, in time . . . in space-time! In fact, if any government agencies knew they had done it, they could easily get enough medeians together to bolster a magical space program. Libby had wanted to call NASA the moment they managed it, only then she remembered it would ultimately be controlled by a politician (any politician, somewhere, or at least a whole flock of them, some of whom would inevitably be less competent or more diabolical than others), and as Atlas often said, most forms of knowledge were better reserved until it was certain that such revelations wouldn't be abused.

Even if Libby *could* manage to successfully terraform Mars, there was no guarantee it wouldn't bring about a second global Age of Imperialism, which would be disastrous. Better they kept their discovery in the archives for now.

"—'s Varona?"

"What?" Libby asked, having been daydreaming about planetary exploration again. "Sorry, I was just—"

"I just wondered how things were going with Varona," Ezra said, sounding slightly more tense now than when he'd laughed her inattention off before. She supposed Ezra would never not sound tense about Nico, and understandably so; she had a practice of bristling at the sound of his name, too. "Is he being . . . you know. Himself?"

"Oh, well—"

At that precise moment, Libby heard a burst of nonsensical Nico sounds from the gallery, which meant he was probably sparring with Reina again. That had begun almost immediately after the installation ("installation" being Atlas's word for all of them nearly dying on their very first night as part of the Society), and now Nico and Reina had a habit of doing what appeared to be daily martial arts workouts together.

Living with Nico's obsessive sparring regimen was strange, obviously. It had all the hallmarks of Nico's preestablished habits at NYUMA (obscure fixations, random disappearances, perpetual tardiness) while manifesting in a new and disturbing way. Not that Nico had ever been particularly devoted to wearing shirts, for example, but coming across him without one—dripping sweat and colliding with Libby in the hallway only to slime the front of her blouse with his perspiration—was now all too frequent an occurrence.

Admittedly, the ease of Nico's comradeship with Reina (or whatever it could be called) had bothered Libby at first. Terrible as it was to acknowledge, Nico was currently the closest thing Libby had to a friend. Reina had made it clear she had no interest in being amicable with Libby, and the others probably hated Libby, too (in the case of Callum, that feeling was deeply mutual), so the potential loss of Nico was a blow—something Libby had never thought she'd say about Nico de Varona, or the lack of him.

Perhaps it was naïve, but Libby had expected the Society experience to be some kind of academic utopia where everyone got along. Shouldn't they have had *some* shared interest in their learning? NYUMA had been filled with like-minded people seeking community, so she imagined the Society would have a similar, perhaps even elevated closeness. So far, though, the most she'd gotten out of anyone was what could only passably be considered sympathy from Parisa. Despite Libby's best efforts at telepathic blocks, Parisa had offered unprompted, "Before you ask, no, Rhodes, it's nothing personal. I'd like

you, probably, if I could spare the time, but I think we both know I'll only disappoint you."

So friendship was mostly off the table, then.

Admittedly, Libby was more resentful of the fact that Reina and Nico had bonded over their joint foray into violence than she ever expected she might feel. Partially because it meant she might lose Nico's alliance—thereby chancing her own elimination once the others felt free to confess their collective dislike—but *also* because it was annoying that Nico had spent four years hating Libby only to befriend a girl who almost never spoke except to scowl.

"Don't pout, Rhodes," advised Nico. By then they had all taken to exploring the grounds within the Society's wards; the house's south garden was surrounded by a lovely manicured lawn, a grove of trees, and some roses, beside which had been the first site of Nico and Reina's communal venture into recreational pugilism.

It was sometime in the early weeks when Nico had first pulled Libby aside, her shading her eyes from the high summer sun and him chirpily toweling the sheen of sweat from his chest. "I still need you," he assured her, ever his effervescent, pompous self.

"Oh, good," Libby said dryly, "thank heavens I'm still of some use to you."

"Actually, I've been meaning to tell you something." Nico wasn't listening, having grown entirely too used to her sarcasm by then, but he surprised her with a conspiratorial hand on her elbow, tugging her around the collection of rosebushes that she supposed counted as a garden to the English. "I've noticed something about Reina."

"Varona," Libby sighed, "if this is going to be gross—"

"What? No, nothing like that. If anything I'd want to sleep with—well, never mind," he muttered, "that's not relevant. The point is, trust me, you *want* me to get Reina on our side," he assured her, dropping his voice in a manner she supposed he found provocative. "We need her, and I'm not even sure she understands that. Or why."

"Do *you*?" prompted Libby doubtfully. It wasn't as if Nico had ever been notorious for his talents of perception. For example, he had somehow managed to miss that Libby's best friend at NYUMA, Mira, had been sickeningly in love with him for the entirety of their schooling.

(Before *and* after he slept with her. Fuckboys, honestly.)

"I sorted it out by accident," Nico admitted, again dismissing Libby's loyal efforts to undermine his masculinity on Mira's behalf, "so your skepticism isn't entirely the worst, but yes, I do. Reina is—" He broke off, frowning. "She's like a battery."

Libby blinked. "What?"

"Well, I've been thinking about it, and what is a naturalist except for a type of energy source, right? I don't know how she's doing it or what she's tapping into, but think about it, Rhodes." Nico seemed to be imploring her—irritatingly. As if the gears in her head were not already turning precisely as his had turned. "I noticed it when we took on the waves medeian at the installation. When I was touching her, it was like I had an extra power source."

(That epiphany and its corresponding conversation had occurred pre-wormhole. Truthfully, they wouldn't have managed the wormhole at all if not for Nico figuring this out about Reina, but Libby certainly hadn't confessed that to his face. Nor did she plan to.)

"We'll have to test it" was all Libby had told him, glancing over her shoulder. It was a bit exciting, discovering that their alliance was an alliance indeed. He had clearly waited until they were alone to share his suspicions. "Do you think she'd be on our side?"

"Rhodes, she's *already* on our side," Nico scoffed, which at first Libby attributed to his indefatigable arrogance, but then, thankfully, he went on to support with actual evidence. "We don't talk much," he clarified, gesturing to his recent bout of physical activity, "but she seems to tolerate you just fine—"

"High praise, Varona, thank you for that—"

"—and there's no question she definitely loathes Parisa. And she doesn't make a secret of not trusting Tristan or Callum."

"Nor should she," Libby murmured to herself.

This appeared to have sparked some secondary, tangential epiphany in Nico de Varona's manic web of thoughts. "You were with Tristan for the installation," Nico observed aloud, holding up a water bottle and pouring some of it over his head (splashing Libby, which she did not appreciate) before consuming what remained. "How was he?"

Ah yes, Tristan. A complete enigma, as far as she was concerned.

"He can do something strange," Libby admitted, brushing a droplet of water from her brow before it made her bangs all wonky. She was growing them out, which meant they were inconceivably annoying. "You know how he said he can see through illusions? I didn't realize that means he doesn't necessarily see them while they're being used."

"What, at all?"

"No. Not at all. He had to ask me what I thought the room looked like."

"Huh, weird." Nico paused thoughtfully, chewing on the lip of his water bottle. "Useful, you think?"

"Very. Well," Libby amended after a moment's thought, "it's a useful skill, at least. Though I'm not sure whether it qualifies as enough to keep him from

being eliminated. Much as I hate to admit it," she sighed, "an empath and a telepath could be much more helpful allies when we move out of the physical sciences."

"Better a telepath than an empath, don't you think? If we had to choose," Nico said.

"You only say that because you like Parisa," Libby muttered under her breath, and Nico gave her an unforgivably broad smile.

"Can you blame me, Rhodes?"

"Varona, honestly." No, of course she couldn't blame him; Parisa was, hands down, the most beautiful girl Libby had ever seen in her life. Luckily, Libby was not a useless boy and did not focus on extraneous details like getting into Parisa's pants. "Your dick aside, she's really not a team player. I'd hardly call her an asset when it comes to working as a group."

"True," said Nico, who must have taken a blow to the head to actually consider taking something she said seriously. "She's been weird to Callum, hasn't she?"

Libby gave Nico a glance intended to indicate that they were *all* weird to Callum, and rightfully.

"True," Nico repeated.

"What's the deal with this, anyway?" Libby asked him, gesturing warily to Nico's incurable shirtlessness, and by extension his relationship with Reina. "Are you two, like—?"

"It's exercise, Rhodes," Nico said, flexing his stomach for emphasis. "I told you, we don't talk much."

"Okay," she sighed, "but do you . . . I mean. Are you two, you know—?"

"What do you care?" He gave her one of those smug, dazzling grins that she loathed to the core of her being. "Don't tell me you're jealous."

Christ Almighty. "Oh, shove it, Varona," she said, turning to leave. There was really only so much Nico she could take in one sitting.

He, however, had caught her arm before she left, tugging her back. "You're not telling Fowler about any of this, right?" Nico asked her. "If I can't tell Gideon, you certainly can't tell Fowler."

"Ah yes, because your roommate and my boyfriend are exactly the same scenario," Libby said with a roll of her eyes.

"I'm just saying—"

"*Relax,* Varona, I'm not telling him anything."

"Not even about the installation, right?"

"Hell no. Are you kidding?" She'd wanted to tell him at first, but a single moment's consideration had reminded her that Ezra would lose his mind if he knew she'd been in harm's way. Maybe it had something to do with their

shared experiences with grief, but he was one of those old-fashioned types; a perpetual white knight. "Absolutely not."

"Where's Tristan's head at?" Nico asked, having already discarded the thought of Ezra and moved on to whatever thing he'd have to conquer next. "Do you think we can get him on our side?"

"Do we *want* him on our side?" Libby asked doubtfully.

"Why, you don't like him?"

"It's not that." Truthfully, she'd been prepared to dislike Tristan much more than she did. "He's smart, I'll give him that," she conceded, thinking of the way he'd helped with their calculations much more than either Callum or Parisa. Tristan's background as an investor in magical technology made him intensely knowledgeable, even if his practical inexperience with physicalities precluded him from contributing much in the magical sense. "He's just also very, um—"

"Grumpy," said Nico.

"Well, I wouldn't—"

"He's grumpy," Nico repeated.

"Varona, I'm trying t—"

"He's *grumpy*," Nico said loudly.

"Maybe he's shy," countered Libby, unconvincingly.

And then, because that had fooled no one, she sighed, "I don't think there's anything *wrong* with him, I just . . . Well, for one thing, he almost certainly doesn't like me," she said, and then stopped, dismayed with herself for sounding so much like a child.

"I don't like you either, Rhodes, so I hardly think that's relevant," said Nico with an abominable smirk, proving himself reliable, if nothing else. "And besides, it seems fairly obvious that Tristan doesn't like anyone, so you can't take it personally."

"I don't." Not really. "I'm just saying I'm not ready to be in an *alliance* with him. Or with Reina, for that matter," she added quickly. "She might be useful and all that, but it's only been a few weeks."

"I didn't say we should devote ourselves to her body and soul," Nico said. "I just think she's, you know." His smile broadened, vengeful in his delight. "Moderately epic."

High praise from someone who considered Libby to be only somewhere in the bottom twenty worst people he'd ever met (or so he told her once during a heated argument third year at NYUMA). Not that Libby was jealous of Reina, either. It was clear, at least, that Nico intended to see his alliance through with Libby, and that was really all she needed from him at the end of the day.

Would it have been nice to have an ally who was also a friend? Yes, sure,

maybe. She had thought for half a second that maybe Tristan would have warmed to her after their joint brush with danger, but he had been deliberately keeping his distance from her since then. She supposed that might have been in her head; she was the youngest, after all, and Tristan was probably somewhere around the same age as Callum, so maybe that was why they seemed to be increasingly together. Maybe the fact that Callum clearly didn't like her (or her emotions, anyway, which, in her defense, *she* didn't care for, either) was making Tristan less inclined to like her, too.

In that case, Tristan was not only an idiot, but also hardly someone whose instincts she could trust. It hadn't required much to convince Libby that Callum was bad news, and even Parisa seemed to agree. If Tristan couldn't see it, then . . .

She chewed her lip, absently shifting the phone to her other ear.

"He's not worth your energy, Lib," said Ezra.

"I know," Libby replied, before remembering that Ezra was talking about Nico, not Tristan, and that oh, yeah, she was still on the phone talking to Ezra. "I mean—sorry," she amended with a blink, "Varona's fine, I was just—"

"Is there someone else?"

"Hm?" Drat, more things she couldn't talk about, like who was in the program with her. Once again, the sensation of missing Ezra warred with the inconvenience of having to answer his questions, a minor irritation that was happening more frequently each day. "No, I was just—"

There was a quiet knock at the door.

"Hang on, Ezra—Yes?" Libby called, covering the receiver with one hand.

"It's Tristan," came the voice from the other side. Perfunctorily, and with a sense of wishing the interaction were already over with, as one might expect from all of Tristan's interactions.

"Oh, um—" That was a surprise. "One second. Ezra?" she said, returning to her phone call. "Can I call you back?"

There was a pause.

"I'm about to head out, Lib, it's getting late here. Tomorrow?"

"Tomorrow," she promised, mildly relieved. "I love you."

"Love you." Ezra hung up, his voice warningly toneless.

Oh well. Future Libby's problem. Current Libby rose to her feet, padding to the door and pulling it open.

For someone who didn't care much for illusions, Tristan Caine certainly was one. It was a Saturday, meaning they all had the day off from their usual work—assuming nobody breached their recently updated security measures, that is—but Tristan was fully dressed (smartly, with a tucked-in shirt and a

J.Crew sleeve-roll and everything, like he was heading to a brief but critical lunch meeting), holding a newspaper tucked under his arm. Libby was willing to bet that Tristan had gone down to the morning room for both breakfast and lunch already that day, which they had the option of taking in their rooms on the weekends. It was as if the appearance of normalcy was a crucial piece of Tristan Caine's identity.

"Yes?" she asked, a little breathless from her jaunt to the door.

He was as inscrutable as always, peering down at her in his hawkish way. "Do you still have the Lucretius?"

"Oh, yes, of course—hang on. Come in."

She left the door open for him, turning to sort out where she'd left the book. "Working on a Saturday?" she asked him, peering around for it in her pile of things. She hadn't planned to touch the Lucretius anytime soon; she was rather intent on spending the day in her yoga pants, recovering in advance of whatever massive energy output she'd need to produce on Monday.

"I just want to have another look at it," he said.

"Truthfully, I don't know if it'll be much help," she said, finally spotting it in the pile beside the nightstand. She wasn't the neatest person alive, nor was she the best at rising early. All in all, she felt woefully inadequate next to Tristan, who was so pulled together he nearly sparkled. "I can't say it has much in it that hasn't been addressed by later works."

"There's something about time," Tristan said, "isn't there?"

"Sort of. Nothing concrete, but—"

"I'd like to see for myself," he told her curtly, and she blinked.

"Sorry, I wasn't trying t—"

"Don't apologize," he said impatiently. "I just have a theory I'd like to test."

"Oh." She held the book out for him, and he took it. Before he could leave, though, she cleared her throat. "Any chance you'd like to tell me what theory you're testing?"

"Why?"

"I . . . curiosity, I guess." Incredible how he made it feel like a capital crime just to ask him a simple question. "I *do* actually care about the research we do, you know."

He bristled slightly. "I never suggested you didn't."

"I know, I'm s—" She broke off before apologizing again. "Never mind. You can hang on to it, by the way," she said, gesturing to the book. "I don't think there's anything useful. Theoretically, I suppose the idea that time and movement aren't separate functions is an interesting baseline, but that's hardly unique to—"

"You and Nico manipulate force, correct?"

She was startled, first by the interruption and second by having her abilities addressed.

"What?"

"Force. Yes?"

"Yes, force." He seemed to be playing with something in his head, so she added, "We use it to alter the physical makeup of things."

"Why couldn't you make a wormhole through time?"

"I—" That wasn't what she expected his follow-up to be. "Well, I . . . theoretically I suppose we could use a wormhole to connect two different points in time, but that would require understanding the nature of time to begin with."

"What would you need to know in order to understand?"

He didn't seem to be mocking her. She hazarded an attempt to explain without getting defensive at being asked a moderately obvious question.

"Well, time's not exactly a physical thing," Libby said slowly. "Var—Nico and I can manipulate things we can see and feel, but time is . . . something different."

"You can't see or feel it?"

"I—" Again, she stopped, a little taken aback. "Wait a minute. Are you telling me that you *can*?"

He regarded her for a moment, mildly troubled.

"I didn't say that," he amended. "I just want to be prepared for whatever we do on Monday."

It didn't seem worth it to point out that Tristan had done almost nothing the past few weeks as it was. Aside from posing theoretical arguments to guide their experiments, he hadn't contributed all that much.

But she supposed it wasn't his fault he hadn't. At least he worked hard, didn't he? He was reading and annotating all the texts, working on his own over the weekend. And maybe if he could see differently than she could when it came to illusions, he could see other things differently, too.

The idea that maybe Tristan, like Reina, had some additional talent that Libby could make use of and report back to Nico filled her with a little thrill. Why should Nico de Varona be the only one to sort out what a person was good for?

"There's a theory that quanta *is* space," Libby said, exciting herself with the prospect that she might have stumbled onto something. "That space itself isn't emptiness, but a fabric of tiny individual particles. So, I assume that time could be made up of similar particles? The gravitational potential is—"

"Look, I appreciate the book," Tristan said, "but I don't really have anything to chat about."

"Oh." The word slipped out of her defeatedly. "Right, sorry."

Tristan's jaw tightened with annoyance, and she grimaced.

"Not sorry," she amended, forcing a smile. "I only meant—"

"You don't have to be sorry for existing, you know," Tristan cut in irritably, and then he turned to leave, prompting Libby to wish she'd stayed on the phone with Ezra instead of answering the door.

Ezra was so good about being supportive. That was why she liked him, really. They had bonded over loss, and so he had always made a point of being present. How could she not value a man who stood so resolutely in her corner? He was her number one fan, her tireless champion. The problem was that he believed in her so much and so powerfully that it occasionally irritated her, as if he couldn't see the reality of her struggles. Sometimes his faith overwhelmed her when he meant only to anchor her.

What a gift it was, to be that sure. At times like these, she longed for something to make her feel centered. Secure.

"Rhodes," Tristan said, startling her into noticing he'd paused on the threshold before exiting the room. "Thank you for the book."

She blinked, and then nodded.

"Hope it helps," she said.

He shrugged and closed the door behind him, leaving her to fall back on her bed with a sigh.

· CALLUM ·

Parisa didn't trust him now. It radiated from her, suspicion, her misgivings warping irreparably in the air between them. Considering their respective talents, she must have known he was aware of how she felt; of the corrosion atrophying their potential from one side. That she hadn't bothered to conceal it could only mean that she had no intention of repairing it, and if she did not care to repair it, then it appeared she had chosen to draw a line.

Which was too bad, not only for the obvious reasons, but also because it meant Callum had been mistaken. He had taken Parisa for the sort of person who admired when a man took control of a situation instead of leaving her to do the work herself.

Evidently not.

In terms of allying himself with the others, Libby was out for obvious reasons, and so was Nico. Reina was an island, so that was useless, but Callum would have to befriend someone. Not to keep from being eliminated, of course. He could persuade them if it really came down to it, or if he even decided to stay.

It was more an issue of entertainment, and since Callum wasn't entertained by books or research, he would have to find stimulation in a person.

Luckily, one potential source still remained.

"You look distressed," Callum commented to Tristan during that day's lecture, leaning over to speak with him in pseudo privacy beneath the dome of the painted room. "Something bothering you?"

Tristan's gaze slid to his, and then back to Libby and Nico, who had shoved aside the usual table and sofa to commandeer the center of the room for their latest in cosmological hijinks. "Aren't you seeing this?"

"I'm seeing it."

"And you're *not* distressed?"

Callum smiled thinly.

"I suppose I don't see much use for having a black hole in my living room," he said.

It wasn't as if Callum was unaware that what Libby and Nico (and, he supposed, Reina) were doing was relatively monumental. This was only the latest in a series of experiments, the first of which had been Nico's little snack-

fetching space bridge. Callum could understand, theoretically speaking, why magically modeling a previously unexplained phenomenon was a matter of intellectual significance, so for purposes of the Society, he could acknowledge it as the sort of thing belonging somewhere in the archives. There was no question of academic value.

It all just seemed terrifically impractical, and Callum was a practical sort of man.

"Most people are stupid enough that this sort of information is useless," Callum offered Tristan in explanation. "Why bother understanding the universe when everything it's made of exceeds basic human comprehension?"

"But they just proved a major element of quantum theory," Tristan said, frowning. He, Callum noted, couldn't take his eyes from what they'd done. "Those two twenty-something medeians just created something that all of human history has tried to understand and couldn't."

He sounded unreasonably awed, in Callum's view. Unsurprising. It was all dreamland all the time in this house. Clearly somebody needed a reality check.

"Those two twenty-something medeians put into practice a theory that has been all of human history in the making," Callum corrected Tristan, trying to shine a little much-needed sensibility on the situation. "Though, again, I don't know what possible use could come out of dropping something into a black hole and watching it bounce back out again."

Tristan finally managed to tear his attention from Nico and Libby's molecular sleight of hand, glancing sharply at Callum. "You're serious, aren't you?"

"Lethally, I'm afraid," said Callum. "I think it's a clever parlor trick."

"Parlor trick," Tristan echoed, disbelieving. "And what is it *you* can do, then?"

Tristan was being facetious, of course, merely proving a point and not genuinely asking, which was a pity, as the answer would have been decently silencing. For starters, Callum could unravel Libby Rhodes's psyche with five words or less (asking if she happened to be an only child ought to do the trick), and for another, he could make the twin cosmologists do anything he wanted. That meant, among other things, that he could take ownership of that black hole quite easily himself. If he were in a particularly enterprising mood, he could go a step further and persuade every person in the room to leap inside it.

Across from them, Parisa stiffened.

"I dislike physical magics," Callum said eventually, turning his attention back to Tristan. "Gives me a sort of unidentifiable itch. Like a scratch in my throat."

It took a moment, but Tristan did register that Callum was merely being droll. Good, so he wasn't totally inept, then.

"At least tell me," Tristan sighed, "that you can recognize the significance of what's happening here."

"Recognize it? Yes, certainly. An enormous magical event," Callum confirmed, "which will soon be swallowed up by some other enormous magical event." That was how all of science worked, anyway. They were all pieces of some other eventual thing. The atom was part of the atomic bomb. Cataclysm, carnage, world wars, subprime mortgage lending, bank bailouts. In Callum's mind, human history was interesting because of *humans,* not science. Because humans were idiots who turned the elements of life into a weapon. The only interesting thing Libby and Nico had accomplished so far (in Callum's mind) was to successfully terraform a miniature model of the moon, because it meant the moon could eventually be conquered. Someone would try to build Rome anew, or start a new Vatican. It would be madness, and therefore interesting.

More interesting, anyway, than studying the altered carbon levels or whatever it was they'd managed to do.

"On the bright side, there haven't been a thousand questions," Callum commented to Tristan at dinner that evening, gesturing across the table to Libby with his chin after Tristan had taken the vacant chair beside him. The table was currently occupied with the sound of low chatter between Nico and Libby, who were comparing notes; Parisa had already excused herself for the evening, and Reina was absently spooning food into her mouth while she pored over the duplicate of some ancient journal.

"I will regret leaving Rhodes's element," Callum added in a murmur, "if only because her competency in the subject buys us a well-deserved moment of peace."

Tristan gave a reluctant sort of smirk, as if principles of moral superiority had compelled him not to laugh, but only just. "You really don't like her, do you?"

"Some people are flawed and interesting," Callum said with a shrug. "Others are just flawed."

"Remind me not to ask you what you think of me," Tristan said.

"Actually," Callum said, "I rather think you should."

Tristan said nothing.

"I know you're very suspicious of me," Callum said, before amending, "Of everyone."

"I find people to be largely disappointing," Tristan commented.

"Interestingly, so do I."

"Is that considered interesting?"

"Well, seeing that my specialty requires me to grasp most details of human nature, yes, I think so," Callum said. "Knowing what I know, I should really find other people fascinating, or at least valuable."

"And do you?"

"Some. Most, I find, are just replicas of others."

"Do you prefer good people," Tristan asked tangentially, "or bad?"

"I like to have a bit of both. Discord," Callum replied. "You're a prime example."

"Am I?"

"You want to be loyal to Parisa, which is interesting," Callum observed, as Tristan gave a little involuntary twitch of acknowledgment. "For a woman you slept with once, you seem to feel you owe her something. Same with Rhodes, though you've yet to sleep with her."

Tristan blanched. "I hardly think they're the same category."

"Oh, they're not," Callum agreed. "You feel you owe Rhodes your life. Parisa you simply *want* to owe your life to."

"Do I?"

"Yes. And you want very badly to mistrust me on her behalf." Callum gave Tristan another wary smile. "Unfortunately, you also find me appealing."

"In what way?"

"Nearly all of them," Callum said, adding with a glance between them, "You're not alone in that."

Tristan was silent another moment.

"You seem to have done something to Parisa," he noted, and Callum sighed.

"Yes, I do seem to, don't I? Pity. I like her."

"What did you do? Insult her?"

"Not that I know of," Callum said, though the real answer was no, he had not insulted her. He had *scared* her, which was the only sensation Parisa Kamali could not abide. "But I think perhaps she'll come around." She was the sort of person who would always do what was best for herself, even if it took her some time to puzzle it out.

"You don't concern yourself much with being liked, do you?" Tristan asked, half amused.

"No, I don't." He was doubtful that Tristan would be capable of understanding that, but the sensation of being liked was extraordinarily dull. It was the closest thing to vanilla that Callum could think of, though nothing was truly comparable. Being feared was a bit like anise, like absinthe. A strange and arousing flavor. Being admired was golden, maple-sweet. Being despised

was a woodsy, sulfuric aroma, smoke in his nostrils; something to choke on, when done properly. Being envied was tart, a citrusy tang, like green apple.

Being desired was Callum's favorite. That was smoky, too, in a sense, but more sultry, cloaked and perfumed in precisely what it was. It smelled like tangled bedsheets. It tasted like the flicker of a candle flame. It felt like a sigh, a quiet one; concessionary and pleading. He could always feel it on his skin, sharp as a blade. Piercing, like the groan of a lover in his ear.

"Being liked is fairly ordinary, I'm afraid," Callum said. "Intensely commonplace."

"How unimpressive," Tristan said dryly.

"Oh, it can be helpful at times. But I certainly don't aim for it."

"How exactly do you plan to avoid being eliminated, then?"

"Well," said Callum patiently, "for one thing, you won't let it happen."

Tristan raised a hand to release a scoff into his palm, curling his fingers around it. "And how won't I?"

"Rhodes listens to you. Varona listens to her. And Reina listens to him."

Tristan arched a brow. "So your presumption about me is . . . ?"

"That you will not want to eliminate me." Callum smiled again. "It's really quite simple, don't you think?"

"I noticed you didn't include Parisa in your calculations. Or me, for that matter," Tristan said in his usual drawl, "though I'm willing to overlook that for the sake of argument."

"Well," Callum said, "a telepath is useful, of course, if your goal is to interfere with someone's thoughts. But do you know how infrequently people actually *think*?" he prompted, raising his glass to his lips while Tristan, inescapably in agreement, offered the echo of a soundless laugh. "The others will be able to keep Parisa out of their thoughts most of the time, once they get used to her." So far they hadn't, that much was clear, and admittedly she was very, very good. Easily the most naturally gifted telepath Callum had ever known, and that was saying something. "But with very rare exceptions, emotions are far stronger and harder to conceal. And, unlike thought, emotion can be easily manipulated. Thoughts, on the other hand, must be implanted or incepted or stolen, which means a telepath will always burn more energy than an empath when magic is being used."

"So you think you are the more useful option, then?"

"I think I'm the better option," Callum clarified. "But more importantly, I think that, at the end of the day, you understand me more than you care to admit."

The statement rang with relative clarity. Callum had almost no doubt that whatever reasons the others had to dislike him, Tristan would find Callum's

rationale more persuasive. Tristan's cynicism, or his disillusionment, or what-ever it was that left him so bitterly disenchanted with the world, was useful that way.

"My offer is this," Callum said. "I am on your side."

"And?"

"And nothing," Callum said. "Surely you see this is a game of alliances? I am your ally."

"So then I should be yours?"

At that precise moment, Libby looked up. She had already adopted a habit of skirting Callum's attention (probably wise) and so managed to lock eyes with Tristan by accident before quickly looking away, returning to her con-versation with Nico.

Tristan tensed; aware, probably, that he had just been caught in discussion with Callum, whom none of the others were in a rush to befriend.

"Parisa is not an ally," Callum cautioned Tristan, who cleared his throat. "Neither is Rhodes. As for the others, Varona and Reina are pragmatists; they will side with whoever will take them the furthest when the time is right."

"Shouldn't you do the same, and wait," Tristan advised, "to see if I have any value before trying to recruit me?"

"You have value," Callum said. "I hardly need assign it to you."

Across the table, Nico exclaimed something unintelligible about gravita-tional waves and heat. Or perhaps time and temperature. Or perhaps it didn't matter at all, not even remotely, because unless Nico wanted to be some sort of medeian physicist chained to a laboratory for the rest of his life after their two years here were complete, nothing would come of it. The purpose of the Society was to get in, get access, and then get out. Remaining here, as Dalton Ellery had done in becoming a researcher, was pointless. The best of them would seek to parlay the influence of the Society, not bind themselves to the annals it contained.

Callum was the sort of person readily built to go far, Society or no Society. Tristan was the same, though in a different way. Callum could smell it on him: the ambition, the hunger, the drive. The desire for power, which had been denied to him until now. It lingered on the others, too, but not nearly so strong, and certainly not so close to longing. Nico had a hidden agenda (it was tightly sealed, tasting of metal) and perhaps the others had their reasons, but only Tristan truly *wanted* it, with his whole being. It was salty, savory, like salivation itself.

The only person who was as starved and desperate as Tristan was Reina, and there was certainly no point trying to win her. Not yet. She'd take which-ever side she needed to when the time arose.

Libby was so unthreatening as to be a nonfactor. Thus, Callum did *not* factor her into his personal calculations. If he ever needed another black hole, he'd simply seek her out in whatever mundane government job she accepted after being eliminated from this group. True, there was an as yet unidentified link between Libby and Tristan—perhaps a result of their experience during the installation—but that would be a simple matter to resolve. Tristan quietly resented her, or resented her abilities, and that was an uncomplicated emotion to play with. Callum could twist it easily around his finger, turning it steadily to hate.

As for Parisa, she was a difficulty. Callum had understated her abilities to Tristan for obvious reasons, and that was only with regard to her technical specialty. She was a better medeian than Callum, who had never been a very devoted student, and she was immensely calculating. Fatally, even. She was the one enemy Callum hadn't wanted, but she had already drawn the line, so he'd have to knock her pieces off the board quickly.

Callum didn't want to waste time toying with Parisa's pawns; he wanted her king.

"I have to admit, I am a little sick of the physicist show," Tristan murmured to himself, staring with an intensity he didn't know was envy while Libby and Nico, for unknowable and unimportant reasons, tried reversing a boiling cup of water.

Ah, inevitable acquiescence. How bountifully sweet.

"Let's have a nightcap," Callum suggested, rising to his feet. "Do you take your scotch neat?"

"I'd take it in a barrel at this point," said Tristan.

"Excellent. Have a good night," Callum said to the others, rising to his feet and making his way from the dining room to the painted room.

Reina didn't look up as he went, nor did Nico. Libby did, which was why Callum had said it to begin with. She would see Tristan following in Callum's wake and feel more isolated than she already did, and without even a blink of effort.

Poor little magic girl. So much power, so few friends.

"Good night," Libby said quietly, not looking at Tristan.

People were such delicate little playthings.

The appearance of Gideon's mother in the bathroom as Nico stepped out of the shower was not ideal. A diverse sampling of "fuck" fell out of Nico's mouth in at least three languages, and Eilif, who had materialized from nothing to perch herself on the lip of his sink, rolled her eyes. She said something impatient in rapid Icelandic, or possibly Norwegian, and Nico, who was exceptionally naked, gave her a glare intended to remind her that being quadrilingual was, while probably a worthy endeavor, not something he was in the mood for becoming today.

"It's just me," she said in English, observing his frantic attempt to cover himself. "Calm down."

"First of all, no," said Nico, finding that a necessary and accurate starting point as he struggled to remain in possession of his wits (and, ideally, his penis). "Secondly, how did you get in here?" he demanded, pivoting around for any Society-related consequences as a result of the mermaid who'd just broken into his bathroom. The usual red light in the corner, signaling a broach of the wards, troublingly did not appear. "This shouldn't even be *possible*—"

"Well, it took some time to find you, but eventually I sorted out where you were. Called in a few favors, that sort of thing. I need you to lift the wards concealing my son immediately. You look well, Nicolás," remarked Eilif, all in one liquid train of thought. "Nearly delicious enough to taste."

"You," Nico grunted in response to her look of seduction, "need to stop that." He shifted again, irritated now that the bathroom wasn't nearly as fussy as the other rooms. There was the bathtub and shower, and a set of gilded mirrors above the white porcelain double sink that at the moment were no help at all. "And what do you mean 'a few favors'?"

"Oh, I know where you are," she drawled, beginning to toy with her hair. She was slightly blue, as always, and exceptionally vascular, so that Nico could see the indigo rivers splicing like *kintsugi* over her bare breasts. "It wasn't very difficult. Naughty," she chided as a preening afterthought.

"You still shouldn't have been able to get in," Nico said gruffly.

"Nicolás, how is it my fault if your creature wards were left unattended?"

Fair. It had crossed his mind briefly at the time they'd set them up, but so far he was finding the archives troublingly unhelpful. At the earliest possible

opportunity Nico had slunk down to the reading room, filling out the request form and submitting every variation of "creature offspring," "partial human life span," "?? narcolepsy but not really," and (out of desperation) "defense against one's mother" to what seemed to be a sentient, old-fashioned mail system of pneumatic tubes, but each time his requests had been denied. For weeks he had altered his search terms, broadening and then narrowing their specificity, but all he could summon from the archives were the dull, encyclopedic sources: an atlas of known creatures and their origins, a survey of magic that read like a book of fairy tales, and several volumes of nothing but fae genealogy. He'd been able to find an unbearably thick resource text on the nature of creature magic (he'd given it to Reina) but he couldn't very well tell anyone why he needed to guard against one mermaid in particular.

Well—he *could* have, but he doubted anyone would take it seriously. Besides, Eilif wasn't dangerous to him. Just . . . fishy, and mostly unhinged. In any case, it was clear the archives were tightly sealed against anything beyond the subject at hand, which meant that if Nico had any hope of being any further use to Gideon, he'd have to open a few Society doors first—namely by initiation, so as to unlock the subsequent year of independent study. Which meant spending *this* year preventing Eilif from wreaking havoc on the house. Or, for that matter, on Gideon.

"Now, about the wards you put around my son," Eilif began topically.

"No," Nico replied, because despite Eilif presenting little danger to *him,* Gideon was a separate concern. "Do you know what it cost me to put them up in the first place? Leave Gideon alone."

"Well." Her pale lips pursed. "I see *you* have no understanding of progeny."

"Neither do you!" Nico snapped. "You use him, Eilif, and he hates it. If Gideon wants you out, you're staying out."

In answer, Eilif leaned casually against the farthest sink, letting her eyes drop to his hips.

And then lower.

And she stared.

And stared.

"Stop cursing my dick," said Nico impatiently. "I'm not going to change my mind."

Eilif threw her arms up with a sigh. "You know, I'm getting very tired of you," she informed him shrilly. "Shouldn't you die soon? Gideon's had at least seventy mortal years by now."

"He's twenty-two," Nico said.

"What? Impossible," Eilif scoffed.

"I threw him a birthday party," Nico said. "Which, by the way, you missed."

She waved a hand, uninterested as usual in the traditional customs of motherhood. "Then he's been a child for centuries, at least!"

"He's not a child, he's an adult. He's at approximately a quarter of a mortal life span."

"That doesn't sound right—"

"Well, it is!" Nico said indignantly, and Eilif gave a loud, cerulean groan.

"Give me my son," she demanded, unconstrained. "He needs me."

"No, he doesn't."

"How will he eat?"

"He eats *fine*."

Her eyes narrowed, unconvinced.

"You know, we were fine before you," she accused him.

"That's not even close to true," Nico said. "You left your infant son in the woods of Nova Scotia and then proceeded to show up every few years just to make him chase you through the dream realms. I wouldn't call that being 'fine,' unless we're only counting you."

"Who else would we be counting?" Eilif demanded, and then paused. "Ah yes. Gideon."

"Yes, Gideon." How eminently exhausting. "Your son, remember?"

"*Give me my son*," Eilif said hotly, trembling now with fury. "Give him to me. Sweet Nicolás," she murmured, probably about to try some siren trick on him. "My darling, don't you dream of riches?"

"Stop," he said.

"But—"

"No."

"But I want—"

"You can't."

"*But he's mine*," Eilif wailed, before resolving to a juvenile sulk. "Fine, have him. For now," she warned, and then with one last scolding look—half seduction, half immortal rage—Eilif vanished, swallowed up by the air again.

"Varona, what the hell is going on in there?" came Libby's voice from the corridor.

"Hell," Nico confirmed. "But don't worry, it's been wrangled." Or it would be soon, depending on how vindictive Eilif was feeling or how racked with debt she happened to be. This could turn out to be a problem, especially if Eilif owed her next employer. Luckily it would be simple, probably, to check on Gideon from within the dream realms without worrying him overmuch.

"Whatever," Libby muttered, the sound of her footsteps heading back to her room.

A quick text to Gideon—*meet me in the usual spot?* followed by a hasty *everything's fine!*—ensured an early night.

"What did you do?" Gideon said the moment Nico sat up, resuming his place inside the jail cell of the Society's subconscious wards. "Something interesting, I hope."

"Bored, Sandman?" Nico asked him, stepping close to the bars.

Gideon shrugged.

"I guess," he said. "There's only so many books you can fall asleep reading."

"Well, don't watch too much television," Nico said. "You always end up in the dangerous realms when you've been exposed to excessive violence and I'm sorry, but you're just not very good with firearms."

Gideon gave a theatrical sigh. "Stop scolding me, Nicky," he said, "you're not my mother."

It was a joke, but Nico winced at the reminder. Gideon, catching his expression, abruptly froze.

"Oh no," Gideon said, paling at once, and Nico sighed.

"It's fine, Gideon, I have it handled, I prom—"

"What did she say?"

"Nothing, I told you, it's f—"

"Nicolás," Gideon said fiercely. "What did she say?"

Nico had never been very good at lying to Gideon, which was a pity. He was so exceptionally talented at everything else.

"Nothing much, really," Nico said. "She seems to . . . want you for something."

"Yes, I know she does," Gideon said, scrubbing tiredly at his cheek with one hand. "She always does eventually. I thought she had actually left me alone this time, but—"

He broke off, and again, Nico winced. So much for their thoughtful little secrets.

"You," Gideon realized aloud, glaring at Nico. "You set up a ward against her without telling me, didn't you?"

"What? That's crazy," said Nico blandly.

"Nico, you had no *right*—"

Immediately, he gave up the (very weak) game. "That's ridiculous, of course I did—"

"—you can't just interfere without telling me—"

"—I was *going* to tell you; in fact, I'm sure I already did! It's not my fault if you didn't read the minutes closely—"

"—for the last time, my mother is *my* problem, not yours—"

That, of course, was met with a growl of frustration from Nico. "Haven't

you figured out by now that I *want* your problems?" Nico demanded, half shouting it, and thankfully, Gideon's mouth snapped shut. "Your pain is my problem, you idiot prince. You little motherfuck." Nico rubbed his temple wearily as Gideon's lips twisted up, half laughing. "Don't laugh. Don't . . . don't look at me, stop it. *Stop* it—"

"What are these pet names, Nicky?"

"Shut up. I'm angry."

"Why are *you* angry?"

"Because you seem to think for some stupid reason that you should be handling everything on your own—"

"—when really *you* should be handling it on *your* own, is that it?"

Touché. The bastard.

"Gideon, for fuck's sake, I'm rich and extremely handsome," Nico growled. "Do you think I have my own problems? No, I do not, so let me have yours. Put me to use, I beg you."

Gideon rolled his eyes. "You are," he said, and exhaled, "*unbearable.*"

"Yes. And you are safely hidden from your mother right now, so hush. But she is definitely looking for you," Nico conceded, which had been the primary warning he'd intended to pass along. "The ward will hold for a while yet, but it's only a matter of time before she breaks it. Or pays someone else to break it." Eilif was unfortunately much worse than the usual finfolk—largely in that she had friends in low places, most of them possessing uncompromised access that many people and governmental organizations wished they didn't.

"I could stay here," Gideon said thoughtfully. "In the realms?"

It would work, but not forever. "You still have a body."

"Yes."

"A *mortal* body—"

"Well, it looks like a mortal body, anyway."

"It's aging, isn't it?"

"It appears to be, possibly, but—"

"We'll figure it out someday," Nico assured him. "Your life span and all that. Your natural diet," he enumerated idly, "where to put the litter box, how to give you proper exercise. You know, the usual care and keeping of hybrid creatures—"

"Though I suppose none of it will matter if my mother kills me first," Gideon remarked.

Nico had to step back from the bars for a quick count of three before he could reasonably reply.

"Do not," Nico said with a long-suffering scowl, "say things like that."

But Gideon, who customarily looked amused by everything Nico did, only smiled.

"Don't worry about me, really," Gideon said, for probably the millionth useless time. "I don't think she'll actually kill me. Or if she does, it'll be an accident. She's just very careless."

"She nearly drowned you twice!"

"I might be misremembering that."

"I don't think there's a way to misremember!"

"In her defense, she didn't know I couldn't breathe underwater. The first time, anyway."

"That," Nico said, aghast, "is *not* a defense!"

Gideon, though, was laughing.

"You know, Max is perfectly unbothered by all of this," he said. "You should consider doing what he does."

"What, dragging my ass across the carpet?"

"No, and he's stopped doing that," Gideon said. "Thankfully."

"Gideon, I just want you to be okay," Nico told him pleadingly. "*Por favor. Je t'en supplie.*"

"I am, Nico. Worrying about me is just your excuse to avoid your own life—which, by the way, I know nothing about," Gideon pointedly reminded him. "Are you planning to tell me anything, or am I just always going to be your princess in the tower?"

"You'd make a terrible princess, first of all," Nico muttered. "You haven't the figure for a corset *at all,* and as for the rest, believe me, I would if I could—"

"But you can't," Gideon preemptively supplied, and grimaced. He glanced away before looking back, adding, "You know, I worry about you, too. Your vanity aside, I do think you have plenty of problems without fixating on mine."

"Like what?" Nico scoffed, emphatically gesturing to his full head of hair.

"I . . . Never mind." Gideon shrugged. "I'm just saying, this is a two-way street."

"Well, I know that, don't I? I would never devote myself so magnanimously to someone who failed to notice how interesting I am."

"And you are very devoted."

"As devoted as I am interesting," Nico confirmed, "so you see how we've reached a détente."

Gideon gave him a look like he'd swat him on the nose with a newspaper. So, the usual.

"*Estás bien?*" Gideon asked.

Yes, strangely, Nico was doing quite well indeed. He and Libby were very nearly getting on, arguing only about academic things ("It's one thing to stop time and another to try to move it around" was his take on the subject of her latest theory, but of course she'd had Arguments), and he and Reina were doing fine, and in general Nico ate well and didn't want to murder the people around him. (He could do without Callum and Tristan, but he'd suffered more distressing opposition before.)

Sure, he missed normal things, like the freedom to go places that weren't this house and also, sex—but he had a feeling it was best that he didn't sleep with anyone here. He'd probably let Parisa do whatever she wanted to him, and that was just not a good look for anyone.

"*Je vais bien,*" Nico said conclusively.

"Good," said Gideon. "Then I'll let you get back to sleep."

"What, already?" Nico said, frowning. "But—"

Gideon snapped his fingers and Nico sat up in bed, gasping. He was back in his body, back in the Society's manor house. Back in the place he'd never technically left.

Beside him, his phone buzzed.

Go to sleep.

Nico rolled his eyes. Dumbass.

See u in my dreams, he joked.

His phone buzzed in his hand.

Always, Nicolás, always.

· REINA ·

As far as Reina was concerned, she had already received extravagant returns on her investment in joining the Society. By the close of summer, only a quarter through their allotted year, she'd already wound up with riches. True, she had left very little behind, so perhaps the up-front sacrifice had been minimal, but the point remained that she was enjoying herself, in her way. The access she had via the Society was everything she had longed for. The contents of the archives were precisely what she had dreamed the Library of Alexandria would contain, and that was only with the most elementary access to ancient scientific and magical thought. Having completed a scant three months' worth of research on the physics of force and space, Reina had already managed to pull the grimoire by Circe *and* the lost oeuvre of both Democritus and Anaximander. Imagine what she could do with a full year, and then another year after that.

Which meant that her continuing motivation to perform for Atlas Blakely's amusement was, at an extreme minimum, only to not *lose* access. These were the ancient works in animism, naturalism, cosmology, but what would come from the medieval medeians, who could have only contributed in secret? What about the Enlightened? Would she see the works of both Isaac Newton and Morgan le Fay? Impossible to tell until she got there, which meant, quite inescapably, that she must.

Reina spent more of her free time in the reading room than the others of her initiate class. She was often testing the limits of which texts she could access regardless of the subject at hand, which was why she was slightly more aware of who else came through the Society's doors on an occasional basis. Though the initiated Society members never interacted with anyone from their class of candidates, Reina often saw them coming and going from the archives or meeting with Atlas in his office. It wasn't entirely clear what "caretaking" Atlas did outside of the archives, given that Reina and the other five weren't privy to the activities of the Society's initiated elite, but it was obvious that he did it well. Everyone who walked through the manor house's doors did so with his permission regardless of their elevated status in the outside world, and yet no one in his presence ever seemed resentful or ill at ease.

There was one Society member in particular that Reina did wind up meet-

ing by coincidence: Aiya Sato, a woman who sat on the board of directors for a massive tech conglomerate based out of Tokyo. Aiya was the youngest self-made female billionaire in the mortal economy and a celebrated medeian as well, each of her feet securely settled in both worlds.

"Oh, you must be Miss Mori," said Aiya. The two of them were side by side on the upper floor of the reading room, waiting for the results of their respective summonings from elsewhere in the archives. Aiya, a consummate networker, had struck up a conversation in their native dialect. "Tell me, how was the installation?"

Reina gave few details, never having been one for conversation. Aiya, however, was very chatty.

"I suppose it must be very different with Atlas Blakely at the helm," she was saying, at which point Reina stopped her.

"Were you initiated long ago?" It seemed impossible. Aiya looked very young, hardly over thirty.

"No, not very. Only one class before this, in fact."

"You were in Dalton Ellery's initiation class?"

Aiya blinked, surprised. "You know Dalton?"

"He still researches here."

"I would have thought Dalton would be the first to move on," Aiya commented, frowning. "I can't imagine what he'd still be doing here."

"Is it not customary for some members to stay on?" It was a position Reina coveted: the privileged initiate who was permitted to stay behind and continue their independent research. The so-called curriculum for their first year of candidacy was pleasantly skeletal (broad categories of space, time, thought, and so on), with most of their time unscheduled and their studies uninhibited, and it was implied that their second year, pending initiation, had even less oversight. Their current taste of academic freedom was already exquisite, and the possibility of another nine years of uninterrupted study until the next initiate class?

Bliss.

"Oh, some people do choose to continue their research beyond the two fellowship years, yes, but I wouldn't have guessed Dalton," Aiya said, puzzled. "You know what his specialty is, don't you?"

What exactly Dalton researched was unclear, as was his reasoning for remaining behind instead of venturing out into the world for the Society's promise of glory. Reina struggled to think of anything he'd said or done that seemed noteworthy. "No, I don't think so."

"Dalton's an animator," Aiya offered emphatically, as if that should mean something.

"He can bring things to life?"

"Things?" Aiya said, and chuckled to herself. "Yes."

Reina frowned. "Is he—?"

"Oh no, not a necromancer," Aiya corrected quickly. "That is, he *can* do it, but he prefers the inanimate and metaphysical, or at least he did when I knew him. You know he's from somewhere in the woods of Denmark? Or perhaps the Netherlands. I can never remember when it comes to the Nordic countries, and he dropped the 'Von' I think—but the point is, there are legends in his village about a boy who can spirit entire forests to life, even the wind itself. He's modern mythology." She smiled faintly. "I can't imagine why he'd have agreed to stay behind, though I suppose he's quite young still. And he was always Atlas's favorite."

"I thought Atlas had been the Caretaker for some time," Reina said, recalling that Aiya's comments about Atlas had been the thing to spark her interest in the first place. Now that she thought about it, though, Atlas didn't seem especially old. Powerful, yes. He seemed very comfortable in his position of authority, but if initiation classes were every ten years, he couldn't have been initiated much before Dalton and Aiya.

Aiya shook her head. "No, it was someone else for quite a while. An American, for nearly half a century. His portrait is here—" She waved a hand disinterestedly. "Somewhere."

"But you know Atlas?"

"He was essentially what Dalton is now, I believe. To tell you the truth, we didn't see our Caretaker much; Atlas did most of the work." Atlas still rarely missed a session, even when it was Dalton's job to introduce a new subject. Old habits, Reina guessed. "Do you see him frequently?"

"Yes, almost daily."

"Hm. Odd."

"Is it?"

"Well, his position has other responsibilities." Aiya smiled. "Though I suppose he was always very enthusiastic. And something of a wunderkind, I hear, as far as Caretakers go."

"Is it common for researchers to take over the position of Caretaker?" Reina asked. Researcher appealed to her; Caretaker, with all its corresponding logistics and recruitment and politics, did not. "Will Dalton be next?"

"Well, to be honest Dalton is precisely the sort of person who would want to be a Caretaker rather than a researcher, but no," Aiya said. "Atlas was a special case. Caretakers are usually selected by the Society's board of trustees from well outside its internal functions."

"Any reason for that?"

"Something about not drawing from a poisoned well, I'm sure. Not in Atlas's case, of course," she added as an afterthought. "He would have been a natural choice for it; he's so well-liked. Dalton, though . . . a mystery." A frown. "I would have thought him more likely to pursue something else."

Their books arrived side by side from the sentient pipeline of the archives. Reina's was a duplicate of Leucippus' *The Great Cosmology*. Aiya's was untitled.

"Do you come back to the archives often?" Reina asked.

"No, not very," said Aiya. "Still, it is a valuable resource. There is much more than you can imagine contained within these walls."

She tucked the book into her bag, turning to Reina with a smile.

"Please do enjoy your time here," she said. "It's all worth it, truly. I had my doubts at first, but in the end, you really must believe me. I would do it over, easily."

"Was it difficult?" Reina asked. "The elimination process."

Briefly Aiya's smile faltered. "Initiation itself, you mean?"

"No, I mean . . . is it difficult," Reina attempted to phrase, "choosing which of your initiation class to eliminate?"

"Oh, yes. Unimaginably." The smile resumed. "But as I said, it is worth it. Have a wonderful day," Aiya said, offering Reina a polite, deferential bow and turning quickly away, the sound of her stiletto heels echoing through the reading room as she traversed the narrow aisle to exit the heavy double doors.

Reina had the sense that she had just had a very strange interaction, though she couldn't quite explain why. The sensation stuck with her for most of the following days, flitting in and out of her thoughts without her deriving any solid conclusions.

Eventually, she forgot. Between working, sparring with Nico (Reina felt he was the stronger hand-to-hand combatant and also, she needed the exercise), and reading for pleasure, there wasn't much time to concern herself with the irrelevant or the unimportant. She was quite content, really, though she had the vague sense that the others around her weren't.

MotherMotherMother, one of the ferns whined one day, fawning droopily over a shelf in the painted room as the six of them sat in their usual circular formation. *Mother there is troubletroubletrouble in the air, Mother pleaseplease do you see it?*

At first Reina assumed it was the unholy alliance burgeoning between Callum and Tristan, who sat directly below the fern. They had always been very likely to be found in each other's presence, seeing as a line had (intentionally or not) been drawn between the physical specialists and the others, but lately it was becoming rarer to see one without the other. They were frequently in furtive conversation; usually Callum leaning in while Tristan

spoke. Reina had thought it was a good thing, or at least a perfectly fine thing, as it meant that Parisa would not have Tristan glued to her side. Gradually, though, it became more evident that Parisa was being punished for something. Whether her punishment was coming from Tristan's hands or Callum's remained unclear.

The trouble with Tristan, and the reason Reina sometimes preferred Callum, was his meanness, his bite. It was sharp, brittle, and made unavoidably more malicious owing to his . . .

"Intelligence" was an underwhelming word. Tristan was more than simply witty or clever or knowledgeable; he was *quick,* and always the first to see when something was wrong. At first Reina thought he was nitpicking, being contrary just for the sake of contradicting something, but it had become increasingly obvious that unless Tristan knew exactly what to correct, he didn't bother speaking. He had, for better or worse, a breathtaking apathy to almost everything, which collided with derision only when something was problematically out of place. Reina could not decide whether that intuitive cruelty was worse with Callum, who couldn't be bothered with any of their work, or with Parisa, who seemed to find herself above it.

Parisa's outward demeanor didn't change—not because she was suffering and trying to hide it, much to Reina's disappointment, but because she was distracted. She didn't seem to feel the loss of Tristan at all, sitting to his left as usual but out of his direct eyeline. Something seemed off about Parisa's sudden disinterest, though it wasn't until the drooping fern bemoaned the state of oxygen in the room that Reina identified the cause.

"There is a natural transition from space to time," said Dalton, who was standing beside Atlas, as he often was. "Most modern physicists, in fact, do not believe there is any distinction at all. Some do not even believe that time exists; at least, not in our fictionalized conception of it, where it can be traveled in some sort of linear way."

The reminder of Dalton Ellery's existence in the world brought Reina back to her conversation with Aiya, prompting her to think again of Aiya's confusion over Dalton's decision to return. In Reina's opinion, Dalton seemed a natural academic—the epitome of "those who can't do, teach"—and yet Aiya had looked as though the prospect of such a thing was incomprehensible. The idea that Dalton might be withholding a powerful magical ability that had required the last ten years' time to master was intriguing; even compelling.

And Reina, finally spotting the way Parisa's eyes fell on Dalton, was clearly not the only one compelled.

She supposed it explained a lot of things; why Parisa was often unaccounted for, for one thing, and why the loss of Tristan, Parisa's initial paramour of

choice (or so it seemed), was not particularly bothersome to her. Immediately, Reina's conflict about whether Callum and Tristan were ganging up on Parisa vanished, leaving her with a sense of disappointment in its place.

So the fern was right, then. There *was* trouble in the air, but it was Parisa at the helm.

Of course Parisa was plotting something. Even to Reina, the glance between Dalton and Parisa was intensely loaded. Whether something had happened between them already or not was unclear, but there was no doubt some version of it would be happening again soon.

"What are you doing?" Reina asked bluntly, cutting off Parisa's path to the dining room at the end of Dalton's lecture. "What exactly is the point?"

Parisa's eyes slid to hers, irritated. "What?"

"Read my mind," Reina suggested facetiously. Parisa's glance in return was equally annoyed.

"Why should there be a point? He's attractive. I'm bored." As Reina suspected, Parisa had clearly read her thoughts already. As usual, Reina found that she really didn't care what Parisa thought about her thoughts.

"You can't honestly think I'm that stupid," Reina said. "Nor do I think *you're* that stupid."

"Thank you, I think," Parisa said, bristling in her lofty way, "but is there any reason you oppose this, or are you just being obtuse for fun?"

"I don't give a damn what you choose to do," Reina said. "But I don't like it when things don't make sense. I don't trust it, and I don't trust you."

Parisa sighed loudly. "Shouldn't you be off playing with one of the other children?"

It never stopped being outrageous how the older three looked down on Libby and Nico, though it was far more ridiculous when people speculated about separating them; venturing, as Callum often muttered, that one was more bearable than the other. In Reina's mind, they were binary stars, trapped in each other's gravitational field and easily diminished without the other's opposing force. She wasn't at all surprised when she discovered one was right-handed (Nico) and the other left- (Libby).

"Deny it all you like, but those two have already proven their value," Reina said. "What have you contributed so far?"

"What have *you*?" Parisa snapped. "You're an academic. You can be an academic with or without the Society."

Whereas Parisa was the oldest type of working woman in the book.

"Oh, very nice," Parisa said, hearing Reina's not-so-carefully concealed distaste. "You think that's what this is? I'm some sort of gold-digging succubus and now you're going to drag me before the magistrates?"

"'Succubus' is more flattering than the word I had in mind," said Reina. Parisa rolled her eyes.

"Look, *I* can see—even if you can't—that you think you ought to feel sorry for me. It's nice of you. And totally unnecessary." Parisa's mouth tightened. "Callum isn't punishing me. He's trying to beat me, but he won't. And you might wonder who you should choose between us, but I can tell you right now: if you knew what I know, you'd choose me over him every time."

"Then why not tell us what you know?" Reina demanded, only half believing her. "If you hate him so much."

"I don't hate him. I feel nothing toward him. And if you knew what was good for you, so would you," Parisa warned, as the potted calathea in the corner shivered prophetically. "Now, are we done here?"

Yes. No. In a way, Reina had gotten exactly what she'd come for. Parisa was pursuing Dalton; confirmed. Parisa had something against Callum; confirmed. The "why" of it all remained a bit distressing.

Unfortunately, Parisa could see as much.

"You know why you don't understand me?" Parisa answered Reina's thoughts, stepping closer to lower her voice. "Because you think you've figured me out. You think you've met me before, other versions of women like me, but you have no idea what I am. You think my looks are what make me? My ambitions? You can't begin to know the sum of my parts, and you can stare all you like, but you won't see a damn thing until I show you."

It would be too easy to argue. It would be precisely what Parisa wanted, and worse, the irritating truth was that Reina had never met a telepath like Parisa before. The distinction had something to do with literacy—as Reina understood it, thoughts were often abstract, unformed things that most telepaths could read but not interpret, and even those who could did not require so much effort to force out.

Parisa's magic didn't probe, it dissolved, weightless. She was right. Reina saw nothing.

"Don't envy me, Reina," Parisa advised softly, turning to say it in Reina's ear. "Fear me."

Then Parisa made her way down the corridor, disappearing from sight.

· PARISA ·

S he could always tell where Dalton was in the house. For one thing, there were huge amounts of magic around him; knots of it, tangled, and they seemed to arise in bursts, like flames. For another, his thoughts were less guarded when he was working, owing to the fact that he typically worked alone. He was very often alone, unless he was walking the grounds with Atlas, instructing the six of them in some way, or working with Society members who came in for special projects. He was more practiced than the others at his defenses, but even so. There were times when even Dalton Ellery couldn't keep Parisa out.

At night he slept very little; she could hear his thoughts buzzing, localizing around something she couldn't identify from far away, until she recognized the sound of something unmistakable.

Parisa.

Why sex? Because it was so easily emotionless, uncomplicated, primal. A straightforward return on baser urges. Because thoughts, however malformed or misshapen they might become in the heat of the act, could not be so readily protected during something so chemical. Good sex was never mindless; it merely meant concentration was elsewhere, not gone. Parisa knew her craft well enough to know that, and thus, she knew she'd succeeded the first time she kissed him, slipping something in the latch of his thoughts so she'd always be invited in.

She'd kept her distance afterward, but the summer had been long enough for him to wonder. He was thinking increasingly about her, and she'd already visualized him enough in private to know which places she wanted to touch first; where she planned to put her lips, her hands, her teeth. She had given him the thrill of her presence by leaning over when he gestured to something, filling his atmosphere with her perfume.

He knew the contents of her file, just like he knew the others. He knew her skill set, her history. Which meant that he knew that the touch of her hand brushing his when she passed him on the stairs or in the hall was only the surface of an unimaginable depth. Once, she poured herself a glass and sat in his presence across the room, unmoving. Saying nothing. Bringing some champagne to her lips, letting it settle across the bed of her tongue. She had

felt the vibration of his thoughts, the tension between them, which kept him from concentration. He read the same sentence eighteen times.

Tonight, he was alone in the reading room. To his credit, he didn't look very startled to see her, though he had the presence of mind not to reveal his relief.

"You shouldn't," he cautioned, leaning wearily back in his chair. He didn't specify whether he meant that she shouldn't be there or that she shouldn't come closer, but she was, so she did. He didn't argue, nor did he seem to give any indication he intended to. His mind was, at present, a sealed vault.

In her experience, that was hardly something he could keep from her for long.

"You seem tired," Parisa said. She wandered closer, running her fingers over the wood of the table. She brushed the corners of his books, placing the tactility of her skin at the forefront of his mind. He closed his eyes when she slid her hand from his arm to his shoulder, letting it hover in place for a moment. They had touched countless times by then; innocently, but often enough that memory would do half the work for her. "Something wrong?"

"You shouldn't be here." She could see the skin of his forearms pebbling at the brevity of their contact. Not everything was a matter of telepathy.

"I thought there weren't rules?"

"I wouldn't call this a rule."

It was unfortunate that restraint looked so good on him. He was tense in all the right places, poised for a fight. "What would you call it?"

"Inadvisable." His eyes were still closed, so she slid the tips of her fingers up to his neck, floating them over the hollow of his throat. "Possibly wrong."

"Wrong?" Her fingertips danced below his collar, tracing his clavicle. "Don't tempt me."

He caught her hand in a sudden motion, circling her wrist with his fingers. "Are you being careful, Parisa?"

She had the sense he wasn't talking about the here and now.

"Should I be?" she asked.

"You have enemies. You mustn't."

"Why not? I always have enemies. It's unavoidable."

"No. Not here. Not—" He broke off. "Find someone somewhere, Parisa. Don't waste your time on me—find someone in your initiation class, someone reliable. That or make yourself indispensable somehow."

"Why," she said with a laugh, "because you don't want me to leave?"

"Because I don't want you to—"

He broke off, eyes snapping open.

"What do you want from me?" he asked her quietly, and before she could

open her mouth, he said, "I'll give it to you if it means you'll work harder at playing this game."

There it was again; the acrid sense of fear.

"Is it answers?" he pressed her. "Information? What is it? Why me?"

She slid out of his grip, stroking his hair from his temples.

"What makes you so sure I want something? Dalton." She had wanted to say his name, to test it out experimentally, so she did. She could see on his face how viscerally he suffered for it.

"You do. I know you do." He inhaled sharply. "Tell me what it is."

"What if I tell you I don't know?" she murmured, maneuvering from behind his chair to position herself against the table, leaning back on her palms. His hands seemed to levitate in a trance, moving of their own accord to find her hips. "Maybe you intrigue me. Maybe I like a puzzle."

"Play a game with someone else, then. Nico. Callum."

The mention of Callum's name gave her an involuntary bristle, and Dalton looked up, brows furrowed.

"What is it?"

"Nothing." The room was lit from above, but down here there was only the single desk lamp to cast illumination over Dalton's features. "I have no interest in Callum."

Dalton's lips brushed the fabric of her dress; above her sternum, below the hollow of her throat. His eyes closed, then opened.

"I saw what he did, you know. I watched." Dalton gestured evasively around. "There are surveillance enchantments, wards everywhere, and I was watching the two of you at the time. I saw it."

"So you saw him kill her, then." The reminder nearly gave Parisa a shiver; or would have, if she were less responsible with her own control.

"No, Parisa."

Dalton reached up, touching her cheek. A single brush of his thumb, right over the bone.

"I saw her kill herself," he said softly, and though it was the worst time, surely the wrong one, Parisa instinctively pulled him closer. Impulsively, she wanted him in her grasp.

She had nursed his affinity for her, making him crave her like an addict. One drop and he would go too far. He gave in easily, readily; perilously, like madness. His hands clutched her hips and he set her roughly at the edge of the table, inciting a burst of heat.

"People can do unnatural things. Dark things, sometimes." He sounded hungry, ravenous, desperate. His lips brushed her neck and she sighed; something she'd done countless times before and would do countless times again.

Still, it was different even when it was the same, and with him it was unprofessionally persuasive.

This was the magic of sex, the animation. Something coming alive inside her at his touch.

"Can't you strike a deal with the devil if it means getting what you want?" he whispered.

Her eyes fluttered shut and she thought of Callum's words.

Aren't you tired? All this work, all this running, none of it you can ever escape; I can feel it in you, around you. You feel nothing anymore, do you? Only erosion, fatigue, depletion. Your exhaustion is all you are.

Parisa shuddered and pulled Dalton closer, so that his pulse aligned with hers. Both were arrhythmic and unsteady.

What are you fighting for? Do you even know anymore? You can't leave this behind you. They will chase you, hunt you, follow you to the ends of the earth. You already know this, you know everything. How they will kill you a thousand different ways, bit by bit. Piece by piece. How they will destroy you, little by little, by robbing your life from you.

Her hands traveled over Dalton's spine, nails biting into the blades of his shoulders.

Your death will have to be at their hands, on their terms, not yours. They will have to kill you to keep themselves alive.

She felt Dalton come closer to breaking, teetering on the edge.

You have a choice, you know. You have only one true choice in this life: live or die. It is your decision. It is the only thing no one else can take from you.

Dalton's lips, when they met hers, were spiced with something; brandy and abandon. She slid her fingers through his hair, reveling in his shiver that tugged her closer, like a reflex from a fall. She reached behind her, shoving the books aside; Dalton slid his hands under her dress, wrapping his hands around her thighs.

That gun you're pointing at us . . . Do you even know who we are? Do you know why you're here?

"Promise me," Dalton said. "Promise me you'll do something."

Turn the gun around.

"Dalton, I—"

Pull the trigger.

Parisa gasped, blood and madness coursing through her when he shoved the dress up her legs, drawing her closer. In her mind, she watched the assassin's death again, over and over. *Turn the gun around.* The smell of fire, a woman's blood spraying at her feet. *Pull the trigger.* Callum hadn't even lifted a finger. He'd looked bored. *Turn the gun around.* He looked that woman

in the eye and convinced her to die. *Pull the trigger.* Her death had cost him nothing; not even a second thought.

Was that the kind of devil Dalton meant?

"I am not good," Dalton told her, rasping it into her mouth. "No one here is good. Knowledge is carnage. You can't have it without sacrifice."

She kissed him hard; he fumbled with her dress and dropped to his knees, tugging her hips toward him. She felt the hard edge of a book stabbing into the base of her spine, then the indelible sweetness of Dalton's mouth; his kiss, his tongue and his lips. Her back arched off the wood, accommodating her quiet sigh. Somewhere in Dalton's mind things were coming loose; a door was opening. She slid inside and sealed it shut behind her, tugging at the roots of his hair.

What was in here? Nothing much. Even now, even in his head, he was careful. She could only find fragments, remnants of things. Fear, still. Traces of guilt. He needed to come untied, come undone. She could pull a few strings and glimpse his insides, find the source of it, if she could set him on a path bound for destruction.

She tugged him to his feet, hastily flaying open the zipper of his trousers. There wasn't a man alive who could sink into her without feeling the blankness, the blindness of ecstasy. Satisfaction was obstructive that way. She yanked at his hips, clawed into his spine, bit into the muscle of his shoulder. If they were caught like this, so be it. They'd be caught.

He had imagined this before; she could watch the evidence of it like a flip-book in his mind. He had already had her a hundred different times, a thousand ways, and that she could see them now was promising. There was a weakness in his defenses, and it was her. Poor thing, she thought, poor little academic, trying to study his books and keep his distance when really, he was fucking her on her hands and knees in the recesses of his tired mind. Even this—taking her here, on the table covered with his notes—he had seen before: prophecy. It was like he had spirited this very vision to life.

They both gasped. He wanted the two of them close, her securely fastened in his arms, and so did she. From here she could taste the burning edges of his thoughts. He wasn't just afraid of something—he was afraid of everything. He hated this house, the memories in it. The memories themselves were knives, glinting in the light. They pricked her fingers, warning her away. *Turn the gun around. Pull the trigger.* There were demons in here; devils. *Can't you strike a deal with the devil if it means getting what you want?* There was boyhood in here too, juvenile and furious and small. Once he had brought a dead sapling back to life, only to watch it wither away and die regardless.

The taste of him on her tongue, real and imagined, was burnt sugar, wild

adoration, tender rage. Poor thing, poor desperate thing. Parisa recalled the thoughts in Reina's head, which the naturalist couldn't quite control: *Dalton is something, he's something important, he knows something we don't.*

I know that, you stupid girl, thought Parisa, and I never miss my mark.

"Dalton," she whispered, and this would have to be the first of many times, because as much as she would have liked to lose herself in him, that was the one thing she couldn't do right now. He wanted to tell her something, something he felt was desperately important, something he couldn't say aloud, and if she didn't take it now, he might lock it further inside him. He might seal it away. She said his name again, twisting it around her tongue, fitting it to the shape of her indelicate longings: "Dalton."

"Promise me," he said again, and he was ragged this time, wretched and weak, and she was struggling to maintain her thoughts. What did he want her to know? It was something powerful, almost explosive, but it waxed and waned. He wanted her to know, but couldn't tell her. He wanted something, something he couldn't confess aloud. Something that could devastate them both.

What was it? He was close now, closer, and she had her legs snaked around his waist, her arms locked around his neck. What did Callum have to do with it? *Turn the gun around. Pull the trigger.* The knot inside her tightened, swelling up and pulsing in her veins. Her heart was quick, too quick, her muscles straining. Dalton, Dalton, Dalton. He was as good as she wanted him to be, disastrously so. This was a torment she would seek again and again. The trauma of him was exquisite, the vice of his intimacy combative and honeyed. Oh, he was full of lies and secrets, only some of which he wanted to keep. What had he done, what did he know, what did he want?

She saw it only in the moment she let go, soundlessly crying out between his lips. So it was *her* intimacy he wanted, then. Only when she was vulnerable, taking pleasure at his hands, could he forget what she was long enough to let her see. She came and his mind went with her, eruptive in relief.

It was a fragment of an idea; the fractured sliver of a larger truth. So small and so sharp she almost missed it, like a thorn on a root underfoot. She stumbled on it: he wanted her not to die. *Parisa.* The small voice she'd heard, it was part of that same thought, the same fear. *Parisa, don't go. Parisa, please, be safe.*

It slid into her mind like a splinter, a sliver. It was such a tiny thought, so innocuous, buried indiscreetly in a shallow grave of apprehension. He had countless worries, jagged little aches of thought, but this one was so easy to find she could trip over it, and she had.

She reached up, clawing a hand around his jaw.

"Who's going to kill me?"

She had asked quickly enough that there would be no time to prevent his answer. Already he was exposed for her—enraptured, undone. Remorse would set in later, maybe resentment, maybe regret. For now, though, he would never be more hers.

The words had left her lips for him to swallow. Aptly, he gulped them down his throat.

"Everyone," he choked aloud, and then she understood it.

They will have to kill you to keep themselves alive.

V

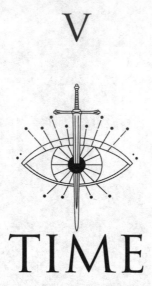

TIME

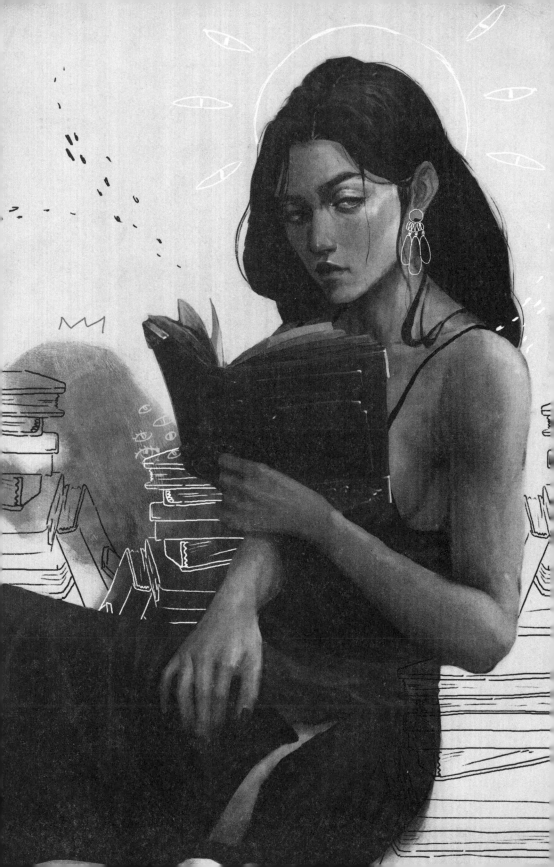

There were times when Tristan's natural inclination toward cynicism served some larger, more enduring disorder; a vast, chronic paranoia. Any rare glimpses of optimism were swiftly dealt with, like a virus his mind and body leapt to attack. Feelings of hope? Cancerous. Maybe it was systemic, a matter of lifelong institutional mistrust. There was a constant sensation for Tristan that if things seemed to be going well, he was in the process of being mightily tricked.

Which was why the possibility that he could do more with his magic than he had ever been aware of before joining the Society was so stupendously upsetting. Were there logical reasons this might be true? Yes, of course. All skills became more refined when they were properly trained, particularly magical ones, and since Tristan's medeian status had always been up for debate (in Adrian Caine's immortal words, "These bloody toffs are just havin' a laugh, don't take the piss, son"), it followed that Tristan might not have experienced the true spectrum of his abilities until now.

Did that stop him from wondering if he was slowly going mad instead? No, absolutely not, because the possibility remained that he and the others were being quietly but effectively poisoned. (It would be a complex con, but a good one. If this was how he died, so be it. Whoever planned it would obviously deserve their intended result.)

It was difficult to explain, which was why he hadn't. To anyone. He sensed he was letting off certain undercurrents of agitation, though, which was a suspicion Callum served to reinforce, always glancing over at Tristan reassuringly when he was feeling most unhinged. It was the conflict of the thing—the *tension*. The difficulty of seeing one thing and knowing another. Strangely, it had been something Libby said that did it. She had commented on Tristan's ability as if it were notable that he couldn't see her version of reality, and from there it had been a tumble of deduction.

It all hinged on a basic, undeniable fact: that what Tristan could see and what others could see were different. Other people, according to both Callum and Parisa, saw things based on their experiences, on what they were taught, on what they were told was true and what wasn't. Einstein himself (surprisingly

not a medeian; almost certainly a witch, though) had said there was no reality at all except in the *relations* between systems. What everyone else was seeing— illusions, perceptions, interpretations—was not an objective form of reality, which meant that, conversely, what Tristan could see . . . *was*.

He could see, in some sense, reality itself: a true, unbiased state of it.

But the closer he looked, the fuzzier it got.

It was late one night when he couldn't sleep, sitting cross-legged in the center of his mattress to test his eyesight again. Of course, it wasn't his *actual* eyes he was using; it was some other form of looking, which he supposed was his magic, though he hadn't progressed to knowing what to call it yet. Mostly, if he concentrated, he could see little particles of things. Like dust, almost, where if he focused in on one thing, he could watch its trajectory, follow its path. Sometimes he could identify something from it—a mood, which took the form of a color, like an aurora, which was still somehow none of those things, because of course he hadn't honed the sense required to name it. He wasn't hearing or smelling reality, and he certainly wasn't tasting it. It was more like he was dismantling it layer by layer, observing it as a model instead.

It had the same logical progression most other things possessed. Take the fire that had been burning in the hearth, for instance. The weather was getting colder now, moving briskly into autumn, and so Tristan had fallen asleep to the light dancing, shadows falling, the smell of flames warming the air as flakes of ash floated down to the base of the wood. He knew it was fire because it looked like fire, smelled like fire. He knew from experience, from his personal history, that if he touched it, he would burn. He knew it was fire because he had been told it was fire; that much had been proven countless times.

But what if it wasn't?

That was the question Tristan was struggling with. Not about the fire specifically, but about everything else. A very existential crisis, really, that he no longer knew the difference between what was true, objectively, and what he merely *believed* to be true because it had been told to him that way. Was that what happened to everyone? The world had been flat once; it was believed to be flat, so in the collective consciousness it was, or had been, even if it wasn't.

Or was it?

It was giving Tristan such a monumental headache that he didn't even stop to question why someone would be knocking on his door at this hour. He simply waved a hand and summoned it open.

"What?" he said, Tristan-ly.

"Turn down the cataclysm, would you? It's the middle of the night," said Parisa, Parisa-ly. She, he noted, was fully dressed, if a bit . . . rumpled. He

frowned at her, and as she came in she shut the door behind her, leaning against it.

"I obviously didn't wake you," Tristan commented in observation, wondering if she would take the bait and explain.

Unsurprisingly, she did not. "No, you didn't wake me. But as a general rule, you could stand to calm down," she said, and then stepped farther into the room.

Moonlight fell on her from the window in a panel; just narrow enough that he could see the little furrow of concern in her brow. All of Parisa's expressions were so artful they could hang in the Louvre, and not for the first time, Tristan wondered what on earth her parents must have looked like for her to achieve such outrageous genetic symmetry.

"Actually, my parents aren't particularly attractive," said Parisa. "And my face isn't technically symmetrical." She paused, and then, "My breasts certainly aren't."

"I know." He hadn't specifically noticed, but it felt like the right thing to remind her; that he had been in a position to know, at least. Several positions. "And is that supposed to be vanity? Or humility?"

"Neither. Beauty is nothing." She waved the question away and stole toward him, settling herself on the edge of his bed. "Everyone's perception is flawed. They have standards drilled into them by cultural propaganda. Nothing anyone sees is real—only how they perceive it."

How very topical, Tristan thought grimly. Which might have been intentional on her part, though at the moment he didn't care to dwell on which of his thoughts she was or wasn't accessing.

"What is it?" he asked her. "Clearly something's bothering you."

"I've just discovered something. I think." She toyed with her fingers, tapping them mindlessly in her lap. "I'm not sure yet whether it will be in your best interest to tell you."

"In *my* best interest?"

"Well, you're right, it wouldn't be in yours. You wouldn't take it well at all." She glanced at him, eyes narrowing. "No, I can't tell you," she determined after a moment. "But regrettably, I do want you to trust me."

"Perhaps you're unfamiliar with the concept of trust," Tristan pointed out, assuming that she almost certainly was, "but it is very rarely based on nothing. Correct me if I'm wrong, but you're suggesting that you'd like me to blindly trust your judgment despite you having multiple things you're unwilling to share?"

"I know the inside of your head, Tristan," Parisa reminded him, the same way he'd commented on his intimacy with her, albeit more confidently. She

had actually taken stock of his details, whereas he, with her, had been mostly preoccupied. "You wouldn't take it well."

"Ah, wonderful," Tristan muttered. "You even condescend beautifully."

When she shifted toward him on the bed he caught a hint of her perfume, only it wasn't hers entirely. Parisa had a signature scent, a spectrum of florals. At the moment, there were traces of cologne, musks of something masculine and smoky, which, to Eden's credit, Tristan's former fiancée had always been very careful to prevent. Eden Wessex might not have known that Tristan could see through her illusions, but she was a very dutiful adulterer. He had considered it—still considered it, in fact—to be one of her primary strengths.

"This Society," Parisa said, jolting him back to the point. "It's not what I thought. They're telling us at least one lie."

The restless feeling of resistance bristled again. Again, the usual torment: Tristan wanted to believe the Society was giving him power he could not have gotten otherwise, even if James Wessex ever lowered himself enough to try. Now Parisa was tipping the scales once again, feeding Tristan's inexhaustible doubt.

"I don't think there's anything to be done about it," Parisa remarked curtly. "Not yet. But I think it's worth knowing who we work for."

Tristan frowned. "Atlas, you mean?"

"Or is it?" she posed, pursing her lips. "There are some answers I need to dig up, I think, but in the meantime, you need to be careful."

He hated to continuously express his bewilderment, but there was nothing for it.

"Me?"

"Callum is influencing you," said Parisa. "I don't know if he's doing it magically or otherwise, but he wants something from you. He's willing to blind you to accomplish it."

"I'm not a damsel, Parisa. I don't need rescuing."

That, much to the dismay of his vanity, only served to amuse her. "Actually, I think you're precisely a damsel, Tristan." She reached out, touching his cheek. "I know you don't trust Callum," she said, murmuring it. "I think that's precisely what he's using against you. He's presenting you with *his* reality, thinking his candor will appeal to you, but you're not actually listening, are you, Tristan? You're not listening to what he really is, even when he says it to your face."

Tristan stiffened. "If I don't trust him, then what does it matter?"

"Because even if you don't trust him, you *believe* him. He is influencing your perception by confirming everything you already believe to be true. He's planting things in you, and I worry."

Her thumb stroked his jaw, floating over his lips. "I worry," she said again, quieter.

Tristan's immediate reflex was to mistrust Parisa's softness.

"What did he do?" he asked her. "What could have possibly upset you so much?"

"It didn't upset me. It unsettled me." She pulled away. "And if you really must know, he convinced the illusionist to kill herself."

Tristan frowned. "So?"

"So, don't you see? His weapon is *us*. Our beliefs, our weaknesses, he can turn them against us." From the faint light through the window, Tristan could see the tightening of her mouth. "He finds the monsters we keep locked away and sets them loose, so why would I ever want him to see mine?"

"Fine," Tristan permitted evasively, "but couldn't you do the same? You can read minds. Should we regard you with the same suspicion?"

Parisa rose to her feet in agitation.

"There is a difference between what we are capable of and how we choose to use it," she snapped.

"Maybe so, but if you want me to trust you, you'll have to give me a reason," Tristan pointed out. "Otherwise, how are you any different from Callum?"

She gave him a glare so sharp he could feel it, cutting himself on its edge.

"Callum," she said, "doesn't need you, Tristan. He wants you. You should ask yourself why that is."

Then she slipped out of his room and did not speak to him again for four days.

Not that it bothered him too immensely. The silence of temperamental women was a very common feature in his life, and anyway, he did not know what to make of her . . . warning? Threat? Unclear what she wanted, though he was privately pleased she hadn't gotten it. He hated giving people what they wanted, especially if it was unintentionally done.

He was also extremely distracted in other ways. They were covering the many theories about time, beginning with attempts at time travel by witches in the Middle Ages—a conversation that also included, for some reason, the prominent European attempts at extending the mortal lifetime. In Tristan's mind, the concept of time should have been covered in the physical magics, not historical or alchemical failures. Perhaps it was just an excuse to give them more access to another magical period in history.

He was beginning to steal away privately more and more, pursuing his own research in the ancient texts they'd been reading about the construction of the universe before doubling back to the mysteries he felt unsolved. Why

hadn't their wormhole successfully traveled through time? Did it really re-quire *more* magic to influence time, or had they simply not gone about it cor-rectly? He tried to draw it once, scribbling it in his notes while Dalton droned on about Magellan and the Fountain of Youth, but nothing came of it.

Nothing, that is, until Libby sought him out.

It wasn't clear at first that she'd been intentionally looking for him. He had assumed she merely stumbled on him in the painted room after din-ner and would therefore hastily leave. It became apparent, however, that the stumbling was really just another side effect of her natural presence, and so he glanced up expectantly.

"I had a thought," she said.

He waited.

"Well, Varona and I both had a thought. I mean, I *thought* of it," Libby clarified hurriedly, "but I needed him to test it, and, well, I don't know if you're willing to hear it, but I noticed your drawing the other day and—not that I was prying, I just . . . oh god, sorry," she said, mangling what might have been a benevolent end to that sentence. "I didn't mean t—Well, the thing is—"

"Spit it out, Rhodes," said Tristan. He had just been on the verge of some-thing, maybe. (Probably not, his brain reminded him. Wishful thinking.) "I haven't got all day."

"Right, well, all right." Her cheeks burned furiously, but she came closer. "Can you . . . try something with me?"

He gave her a look intended to express that he would consider it, if—and *only* if—it meant she would get to it and leave him alone.

"Right," she said, clearing her throat. "Watch this."

She plucked a small rubber ball from her pocket and tossed it, letting it bounce three times before freezing it in place.

"Now watch while I reverse it," she said.

It bounced three times backward to land snugly in her hand.

"Okay," Tristan said. "And?"

"I have a theory," Libby said, "that it looked different to you than it did to me. To me, I did the exact same thing forward and backward. I could have gone ten seconds back in time and noticed nothing different from before I threw the ball. But you," she said, trailing off, and waited.

Tristan thought about it.

"Do it again," he said, and her face immediately relaxed. Relief, he sus-pected, that he might have actually noticed something, or was at least giving her the opportunity to *make* him notice.

She tossed the ball again, letting it bounce three times, and froze it.

Then she summoned it back, same as before, and caught it in her hand.

"See something?" she said.

Yes. Not something he could explain, but there was some element out of place. A rapid motion around the ball, barely visible.

"What did you expect me to see?" he asked her.

"Heat," she said, breath quickening. Clearly she was excited; childishly so. "The thing is," bubbled from her lips, "according to everything I've read, it's possible time is measurably no different from gravity. Things moving up and down? Gravity. Things moving backward and forward? Force, of course, depending on the dimension—but also, in some respect, *time*. If the clocks had been stopped, if nothing had changed, there would be no physical evidence that I hadn't reversed time itself when I reversed the ball's motion. The only real way you could know that we *haven't* traveled in time—aside from trusting your understanding that we haven't," she provided as a caveat, gesturing around the room to her experiment, "is that heat was produced by the ball hitting the ground, and heat can't be lost. Thermal energy bouncing the ball has to go somewhere, so as long as that hasn't vanished, then we haven't moved back in time."

"Okay," Tristan said slowly, "and?"

"And—"

She stopped.

"And . . . nothing," she concluded, deflating a little. "I just thought—" She broke off again, faltering. "Well, if you can see heat, you could also see time, don't you think?" she said, nudging her fringe aside. "If what you're seeing is even more specific—electrons or something, or quanta itself—then the next step is to manipulate it. I've been thinking about it for ages," she informed him, again becoming Studious Libby, who temporarily lost her anxious ticks. "With the illusions, with that medeian that I—"

She broke off on the word "killed," clearing her throat.

"You told me what you saw," she clarified, "and I used that information to change my surroundings. So, if you told me what you saw when it came to time—"

"You could use it. Change it." Tristan chewed the thought for a moment. "Manipulate it?"

"I guess it depends on what you were seeing," Libby said carefully, "but I think, if I'm right about what you can do, that if you could identify the physical structure of time, then yes. We could maneuver it somehow." She was breathless with exhilaration; the thrill of a problem nearly solved.

"Though, if you're busy," she amended with a floundering blink, "we could always try it another t—"

"Rhodes, shut up," said Tristan. "Come here."

She was clearly so pleased that she didn't bother opposing his tone, instead bounding over to sit beside him at the table beside the ample shelves. He stopped her and rose to his feet, gesturing her into his chair.

"You sit," he said. "I'll stand behind you."

She slid into his seat and nodded as he concentrated once again.

Whatever this particular magic was, when he focused it hard enough, things became grainy. When he did the equivalent of squinting, it was like the zooming of a microscopic lens. Things were blurrier at the edges, but he could see things, smaller and smaller. Layers upon layers, motion growing more rapid the closer he got.

"When you manipulate gravity," he said. "What does it feel like?"

Libby closed her eyes, holding out a hand.

With the flat of her palm, she pushed down. The pressure nearly dragged Tristan to his knees.

"Like a wave," she explained belatedly. "Like things are floating in an invisible current."

Tristan conjured his understanding of linear time, turning it over in his mind. Where might the misconceptions have been? That it was linear, he supposed. That it moved forward and backward. That it was ordered. That it was irrelevant to concepts like heat.

There it was—when he dismissed his expectations, he found it. It was the only thing moving at an identifiably constant pace, though it varied from different levels throughout the room. Faster higher up, slower lower down. Not the same constancy of the clock on the wall, which was close to the ceiling's apex, but near Libby, it was regular. As regular as a pulse. He could see it, or feel it (or however he was experiencing it), at what he presumed to be sixty beats per minute right where Libby's hair brushed the tops of her shoulders, flipping girlishly out. It was getting long; it had grown at least an inch since they'd arrived.

Tristan reached forward, resting a hand on Libby's arm, and started tapping the pattern of the motion.

"Is there something that feels like that in this room?" he asked her.

She closed her eyes again, frowning. Then she reached for his hand, pulling it just below her clavicle, resting it on her breastbone and jarring him slightly out of his rhythm, his fingers brushing bare skin.

"Sorry," she said. "Need it somewhere I can feel it."

Right. It would ricochet through her chest that way.

Tristan located the precise beat he was looking for and tapped the pattern again, waiting. For another ten, twenty beats, he tapped it out like a metronome, and by the time he reached forty beats or so, Libby's eyes shot open.

"I found it," she said, and then, with a motion of her hand, the pattern Tristan had been watching went still.

To his disbelief, *everything* went still.

The clock on the wall had stopped. Tristan himself, the motion of his breath, had been suspended, and he suspected the blood in his veins had been, too. Nothing moved, though he could look around somehow, or feel around, experiencing himself newly within the space he'd taken up. His hand was still resting on Libby's chest, his thumb below the collar of her shirt, no longer tapping. She had the strangest look on her face—nearly a smile, but somehow louder. It burned with resilience, with triumph, and then he processed it: she had done this with intention, with skill.

With his help, Libby Rhodes had *stopped time.*

She blinked and everything fell back into place, careening into motion. It had been nothing more than a lag, a momentary resistance that had been nearly unidentifiable, but even so, Tristan could see the sweat on her brow. It had not cost her nothing.

She rose to her feet too quickly, spinning to face him in her fervor, and collapsed. He caught her with one arm around her ribs as she struggled upright, grasping his shoulders for leverage.

"I could do more if I had Nico," she said, staring at nothing. At his chest, but also at nothing; staring down the barrel of her thoughts, rapidly calculating something. How to do it again, or do more, or do better. "I couldn't hold it alone, but if I had him, or maybe Reina . . . and you showed me how to move it first, then maybe we could—Well, maybe if I'd just . . . drat, I should have—"

"Rhodes," Tristan sighed. "Listen—"

"Well, I don't know what we could do, to be honest," she confessed worriedly. "If this is how time moves, then everything is a bit different, isn't it? If time is a force that can be measured like any other—"

"Rhodes, listen—"

"—at the very least we could *model* it, couldn't we? I mean, if you can see it, then—"

"Rhodes, for fuck's sake!"

She looked up, startled, to find Tristan staring (exasperatedly, he assumed) down at her.

"Thank you," he said, and then exhaled, irritated. "Jesus, fuck. I just wanted to say thank you."

That abysmal fringe of hers was getting outrageously long; it had fallen into her eyes. She brushed it away with one hand, lowering her chin slightly.

"You're welcome," she said, her voice soft.

The silence that followed, a rarity indeed, was filled with things Tristan generally hated. Floaty, swollen things, like gratitude, because now he understood that he hadn't imagined any of it; she had proven that for him. She had proven that whether what he had was blindness or madness, it could still be put to use somehow. True, he might be little more than a lens through which to view things, but he was a scope, a necessity. Without him she could not see it. Without him, she could not *do* it.

What a relief it was, being a cog in something that actually turned for once.

"What's this?" came a voice behind them, and Tristan immediately released her, taking a jarring step back. "Odd," remarked Callum, sauntering into the room as Libby felt for the chair behind her, flustered. "Doing homework, children?"

Tristan said nothing.

"I should go," Libby mumbled in reply, and dropped her chin, hurrying to the door.

Callum watched her leave, half laughing to himself.

"Can you imagine? Being like that. Born with all that power and still not good enough, still desperate to flee the room. Sad, if you think about it." Callum pulled out one of the free chairs, sinking into it. "Someone really ought to take that power away from her and put it to good use."

Explaining what she had just done was unlikely to change Callum's mind. If anything, it only served to prove his point. "At least she's relentless," said Tristan.

"Her? She's entirely relenting, Caine." Callum was still smiling. His opinion of Libby, however low it happened to be, wasn't nearly enough to stifle his mood. "Have any interest?"

"In her? Not remotely." Tristan slid into the chair where Libby had been. "But I can see why she was chosen for this."

"I rather can't believe that's still a thing you question," remarked Callum. "What does the 'why' really matter? Aside from your personal taste for intrigue, that is."

Tristan slid a glance at him. "Don't you wonder?"

"No." Callum shrugged. "The Society has its reasons for choosing us. What matters is my choices. Why play their game," he added, smile glinting again, "when I can play my own?"

Callum doesn't need you. He wants *you,* Parisa's voice reminded Tristan. *You should ask yourself why that is.*

"There's that doubt again," Callum said, ostensibly delighted by whatever he could read from Tristan. "It's so refreshing, really. Everyone else has this

irritating frequency, full of jolts and jerks, but then there's you. A steady, pleasant base."

"And that's a good thing?"

"It's like meditation." Callum closed his eyes, sinking lower in the chair. He inhaled deeply, and then, slowly, opened them. "Your vibes," he drawled, "are absolutely resplendent."

Tristan rolled his eyes. "Want a drink?" he said. "Could use one."

Callum rose to his feet with a nod. "What are we celebrating?"

"Our fragile mortality," Tristan said. "The inevitability that we will descend into chaos and dust."

"Grim," Callum offered appreciatively, closing a hand around Tristan's shoulder. "Try not to tell Rhodes that or she'll start decaying all over the place."

Because he could not resist, Tristan asked, "What if she's tougher than you think she is?"

Callum shrugged, dismissive.

"I'm just curious," Tristan clarified, "whether that would please you or send you into a spiral of existential despair."

"Me? I never despair," said Callum. "I am only ever patently unsurprised."

Not for the first time, Tristan considered how the ability to estimate people to the precise degree of what they were must be a dangerous quality to have. The gift of understanding a person's reality, both their lightness and darkness, without the flaws of perception to blur their edges or to lend meaning to their existence was . . . unsettling.

A blessing, or a curse.

"And if I disappoint you?" Tristan prompted.

"You disappoint me all the time, Caine. It's why I'm so very fond of you," Callum mused, beckoning Tristan toward the library and its finer bottles of vintage scotch.

I t stood to reason, given Eilif's appearance in his bathroom, that the wards had a hole of some kind. Not that magic was so easily simplified to concrete matters of holes or solidity or otherwise, but for all intents and purposes, the wards intended to keep people out of the Society must have been faulty on the basis of precisely that: they were intended for *people*. Which, by Nico's calculations, Eilif was not.

The library's archives, at least, had finally provided Nico with something of relevance, though it was only a primer on creatures and their respective magics, which he had required Reina's knowledge of runes and antiquated linguistics to fully grasp. There had been no recent treatises on the subject, owing to the hunting, smuggling, and "academic study" of creatures that had chipped away their populations over time. The dubious medeian practice of conservation (read: registering and tracking) with regard to dwindling magical species had become so mistrusted among the creatures themselves that, according to Gideon, most had chosen to align themselves (as his mother had) with other marginalized magical sources—people that medeian policy didn't concern itself with.

Poverty, decolonization, the school-to-prison pipeline, the global migrant crisis . . . being human and institutionally overlooked was bad enough. With ocean ecosystems changing, a modern mermaid like Eilif could not be blamed for refusing to limit herself to the usual exploits of the sea—which was not even to mention whatever Gideon's father might be up to.

"He's either dead or hiding," Gideon had explained to Nico once, "not that it matters which, as I don't expect to ever hear from him. I'm quite sure I have siblings all over the world, belonging to any variety of species. Doubtless he acknowledges none."

Gideon had said it in a factual manner at the time, wholly unemotional about the prospect, and Nico hadn't bothered to question him any further. Gideon already had plenty of psychological trauma without adding a father fixation to the mix, so if anything, the absence of Gideon's father was probably a blessing. His mother was already bad enough, given that her reasons for seeking out her son were almost never maternal.

When Gideon was a child, he had simply done as his mother asked during

her rare appearances to his foster home—go to sleep, fetch this trinket from someone, give this one to someone else. He hadn't understood the details of what he'd been tasked with or who they'd been contracted for until gradually, his victims stopped seeing him as a child and began to hunt him like an adult. People, Gideon said, were inclined to go mad when something was stolen from inside their thoughts. He no longer wished to be part of it. Once Gideon became aware of the consequences of running Eilif's "errands" in the dream realms, he had stopped doing so, or tried to. Eilif, unsurprisingly, did not accept Gideon's humanity (if not his possible mortality) as a reason not to interfere.

Eilif was at best a looming liability, at worst an active bomb, which was why Nico's primary concern was, as always, keeping Gideon's mother out. Once the Society's perimeter was secured, he could return his attention to the study of Gideon's remaining existential fractures without fearing he'd become responsible for a massive security breach.

Despite trusting Reina to accurately translate runes for him as he'd requested, Nico had hoped not to have to explain the reasons for his little foray into rare extracurricular study. True to form, Reina required little explanation.

"As far as I can tell, magic is magic," she said, hardly looking up from where she scanned the page in the painted room. She sat with her legs curled under herself on the chair, her entire frame defensively enveloping the book as if she feared someone might suddenly snatch it from her hand. "Most creatures' genetics are no more different from a human's than an ape's. Just a matter of evolutionary distinctions, that's all."

"Mutations?"

She glanced up, eyes slightly narrowed. "Genetic, you mean?"

Nico bristled at the implication that he might have meant aberrations. "Of course," he said, perhaps more passionately than necessary.

"No need to be brutish," she remarked, expressionless. Then she returned her attention to the page. "The difference in magical ability appears to lie in the customary form of usage," she said, eyes roving over the page with only the slightest break in motion; a sidelong glance to what Nico guessed was a back-talking plant somewhere in the corridor. "That's true," she conceded grumpily, presumably to the plant, though she slid her attention upward to fix Nico with a studious look of contemplation.

"It's smaller," she said.

He frowned. "What is?"

"The—" She paused, cursing quietly under her breath, or so he assumed. "Output," she eventually produced from somewhere in her multilingual lexicon.

"Usage, power, whatever the word is. Creatures produce less, or rather, waste less."

"Waste?"

"Ask Tristan," she said.

"Ask Tristan what?"

Nico spun at the sound of Libby's voice to find her lingering in the painted room's doorway, hesitantly half in, half out.

"Nothing," said Nico, at the same moment Reina said, "How much magic humans produce."

"Humans," Libby echoed, flitting inside with a flare of interest. "As opposed to what?"

"*Nothing,*" Nico repeated, more emphatically this time as Reina returned her attention to the book, muttering an unblinking, "Creatures."

Libby turned to look at Nico, expectant. "Creatures, Varona, really? Hardly seems relevant."

Her brow was arched beneath her mass of fringe, which he positively loathed. It was one thing for her to be nosy, and another thing entirely for her to regard him with so much palpable doubt.

Just what did she expect him of bollixing up this time?

"I wanted to be certain of something," he supplied evasively, with the tone of blistering impatience he knew she would find repellent. There was always a chance she'd simply leave if he pestered her enough.

"Okay, and what does Tristan have to do with it?"

Damn. Evidently her curiosity had been all too successfully piqued.

"I haven't the slightest idea," Nico retorted, though much to his dismay, that was enough to make Reina finally remember to explain herself.

"Tristan can see magic being used," she said from behind her curtain of black hair.

"How do you know that?" asked Libby, which to Nico's ear sounded unnecessarily accusing, as if she resentfully suspected Reina and Tristan of having some sort of weekly brunch wherein they discussed their private lives and secret wishes.

"Observation," Reina replied, which Nico could have told Libby was the obvious answer. Reina spoke little and saw much, though what Nico liked most about her was that she considered most of what she viewed to be substantially unimportant, and therefore not worth discussion.

Unlike Libby, who felt precisely the opposite.

"Tristan," Reina continued, "can see magic in use. As I was explaining," she said, cutting a demonstrative glance to Nico to indicate a return to her previous subject, "creatures have a more refined use of their own magic. Medeian

research regards it as elementary, but that's academic elitism for you." Nico shrugged in tacit agreement before Reina went on, "Creatures channel their magic better, more efficiently. It's—" Another pause for the lexicon. "Thinner. Narrow. Spun like thread, not like—" Another pause. "Fumes."

"I suppose Tristan has used the word 'leak' to describe magic before," Libby murmured thoughtfully to herself. "Though we could probably ask him to explain it more fully."

The idea of asking Tristan Caine for anything that was not a scowl or muttered clip of sarcasm was enough to sever what remained of Nico's limited patience.

"No," he snapped, and would have summoned the book from Reina's grasp and stormed out if not for the way she shielded it with her entire body. "This isn't about you, Rhodes."

She bristled. "What's it about, then?"

"Nothing." Gideon. "Certainly nothing I need you for."

Libby's eyes narrowed. In response, Reina curled more determinedly around the book, assuring them both that she had no interest in what would follow and intended to be of absolutely no help.

Nico, who had fought often enough with Libby Rhodes to know when a larger explosion was impending, abandoned the matter of the book. He rose abruptly to his feet and spun to take the stairs, striding past Libby with tamped-down irritation. He had done well enough for himself without a library's help before. He would simply see to the matter of the wards without further discussion.

Or not. Behind him, Libby's unshakable footsteps were dogged and crisp.

"Varona, if you're planning to do something stupid—"

"First of all," Nico said, spinning curtly to address her as she stumbled into his back, "if I were to elect to do something stupid, I would not require your opinion on the matter. Secondly—"

"You can't just run around playing with things unnecessarily just because you're bored," Libby retorted, sounding matronly and exhausted. As if she were his mother or his keeper, which she resolutely was not. "What if you're needed for something?"

"For what?"

"I don't know. Something." She glared at him, exasperated. "Perhaps it stands to reason, Varona, that you shouldn't do stupid things simply because they're stupid. Or does that somehow not compute?"

"If I'm bored, *you're* certainly bored," Nico offered in retaliatory accusation. He could feel himself edging unnecessarily into meanness, but as usual when it came to Gideon, he wasn't well-equipped to be calm. "Just because

you won't admit to it doesn't make it any less true. And following me around to see what I do wrong gives you a bit of a thrill, doesn't it?"

"I," Libby replied hotly, "am not following you around. I'm putting myself to good use. I'm using the research we're learning and applying it where I can, which is precisely what you should be doing."

For Libby Rhodes to assume she knew the first thing about what Nico *ought* to be doing went unspeakably too far. "Oh, truly? How magnificent for you. How scholarly you are," Nico gushed in plaintive mockery, reaching out to pet her head. "That's a good girl, Rhodes—"

She swatted his hand away, the air around them crackling with the sparks of her intemperance. "Just tell me what you're up to, Varona. We could go about it faster if you just asked me for—"

"For what? For help?"

She fell silent.

"Would you have asked *me* for help, Rhodes?" Nico countered, aware how thinly skeptical his voice sounded. "We aren't different people now just because we've come to a single agreement. Or have you forgotten we're still competing?"

He regretted it the moment he said it, as it wasn't what he meant. He hardly needed to make an enemy of Libby, and certainly did not aspire to waste time on any rivalries beyond what was necessary for initiation. He did, however, need her to stay out of his private business, and in this case, he very much did *not* want to hear the inevitable lecture on how he'd inadvertently allowed a misbehaving mermaid into the house. He doubted it would be brief, and he knew it would be followed extensively with questions, none of which he planned to answer.

"So that's your idea of an alliance, then." Libby's voice was flat with anger.

No, not anger. Something more bitter, less malicious than that.

Brittle sadness.

"Let's not pretend this is something it isn't," Nico said, because the damage had already been done, and it wasn't as if she'd ever been known to forgive him. "We're not friends, Rhodes. We never have been, we never will be— *and*," he added, giving in to a burst of frustration that mixed unrelentingly with guilt, "since I can't simply *ask* you to leave me alone—"

She spun away, the last glimpse of her expression one of hollow disappointment. Nico watched her dismount the stairs, taking a sharp turn to disappear from sight as a little echo of Gideon tutted softly in his head: *Are you being nice to Rhodes?*

No, of course not, Nico thought with a twinge of remorse. Because there wasn't a person in the world who could make him feel less adequate simply

by existing. Not that he could admit that to her without thoroughly debasing himself.

And besides. He had wards to fix.

Nico slid irascibly up the remainder of the stairs, taking a turn at the gallery in the opposite direction of the bedrooms. He would need privacy to work uninterrupted, which meant the ground floor was not an option. Luckily upstairs contained plenty of unnecessary stages of empty grandeur where no one ever went. He closed himself into one of the gilded drawing rooms in the east wing (it had long ago stopped being a place for aristocratic card games or whatever purpose the British required rooms to draw) and set himself to the task of mindful pacing before the room's fireplace.

Ultimately the wards were gridlike, ordered, and therefore easily surveyed for something out of place, which at first glance was nothing. The six of them had designed the structure of the security system in a spherical globe, within which a tightly woven fabric of magical defenses cloaked the Society and its archives. Physical entry would be easily repelled by the shell of altered forces surrounding the house, while intangible magical entry was sensed by the internal system of woven, fluid sentience Parisa always alluded to.

How, then, had Eilif managed to slip them in order to wind up in Nico's bathroom?

Probably best to check the pipes.

Nico closed his eyes with a grimace and examined the house's plumbing, feeling at the edges for the warps of magic he recognized as his own, or possibly Libby's. In terms of magical fingerprints, their signatures were almost identical; a consequence of similar training, perhaps. Nico felt another bristle of guilt or irritation or allergies and shrugged it away, trying to focus more, or possibly less. Intuitively it didn't matter which specific element of magic belonged to him. Libby's or his own, it would respond just as obediently, mastered by the skill regardless of the hand that cast it.

Sure enough, upon closer inspection there were numerous bubbles and blemishes, little bastardizations of security from what Nico could feel around the pipes and then, upon further scrutiny, between the layers of insulation in the walls. Not enough to allow a *person* to emerge corporeally through the cracks—compression was a difficult task, requiring enough energy to set off the house's internal sensory wards before any conceivable success of entry—but for Eilif, or for some other creature attempting entry? Possibly, if what Reina said about refinement of power was true. It wasn't as if air ducts or other methods of entry had never been neglected before, and in this case, Nico could feel the way the house's infrastructure strained beneath their wards, corroded by magic and hard water and whatever else eroded metal

over time. He wasn't much of a mechanic, but perhaps that was precisely the problem. The medeians elected for the Society were academicians, not trades- men, and they certainly weren't chosen for their efficiency at knowing when an old house required maintenance. Sentient though it might have been, it was still a physical structure, and Nico's element was physicality. Perhaps this was always meant to be his (or Libby's) responsibility to maintain.

Magic was no different from rot, corrosion, temperature change, overuse. Contractions and expansions and chipping and peeling and movements of time and space. Funny how laughably simple everything was in the end, even when it belonged to the immeasurable, or the invaluable. Nico would simply have to repair the areas where the wards were weakened, reinforcing them with custom bandages where they might have warped.

Whether his remedies would hold would be a matter of adhesion, which was . . . slightly difficult, but hardly impossible. Nico would simply bend back into shape what he could and then cover up what he could not.

Distantly Nico was aware he was considering something Gideon would deem "irresponsible"—or possibly it was Libby calling it that and Gideon was standing somewhere over her shoulder in Nico's head, grimacing in agree- ment. Max would not care either way, which Nico foggily pieced together was something he positively adored about Reina. He could go and grab her now, he thought, considering that the extra burst of energy he seemed to consensually borrow from her might be wise to have at present, but at the disastrous implication he might have been behaving unwisely ("Something stupid," Libby irked snottily in his head) he promptly nudged the idea away, flicking it aside with a twitch of dismissal.

So what if he overexerted himself, just this once, as a treat? His power was renewable, easily replenished. He would be sore for a night or three and then the discomfort would pass, and no one would have to know the mistake he'd made initially by overlooking it. If Libby lorded it over him that he was more tired than usual, so be it. It wasn't as if he was much use in the realm of time, anyway. He had no interest in fountains, youthful or otherwise.

The bristle of recalling his current uselessness was enough to secure Nico's decision to do this himself. He disliked the anxiety of listlessness, which was as constant to him as Libby's unrelenting undercurrent of fear. Fear of what? Failure, probably. She was the sort of perfectionist who was so desperately frightened of being any degree of inadequate that, on occasion, the effort of trying at all was enough to paralyze her with doubt. Nico, meanwhile, never considered failure an option, and whether that was ultimately to his detri- ment, at least it did not restrain him.

If Libby made the mistake of thinking herself too small, then Nico would

gladly consider himself too vast by contrast. If anything, the opportunity to swell beyond the ceiling of his existing powers ignited him. Why not reach further, for things beyond the limits of his current grasp? Surely it was reasonable if it meant helping Gideon. Even when the options were to reach the sun or collide flaming with the sea, safety was a uselessness Nico de Varona couldn't abide.

So he started with the easiest tasks: reaching blindly for the unraveling clusters that had formed around the little gapings of the house, tenderizing them in midair. Magic was thinner at the points of disentanglement, so when he felt the tiny, vascular weaknesses he reinforced their molecular structure with his own, sealing the cracks until power once again flowed smoothly through the house's magical grid. It was a mix of push and pull, easing the entropy of decay into orderly avenues of traffic. The house's sentience resisted, straining a little against his repairs, and sweat dripped in thin rivulets down the notches of Nico's spine. His neck ached from a muscular knot that he'd hardly noticed before, but that throbbed now with discomfort and strain. Evidence, he surmised belatedly, of his weeks of physical misuse while working with space. It wouldn't be the first time he would be instructed (or berated) to stretch.

He ignored the pins and needles in the nerves that pricked up along the length of his neck, shoving aside the pinch that reverberated upward, thudding, to his head. A headache; marvelous. Possibly he was dehydrated, too. But stopping now would mean having to start up again later, and Nico loathed a task unfinished. Call it hyperfocus, but his fixations were what they were.

Finding no further bird's nests or granular clumps, Nico set himself to the task of metallurgy, purifying the toxicities that were the result of erosion over time. Briefly, he became aware of something nagging at his memory, an old half-attended lecture; *magic cannot be produced from nothing much as the case with energy there is no difference Mr. de Varona would you be so kind as to lend us your attention please,* and then there was an echo of laughter as Nico must have replied irreverently and yes, fine, this unit of study belonged to the principles of time, didn't it? The inconvenience of knowing that his mind had tucked away things for future use, which were in fact too late, because the truth of the matter (that Nico was a mere human currently trying to power the regeneration of a physical structure vastly larger than himself) was hardly helpful now that he'd started. He felt the rumble of the ground beneath the crimson Edwardian carpet; something else slipping out from his control. Nico might have miscalculated the velocity at which this house would try to drain him, greedily suckling at what he had intended to carefully measure out. He'd cut himself open too widely, bleeding magic without being able to keep pace or cauterize the wound.

Hm. What to do, at this point? *Keep going* was the only answer Nico had ever known. Failure, stopping, ceasing to be or to do was never an option. He gritted his teeth, shivering with a chill or a shudder of power that left him like an expulsive, painful sneeze. Ouch, fuck, bless you, the sort of burst that could ultimately break a rib or burst a blood vessel, which most people were not aware a sneeze could do. Funny how that worked; the innocent fragility of being human. There were so many ways to break and so few of them heroic or noble.

At least if he disintegrated onto the useless parlor furniture Libby could use his eulogy as an opportunity for posthumous lecture, or so he assumed. "Nicolás Ferrer de Varona was an idiot," she would say, "an idiot who never believed he had limits despite being heartily assured so by me, and did you know it was possible to die from overexertion? *He* knew, of course, because I told him so plenty of times, but, surprise surprise, he never listened—"

"Varona." He heard Libby's voice from somewhere in the pit of his stomach, the chatter of his teeth limiting him to nothing more than a grunt in reply. Focus was paramount, as was the minor matter of his survival. "Jesus Christ."

She sounded as disapproving as she always did, so there was no telling whether she was real or imagined. The pounding in Nico's head was deafening now, the ache from his shoulders to his neck enough to blind him with the pressure between his eyes, behind his sinuses. He could feel the fabric of his shirt being peeled from his chest and stomach, probably soaked through with sweat, but there was no stopping, not now, and why waste it? He had fixed the cystic areas of magical buildup and rot, and so turned his attention to the vacancies and gaps.

He could feel his body being dragged toward heat, waves of it unevenly covering him through flickers of what must have been flame. Presumably Libby—if she was actually here and not merely in his imagination—had lit a fire in the drawing room fireplace to keep him from a chill. She must have had plans to sweat out the fever of his effort, which was a lovely thought, all things considered, but possibly insufficient. Worst case, it would be no different from the bandages Nico was currently affixing to the house's decay— makeshift decoration to slow an eventual demise.

But of course he was only being dramatic. He was not going to die.

"You insufferable man-child. You idiot prince." Her fondest derivative for him, or at least her most frequent. So much so it felt like something he might have accidentally colonized and put to use. "You are not going to do something so utterly unforgivable as to waste your talent and die, I won't have it," Libby informed him, jerking his shoulders upright.

He would have mumbled *I know that Rhodes shut up* had he not been busy focusing on the task of not dying, and more specifically, on aiming what was currently oozing out of him, which was probably something he needed to survive.

"You deplorable little Philistine," Libby said. "What on earth were you thinking? No, don't answer that," she grumbled, shoving him none-too-gently so that his back rested against something hard, like the leg of a Victorian chair. "Just tell me what you're doing so I can help you—even though I ought to defenestrate you from that window instead," she muttered in an afterthought, ostensibly to herself.

Nico grunted something in response, because what remained to be done would be exceedingly draining and, at the moment, impossible to explain in words. Nearly everything that could be sealed or reinforced had been sealed and reinforced, and all that remained were the areas of decomposition, spoiled and thin and requiring less a bandage than an amputation, reconstruction from the inside out. Reversing damage, asking chaos to be structure, was enough to sap him completely, wringing out what little remained. He could feel it in the convulsions of his intestines, the way magic was now being taken from his kidneys, his heart, his lungs. He had felt his power growing for months now, stretching out like roots in richer soil. But where there was more to offer, there was also more to lose.

"You can't just give yourself away like this," Libby scolded, ever the admonishing schoolmarm, but then she had taken his hand gruffly and laced it with hers. "Just show me."

Most likely the moment she touched him she could already feel the direction his power had taken. They'd had a knack for it from the start, a way of becoming the other's beginning and end. They typically declined to do so, of course, because it was invasive. Because him using her or her using him was like temporarily trading limbs, swapping joints. For the rest of the day he would feel like he was lifting Libby's hand instead of his own or bending Libby's knee to take a step, and he knew she felt the same way. He would look up to catch her eye and she would grimace like he had taken something from her, and yes, whatever she'd taken from him was equal in value to what she'd had before, and it wasn't as if either of them had done it on purpose—but still, she was missing something that he now possessed, and vice versa.

They struggled to properly disentwine, or worse. They each became strange, molded copies of the other.

It was only when they had started using their magic to replicate the effects of space that the sense of borrowed power and stolen limbs had stopped feeling like a gruesome, half-hearted sex act and more like true synchronicity.

There was a harmony to it when they were reaching together, like the gratified spreading of a broader pair of wings. Difficult to explain what the difference was, except for the sensation of having finally uncovered a proper use, an ideal purpose. They were still inhumanly powerful, yes, but they had been without aim, without direction, so that alone the use of their abilities felt retroactively clumsier, less refined. Combined it was purified and focused, untarnished and distilled.

A consequence of use: growth.

Nico took a breath without strain for the first time in several minutes and registered with private relief that the joining of Libby's power with his own had done more than simply alleviate his task. It left him in a cleaner, more precise stream, less the leak that Tristan might have called it (and that Nico would not have called it before if not for realizing how *un*-leak-like it now seemed to be) and more sleek, contoured, and smooth.

Within minutes the pipes had been fixed. Seconds later the wards pulsed without disruption. Nico spent what power remained on a thorough sweep of their spherical perimeter, which left him in an unsteady rush. No faults this time, no little skips of error. No flaws to snag on the wave of his surveillance.

Libby released him and shifted, dragging slightly as she moved.

"Why?" she said after a moment.

Nico opened his eyes with difficulty, the bleary image of her manifesting at his side. The red of the walls with its gold accents seemed to blur beside her hair, the silhouette of her closed eyes. She wasn't fully exhausted, not like he was, but there had definitely been a toll. She had shouldered some of his burden for him.

"I'm sorry." He managed to croak it out, rasped and insufficient though it was.

"You'd better be." Libby slid a hand to the floor, pressing her palm flat against it. "Still a little tremor," she noted.

"Is that—" Fuck, his mouth was unbearably dry. "Is that what brought you here? A tremor?"

"Yes."

Of course it was. She'd make a big fuss of it, naturally, of the disruption he'd caused and how little control he possessed over his abilities, when really, *she* was the only one who could feel it. Per usual it would be his fault, and inevitably she would lord it over—

"You are unfairly talented. Upsettingly good," Libby sighed with a tactile hum of envy, and then her eyes fluttered open. "Doing that much magic . . ." She twisted around to look at him, fixing him with a scrutinizing glance. "I would never have attempted it alone."

"I shouldn't have attempted it alone." No point denying that now.

"Yes, but you almost managed it. You might have done fine without me."

"'Almost' and 'might have' wouldn't count for much if I'd been wrong."

"True, but still." She shrugged. "It wasn't as if you didn't know perfectly well I'd come."

Nico opened his mouth to argue that of course he'd known no such thing, but on second thought, he wondered if she wasn't a little bit right about that. There was a safety net, whether he acknowledged it to her or not, when she was around. He couldn't get away with much without her noticing, and surely he'd known that on some level, consciously or otherwise.

"Thank you," he said, or possibly mumbled.

She looked pleased, practically smug.

"Why were you repairing the house on your own?" she said, shoving their repulsive moment of benevolence aside. "Reina could have helped you," she added as an afterthought.

Nico found it miraculously tactful that she had not suggested herself, so as a reward, he offered, "If I were going to ask someone for help, Rhodes, it would have been you."

"Empty words, Varona" was her reply, equally accommodating. "You never ask anyone for help."

"Still, it's true."

She rolled her eyes, leaning over to press a thumb to the pulse at his wrist. "Slow," she observed.

"I'm tired."

"Anything else?"

"Headache."

"Drink water."

"Yes," he growled, "I fucking *know* that, Rhodes—"

"Any aches? Swelling?"

"Yes, yes, and yes; yes to all of it—"

"You should probably sleep," she commented blandly.

"For *fuck's sake,* I just said I—"

"Why?" she interrupted, and though Nico was exhausted, though he did not want the argument that was sure to follow and though he would have very much preferred to crawl into his bed and sleep for at least the next twelve hours, he still said the one thing he knew she would not accept.

"I can't tell you."

His voice sounded dull, even to him.

Predictably, Libby said nothing. He could feel the swell of her tension beside him, anxiety curling defensively around her like Reina's arms had

wrapped around the book. Something of her own to protect, to keep safe, to keep hidden.

Much as he hated to admit it, Nico resented himself most when he made her feel small.

"Just . . . please don't make me tell you," he amended raggedly, hoping the last-ditch effort at sincerity might persuade her not to suffer more.

She was quiet for a moment.

"You said it was an alliance," she said.

"It is." And it was. "It's an alliance, Rhodes, I promise. I meant what I said."

"So if you need help . . . ?"

"You," Nico assured her quickly. "I'll come to you."

"And if *I* need anything?"

She was primly juvenile, tit-for-tat. For once, though, he didn't begrudge her that.

"Me," he confirmed, relieved to be able to offer something. "I've got you, Rhodes. From here on, I swear."

"You'd better." She sounded satisfied with that, or at the very least relieved. "You owe me big-time after this little jaunt of idiocy."

"I knew you'd eventually get self-righteous about it." He added a little groan, just to maintain some semblance of decorum. No need to frighten either of them with too brisk a departure from their usual animosity.

"Still," she sighed. "You'd tell me if you were in any real danger?"

"We're not anymore."

"That's not an answer, Varona."

"Fine, yes." Another groan. "I'd tell you if we were, but for what it's worth, we're not."

"But we were?"

"Not danger, exactly. But there were some . . . oversights."

"And now?"

"Check the wards yourself if you don't believe me."

"I already did." She paused again anyway. "The pipes, really?"

"What, you don't grasp the fundamentals of homeownership, Rhodes?"

"God, I hate you."

Ah, normalcy.

"Likewise," Nico agreed, struggling to his feet. Libby, true to form, did not attempt to help him, instead merely watching with amusement as he dragged himself upright from the foot of the chair.

Instantly, Nico suffered the swift retribution of a muscle contraction in his thigh, a stab of pain that reverberated through his leg while he struggled unsuccessfully to remain aloft, stifling a whimper.

"Charley horse?" Libby guessed tonelessly.

"Shut up," Nico gritted through his teeth, eyes supremely watering.

"Don't be such a baby."

She waved a hand, dissolving him in space as the ground slid out from beneath him. He rematerialized in his bedroom without warning to sprawl forward in an unsteady lurch, the heels of his hands hitting the frame of his bed. The room's gravitational pull tilted again, courtesy of Libby, to deposit him flat on the mattress, where he collapsed without protest in a fit of throbbing limbs.

"Thanks," Nico managed to slur into his mass of pillows, remaining there without any effort to undress. His shirt, he realized with faint but fading awareness, remained resolutely elsewhere, probably still soaked with sweat, and worse, he still hadn't drunk any—

Nico blinked as a glass of water surfaced pointedly atop his nightstand.

"Fucking Rhodes," he muttered to himself.

"I heard that" came Libby's reply outside his door.

But by then Nico was already well on his way to sleep, dreamlessly out like a light.

So it was not a game, then. That, or it was a highly sadistic one.

It was only in retrospect that Parisa realized Atlas and Dalton had never specified that one of the six would be sent home; only that one of the six would be *eliminated* in a decision made by the others. Five would choose one to go, but the conditions of their departure had never been made clear. She had thought, initially, that it was an arbitrary—albeit civilized—method of ensuring that only the best and most dedicated moved on.

Now, though, everything made a twisted sort of sense. Why would the world's most exclusive society of academics ever permit one of its potential members to *leave*? It would be a security risk at best. Even if the eliminated medeian parted amicably from the others—already a significant *if*—people were reliable only for being careless with information.

Only the dead kept secrets. The moment she realized it—tripping over it in Dalton's mind—everything else had fallen into place.

The memory of their encounter remained a constant in her head, replaying like prophecy.

"One of us has to die," Parisa had ventured aloud after their tryst in the reading room, testing out the new piece of information to see how it would feel against the backdrop of reality. That Dalton was still inside her at the time was a secondary concern, until he went rigid.

"What?"

"That's why you don't want me to lose. You don't want me to be the one who dies." She pulled away to look at him. "A bit drastic, don't you think?"

He looked neither relieved nor undone by her knowing. At most he was resigned to it, and though he tried to pull away, she locked him in place, still processing.

"You killed someone, then." She registered it with a blink. "Is that what you keep locked away? Your guilt?"

"You used me," he observed, confirming his suspicions for himself.

Which was quite obviously a yes.

"But what possible reason could there be for killing an initiate?" Parisa pressed him, uninterested for the moment in the task of soothing his ego. As if a woman could not enjoy sex and read minds at the same time! They

had not even disentangled and already, Dalton was looking for ways to make her the villain of his femme fatale narrative, which was hardly something she had time or patience for. "Ridding the world of a medeian, and for what?"

Dalton drew back, fumbling with his trousers. "You're not supposed to know about this," he muttered. "I should have been more careful."

Liar. He'd clearly wanted her to know it. "Perhaps we shouldn't dwell on things we're not supposed to know," Parisa remarked, and Dalton slid a glance at her, the taste of her so idly sweet on his tongue that even she could see him curl his thoughts around it. "Are you going to tell me why," she pressed him, "or should I just run off and tell the others how this is all an elaborate fight to the death?"

"That's not what it is," Dalton said mechanically. That was the company line, it seemed. She wondered if he was capable of delivering any other explanation, contractually or otherwise.

"Magic comes only at a price, Parisa. You know that. Some subjects require sacrifice. Blood. Pain. The only way to create such magic is to destroy it."

His thoughts were cloudier than that; less finite. "That's not why," Parisa observed, testing his reaction.

"Of course it is." Now he was impatient, jittery. Possibly he simply disliked being contradicted, though she suspected there was more to it than that. "The subjects contained in the archives are not for everyone. They are rare, requiring immense power and unimaginable restraint. There's a reason only six are chosen—"

"Five," Parisa corrected him. "Five are chosen. One is slaughtered."

His mouth tightened. "Don't call it a slaughter. It isn't a slaughter. It's—"

"A willing sacrifice? I highly doubt that." She gave a sharp laugh. "Tell me, which of us would have agreed to this if we knew one would have to die for it, hm? And besides, I can see there's more to it." She peered at him carefully, waiting to see if he would reveal anything, but he had sealed himself into a vault again. He had already given away too much, or simply wanted her to believe he had. Whether that had been his intention or not remained unclear.

"You wanted me to know, Dalton," she reminded him, deciding to accuse him openly and see where that went. "I don't think you're careless enough to let me get close to you otherwise. But if you want me to act on your warning, then you'll have to explain to me why it exists. Otherwise," she scoffed, "what reason would I have to stay?"

"You can't leave, Parisa. You've seen too much."

That, and he did not seem to think she would do it even if she could. There was no panic, no frenzied concern as he said it; entirely fact.

It was unfortunate that his certainty was so merited. After all, what life could she possibly go back to after this?

She straightened her skirt, adjusting her undergarments, and rose to her feet.

"Dalton," she said, and took hold of his collar. "You know I did more than use you, don't you?"

His tongue slid over his lips. "More than?"

"I enjoyed you," she assured him, and tugged him closer. "But I'm afraid I'll have quite a few more questions when I've thought this all through."

His hands found her waist blindly. They would itch for her now, she was sure. He would wake in the middle of the night to find the shape of her formed between his vacant palms.

"Perhaps I'll give you nothing," he said.

"Perhaps you will," she agreed.

She had done nothing in the wake of their encounter, biding her time to see what he would do now that she knew. When the answer appeared to be nothing, the significance of his silence intensified. He was waiting, too, though she doubted it would be for long.

She was right. It would be a matter of weeks before they found themselves in a compromising situation once again.

By that point they had moved into time theories, and Parisa, who specialized in cognizance, was able to do far more than she had with the predominantly physical magics. Most theories of time and its motion were quietly psychological—that a person's experience of time could be shaped by thought or memory. Pieces of the past seemed closer while the future seemed at once nonexistent, distant, and rapidly approaching. Tristan was clearly intent on proving the significance of quantum time theory (or something), but Parisa was focused on the obvious: that the *actual* function of time was not a matter of its construction, but the way it was experienced by others.

It was the first time the library had begun revealing things exclusively to her, giving her its usual pseudo-sentient tug in one direction or another, and she had begun to venture into the historical texts she'd thought so little of at first. Not Freud, of course. Western mortal psychology as a self-conscious mode of study was, unsurprisingly, several centuries too late. Rather, Parisa immersed herself in the scrolls from the Islamic golden age, nipping at a half-formed hunch and uncovering that the Arabic astronomer Ibn al-Haytham had observed about optical illusions the same thing Parisa had observed about the human experience in general—namely, that time was an illusion of itself. Nearly every theory of time was rooted in a fallacy, and manipulation of it as a concept was actually accomplished through the mechanism of thought

or emotion. Callum was much too lazy to focus on the latter, but Parisa dove into the early psychological medeian arts—Islamic and Buddhist, mostly—with a fervor that surprised all of the others.

All of them, that is, but Dalton.

"I told you," he said, finding her alone in the reading room one night.

She allowed him to think he'd surprised her. "Hm?" she said, playing at startled.

He slid a chair over to sit beside her at the table. "Is this al-Biruni's manuscript?"

"Yes."

"Are you studying reaction time?" It was al-Biruni who had first begun experimenting with mental chronometry, which in this case was the lag between stimulus and response; how long it took for the eyes to see something and the brain to react.

"How do you know what I'm studying?" Parisa asked, though she didn't need to.

Because they both knew he could not take his eyes off her, of course.

"I can see you're working a theory," he said. "I thought perhaps you might want to discuss it."

She permitted half a smile. "Should we whisper about differential psychology? How salacious."

"There is an intimacy to intensive study that even I find unsettling," he said, shifting toward her. "The expression of an unformed thought."

"Who says my thoughts remain unformed?"

"You share nothing with any of the others," he noted. "And I advised you to find an ally."

She brushed his knee with hers. "And haven't I found one?"

"Not me." He looked wryly amused, though he didn't pull away. "I told you, it can't be me."

"What makes you think I need an ally? Or that I would allow myself to be killed?"

Dalton glanced around, though it was unlikely they'd be overheard. Parisa could feel no other active cognition in the house, except perhaps for Nico. He had a somewhat frequent visitor, a telepathic one of sorts, though he was never fully conscious when it happened.

"Still," Dalton said. An appeal—*believe me, listen to me.*

Crave me, fuck me, love me.

"What is it about me? You don't trust me, clearly," Parisa observed. "I don't even think you'd want to trust me if you could."

He gave her a curt, telling smile. "I do not want to, no."

"Have I seduced you, then?"

"I think conventionally you have."

"And unconventionally?"

Her hair had slipped over one shoulder, catching his eye.

"You torment me a bit," he said.

"Because you think I might not want you?"

"Because I think you might," he said, "and that would be disastrous. Ca-lamitous."

"Having me, you mean?" It would fit the archetype of her. Seduce and destroy. The world was filled with poets who thought a woman's love had unmade them.

"No." His lips twitched ironically. "Because you would have me."

"How bold of you." Unlikely, too. She had yet to identify his nature. Was he humble or boasting? Had he been recklessly led astray, or was she the one being led somewhere with intention? The idea he might be toying with her pre-cisely the way she toyed with him was brutally intoxicating, and she twisted to face him. "What would happen if I wanted you?"

"You would have me."

"And?"

"And nothing. That's it."

"Do I not have you now?"

"If you did, wouldn't you find it dull?"

"So you're playing a game, then."

"I would never insult you with a game." He glanced down, princely cheek-bones shadowed by the low light of the small table lamp. Never a bad angle, Parisa thought appreciatively.

"What is your theory?" he asked.

"Who did you kill?" she replied.

There was a brief stalemate between them; tension unsettled.

"The others," Dalton observed, "have suggested we focus on the mechan-ics of time. Loops."

Parisa shrugged. "I have no need to rebuild the universe like blocks."

"Why not? Isn't that power?"

"Why, simply because no one else has done it? I don't need a new world."

"Because you want this one?"

"Because," Parisa said impatiently, "the power it would take to create one would only destroy everything else in its path. Magic has costs. Didn't you say it yourself?"

"Interesting." He stared at her. "So you agree, then."

"With what?"

"The Society's rules. Its elimination process."

"Its murder game, you mean," corrected Parisa, "which is itself insulting."

"And yet you remain, don't you?"

Unwillingly, she felt her eyes travel askance to her notes.

"I told you." This time, Dalton's smile broadened. "I told you. Even knowing the truth, you would not say no."

"Who did you kill?" Parisa asked him. "And how did you do it?"

He tugged the page from below her arm, glancing over it.

She sighed, remembering what he said about the intimacy of academia. He liked her most when she was vulnerable, didn't he? When he had a piece of her that she had not wished to give up. Pleasure unadulterated, or knowledge unshared.

"Memory," she said, and Dalton glanced up. "The experience of time through memory."

He arched a brow.

"Time travel," Parisa explained, "is simple, provided you are traveling through one person's perception of time. Perhaps," she demurred, anticipating his inevitable failure to understand, "that might be considered less interesting to my unsubtle associates—"

"They study what they specialize in, as do you. Go on," Dalton said.

"It's not very complex," she told him, surprised but not displeased by his dismissal. "Intelligent people respond more quickly to stimuli, therefore intelligent people experience time faster, and may be perceived to have more of it. Intelligence is, in some senses, also an illness—genius is frequently a side effect of mania. Perhaps some would have such an excess of time that they are experiencing it differently. Also, if time could be consumed differently, it could also be preserved. And if a person had an excess of time—"

"They could travel throughout their own experience of time differently," Dalton concluded.

"Yes," Parisa said, "in essence."

He curled a hand around his mouth in thought, contemplating it.

"How would you measure intelligence? Or would it be magic, in this case?"

"Who did you kill?" asked Parisa.

"He was not well liked," said Dalton, surprising her again. She hadn't expected an answer. "Not that it's an excuse," Dalton added.

"Was he dangerous?"

Dalton's brow furrowed. "What?"

"Was he dangerous," Parisa repeated. "To either you or the Society?"

"He—" Dalton blinked, retreating slightly. "The Society did not determine whether he lived or died."

"Didn't they? In a sense," Parisa said. "They select six candidates every decade knowing that one will be eliminated. Don't you think they have an idea which one they find expendable?"

Dalton blinked again.

And again.

His thoughts went cloudy and re-formed; a different shape this time.

"How did you kill him?" Parisa asked.

"Knife," said Dalton.

"Ambush?"

"Yes. A bit."

"How Roman of you."

"We were heavily intoxicated." He scrubbed wearily at his jaw. "It is not easy, taking a life. Even when we knew it was required."

Compulsory anything was not a concept Parisa enjoyed. "What if you had not done it?"

"What?"

"What if you had chosen not to kill someone," Parisa repeated, clarifying as Dalton's thoughts unraveled a second time. "Would the Society have stepped in?"

"He knew," Dalton said, which was not an answer. "He knew it would be him."

"So?"

"So he would have killed one of us instead, if he could have." A pause. "Probably me."

Ah, so that explained his fear, or at least part of it.

Parisa reached out, brushing Dalton's hair from his forehead.

"Have me in your bed tonight," she said. "I find I'm besieged by curiosity."

His sheets were crisply white, cleanly tucked. She took great pleasure in unmaking them.

Then there were other times.

Once, she found him in the gardens. It was early, cold, and damp. Dalton stood at the edge of the grounds, facing away from the house to stare into the bloomless dogwoods.

"The English," Parisa said, "overromanticize their own dreary winters."

"Anglophilia," said Dalton, turning toward her. His cheeks were bright, spotlit by twin buds of cold, and she reached for him, taking his face between her hands to warm them.

"Careful," he warned. "I may take this for tenderness."

"You think I'm not tender? Seduction is not all lethality," said Parisa. "Most people want only to be cared for. If I had no softness, I'd get nowhere at all."

"And where do you want to go this morning?"

"Nowhere you cannot take me," she said, gesturing for him to lead.

He set off along the far edge of the lawn, walking slowly. "Flattery is part of seduction," he said, "isn't it?"

"Inescapably, yes."

"Ah. I regret being such a straightforward case."

"No one is ever straightforward."

He half smiled. "So we're not simple, we're just . . . all the same?"

"A flaw of humanity," said Parisa, shrugging as they walked. "The compulsion to be unique, which is at war with the desire to belong to a single identifiable sameness."

They were out of sight already, up too early for anyone else to stir, but he pulled her into the nearby grove of birch trees anyway, concealing them.

"You make me so common," he said.

"Do I?"

"Think how interesting I could be to someone else," he suggested. "A homicidal academic."

"You're not uninteresting," she said. "Why did he want to kill you?"

"Who?" The pretense was tiresome, but apparently necessary.

"How many people have wanted to kill you, Dalton?"

"Probably very many."

"How deliciously uncommon," she offered evasively.

He drew her into his arms, hips flush against hers.

"Tell me something," he said. "Would you have wanted me more if I had denied you longer?"

"No," Parisa said. "I'd have found you a considerable idiot if you had."

She toyed with the loop of his trousers, turning over stones in her thoughts.

"Tell me about the Forum," she said, pleased to see the evidence of momentary startlement. "I find I've been wondering about this Society's enemies. Specifically, whether they may be right." She hadn't forgotten that the Forum's agents alone had been able to escape after slipping the Society's wards during the installation.

Despite his initial flicker of surprise, Dalton seemed unfazed by the question. "Why should I know anything about the Forum?"

"Fine," she sighed, disappointed but unsurprised, "then tell me why he wanted to kill you."

"He had to kill someone," Dalton said with an air of repetition, "before they killed him."

"Were you too weak or too strong?"

"What?"

"Either he chose you as a target because you were too weak," she clarified, "or because you were too strong."

"What do you think?"

She glanced up to find Dalton watching her closely.

"You must have chosen me for a reason yourself," he remarked, shrugging. "Was it because I was weak, or strong?"

"Are you making yourself a parable?"

"Maybe."

"Why," Parisa countered, "did you think it would be dangerous for me to have you? Who would it be dangerous for?"

"Me," said Dalton. "Among others."

"And yet you lack quite a bit of self-preservation, don't you?"

"Most likely."

"Is *that* why he wanted to kill you?"

She'd meant it as a joke, pushing him to see what might come to light if she aimed blindly, but he seemed to regard her with new severity.

"I want to try something," he said. "Meet me tonight."

"Where?"

"My room. I want to see how good you are."

"We've already tried that," she said dryly, "and I believe we both rose admirably to the occasion."

"Not that," he said, though he was obviously not opposed. "I only meant I'm going to spend the day burying something. A thought."

"An answer?"

"Yes."

A little thrill coursed through her.

"I thought you wouldn't play games with me?"

"This isn't a game. It's a test."

"Why?"

"Curiosity."

She regarded him doubtfully for a moment, but he seemed to mean it.

"You're interested in me," she guessed.

"I believe I've made that quite clear."

"Not like this." She half smiled, tugging his belt loop. "You want to *study* me."

He didn't deny it. "Am I the first?"

"Maybe." Not by a long shot, no. "But why?"

"I'm not sure." She checked; he wasn't. "Intuition, maybe."

She shrugged, changing the subject. "What do I get if I pass?"

"An answer."

"*The* answer?"

"Yes, fine." A pause. "It will drain you."

"The test or the answer?"

"The test." His mouth twitched. "For now."

"Good," she said invitingly.

"I already know what you can do without trying," Dalton warned. "I want to see what happens when you try."

She shivered with anticipation. She had missed the sensation of operating in her element.

"All right," she said, flexing her fingers. "Then I'll try."

By the time she reached his private chambers, slipping into the east wing quietly when the others had gone to bed, Dalton was already sleeping. His room was nearly identical to theirs, without any personal effects to speak of. Wardrobe, desk, empty hearth. There was an hourglass beside the bed, with the implication clear enough: there was a time limit to this test. She flipped it, closing her eyes, and lay on her back beside Dalton, finding the rhythm of his pulse. It would be a matter of sinking into her own consciousness to locate the edges of his on a parallel astral plane, and then the effort of seeking out the most difficult doors to open.

She slipped into his mind easily. When she opened her eyes, it was to a tangle of thorns.

"How very cliché," she sighed, parting the wall of bramble. Beyond a thicketed arch she spotted a labyrinth of towering cypress trees and ashy flagstone, leading (of course) to a Gothic castle with slim towers, fairy-tale lines. "I have an hour to reach the princess in the tower, is that it?"

An hour of his experience, that is, and all indications suggested he was particularly brilliant. She turned to the side, glimpsing a handful of non-native fungi sprouting along the path of thorns.

"Subtle," she said dryly, and plucked one, letting it turn to sand in her palm. Like the hourglass beside the bed, time was slipping through her fingers.

Mental chronometry, just as they'd discussed. As Parisa traversed his mind, Dalton was allowing her to manipulate her concept of time, to collect it for her use, like the power-ups of a video game. Was that what this was, then? So it was a game after all. She conjured, for purposes of allusion, a fashionable set of thin-plated armor, tucking the grains of excess time away.

The process of navigating the labyrinth was designed to waste her energy. Working her own magic inside his head was exponentially more effort than doing it in the physical universe—power worked like a traffic jam that way. One car slowing down meant a wave of amplified delay, and likewise, the use of magic outside Dalton's mind compounded to a phantom degree of effort

inside it. If she used the extra time she collected, she would exhaust herself. If she did not, she would run out. It was a clumsy set of rules but clever enough, especially for someone who was not primarily telepathic. In the end, it was like anything—a gamble. How she approached his puzzle would be entirely her choice.

None of this was primitive in the least; the kingdom Dalton had built in his head could not have been erected in a day, not when a lesser medeian would not have managed it in a lifetime. This implied he had something to hide. And someone to hide it from. The labyrinth's layout was unstable, constantly shifting, but grandiose and complex. Whatever the secret was that Dalton Ellery had locked away, he did not want it to be found, and he must have had extraordinary capabilities to keep it from her.

She expected, given the sophistication of his mental defenses, something to force her out; flame was easy for the mind to conjure, and small brush fires leapt up through cracks in the stone pathways, incandescent tongues to light her path. When she was attacked by spectral guards, she wasn't surprised. They had been hastily cloned from one humanoid design and all fought mechanically—the same pattern of blows, over and over. Again, impressive for the work of an amateur, but this was only a test. Dalton had already made it clear he didn't want her to die, so perhaps that was why his mind could not truly bring itself to threaten her. It was only designed to give her something to prove.

The end of the labyrinth gave way to a long colonnade, leading to the castle's entry point. Parisa slipped through an archway to reach the steps to the highest tower, taking them two at a time. The armor she'd made had begun to rust. She, corporeally, was fading. Time was running out.

The castle itself was well formed and uncreatively imagined. Based, most likely, on somewhere Dalton had once been, though there were details she hadn't expected—each individual torch was lit upon the wall with a flame that responded uniquely to changes in the air, and the colors in the tapestries must have been selected, not recalled. She took the central staircase, following the path set for her, but could see that the rooms flanking it were furnished and filled; they were crafted, not copied. The color palette was all cobalts and violets, like a disorienting bruise.

The corridors narrowed, leading her upward from landing to landing until she stepped onto a winding, circular staircase. At the top of the stairs were three tower rooms; these, unlike the others, were shut. She had time to open all three, but only long enough for a glimpse. If she wanted to fully search their contents, she would have to choose one.

Inside the first door was herself. *That* Parisa—Dalton's Parisa—turned in

Dalton's arms to look at where the real Parisa stood in the corridor, expectant. Ah, so he had given her the opportunity to see what he truly felt about her, then. Uninteresting.

She opened the second door, finding a memory. A stranger, and Dalton with a knife in his hand. So that was what had happened. Tempting.

The third door contained only a locked chest. To break it might require more time than she currently had, though she paused when she realized the setting of the room. It was a Roman plaza; a forum. *The* Forum.

She hesitated, stepping inside, but then stopped. This could wait. That, or it was an answer she could find on her own.

So she turned, darting back into the hallway to thrust open the second door, where he stood with the stranger, the knife precariously balanced between them.

Almost immediately, she was hurled into Dalton's consciousness, living it from his memory, though it had not begun where she thought.

"—you sure?"

It was a whisper from the stranger, a young man, to a younger Dalton, who was nearly unrecognizable. His hair was the same, his appearance as meticulous as always, but there was something about his face that was distinct. A decade younger, true, but filled with something.

No. *Absent* something.

"Once we do this, we can't go back." The young man was tawny-skinned and spoke with an unfamiliar accent as he paced the floor of one of the Society's bedrooms. Possibly even Parisa's own. "Can you live with it?"

Dalton, who lay sideways on the bed, was only half listening. He was charming something idly; the air surrounding his open book flickered and twisted, a small storm forming above the page.

"I wouldn't have to," Dalton said. Eerily, he turned to Parisa where she stood in the doorframe.

"People think it's the meaning of life that matters," Dalton said to Parisa, who blinked. She wasn't sure how he was manipulating his memory to speak with her, but there was no doubt that he was, even while the other occupant in the room continued to pace. "It's not the *meaning*," he continued. "Everyone wants a purpose, but there is no purpose. There is only alive and not alive. Do you like this?" he asked, abruptly shifting in tone. "I made it for you."

He turned back to the other young man before Parisa could answer.

"I could bring you back," Dalton suggested.

Even Parisa could see that this younger Dalton did not sound genuine.

"I thought you said you couldn't do that?" the young man asked, abruptly falling to a halt.

"I said I don't. But of course I *can*." Dalton twisted again for another side-long glance, giving Parisa an unnerving smile. "I'm an animator," he told her, which the other young man did not appear to hear. "Death does not register for me with any sort of permanence. Except my own, which I suppose explains what I did next."

He turned back to the young man. "There is nothing to say we can't bring you back," he said, vanishing the miniature storm he'd conjured. "Maybe it's an additional test? Maybe there's always an animator, and therefore no one actually dies."

There was a flash of something; a knife. It glinted in Parisa's own hand.

Then she felt a lurch; the unmistakable entry of the blade into flesh.

Then, without warning, she was sitting alone.

"I shouldn't be doing this, but you have to listen to me." It was Atlas Blakely pacing this time, and Parisa glanced down at her lap, recognizing Dalton's clasped fingers as her own. "It's you they want to kill, Dalton. The others have agreed on you."

"How do you know?" came out of Parisa's mouth, which was Dalton's. She was still in the same room, which must have been his. Atlas stood near the hearth.

"They're afraid of you. You unnerve them."

"Rather small of them," said Dalton irreverently, before conceding, "Fine. Let them try."

"No." Atlas spun. "You must change their minds. You *must* survive."

"Why?"

"The Society needs you, whether they see it or not. What you can do, what you could *access*—" He shook his head, cutting himself off. "What can they do with *him*? There have been others like him before. Men like him become wealthy, become rich, that's all. They contribute to the global oligarchy and that's it, that's the end. You are necessary in other ways."

There was a rip, a small tear in the scene, and the pieces of the room fell into an empty void. Parisa had been plunged into a temporary blackout. Then Dalton was sitting before her again, a sunspot Parisa tried fruitlessly to blink away, and she was again in armor, sitting in his castle's small and nearly empty tower room.

They were alone this time, each in a nondescript wooden chair, and Dalton—this young version of him—was leaning forward, inches from her face.

"They got used to me," he said. "And I didn't like killing. I'm an animator," he added, as if that explained everything. She supposed it did, in part.

"You bring life," she remarked.

"I bring life," he agreed.

She could see the evidence that he, whatever he was—memory or holo-gram or ghost—had been tampered with, the jerks of his motions so unlike the fastidious Dalton she knew.

It was unclear how honest he was being with her. His memories had clearly been altered, either by the trauma of his past experience or by the clever hand of his present self.

"Are you using me?" she asked him, wondering if she might have permit-ted herself to be lured somewhere unwise.

His younger self smiled brilliantly.

"I wish you'd seen the other room," he told her. "We'd have both enjoyed it immensely. This one is dull."

"You lied to him," she observed. "The other candidate. You told him you would bring him back?"

"He never actually agreed to do it," said Dalton. "I think he knew I wouldn't."

"Kill him, or bring him back?"

"Neither, I suspect."

"So he told the others to kill you?"

"Yes."

"And you persuaded them otherwise?"

"Yes."

"Was it difficult?"

"No. They were just happy it wasn't them."

"And why didn't you bring him back?"

"Too much work," said Dalton, shrugging. "And anyway, I was wrong."

"About what?"

"About everything." Another shrug. "Someone always dies. They have to, or it goes wrong."

"What goes wrong?"

He glanced at her, disinterested.

This version of him wasn't at all what she imagined.

"What's the Forum?" Parisa asked instead.

"Boring," said Dalton. "Society rejects."

"You don't find that interesting?"

"Everyone has enemies."

She couldn't help feeling a mismatch; some glitch of something, details that didn't follow.

"Why are you still here?" she asked him. "In the Society. Why did you stay?"

He stole forward, prowling toward her, and in that moment, she guessed what he was. He flickered slightly, moving in bursts.

Alive, but barely. Sentient, but not in control.

Not a ghost. Not a memory.

"Are you an animation?" she asked, forgetting her previous question.

Dalton's mouth twisted wryly. His lips parted.

Then Parisa felt a hand on her collar, dragging her backward.

"Get out," said a deep voice. "Now."

She jolted upright, or tried to, but found that the return to her own consciousness had left her lying paralyzed on her side. The real Dalton was holding her head, and gradually, as she resumed occupation in her body, she realized she had been seizing. She was choking, retching on what she registered belatedly was her tongue.

She had overexerted herself; the hourglass beside her had long since run out, and by the look on Dalton's face, it had taken a significant effort to wake her.

She scrambled away from him, blinking. "What was that?"

He frowned. "What was what?"

"That voice at the end, was that—?"

She stopped, blinking.

There was something about Dalton's face now; not that it was older, which it was. He must have been in his early twenties in his memory from ten years earlier, but this was more than that. The expression he wore was different now, more steeped in concern. She had not tried to read his younger self's thoughts at the time, thinking she was speaking directly with them—they were, after all, both inside *his* head—but retroactively, she could see she'd been wrong.

Whatever he had been then, his current self did not contain any trace of it. It was a loose thread fraying; something that had come undone and then been severed. Whoever that was in his head, they were lost to him.

"You're not whole," she realized aloud, "are you?"

He stared at her. "What?"

"That thing, the animation, it was—"

"You never started the test," he cut in slowly, and then it was her turn to stare at him.

"What?"

"Where were you?" he pressed her, concerned now. "I could feel you, but—"

She felt a shudder of uncertainty.

"What was it?" she asked. "Your test."

"A bank vault," he said. "With a combination lock. A puzzle, in essence."

So what had she broken into inside his head, then? Strange. More than strange. The situation he described sounded straightforward, even elemen-

tary. In short, something she would expect from someone who was not a telepath, unlike the thing she'd found.

"What did your bank vault contain?" she asked warily.

"A bit of parchment, nothing important . . . It was only supposed to take a few minutes to find. Where were you?" Dalton said again, more urgently, but this time, Parisa didn't answer.

Wherever she had been, she was growing increasingly certain that Atlas Blakely had been the one to pull her out.

They were given leave around the December holidays to return home if they wished, which Reina firmly did not.

"Shouldn't someone stay behind to tend the wards?" she asked Dalton privately.

"Atlas and I will be here," he said. "It's only a weekend."

"I don't celebrate Christmas," she said, displeased with the inconvenience.

"Most medeians don't," he agreed, "but the Society hosts its annual events during the mortal holidays."

Reina frowned. "We're not invited to the Society events?"

"You're potential initiates, not members."

"But we're the ones who live here."

"Yes, and one of you," Dalton said neutrally, "will not remain by the end of the year, so no. You're not invited."

The idea of going home (a meaningless concept along with "family" and "sufficient sleep") was unfathomable. Detestable, even. She was currently in the middle of a fascinating manuscript she had seen Parisa with—a medeian work on the mystical study of dreams by Ibn Sirin, which led Reina to become curious about the concept of realms within the subconscious. Nico had expressed some interest in the manuscript as well, which she considered a point of distinct significance. As with the runes he had asked her to translate, there was no telling what he wanted a book on dreams for; he had no interest in historical psychology, or in anything he couldn't turn into a miracle of physics (Nico was very sulky when he was not permitted to be incomprehensibly astounding), but regardless, it was nice to have someone to discuss it with. The others were usually very private about their research, guarding their theories as secrets.

Nico was always the most open with her, going so far as to invite her to New York for their winter recess. "You'll loathe Max," he said happily while they were sparring, referring to someone Reina gathered to be one of his flatmates. "You'll want to kill him and then five minutes after you've left you'll realize you actually love him. Gideon is the opposite," he added. "He'll be the best person you've ever met, and then you'll notice he's nicked your favorite sweater."

Reina faked a hard right, which Nico read like a book. He slid backward with one hand on his cheek, the other falling with inconceivable arrogance to match the quirk of his smile. Then he gave her a little beckon of *uh-huh, try again.*

The idea of staying in a place occupied by boys in their early twenties gave Reina an unpleasant itch. "No thanks," she said.

Nico was not the type to be insulted by these things, and predictably, he wasn't. "Suit yourself," he said with a shrug, ducking a wide hook as Reina caught Libby glancing over at them, a tiny frown on her lips. She was looking forward to seeing her boyfriend, or so she said, though Reina wasn't convinced. Libby's boyfriend (none of them could remember his name, or perhaps Libby had never actually told them what it was) seemed to exclusively call at unwelcome times, leading Libby to make a face of irritation when she glanced at her screen. She denied her annoyance, of course, most vehemently to Nico, but as far as Reina could tell, Libby's Pavlovian response to any mention of her boyfriend was to quickly stifle a grimace.

In anticipation of their brief leave, the others mostly shared Reina's reluctance. Tristan appeared to dread the prospect of leaving, probably because he had burned such a wide variety of bridges in order to come in the first place; Parisa was irritated about being temporarily deposed, prissy as always; Callum, true to form, didn't seem to care much either way. Only Nico seemed to have any genuine interest in going home—but then again, Nico was so adaptable in general that Reina suspected he could make anything comfortable enough to stand it for a time.

The past few months had been relatively peaceful ones. They had all fallen into a rhythm of sorts, and the coming disruption of their fragile peace felt especially inconvenient, even troubling. True, they hadn't *bonded,* per se, but they had at least warmed enough to exist in each other's physical space without persisting tension. Timing, Reina thought, was a sensitive thing, and the houseplants made no secret of mourning her impending absence.

In the end, Reina decided to stay in London.

She had never ventured beyond the grounds of the Society's manor house, so now she was ostensibly a tourist in her own city. On her first day, she toured the Globe Theatre, then wandered the Tower. On the second day, she took a brisk morning walk through the Kyoto Garden (the trees shivered cheerfully, thrumming with frosted whispers as they recounted their origins), followed by a visit to the British Museum.

She had been looking at the Utamaro painting of the Japanese courtesan when someone cleared his throat behind her, causing her to bristle with impatience.

"Purchased," said a South Asian gentleman with thinning hair, addressing her in English.

"What?" asked Reina.

"Purchased," the gentleman repeated. "Not stolen."

His accent didn't sound entirely English; it had a mix of origins.

"Apologies," he amended, "I believe the technical term is 'acquired.' The British do hate to be accused of theft."

"As do most people, I assume," Reina said, hoping that would be that.

Unfortunately, it wasn't.

"There is some service to it, at least," the gentleman continued. "Here the treasures of the world are on display, not hidden away."

Reina nodded vacantly, turning to leave, but the gentleman turned after her, falling into step at her side.

"Every ten years, six of the world's most promising medeians disappear," he remarked, and Reina's mouth tightened. "A few of them emerge two years later in positions of power and privilege. I don't suppose you have any theories?"

"What do you want?" Reina asked impatiently. If that was considered rude, so be it. She didn't feel any particular need to be polite.

"We expected you to be in Tokyo," said the man. A continuation of his earlier thought, as if she had not interjected at all. "We'd have been here sooner, in fact, but you're not easy to track down. With a family like yours—"

"I am not in contact with my family," Reina said. They didn't want her. She didn't want them. Which came first was not at issue. "Nor do I wish to be bothered."

"Miss Mori, if you would indulge me for just a moment—"

"You clearly know who I am," said Reina. "So shouldn't you know, then, that I have turned down every offer I receive? Whatever you imagine I accepted, I did not. And whatever it is you plan to offer me, I decline it as well."

"Surely you must feel some obligation," said the man. "A scholar like yourself, you must think it valuable to have access to the Alexandrian records."

Reina stiffened. Atlas had always said the Society was known among certain groups, but still, she hated to think the place she prized so mightily could be referenced with such open disregard.

"What good are the archives," the man pressed, catching the look on her face, "when only a small percentage of the world's magical population can ever learn from them? At least the artifacts contained in *this* museum are offered to the whole of the mortal world."

"Knowledge requires caretakers," said Reina dismissively, about to turn away.

He stopped her. "There are better ways to care for knowledge than to hide it away."

Another version of her might have agreed with him. As it was, though, she spared him half a glance.

"Who are you?"

"It's not who I am, but what I stand for," said the man.

"Which is?"

"Freedom of information. Equality. Diversity. New ideas."

"And what do you think you will gain from me?"

"The Society is inherently classist," said the man. "Only the highest-trained medeians will ever reach its rank, and its archives only serve to secure an elitist system which has no oversight. All the world's treasures under one roof," he prompted, "with only a single organization to control its distribution?"

"I," Reina said, "have no knowledge of anything you speak."

"True, you are not a member yet," the man agreed, dropping his voice. "You still have time to make other choices. You are not bound to the Society's rules, nor to its secrets."

"Even assuming any of this were true," Reina muttered, "what would you want from me?"

"It is not what we want from you, Miss Mori, but what we can offer you." The man slid a card from his inside pocket, handing it to her. "Someday, should you find you are trapped by the choice you've made, you may contact us. We will see to it that your voice is heard."

The card read NOTHAZAI, either the man's name or his pseudonym, and on the back, THE FORUM. A reference, of course, to a subversion of everything the Society was. The Roman Forum was a marketplace of ideas, the most celebrated meeting place in the world. It was the center of commerce, politics, and civility. In short, where the Society cloistered itself behind closed doors, the Forum was open to all.

But there was a reason the Library of Alexandria had been forced to hide in the first place.

"Are you truly the Forum?" Reina asked neutrally, still eyeing the card. "Or are you simply the mob?"

When she glanced up, he—Nothazai—had not looked away. "It is no secret what you can do, Reina Mori," he said, before amending, "At least, it is no secret what you *could* do. We are citizens not of a hidden world, but of a global economy—an entire human race. It is a troubled world we live in, ever on the brink of progress and regression, and very few are given the opportunity to make true changes. Power like the Society's does not elevate this world; it only changes hands, continuing to isolate its advantages."

It was an old argument. Why have empires and not democracies? The

Society's version of an answer was obvious: because some things were unfit to rule themselves.

"You think I can contribute nothing from where I stand, I take it?" Reina prompted.

"I think it is obvious you are a blend of broad dissatisfactions, Miss Mori," said Nothazai. "You resent privilege in all its forms, including your own, yet you show no desire to unmake the present system. I think someday you will awaken to your own conviction, and when you do, something will compel you forward. Whoever's cause that will be, I hope you will consider ours."

"Do you mean to accuse me of some sort of tyranny by proxy?" Reina asked. "Or is that an unintended consequence of your recruitment tactics?"

The man shrugged. "Is it not a proven fact of history that power isn't meant to exist in the hands of the very few?"

"For every tyrant, there is a 'free' society which destroys itself," said Reina, who knew enough ancient history to grasp the faults of hubris. "Power is not meant for those who misuse it."

"Is not the worst tyranny that which perceives itself to be noble?"

"Greed is greed," said Reina flatly. "Even if I accepted your perception of the Society's flaws, why should I believe your intentions any different?"

Nothazai smiled. "I only suspect, Miss Mori, that you will soon change your position on the matter, and when you do, know that you will not be left to your own devices. Should you require an ally, you have one," he offered, and bowed low.

The symmetry of the moment reminded her of something.

"Are you some sort of Caretaker?" she asked him, thinking of Atlas Blakely's card. Inexplicably, she remembered what Atlas had said about the others who might have taken her place—a traveler, as he had specifically mentioned, whatever that meant.

Were the members of the Forum merely Society castoffs?

"No, I am nothing important. The Forum cares for itself," said Nothazai, and turned away before pausing, doubling back half a step. "By the way," he added in an undertone, "perhaps you know already? The Tokyo billionaire Sato has just won parliament's special election, displacing the incumbent candidate."

The mention of Aiya was startling, though Reina tried not to let it show. "Why should Aiya Sato matter to me?"

"Oh, she doesn't, I'm sure. But it's very interesting—she was the one who uncovered the incumbent councilor's corruption. Almost as if she had information the government itself did not. The incumbent denies it, of course, but

who to believe? There is no other evidence aside from Sato's own dossier, so perhaps we'll never know."

Briefly, Reina recalled what Aiya had summoned during their brief interaction in the reading room: an unmarked book. Reina quickly blinked it away, making the effort to obscure her thought. Even if this man was not as skilled a telepath as Parisa, there were other ways to prod inside her head.

"Assassinations," Nothazai said. "Development of new technology that enters mortal copyrights, but never public domain. New weaponry sold only to the elite. Space programs developed in secret for warmongering nations. Biological warfare that goes unreported; illness that wipes out the unmentionables, left to the fringes of poverty."

"You blame this on the Society?" Broad claims, and as far as Reina considered feasible, unknowable ones.

"I blame the Society," Nothazai clarified, "because if it is not its job to cause such atrocities, then why not undertake the effort to prevent them? Inevitably, it must stand to gain."

Somewhere in the museum's administrative offices, a small fern dying of thirst let out a thin, wailing scream.

"Someone always gains," said Reina. "Just as someone always loses."

Nothazai gave her a brisk look of disappointment.

"Yes, I imagine so. Good day, then," he said, and slipped back into the museum's flow of traffic, leaving Reina to look down at his card.

An odd thing, his timing. She'd had a feeling, hadn't she? That something would disrupt the peace she'd found within the Society the moment she stepped outside its walls.

Though, maybe the timing was *too* odd, come to think of it. This so-called Nothazai had a suspiciously narrow window to reach her without the Society's wards. Only a matter of hours remained of their weekend away before Reina was expected to return to the manor house, which was much too specific a time frame to guess.

Could this, like the installation, have been another Society test?

The idea that anything would keep Reina from initiation into the Society was enough to reflexively curl her fingers, crumpling the card within them to a stiff, unwelcome ball.

The others could do with power what they wished. Reina tossed the card into the bin and strode out into the cold, ignoring the seedlings that sprouted up between cracks in the sidewalk. The argument itself, that she should turn on the Society in order to save the world, was ludicrous. Look at her own talents, for instance. Wouldn't the Forum be the first to suggest she sacrifice her

own autonomy to sustain a planet that had irresponsibly overpopulated itself? There was such a thing as asking too much, and she had known the demands of others all her life. Even, or perhaps especially, the demands of those who had not wanted her at all.

Depending on how you viewed it, Persephone had either been stolen or she had run from Demeter to avoid being used. Either way, she had made herself queen. The Forum, whatever they were, had misjudged Reina poorly for being free of principle, when in fact her principles were clear: she would not bleed out for nothing.

If this world felt it could take from Reina, so be it. She would gladly take from it.

VI

THOUGHT

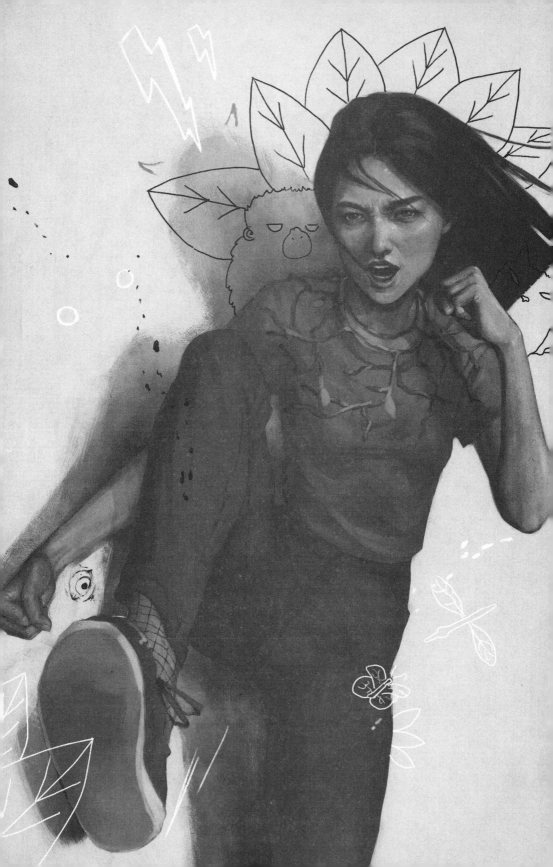

Libby slammed the apartment door shut, turning to find Ezra waiting expectantly in the living room behind her.

The unfortunate thing about Manhattan apartments was the incredible lack of space to be alone. That, and thin walls.

"I take it you were listening," Libby said gruffly, and Ezra slid one hand in his front pocket, buying time before his response.

"Yes." Ezra cleared his throat. "Listen, Lib—"

She knew what was coming next. For one thing, it wasn't as if she'd come home to the promise of sex and chocolates or whatever. The fight had begun the moment she walked in the door, and two days later, it still hadn't been resolved. The fact that Ezra still needed her to beat the same dead horse about where she'd been and what she was doing was starting to feel inhumane to both of them (and the horse).

"I already told you," she sighed, "I'm not going to tell you anything, Ezra. I can't."

"Yes, you've made that abundantly clear," he replied, too sharply, and then he grimaced, recognizing the combative undertones in his voice and carefully backpedaling. "Look, I don't want to fight about it again—"

"Then don't."

Libby paced away from the door, suddenly desperate for motion. Ezra followed, orbiting her until she thought she might choke.

"I'm just worried about you, Libby."

"Don't be." A softer tone would help, probably.

Not that she had one to spare.

"Then what am I supposed to do?" Ezra was plaintive and pleading, messy-haired and barefoot, a portrait of domestic intimacy on full unrelenting display. "You come back after six months without warning? Fine. You can't tell me where you've been while you've been gone? Okay, fine. But now you have people knocking on the door upsetting you, and you're trying to . . . to what? *Hide* them from me?"

"Yes. Because this has nothing to do with you," said Libby, still brusque with impatience. "I've always known you didn't trust me, Ezra, not fully, but this is getting out of hand—"

"This isn't about trust, Libby. It's about your safety." *This* again. "If you're in over your head somehow, or if you've gotten caught up in something—"

She tightened a fist. "So you think I'm stupid enough to get myself into trouble and need your help getting out. Is that it?"

"Libby, don't," he sighed. "You're my girlfriend. You're important to me. You, for better or worse, are my responsibility, and—"

"Ezra, listen to me carefully, because this is the last time I'll say it."

She took three steps to close the distance between them, slamming the book shut on the last argument she planned to have today.

"I am *not*," Libby said flatly, "yours."

She didn't wait to see if he would argue. The look on his face suggested that whatever came next, she wasn't going to enjoy it. She thought about packing a bag, summoning her things. She thought about screaming or crying or making demands; making a mess, in general.

But in the end, it was all so exhausting she simply turned and pulled open the apartment door, planning nothing beyond the certainty of walking through it.

She let Ezra watch her go.

Immediately: a coat would have been a good idea. She shivered in the dark outside the pizza place below her building and sidestepped a drunk college student as she glanced up the block toward Nico's apartment. A thought, definitely, but if there was ever anyone to be unsympathetic—or even sympathetic, but in an *enormously* unhelpful way—it would be Nico, who had loathed Ezra on sight.

Not to mention that if she went to Nico, she'd have to discuss the visitor she'd just received.

"Elizabeth Rhodes?" the woman had asked in a Bronx accent. If not for the expensive scarf tied around her natural hair, she might have looked like one of those campaigners who stopped people on the street to talk about the environment or veganism, or possibly the hazards of imperiling their immortal souls. "If I could just have a moment of your time—"

Libby shivered and blinked away the memory, heading for the train station.

She wondered why they had never been warned that other organizations might come recruiting. Atlas had mentioned the Forum's existence, fine, but he'd left out that for two days of their initiation period, they would be vulnerable to interception.

Was it a trial of some sort, as the installation had been? Was her loyalty being tested?

"Miss Rhodes, surely you've thought about the natural elitism of the So-

ciety's mere existence," the woman, Williams, had said. "No one else in your family is magically trained, are they? But I wonder," Williams mused softly. "Could the Society have saved your sister if they had ever shared what they had known?"

It was a question that Libby had asked herself hundreds of times before. In fact, for a time it had left her sleepless, particularly when she was first approached by NYUMA. The thoughts, torturous and destructive, were always the same: if she had only known more, or if she had just been trained sooner, or if someone had told her earlier . . .

But she already knew the answer. For years, she'd researched at length. "There is no cure for degenerative diseases," she replied, with the confidence of someone possessing dismal, intimate knowledge of the fact.

Williams had arched a brow. "Isn't there?"

The words REQUEST DENIED floated unwillingly through her mind.

It was a trap of some sort, definitely. Whether it was a test or not, it was certainly a trap. Someone was toying with her personal history, manipulating her with it, and Libby didn't care for it. If there was one thing she'd learned from working alongside Callum, it was that feeling too much or too fully only meant she wasn't thinking with her head.

It wasn't the Society's fault, Libby had argued in response, that capitalism prevented medeian health care from being available to mortals. If medeian methods were priced according to empathy, then yes, fine, perhaps one could blame the research for existing privately—but it would have gone through both the mortal and medeian corporations first. It would have come at so inflated a cost that even if a cure existed, it would have bankrupted her family to try and use it.

"So your sister deserved to die, then?" asked Williams blankly.

Which was when Libby had slammed the door.

She had not spoken about Katherine to anyone in years. Not even Ezra. She thought of her sister from time to time, of course, but only distantly, as something she kept at arm's length. As a measure of sanity, she had mostly ruled out wondering whether something could have been done. The idea that a stranger might have suddenly brought everything to the surface felt a bit sinister, and certainly unwelcome. Especially given what Libby had tried and failed to find out.

Was this the Society's doing? They would know about Katherine Rhodes, whom Libby had called Kitty as a child, and whom her parents had rightfully adored. Katherine, who had died at sixteen to Libby's thirteen, wasted away in a hospital bed at the whims of a magicless body that slowly killed her. The administrators at NYUMA, when asked, had told Libby that her abilities

had likely not come to fruition until after the stress of losing her sister had faded away. Katherine, they said, had been ill for years, requiring most of the attention from her parents, and thus Libby would not have focused on her abilities even if she had noticed she had them. It would take work to catch up, they said.

"Could I have saved my sister?" she'd asked, because survivor's guilt was sharpest in retrospect.

"No," they told her. "Nothing exists to reverse the effects of her illness, or even to slow it."

It had taken Libby two years of manic research to prove them right, and then two more to finally lay the thoughts of her sister to rest. She might not have managed it at all if not for Nico. "Oh, buck up, Rhodes, we've all got problems. Doesn't mean you get to waste the time she never got" was his take on the situation after she had confessed to him at the height of finals delirium—clearly her confession was a massive mistake—at which point Libby had slapped him, and eventually Ezra had intervened to calm her down. Nico was placed on probation and Libby told herself she would beat him in every class if it killed her.

She kissed Ezra for the first time that same night.

The Society would have known all that, minus the inconsequential details of her personal life. They would have known about Katherine, so maybe this *was* a test—but, then again, her origin story was easily discoverable information for anyone who wanted it. A late-blooming medean with a dead sister? Not terribly complicated to put the pieces together, particularly for an organization with comparable resources. Either the Society knew precisely what to taunt her with in order to test her loyalty, or the Forum had wanted to give her a compelling reason to doubt the Society.

Either way, there was only one place Libby currently wanted to be.

After wandering the streets of Manhattan with a thin trail of smoke blazing behind her, she passed through the doors to Grand Central and took the stairs, finding the medean transports to take her back to London. It was technically too early to return—they'd all been told not to do so until tomorrow—but she had helped build their security, hadn't she? Twice over. Nothing in the wards sufficiently defended against her entry. For all intents and purposes, it had been more of a polite request than a mandate in any official capacity.

Libby transported herself through the wards to the grounds of the manor house, bypassing the front door in favor of the west wing's visitor portal. She flew through the great room, preparing to turn right for the reading room, but stopped at the distant echo of voices; a low wave of sound, mean-

ing hushed tones. She frowned, listening closer for the particularities, and turned swiftly in the opposite direction, making her way to the painted room.

Ah, so she had not been the only one to come running back, then.

Parisa and Tristan were on the floor of the painted room, drinking a bottle of something with their backs to the crackling fire. They'd left the rest of the room unilluminated, the table and books swathed in shadow, drapes parted around the circular apse to beckon in the moonless night.

Usually when Libby entered this room, she saw it as it had been the day that she'd stopped time under her fingertips: the light warming the domed painted ceiling, the blur of the clock on the mantel, Tristan's palm feather-light on her chest. This, however, felt different. Like intruding on a different world, a distant universe.

Parisa, unfairly beautiful as always, rested her head on Tristan's lap, dark hair spilling over his thighs; the slit of her fashionable slip dress had been drawn up so high the full length of her leg was visible, nearly to her hip. Like-wise, Tristan's shirt had fallen open, left partially undone to reveal the curve of his chest below the shadow of his clavicle. A languid smile was curled over his lips, though it was partially distorted by the bottle he drew up to them. He swallowed with a laugh and Parisa reached blindly upward, the tips of her fingers brushing his mouth.

At the sight of them, time stopped for Libby again. Like falling under a spell.

It wasn't as if Libby hadn't already known that Parisa and Tristan were sleeping together. Well—she hadn't *known,* exactly, but she wasn't surprised to find evidence of it now. It wasn't as if they had many options within the house, and if Nico had already made it plenty clear that Parisa was his first choice, was it any surprise that she'd be Tristan's, as well?

Libby thought again of Tristan's hand on her pulse and swallowed, shoving it aside.

It wasn't as if she cared what they did. After all, she had a boyfriend.

A boyfriend she had recently fought with.

One she would rather not see.

But . . .

But.

A boyfriend nonetheless.

"Well, don't you look distressed," remarked Parisa. She drew herself up-right, taking the bottle from Tristan's hand, when she spotted Libby in the doorway. "Perhaps you ought to join us."

Libby blinked, caught off guard. She hadn't realized they'd seen her.

"I," she began, and faltered. "This is . . . this is obviously private, so—"

"Have a drink, Rhodes." Tristan's voice was a low rumble, his eyes darkly amused. "You clearly need one."

"We won't bite," added Parisa. "Unless you're into that sort of thing, of course."

Libby glanced over her shoulder, still compelled to leave for the reading room.

"I was just going to—"

"Whatever it is, it'll still be there in the morning, Rhodes. Sit." Tristan beckoned her with his chin, gesturing to the spot next to him on the floor.

Libby hesitated, unsure whether this was her ideal choice of company, but the idea of not being alone was . . . tempting. And Tristan was right, whether he knew it or not. Driving herself mad all over again could be easily ventured anew tomorrow.

She stepped forward and Parisa smiled approvingly, reaching up to hand her the bottle. Libby collapsed on Tristan's other side, taking a sip.

"Oof," she said, wincing as it burned. "What is this?"

"Brandy," said Parisa. "With a few more fermented spices."

"Meaning . . . ?"

"Meaning absinthe," said Tristan. "It's absinthe."

"Oh." Libby swallowed, already a little bowled over by the effect of her single sip.

"Let me guess," Parisa sighed, reaching over Tristan to take the bottle from Libby. "You don't drink much?"

"Not particularly," Libby said.

Parisa drew the bottle back to her lips, which were stained a dark red. The dress was a navy blue, almost black, and Libby instantly wished she had the requisite sophistication to pull it off.

"You can pull it off whenever you'd like," remarked Parisa, chuckling into the bottle.

Libby felt her cheeks flush. Even with her best attempts at telepathic defenses, Parisa consistently heard more than Libby intended. "I just meant that I could never wear anything so . . ." She coughed. "I just don't do trends very well."

Parisa leaned forward, handing the bottle back to Libby. The strap of her dress slipped blithely from her shoulder, draping against her arm and floating over what Libby now realized necessitated the absence of a bra.

"I meant it literally," Parisa said as Libby brought the bottle to her lips, and while Libby choked on her swallow, Tristan laughed.

"You must have gotten a visit from the Forum as well," he said to Libby,

who had only just recovered from an eruption of absinthe-tainted coughs. "What deeply personal revelation did they make about you, then?"

"You tell me," Libby said, taking another swig. The last thing she wanted to be for this conversation was sober. She already felt juvenile and inept as it was.

"Well, it's all very dull for us, unfortunately. My father's a crime boss, same old, same old," said Tristan, adding to Libby's look of confusion, "Nasty piece of work. Adequate witch, though."

"Is he?"

"You've never heard of Adrian Caine?" asked Tristan. Libby shook her head, and Tristan's smirk cracked slightly. "I'm joking. I didn't expect you to run in London's seedy underbelly."

"Is he like the Godfather?" asked Libby.

"A bit," said Tristan. "Only less paternal." He took the bottle from her hand, not bothering to wait for her to release it before he took a long swig. "He'd love you," he added after swallowing, shaking himself like a dog from the burn.

Libby glanced sideways at him, waiting to see if that was supposed to be an insult. Tristan met her glance, arching a brow in expectancy.

It didn't seem to be.

"And I, of course, am a whore," remarked Parisa, as Libby choked on her swallow once again. "I'm sure there's a better word for it, but at present I can't be bothered to think of any."

"An escort, perhaps?" asked Tristan.

"No, nothing so professional. More like an exceptionally talented philanderess," Parisa said. "It started shortly after I finished school in Paris. No," she amended, recounting it in her head, "I believe technically it began while I was *in* school, though it was only a hobby then. You know, like how the Olympics only celebrates the achievements of amateurs."

Libby left the follow-up questions to Tristan. "It started with a professor, I presume?" he asked.

"Yes, naturally. The academics are the most brutally deprived, or so they remain convinced. Really they're all equally obscene, only they live in such a slender fragment of reality they'd never come out of their offices to see who else was fucking."

"Fucking you, you mean, or fucking in general?"

"In general," Parisa confirmed, "though also me."

Tristan chuckled. "And from there?"

"A French senator."

"Quite a leap, isn't it?"

"Not really. Politicians are the least discerning and the first to expire. But it's always important to have one and get it out of one's system."

"Was it enjoyable, at least?"

"Not in the slightest. My briefest affair, and the one of which I am least fond."

"Ah. And after the senator . . . ?"

"An heir. Then his father. Then his sister. But I never liked the family holidays much."

"Understandable. Did you have a favorite among them?"

"Of course," said Parisa. "I just adored their little dog."

Libby glanced between the two of them, dumbfounded. She was uncertain how they could speak so openly and so . . . *flippantly* about Parisa's sexual exploits.

"Oh, it comforts him, really, not that he'll ever admit it. Knowing the truth of my sordid nature only confirms Tristan's deepest suspicions about humanity," Parisa replied to Libby's inner thoughts, catching her sidelong glance. "I'm confident that Tristan could be stabbed mid-climax and still find the strength to groan out 'I was right' before succumbing to the cavernous embrace of death."

"You're not wrong, though from here on I'll be checking for knives," said Tristan ambivalently, which should have been confirmation of his involvement with Parisa, but instead it only bewildered Libby further.

Were they something or weren't they?

"We aren't," said Parisa, "and anyway, he likes you, Rhodes. Don't you, Tristan?" she asked, turning to him.

Tristan held Parisa's eye for a moment as Libby's intestines twisted with silent discomfort, the rest of her unsure how to react. It was a joke, of course. True, Parisa could read minds, but it wasn't that. It was obviously just teasing.

Wasn't it?

"I like Rhodes well enough, I suppose" was Tristan's underwhelming response, as Libby briskly determined that now would be a marvelous time for an immediate change in subject.

"So the Forum tried to . . . blackmail you?" Libby asked them, clearing her throat. "Extort you or something?"

"Something like that," Parisa confirmed with a roll of her eyes. "I'd have considered it, too, only it was so very unpleasant the way they went about it. So shameless and outright." She shuddered, disapproving. "I've had torrid affairs with less indecency."

"You actually *considered* it?" Libby spluttered through her swallow, somewhat unable to differentiate between the burn in her stomach and the one

in her chest at the thought. "Seriously?" Her voice, much to her dismay, had gone shrill with disbelief. "But what if it's—"

"A trap? I doubt it," said Parisa. "That doesn't seem the Society's style."

"But the installation—"

"Was them placing us out as sitting ducks," Tristan supplied, "but not technically a trap."

Libby supposed he was right, though she frowned to recall Parisa's original point.

"Still. You considered taking the Forum's offer?"

"Oh, of course," Parisa confirmed, taking the bottle from Libby's hand and pausing its path in front of Tristan. They exchanged a glance; Tristan's brow arched. Then he tilted his head back, permitting Parisa to pour a little absinthe down his throat. He licked the excess moisture from his lips, choking up a laugh as Parisa spilled it down his chin. "Oops," she said, smoothing it away with the pad of her thumb, and then drew the bottle back to her own lips. "Anyway," Parisa said, taking a swallow and handing it back to Libby, "it's not as if I have any reason to pledge allegiance to the Society yet. I'm not initiated, am I?"

"Well, no," Libby conceded, frowning as she accepted the bottle. "But still, isn't it a bit—"

"Disloyal?" Parisa guessed. "Perhaps, though I'm hardly known for my fidelity." She gave Tristan a sidelong glance. "What about you?"

"Me? I'm a one-woman man, Miss Kamali," said Tristan, half smiling. "Most of the time."

"Most of the time," Parisa echoed with approval. "But surely not all?"

Libby took a long pull from the bottle, suddenly feeling she would need much more of whatever poison it contained.

"Why, um," Libby began, and Parisa turned to her. "Can I ask you—?"

"Why sex?" Parisa prompted, as Libby's cheeks burned again, heartily chagrined. "Because I enjoy it, Elizabeth. And because most people are idiots who'll pay for it, and existence in society costs money."

"Yes, but isn't it . . ." She trailed off. "Well—"

"You want to know if I find it demeaning to have sex with people for money," guessed Parisa flatly, "is that it?"

Immediately, Libby wished she'd said nothing. "I just . . . you're obviously very talented, and—"

"And I use my talents well," Parisa agreed, as Libby drew the bottle back to her lips clumsily, if only for something to do with her hands. "And it is attitudes like yours which make certain I will never be denied. After all, if we could all have boundless, fulfilling sex whenever we liked, why would we ever

bother with monogamy? Stigma like yours keeps you subjugated, you know," Parisa remarked, tipping Libby's bottle upward to ensure a longer sip.

Libby felt the liquid spill around the sides of her mouth and closed her watering eyes as Parisa laughed, pulling away the bottle. The taste of anise marinated the thickness of Libby's tongue, foreign and bittersweet.

"Don't you ever detest the necessity of emotional attachment?" Parisa murmured, the tips of her fingers brushing Libby's throat before toying, idly, with the tips of her hair. "Men in particular are draining, they bleed us dry. They demand we carry their burdens, fix their ills. A man is constantly in search of a good woman, but what do they offer us in return?"

Flickers of Libby's irritation with Ezra filtered through her mind. "On another day, I'd have a better answer to that," she muttered, and felt the reward of Tristan's most disdainful laugh against her elbow. She shifted her position on the floor, leaning into his chest, and let the vibration of his mirth carry agreeably through her bones. "But still, you're a telepath, Parisa. Those are rare, and you're exceptionally good, I know you are. I just . . ." Libby shrugged. "I don't see what you gain from it."

"You do things, don't you, to make things easier for yourself?" asked Parisa. "You don't use your magic to walk up the stairs but you defy gravity all the same, don't you?"

"So?" asked Libby. Tristan leaned over for the bottle, his fingers brushing hers as she fell further into the shelter of his torso. "I don't see what that has to do with anything."

"Well, because to you, sex is purely physical, when in fact the mind opens along with everything else," said Parisa. "To try to overpower someone's mind, to make it subject to my own, is a waste of time. When he's inside me I hardly have to lift a finger to know precisely what he is, what he wants. He'll tell me so himself without my asking. And why impress my demands unnecessarily, wasting energy and effort? I can make people loyal to me simply by offering them something they want above all else, which costs me nothing to give."

That made a bit of sense to Libby. Tristan's arm slid around her back as he adjusted his posture, brushing the inch of skin between the top of her jeans and the hem of her sweater. She glanced unintentionally down at his chest.

He had a thin scar there.

"So you use them," Libby said, clearing her throat and turning her attention back to Parisa. "Your . . . paramours?"

"I *enjoy* them," Parisa said, "and they enjoy me."

"Is it only men?"

Parisa paused to moisten her lips, half smiling.

"Most women are less in love with the partners they choose than they are simply desperate for their approval, starving for their devotion," she said. "They want, most often, to be touched as no one else can touch them, and most of them inaccurately assume this requires romance." She reached forward, taking the bottle from Libby's hand. "But the moment we realize we can feel fulfilled without carrying the burdens of belonging to another—that we can experience rapture without being someone's other half, and therefore beholden to their weaknesses, to their faults and failures and their many insufferable fractures—then we're free, aren't we?"

It took Libby a moment to realize that Parisa had set the bottle aside, forgotten. Instead Libby had been feeling Tristan's arm against the small of her back, smelling the roses from Parisa's long hair, draping like a curtain within reach. She could see the little gloss of alcohol on Parisa's lips, and the strap of her silk dress that she still hadn't fixed, slipping farther down her shoulder. Libby could hear the undertone of suggestion in Parisa's voice, as spiced as the absinthe, as warm as the noisily crackling fire.

"You underestimate your power, Libby Rhodes," Parisa said.

Libby held her breath as Parisa came closer, half straddling Tristan's lap to take hold of Libby's face, smoothing her hair back from her cheeks. Libby, paralyzed, sat perfectly still as Parisa's lips brushed hers, warm and soft. Delicate and inviting. She shivered a little despite the heat, and meanwhile Tristan's hand stole up her spine, traveling carefully over the notches. Libby kissed Parisa back tentatively, lightly.

"You're mocking me," Libby whispered to Parisa's mouth, withering a little in agony.

Parisa pulled back halfway, pausing to glance at Tristan.

"Kiss her," she suggested. "She needs to be convinced."

"And you're leaving me to do the convincing?" prompted Tristan dryly, as Libby's heart pounded in her chest. "I rather thought that was your expertise."

Parisa glanced at Libby, laughing melodically.

"Oh, but she doesn't trust me," murmured Parisa, reaching out to toy with Libby's hair again. "She's curious about me, fine, but if I do it she'll only get up and run."

She let her hand fall, sliding her palm around the slats of Libby's ribs.

"I'm not mocking you," Parisa offered Libby softly. "I'd be happy to have a taste of you, Miss Rhodes," she mused, and Libby shivered again. "But it's not simply that. You're useful, Libby. You're powerful. You," Parisa concluded with another fleeting kiss, "are someone worth knowing well, and fully, and—" She broke off, the tips of her fingers stroking up the inside of Libby's thigh. "Perhaps deeply."

Libby was startled by the sound from her lips.

Parisa lifted a brow knowingly, turning to Tristan.

"Kiss her," Parisa said again. "And do it well."

"And if she doesn't want me?" Tristan asked, glancing at Libby.

The moment their eyes met, Libby tried to conjure Ezra: his wild hair or his intimacy, both of which she—at one point—loved. She tried to think of something, anything, to remind her that she had left him at home, left him behind, but she could see only glimpses of her own frustration, her fury, her irritation. She tried, fruitlessly, to see him.

She saw only Tristan instead.

Helplessly, Libby felt the pounding of her heart the way she had once felt Tristan's touch, ricocheting through her chest like tribal drums. She had stopped time with him, once. This was the problem: that within these walls she wasn't Ezra's, wasn't one of his trinkets or possessions or pets, but entirely herself. She had stopped time! She had re-created a mystery of the universe! Here she had done as she pleased and she had done it well.

She was powerful on her own. She did not need Ezra's oversight. She did not want it.

"You'll have to tell me what you want, Rhodes," Tristan said, waiting, and if his voice was gravelly with something, it might have been the absinthe. Or it might have been the fact that he was looking at her like he had already undressed her, already kissed her, already peeled her underwear from her hips with his teeth. Like he was already glancing up at her from the foot of her bed, his broad shoulders securely locked between her thighs.

"Shall I tell him, or will you?" Parisa asked with a quiet laugh, giving Libby a knowing glance. She stroked Tristan's cheek with the knuckle of one finger, teasing along the bone until she brushed his mouth, beside his lips.

Libby couldn't decide what was more troubling; the thoughts she was having about Tristan, or the fact that Parisa could see them and still didn't believe Libby was capable of taking what she wanted.

What *did* she want?

Libby glanced at Tristan and felt it again; that little sway, the pulse of time stopping. It had been so unlike her, so much more about feeling and instinct than anything she'd ever done before. Whether a result of the loss of her sister or Libby's own psyche, Libby thought constantly, relentlessly. She was perpetually wavering between states of worry or apprehension or, in most cases, fear. Fear of ineptitude, fear of failure. Fear she'd do it wrong, do it badly. Fear that she was the disappointing daughter who lived instead

of the brilliant one who died. She was afraid, always, except when she was proving herself to Nico, or being touched by Parisa. Or letting Tristan lead her blindly, forcing her to trust in something she couldn't see.

She took hold of Tristan's face with one hand and pulled him close, dragging his lips to hers, and he let out a sound in her mouth that was both surprise and relief.

She kissed him.

He kissed her back.

It was enough of a thrill to have Tristan's tongue in her mouth, his arm wound tightly around her ribs, but then Libby reached out farther, finding the silk of Parisa's slip dress. Parisa's hand slid over Libby's hip and when Tristan pulled away, catching his breath, Parisa kissed Libby's neck, the tip of her tongue tracing a line across Libby's throat. Libby slid a hand gracelessly up Parisa's thigh and Tristan groaned in Libby's mouth; evidence Parisa's other hand must have found an equally suitable location.

Was this actually happening? It appeared it was. Remnants of the absinthe burned in Libby's chest, sending her thoughts scattering. Tristan pulled her astride his lap and Parisa tugged at her sweater, casting it aside to join the near-empty bottle.

For a moment, half a lucid thought flashed through Libby's mind before everything reverted to base sensations: hands, tongues, lips, teeth. Somehow Tristan's chest was bare, and she dug her nails into the fibers of his muscle, his skin sparking where she touched it.

Things progressed hastily, drastically, euphorically. She tasted from them both, like sips from the bottle, and they each had her like the last laugh. If she would regret this, that was for tomorrow to decide.

"Don't let me wake up alone," she whispered in Tristan's ear, and it was quiet and fragile, crystalline, like glass breaking, the splinter of a hairline fracture that crept up from an unsteady base. Her vulnerability was misplaced among the multitude of sins, but she didn't care. She wanted Parisa's hair wrapped around her knuckles, she wanted Tristan to put her in positions she'd undeniably shiver to recount, but she wanted this, too. To be connected to someone undeniably, even temporarily, at least until the first garish rays of light came through.

Fleetingly, at the back of her mind, Libby knew things would always be different between them now, irreversibly so, and a saner piece of her wondered if that had been Parisa's intention from the start. She'd practically spelled it out already, that sex was a means of asserting control—of creating strings, chains of obligation, where there had been none before—but whether Libby

was being used or maneuvered or devoured, she didn't care, she didn't care, she didn't care. It was enough to taste, to feel, to touch, instead of think. Enough to be that free of feeling.

Enough, for once, to *feel*, and nothing else.

Something had happened to Tristan.

It was immediately apparent upon Callum's return to the Society's London house, where he had arrived in the late afternoon after spending his compulsory two days in Mykonos. (He had no intention of going back to Cape Town, where the chance he would be expected to work was unfortunately much too high to risk.) The moment he'd passed through the wards, Callum had begun scouring the house, starting with Tristan's two most likely morning haunts: the library for tea, or the reading room for research. Callum, who'd had a very interesting visitor during his time away, was itching to share with Tristan some significant news—namely, that someone, or in this case everyone, had left out a very important caveat about the Society's so-called *elimination* process.

Instead, though, he found Tristan standing in the doorframe of the painted room, staring blankly at the floor.

"I presume you've had a visit from the Forum," Callum began, and paused. Tristan looked more haggard than usual, as if he'd been up all night, and there were fumes of remorse and nausea coming off him in waves. "Christ," said Callum upon closer inspection, taken aback. "What on earth did you get up to while we were all away?"

"Nothing. Just a bit knackered" was the mumbled response, only half coherent. Tristan's voice was rasping and low, and the look of thorough misery on his face was enough to give Callum a secondhand migraine.

"Sauced, too, by the looks of it." Normally Tristan was better about holding his alcohol; it was one of the primary reasons Callum liked him. There was much to be said about a man who remained habitually upright.

"Absolutely fucking bladdered," confirmed Tristan, pivoting slowly to face Callum and holding his hand to his head. "I'd do something about it, only the prospect of managing anything at all sounds positively exhausting."

Understandable. Most people struggled with a hangover, and medeians even more so. Alcohol was a poison, after all, and magic was easily corrupted.

"Here," Callum said, beckoning Tristan toward him and pressing his thumb to the furrow between his brows. "Better?"

It didn't take much to alleviate a headache. Even less to make the headache *feel* as if it had been alleviated.

"Much." Tristan gave Callum a fleeting look of gratitude. "Did you enjoy the opulent shores of Greece, Your Highness?"

"You were invited, as you may recall."

"Yes, and I should have gone, clearly."

"Well," Callum said, "next time. In any case, there's something very interesting I thought you ought to know."

"If it's about the Forum, I received a visit as well. From a rather unpleasant sort of bloke, if I do say so myself."

"Actually, no," said Callum. "Or not entirely, anyway." He gestured outside. "Fancy a walk? Fresh air might do you some good."

The gardens, which accommodated roses of all varieties, were always a tolerable temperature, despite the presence of snow. Inside the house, a clatter indicated that Nico had returned along with Reina, and, presumably, Libby.

"I suppose now we'll have to hear endlessly about Rhodes's beloved inamorato," sighed Callum.

To his surprise, Tristan became rapidly uncomfortable, going blank. "I suppose," he mumbled, and Callum frowned. It wasn't the discomfort that eluded him, but the obvious deflection—Tristan was magically keeping him out, preventing himself from being interpreted. The others did it often, sending up intangible shields whenever Callum approached, but never Tristan, who would have considered it a waste of effort.

Odd.

"Anyway," Callum said, "this Society has an interesting little mechanism. The 'elimination,' as they call it? Is perhaps too true a term."

It had not been very difficult to find the truth at the core of the Forum recruiter's intentions. It seemed that although the contents of the Society's collection remained a secret, its true nature was not.

"One candidate," Callum said, leaning closer, "must die."

He anticipated Tristan's posture to stiffen, or his dark gaze to narrow, as it usually did. Perhaps Tristan would even confirm that he'd had suspicions, which he nearly always had. He was a man so beloved of his own misanthropy that he would surely express less horror at knowing the truth than he would a lack of surprise at uncovering it.

"That's madness," said Tristan, without any particular feeling.

Callum's jaw tightened, irritated.

So Tristan already knew, then.

"You didn't tell me," Callum observed aloud, and Tristan glanced up, grimacing.

"I only just found out, and I'd forgotten for a moment."

"You'd *forgotten*?"

"Well, I—" Tristan fumbled, his wall of neutrality momentarily slipping. "I told you, it was . . . a strange night. I haven't quite finished processing."

If this version of Tristan was anything, "unfinished" was certainly the right word.

"Care to postulate aloud?" prompted Callum. "After all, you've ostensibly become aware that one of us will have to be murdered." He bristled with irritation at not being the one to reveal that trivial little tidbit of information. "Who told you? No, don't answer," he grumbled as an afterthought. "It was Parisa, wasn't it? You were with Parisa last night."

Tristan looked relieved. "I . . . yes, I was, but—"

"How did she know?"

"She didn't say."

"You didn't ask?" Unfathomable. Under any circumstances Tristan would have made demands.

"I—" Tristan stopped, wavering again. "I was distracted."

Callum stiffened. Of course Parisa had taken the opportunity to secure her alliance with Tristan the one way she knew how. Callum had been Tristan's primary confidant for months; surely she would have suffered that loss by now and tried something to repair it.

"You know," Callum remarked, "there is no fate so final as betrayal. Trust, once dead, cannot be resurrected."

Tristan glanced up sharply. "What?"

"With the Society," Callum clarified smoothly. "They're lying to us, or at least misleading us. How shall we respond?"

"I imagine there has to be a reason—"

"*You*," Callum echoed, and then scoffed. "*You* imagine there to be a *reason*, really?"

"Well, is it any wonder?" Tristan said defensively. "And anyway, maybe it's another trick. A test."

"What, merely making us *think* we have to kill someone? Clearly you don't understand the damage of such an exercise," Callum said gruffly. "There is nothing so destructive as thought, and especially not one that can never be rescinded. The moment a group of people decide they can be rid of someone permanently, what do you suppose happens next?"

"You're saying you wouldn't do it?"

"Of course not. But succumbing to the demands of a Society whose precursor for entry is human sacrifice? You can't tell me you've simply accepted it without question." Callum was sure of that much. "Even Parisa wouldn't

consider it unless there was something significant in it for her. As for the others, Reina wouldn't care, and perhaps Varona could be persuaded, but certainly Rhodes would—"

Callum stopped, considering it. "Well, by that measure, I don't see the elimination falling to anyone other than Rhodes."

"What?" Tristan's head snapped up.

"Who else would it be?" Callum prompted, impatient. "The only person with fewer friends than Rhodes is Parisa, but she's useful, at least."

"You don't find Rhodes useful?"

"She's half of a set," said Callum. "Varona has precisely Rhodes's talents, only in a less obnoxious package."

"Varona isn't Rhodes," Tristan said, the edges of his shield flickering a little. "They are not interchangeable."

"Oh, stop. You only can't imagine killing Rhodes because it would be like drowning a kitten," said Callum. "She'd fuss the whole time."

"I—" Tristan turned away, sickened. "I cannot believe you're actually discussing this."

"You're the one who seemed entirely unfazed by the idea we'd be asked to commit a murder," Callum pointed out. "I'm simply trying to sort out how you expect it to take place."

"Varona will never agree to kill Rhodes," Tristan said. "Nor will Parisa."

"They'll have to choose someone, won't they?"

"Maybe they'll choose me," Tristan said, blinking rapidly. "Perhaps they should."

"Oh, for fuck's sake, Tristan." A little fuse of Callum's temper sparked. "Must you be so very small all the time?"

Tristan cut him a glare. "So I should be more like you, then?"

This was obviously going nowhere.

"Have a nap," Callum said, pivoting away in annoyance. "You're a terrible bore when you're unrested."

He had hoped they'd have some sort of strategy session, determining which of the others they could most stand to lose, but it seemed Tristan was currently handling everything with exceptional ineptitude. Callum stalked through the corridors, and was returning to his room when he nearly collided with Libby.

"Rhodes," he said gruffly, and she glanced up, face draining of color, before hurrying past him without a word.

If there was one thing Callum loathed about himself, it was the prison of his deduction. So, Libby and Tristan were suffering the same intolerable

human illness of shame and alcoholism. Wonderful. Clearly something had happened between them, and Tristan had not told him.

Again, Tristan had not told him.

Callum reached the corridor of private rooms and pushed open the door to Parisa's bedroom, shutting it behind him.

"No," said Parisa lazily. "And don't bother with Reina, either. Well—no, on second thought, that I would very much like to see," she mused, lifting her head to prop it up with one hand. "I suspect she'd bite your dick if you even tried it. Shall we have a wager and find out?"

Parisa, unlike the others, reeked of nothing. None of Parisa had come loose. She did not even seem particularly dehydrated. She seemed . . .

Smug.

"What did you do?" asked Callum bluntly.

"What I do best," said Parisa.

"What did Rhodes have to do with it?"

"You know, I rather like Rhodes," Parisa hummed thoughtfully. "She's very . . . sweet."

Her smile curled up thinly, taunting, and Callum understood that he was being toyed with.

He relaxed a little, relieved. Finally, someone who could play.

"They're idiots," he said, prowling over to recline beside her on the bed. "All of them."

"Everyone's an idiot," Parisa replied, tracing mindless patterns on her duvet. "You should know that as well as anyone."

True. "What did you do?"

"Changed them," she said with a shrug. "Can't reverse that sort of thing."

That was the peril of thought. Thoughts were so rarely dismissed once they'd been picked up and toyed with, and a mind successfully altered could rarely, if ever, revert.

Worse were feelings. Feelings were never forgotten, even if their sources were.

"No, you can't," Callum slowly agreed. "But why would that matter to you?"

"Why wouldn't it?" She shrugged. "It's a game. You know it's a game."

"No matter the stakes?"

She blinked with surprise, and then her expression fell away.

"Did you kill them this time?" she asked tightly.

"Kill who?"

"Whoever it was. From the Forum."

"No, not particularly."

She stared at him. "Not *particularly*?"

"Well, if he dies later on, that's really not my doing. They're his feelings," said Callum, shrugging. "How he chooses to process them is not my responsibility."

"My god, you're an absolute psychopath," said Parisa, sitting fully upright. "You don't feel any empathy at all, do you?"

"An empath with no empathy," echoed Callum. "Surely you hear how foolish you sound?"

"You can't just—"

"And what did *you* do, hm?" prompted Callum. "You can hear their thoughts, Parisa. You can change them, as you've just willingly confessed. By default you are no less interfering, and was your cause any more noble than mine?"

"I don't *destroy* people—"

"Don't you?" Callum asked her. "From what I just saw, Tristan and Rhodes look severely devolved. They are not who they were before."

"'Devolved,'" Parisa said, "is hardly the word I'd use. And it's certainly not the same as 'destroyed.'"

Callum shifted an inch closer to her on the bed, and she leaned away, repulsed.

"You hate me because we're the same," he told her softly. "Haven't you come to that conclusion yet?"

She bristled, distractingly lovely in her fear. "We are not the same."

"How are we different?"

"You feel nothing."

"Whereas you feel sympathy but act as you wish regardless. Is that it?"

Parisa opened her mouth, then closed it.

"We are not the same," she said, "and what's more, you overestimate yourself."

"Do I?"

"You think you're more powerful than I am, don't you?"

"You have to work much harder to accomplish the same result. If I am not more powerful, I certainly have a more extensive vault from which to draw."

"The others know better."

"Do they? Perhaps not."

He could feel pieces fitting together for her, melting smoothly into place. An effortless joining. Her process of thought was so elegant, so pleasing. It was so satisfying to watch her make decisions, unlike other people. Normal people were so messy and unkempt. Parisa poured out her thoughts like

honey, and though Callum couldn't read them the way she could, he could intuit other things far more clearly.

For example: she thought, rather foolishly, that she could win.

"Shall we prove it?" Parisa prompted him. "Maybe you're right. After all, *you* clearly think we're the same, so for all intents and purposes, so must they. Thoughts, feelings, this is all the same to them." Again the two of them were conspiratorial in their agreement. Even from safely out of Callum's reach, Parisa could feel the way they were bound by similar circumstances. "They ought to have a chance to know the truth of what each of us can do."

"A battle of wits?" Callum replied.

"Of course not," she said. "Why do battle when we could simply . . . play a game?"

Callum slept well that night, untroubled.

In the morning, they met as usual in the painted room to persuade their referee.

"We do have a specified lesson for the day," said Dalton in his stuffy academic's voice. The others exchanged glances from where they sat in their usual circle. Atlas was out caretaking, which was ideal. "Besides, I hardly think this is necessary."

"The present research subject is thought," said Parisa. "Is there no value in observing a practicum on the subject?"

Dalton glanced uneasily between them. "I don't know if it's appropriate."

"Oh, go on," said Nico, who was intensely bored by the subject matter as usual. "We've got to eliminate someone eventually, don't we? Seems worth knowing what the other magics can do."

"Yes, Dalton, we will be eliminating someone quite soon," Callum agreed smoothly. "Why not allow us to determine who has the greater capability now?"

Dalton, out of anyone, would know the difference between Callum's and Parisa's talents. After all, he was busy keeping her out of his head and holding Callum at bay as well, preventing either from being able to manipulate his moods—which meant Dalton was frequently overworked when they were in the same room, allowing things to slip between the cracks.

That Dalton had been sleeping with Parisa for months was, if still a secret among the others, not a very well kept one, and certainly not to Callum. More than once Callum had witnessed Dalton experiencing Parisa with every parapet of his being without touching her, with only the silhouette of the former senses to enjoy; muscle memory for lovers. At arbitrary times throughout the day, Callum could taste and feel and smell her anew, like the ghosts of someone else's aching.

He wondered if that was something to use against Parisa. Would she care for one amorist to find out what she'd done with two of the others . . . ? Likely not, Callum thought with disappointment. She seemed the sort of person one loved only at one's own risk, and he doubted she had ever made (or kept) a promise.

"Well," Dalton said uncomfortably, "I suppose it needn't take long."

"One hour," said Parisa. "But no interference."

That, Callum thought, was quite an interesting request.

Perhaps even a stupid one.

"What's the purpose of a referee if there can be no interference?" prompted Tristan gruffly. He, Callum thought, would be a challenge for later. Already he had glanced furtively at Libby twice; he would need to be reminded how to choose his allies well.

"Just someone to stop us when the hour is up," Parisa said, glancing pointedly at Dalton. "No more, no less."

"No astral planes, either," said Callum. "Dull for the audience."

"Fine," said Parisa. "Corporeality only."

They shook on it, taking their places on opposite sides of the room. Parisa stood near the dome, Callum near the door, while the others shifted guardedly toward the hearth.

"Rhodes," Callum said. "Turn your anxiety down."

Across the room, Parisa's mouth quirked.

"Don't worry about him, Rhodes," she said. "He'll be fine."

Warily, the vibration of Libby's unceasing agitation faded somewhat.

They waited in silence until the clock on the mantel met the hour.

"Start," said Dalton.

"Why are you here?" asked Parisa promptly, and Callum chuckled.

"You want to do this as a debate? Or an interrogation?"

"Varona," called Parisa to Nico, not taking her eyes from Callum's. "What do you not do at the beginning of a fight?"

"Most things," replied Nico ambivalently.

"And why not?"

"Don't know the traps," he supplied, shrugging. "Have to learn the other person's rhythm first before you deal the heavy blows."

"There," said Parisa. "See? Even Varona knows."

Callum scoffed. "Is that what we're doing? Sparring? I thought the purpose was to differentiate ourselves from the physical specialties, not conform to them."

Parisa's smile twisted upward.

"Answer the question," she said.

"Very well. I joined because I had no other pressing plans," said Callum, "and now, I believe, it's my turn to ask you a question. Correct?"

"If you'd like," said Parisa obligingly.

"Marvelous. When did it occur to you that you were beautiful?"

There was a twitch between her brows, suspicious.

"It's not a trap for your modesty," Callum assured her. "Not much of one, anyway, when surely we can all confirm it for a fact."

"My modesty is not at issue," Parisa replied. "I simply fail to see the relevance."

"It's an opening swing. Or, if you prefer, a control."

"Is this some sort of polygraph?"

"You asked me why I was here in order to gauge some sort of truth from me, didn't you? Given your own parameters, surely I can do the same."

"Fine." Parisa's mouth tightened. "You're asking when I knew I was beautiful? I've always known."

"Well, surely that's true in some sense," Callum said, "but you're not just ordinarily beautiful, are you? You're the kind of beauty that drives men to warfare. To madness."

"If you say I am."

"So, when did you first understand it? Your power over others. Men, primarily," he said, taking a step toward her. "Or was it a woman first? No," he determined, catching the motion of her bristling in response. "Of course it was a man."

"Of course it was a man." She echoed it with a smile. "It always is."

"You have a loneliness to you, you know," Callum said, "but it's a bit . . . manufactured, isn't it? You're not an only child; that would be a different sort of loneliness. Like Rhodes," he said, gesturing over his shoulder, "she's lonely and alone, but not you. You're lonely because you choose to be."

"Perhaps I simply loathe other people," said Parisa.

"What's your sister's name?" asked Callum, as Parisa blinked. "You were close, of course, until you weren't. Your brother has some sort of strong name, I suspect; masculine, difficult to fracture. He's the heir, isn't he? The oldest, and then your sister, and then you. He favored you, your brother, and your sister turned you away . . . and she didn't believe you, did she? When you told her what you saw inside his mind."

He could see Parisa faltering, forced to relive the shadows from her youth.

"Let's see," Callum said, and snapped his fingers, populating the walls of the painted room with the images and tones from Parisa's past. "Money, that's easy enough." His conjuring of her emotions would be false, a painting, unlike a thought that she could draw from his head, which would be a photograph. It was an inexact science, being an empath, but the important

thing was to correctly identify the base foundations of what some might call her soul. For example, the golden light of her childhood and privilege. "Obviously you were well educated. Private tutors?"

Her jaw tightened. "Yes."

"That stopped after a time. You adored your tutor, of course. You love to learn. But your brother, he didn't like you paying so much attention to someone who wasn't him. So sad! Poor little Parisa, princess of her family, locked inside her vault of riches like a sweet, caged bird. And how did you get out?" Callum considered it, splashing an image of her former self onto the wall. "Ah, of course. A man."

The hazy illustration of young Parisa was swept away, carried off on the wind.

"Walk with me," said Callum, and immediately Parisa's knees buckled, lacking the strength to fight him. The others, he was sure, would follow, equally entranced. "More room this way. What was I saying? Ah, yes, someone saved you—no, you saved yourself," he amended, leading her through the anteroom toward the great room, "but you made him believe it was his doing. Was it . . . your brother's friend? Yes, his closest friend; I can feel the betrayal. He expected something from you for his efforts . . . eternal devotion? No," Callum laughed, "of course not. He wanted something much more . . . accessible."

When they reached the entry hall he paused, glancing at her. The image of her that had been following them along the walls as they walked was pulled into the shadows from the balustrades above, the light around it suddenly extinguished.

"How old were you?" he asked.

He watched Parisa swallow, her mouth gone dry.

"Eighteen," she said.

"Liar," he replied.

Her lips thinned.

"Fifteen," she said.

"Thank you for your honesty," Callum replied. He turned to the stairs, directing her up them. "So, you must have been what, eleven when you knew?"

"Twelve."

"Right, right, of course. And your brother was seventeen, eighteen . . . ?"

"Nineteen."

"Naturally. And your sister, fourteen?"

"Yes."

"So troubling. So very, very troubling." Callum reached out to brush her cheek and she shrank away, repulsed. He laughed, beckoning her through the doors of the upper-floor stateroom. "So it's me you hate, then?"

"I don't hate you."

"You don't *want* to hate me," Callum replied, "because you suspect me of committing terrible crimes with such silly things as hatred."

He stepped into the formal drawing room, holding out a hand. "Shall we?"

She glared at him. "You want to dance?"

"I want to see if you can keep up," Callum assured her.

She rolled her eyes, but took his hand.

"I assume you think you're winning," she remarked, beginning an uncannily perfect waltz once he set his hands upon her waist, though he would have expected no less. Somewhere, music was playing. He assumed that had been her work.

"You tell me," he said. "You're the one who can supposedly read my thoughts."

"You spend most of your existence in the singular belief that you're winning," she said. "To be honest, Callum, there's nothing so very interesting to read."

"Oh?"

"There's not much going on in there," Parisa assured him, her neck beautifully elongated as she carried out the waltz's steps. "No particular ambition. No sense of inadequacy."

"Should I feel inadequate?"

"Most people do."

"Perhaps I'm not most people. Isn't that the point?"

"Isn't it just," Parisa murmured, glancing up at him.

"You're so very guarded with me," Callum told her disapprovingly. "It's really starting to hurt my feelings."

"I wasn't aware you had any feelings available to hurt."

He spun her under his arm, conjuring a little flash of color to marinate the walls. If the others were still following them, he'd long since lost track. To her credit, she was much too interesting.

"Was this it?" he asked, gesturing to the crimson. "I'm not quite sure I have the precise hue."

"For what?"

But he could feel her stiffen in his arms.

"Your wedding dress," he replied, smiling politely, and for a moment, she froze. "How is your husband, by the way? Alive, I assume. I imagine that's why you changed your name, went to school in Paris? You don't strike me as the career-oriented type, so I assume you were fleeing something. And what better place to hide than within the walls of a magically warded university?"

He felt the low undercurrent of her rage and felt keenly, acutely blissful.

"Oh, it's not the worst thing," he told her. "Plenty of teenagers have run

from their tyrannical husbands before. Did your brother try to stop it? No, of course not," he sighed to himself, "he never forgave you for turning from him, and this was your punishment."

Parisa stepped back, dazed, and Callum held out a hand to her.

"You've been running a long time," he murmured to her, brushing a loose curl from her cheek. "Poor thing." He pulled her into an embrace, feeling the low swell of her misery greet him like a wave inside his chest. "You've been running for your life since the moment you were born."

He felt her sag against him, drained, and he angled her shoulders beneath his arms, guiding her toward the southern wing of the house.

"It wasn't your fault, you know," he told her, adjusting his arm to fit her waist as he led her up the additional set of stairs, away from the chapel (too pretentious) and up to the terrace on the top floor. She was gradually deflating, sentiment beginning to bleed out of her as if he'd sliced a vein. "People think beauty is such a prized thing, but not you. Not yours. Your beauty is a curse."

"Callum." Her lips were numb, his name slurred. He brushed his thumb over her bottom lip, half smiling.

"Do you hate them?" he whispered to her, lightly kissing her cheek. "No, I don't think you do. I think, quietly, you suspect you deserve this, don't you? You drive people to madness; you've watched it happen. You see them set eyes on you and you know it, don't you? The way it looks, the way it feels. Perhaps you consider yourself a monster for it. It would explain your fear of me," he told her softly, taking her face in his hands. "Secretly, you believe yourself to be far worse than I have ever been, because your hunger is incurable. Your wants are insatiable. You never tire of making people weak for you, do you? The perversity of your desire scares you, but it's easier to think I might be worse."

Callum nudged the glass doors of the terrace open for their entry. Parisa's feet met the wet marble, nearly slipping as the London rain fell. It splashed over the Greco-Roman farce that was the Society's décor, droplets sliding like tears from the marble cupids, the whitewashed nymphs.

Callum tucked one of her hands in the crook of his arm, leading her around the rooftop's perimeter to overlook the gardens, the flurry of dogwoods and the line of white pines.

"You must wonder sometimes if it would be easier not to exist," he commented.

Parisa didn't answer, staring instead at her feet. Her shoes, fashionable as always, were suede and ruined, soaked through from the rain within minutes. Her hair fell lank over her shoulders in the wet, though of course her beauty was undiminished. He had never seen a woman's eyes shine so dully

and still remain so bright. The haunted look in them heightened her beauty, in his mind. She had never been so lovely, so broken. She made devastation look like riches, like jewels.

"Did they hurt you?" he asked.

She dragged her gaze up, sickened. "Who?"

"Everyone."

Her eyes shut briefly, and she swayed. Her lips parted to mumble one word.

"Yes."

Callum stroked the drops from her cheeks, her lips. He pressed a kiss to the furrow between her brows; comforting, tender. Sweet.

"They don't have to hurt you anymore," he said, and stepped away, leaving her to stand alone at the edge of the roof.

She was burning on low now. A simmer that threatened to flicker, a glimmer poised to go out. Funny thing about rain, really, how it always made things seem so dismal. London did that naturally, of its own accord. The foggy grey was so spectacularly akin to loneliness, which Parisa was awash in. She was so saturated in it that she was the only thing that shone.

They could have been friends. He'd wanted to be. Instead Callum watched Parisa turn her head, gazing out over the gardens, taking in the view of the grounds from where they stood. She was still staring, unblinking, when she reached out for the railing, closing her hand around it and settling into the breeze with a shiver. She was so empty now that he doubted much would ignite her. Perhaps a spark, but then nothing.

Isolation was a powerful weapon. Forced isolation more so.

He did her the honor of watching, at least, as she climbed onto the railing. To her credit, she took little time to decide; she wasn't one for second-guessing. He was proud of her, nearly, for being so strong that way, for taking things into her own hands. He kept his gaze on hers, reassuring. He would not be repulsed by her choice.

When she fell, Libby gasped.

Unfortunate, Callum thought internally. He'd forgotten the others were there, being focused instead on Parisa's emotions, which were engulfing. She was so lovely, her sadness so pure. Her anguish was the most wonderful thing he'd ever tasted.

Callum turned around to face the others, a warning sensation of incongruity reaching his chest as he registered their expressions.

"No," sputtered Libby, hysterical. "No, you can't—what—"

"Why didn't you stop them?" Nico demanded, rounding on Dalton, who shook his head, numb.

"It hasn't been an hour," he said, visibly dumbfounded.

"Are you *mad*?" Tristan spat, seeming to fumble for words. His eyes, Callum observed, were widest, though it was difficult to tell which emotions were uniquely his. Callum could feel a variety of things from Tristan: sadness, disbelief, and then, at the tail end, distrust.

Ah, he thought with a grimace, and looked up, catching Parisa's eye as she smiled at him from her position behind the others.

"Time to wake up," she said, and snapped her fingers.

In an instant, they were all back in the painted room, standing still, clothes dry.

As if they had never moved.

"I said no astral planes," Callum said, irritated, though he had to give her credit. He hadn't noticed anything; not one detail of the house had been amiss, and the rain had been a nice touch.

"So I should be dead, then?" she scoffed. "And anyway, we weren't on an astral plane. We were in someone else's head."

"Whose?"

"Nico's," Parisa said, as Nico blinked, startled. "Sorry," she added insincerely, turning to him.

Retroactively, Callum realized why she had begun their little chess game with such a simple question. It wasn't about the answer, but the misdirection. She'd leveraged Callum's expectation of aggression to immediately shift the group's concentration to Nico, which *had* been aggressive. She'd attacked Callum by allowing him to think he had the upper hand.

Clever girl, he thought grimly.

"You're an easy target, Varona. Guileless," Parisa offered to Nico in explanation. "Fewest impermeable walls."

"Thank you?" Nico said, though he was staring at her, still unconvinced that she was real.

"That's an hour," said Dalton, exhaling with relief as he glanced at his watch. "Though I'm not sure how to declare a winner."

"Callum, of course," said Parisa. "He did the most magic, didn't he? I could hardly even fight back," she said, turning to him.

"Did I?" he echoed, and watched her mouth twitch.

"Yes," she said. "I may have put us somewhere you couldn't actually harm me, but you beat me nonetheless. You broke me, didn't you? So you've won."

But he could feel the triumph radiating from her; it was sickening and putrid, rancid and rotting. She was overripe with it, devolving to decay. She was deadness taking root in fertile soil, resurrecting in the abundance of his loss.

He had genuinely broken her, that much was undeniable. Her death, even

in noncorporeal form, had been real. But still, there was no question she'd let him find the pieces to break, knowing he would do it. No wonder she hadn't fought back. Nothing she had revealed to him was a lie, but in taking advantage of her weakness, he'd revealed far more of himself. She, after all, understood thought: specifically, that something, once planted, could never be forgotten.

Now Callum's mistake was obvious: he had thought to prove himself strong, but nobody wanted strength. Not like his. Strength was for machines and monsters; the others could not relate to faultlessness or perfection. Humans wanted humanity, and that meant he would have to show evidence of weakness. He could see Tristan failing to meet his eye and knew it, that Parisa had beaten him, but this was only a single round. For his next trick, he would have to let the smoke screen of what he'd been today disappear.

"Callum, then," said Dalton, turning to the others. "Would anyone like to review what we saw?"

"No," said Reina flatly; speaking, for once, for all the others. She turned to Parisa with something like sympathy, which Callum observed with a grimace.

He would have to make them believe he could be weak. Perhaps only one person out of the five would be willing to believe it of him, but Parisa had already proven that to be considerable enough.

There was no stopping what one person could believe.

· T R I S T A N ·

It had started with a question.

"What do you think we should do?" Tristan had asked Parisa as they lay on the floor of the painted room, before Libby had joined them. Parisa had shown up at his London flat and persuaded him to return from their weekend holiday early, ostensibly to discuss their respective visits from the Forum, though conversation of any form had yet to take place.

To delay the inevitable onslaught of moral quandaries and intrusive thoughts, Tristan had scoured the house's liquor stores and produced a bottle of absinthe. He summoned it from the floor, raising it to his lips, and knew that Parisa would have an answer. For every question, but specifically that one. She would not have come to him empty-handed.

"I say," she replied, prettily undoing one of the buttons of his shirt, "that we should make our own rules."

That night was a blur to consider in retrospect, which was something Tristan wished he could have said at the time. Unfortunately he had been perfectly clear-eyed and conscious when he slid his tongue between Libby's lips, knowing both who she was and what he *ought* to have been—which was, ideally, able to prevent himself from stumbling into depravity and, quite probably, doom.

Parisa might have been the reason this all started—cleverly, and with what Tristan assumed to be centuries of atavistic female guile—but he had made no attempts to stop himself, and there was no recovering from what he now understood he craved.

Which was, quite unfortunately, Elizabeth fucking Rhodes.

And truly, it was a *craving*—nothing so intentional as wanting. Some chemical reaction was responsible, or demonic possession, or some other tragic malformation that people wrote books about surviving. The absinthe had certainly encouraged him, spreading like warmth through his limbs, but whatever was consuming Tristan, he was faintly aware he'd been suffering it already. The symptoms preempted the condition, or perhaps the condition had existed (blindly, deafly, and dumbly) of Tristan having craved her all along.

That Libby Rhodes was primarily a physicist was never to be discounted.

Even now, her touch rumbled through his bones like the tremors of the earth itself.

Not that she seemed to be fixating much on what had passed between them.

"Electrons," Libby said without preamble, startling Tristan after over a month had gone by with no mention of their respective indiscretions. Having recently begun trying to fiddle with the dials of his magic while disabling or distracting one of his senses, Tristan had been filling his ear canals with ambient noise while thinking about the taste of her mouth.

"Sorry, what?" he said, relieved that only Parisa could read his mind. (Fortunately, she was not in the room.)

"How small can you see?" asked Libby.

That wasn't much clearer. "What?"

"Well, you seem to be able to focus on the components of things," she said, still not addressing any of the more obvious things, like how they had slept together somewhat recently.

Tristan had woken up in bed with her—with *her,* not Parisa—and had expected to find something more similar to the usual Libby Rhodes. Apprehension, regret, guilt, any of the above. Instead he'd awoken to Libby reading a manuscript, glancing at him as he sat up with difficulty.

"We don't need to talk about it" had been the first words out of her mouth. "In fact, I'd prefer if we didn't."

Tristan had managed somewhat miraculously to straighten, squinting at her. His mouth was inconceivably dry, his head pounding, and he was being treated to merciless flashes of things he'd recently done and felt and tasted.

"Fine," he managed, though she paused, hitting some sort of internal snag.

"What were you doing back here with Parisa last night, anyway?"

Dehydration wasn't going to make this conversation any easier. "She asked me to come. Said she had something to discuss." He could hear the coldness in his voice and paused, unsure whether it was worth getting into what Parisa had revealed about the Society under these uniquely troubling circumstances.

"Oh." Libby glanced away. "Well, if you don't want to tell me—"

For fuck's sake. He would have to now, wouldn't he?

"Rhodes," he began, and stopped.

There was no way she would take it well.

Though, keeping it from her would be morally quite worse, given how they had spent the previous evening. There was something about waking up naked in someone else's sheets that made Tristan unwilling to subject her to secret group homicide.

Where to start, even if he could? Parisa had told him that in order for five to be initiated, one had to die. They had never been choosing someone to *be* eliminated; they were responsible for choosing someone *to* eliminate. The whole time they had been led to believe this was civilized and fair, but really it was primitive and shameful and, if Parisa was right, then they were possibly under the thumb of an organization that had killed and been killing for thousands of years.

But Tristan expected some form of panic, and so determined perhaps a half lie would be best. (He did not under any circumstances want to be the one who told Libby the truth. Her bed was, after all, quite flammable, as was he.)

"Are you familiar with the trolley problem?" he asked instead. "Where you find yourself at a lever in control of a runaway trolley—"

"And you either kill five to save one or kill one to save five. Yes," Libby confirmed, "I know it."

What a miraculous coincidence it was, that he would be having this conversation with her in her bed during the study of thought. Of course, where it came to magic, thought was less about philosophy than it was about the compulsions of it, and how it could be read or toyed with or interpreted.

In this case, ethics would have to do.

"Would you?" he asked, and when Libby frowned, he clarified, "Kill one to save five."

"Parisa summoned you here for a thought experiment?"

"What?"

Libby waited, and he blinked.

"Oh. No, she was—Well, it was about the Forum. Apparently—" More hesitation. He had never been so hesitant in his entire life, and now wished desperately that he were clothed for this. Or that he had not known the sensation of being *unclothed* with her to begin with.

Parisa was right. Thoughts, once planted, could not be forgotten. Tristan could not unthink the way it felt to run his fingers over the bone of Libby's clavicle, his thumb hovering above her throat like he could slice it or adorn it, or both.

"Apparently," he attempted again, "Parisa's visit from the Forum rather made her . . . think."

"About the Society, you mean?"

"Yes. Sort of."

"What does that have to do with the trolley problem?"

"Well, someone gets eliminated, don't they? In this case, you kill one to save yourself. Not literally, of course," Tristan rushed to add. "But . . . conceptually."

"I never cared much for thought exercises," said Libby warily. "And besides, the experiment does hinge a bit on who the people are, in some cases."

"Suppose the one person was me, then. Would that change things?"

He attempted a lightness to the suggestion, though of course the reality of knowing what he knew rendered things immensely more disconcerting than Libby could possibly guess. Then again, she wasn't exactly Parisa. He doubted Libby would inform him she'd choose to be rid of him while they were still in bed together, and he was right.

"You don't really think I'd eliminate you, do you?" she asked, frowning, and went on to say something entirely not what he'd expected: "Your potential is fully unrealized. If anyone needs the Society, Tristan, it's you. I think even Atlas can see that."

That, Tristan thought, was extremely helpful while being thoroughly not helpful at all.

Never had he known someone so positively bewildering. How could someone catastrophize the mundane at every possible turn only to readily assert her stance on such serious moral transgressions? She made him feel mad, insane, unstable. True, she was somewhat uninformed about the details (his fault), but there were markers of sensible logic here: she would not eliminate him because his power retained the most potential. Not because of who he was, or even *what* he was, but what he could be. That hadn't been anywhere near the top of his concerns, nor even counted among Parisa's, as far as he had known. Parisa merely wanted Tristan because she trusted him on some level, he suspected. Perhaps it was a circular sort of thing, the way his usefulness to her was what proved him useful.

Meanwhile, there was no predicting where Libby Rhodes might find solid intellectual ground. Tristan, naturally, was so unsettled as to topple at every possible juncture. Did he want this so badly he would kill for it? Sometimes the answer was unquestionably yes. What was being human except to crave things unreasonably? Parisa could build worlds inside a person's mind. Callum, for better or worse, could destroy a person's soul without lifting a finger. Libby and Nico were powerful, too—Reina was *leaking* raw magic, overflowing with it to the point of irresponsibility—but Tristan still knew nothing of himself, or where he fit among them. Admittedly, he was not the most useful yet, but the return on his investment might be greatest of all.

Did he even understand what existed at his fingertips? Did any of them?

Morality, what little Tristan had of it, tugged him between schools of thought, forward and backward. "I do what's necessary" had been Adrian Caine's take on most of his sins, and while it was (academically speaking) a legitimate philosophical standpoint, it was rather repugnant when left unconstrained by things

like "mercy" or "compassion" or even "guilt." Worse, if there was one thing Tristan had always aimed to be, it was well to the left of whatever his father was.

Of course he could not *kill* someone. Certainly not over access to a few books. (Rare ones. In the hands of the most powerful medeians he'd ever known. As part of a custom that had existed for centuries, so therefore wasn't it . . . ?)

(Never mind.)

In any case, if he did this—or even accepted it as a thing he *could* do—would he ever be able to forgive himself? Could he live with whatever remained of his conscience? Funny how quickly humans could adapt to things. He had once believed he could marry Eden Wessex and serve her father dutifully, never questioning whether he wanted more—or, as the case might have been, whether he *craved* it. He was starting to think his solidarity with the person he'd once been had been a much more stable time, and perhaps much healthier. It had been like regular exercise, productive diet habits, broken by a blissful, gorging binge. Now he had everything he could want. Power, autonomy. Sex. Christ, the sex. And all it took was killing one person, but who would it even be? It wasn't as if they could all agree on someone.

Unless.

"What if it were Callum?" he asked Libby carefully.

(Purely for the sake of argument. After all, if there was one person Libby *might* kill, they all knew who it was. And contrary to whatever she might try to claim, it wasn't Varona.)

Libby frowned. "What, you mean kill Callum to save . . . me? The rest of us?"

"Yes." It made Tristan anxious even to think of suggesting it, though luckily Callum wasn't in the house. Callum's presence, like Reina's, was readily identifiable by excess traces of magic. With all Callum's illusions, though, it was difficult to discern what was actively in use and what wasn't.

"Say it was Callum on one side of the tracks, and the rest of us on the other," Tristan clarified.

"Oh." Libby blinked, and her eyes widened. "Well, I—"

Tristan waited, bracing himself. He wasn't entirely sure what he wanted her answer to be. It was, to her, a hypothetical question, so it wasn't as if this was enough to really determine her stance.

Still, he was rather taken aback when she said, "I'm not doing that."

"What?" had been his gut response, delivered so sharply it rattled his entire aching brain from the depths of his many upsetting thoughts. "What do you mean you're not doing that?"

"I'm not killing someone," she said, shrugging. "I won't do it."

"Well, suppose you won't have a choice," he said.

"In the thought experiment, you mean?"

He hesitated, and then said, "Yes, in the thought experiment."

"Everyone always has a choice." She chewed the inside of her cheek, tapping the manuscript in her lap to the wave of something he probably couldn't hear. "Would you?"

"Would I what?"

"Kill Callum."

"I—" He blinked. "Well, I—"

"Or me." She glanced at him sideways. "Would you kill me?"

"No." No, not her. What a waste it would be for anyone to rid the world of her power, her capability. What an absolute crime against humanity. That was an easy conclusion, even if sex were not part of the equation. "No, of course not, but—"

"What did Parisa say?"

It occurred to him that Parisa had said something precisely the same, only drastically different: *I'm not doing that.*

"I think," he said slowly, "Parisa would plot some sort of mutiny. Take over the train." He managed a grim laugh that hurt his throat, stinging. "Kill three and save three, somehow, just so she didn't have to do precisely as she was instructed."

"Well, there's that for choices," said Libby, shrugging, as if anything he'd said were a plausible option. Tristan blinked, attempting to formulate thought, but was interrupted by the motion of Libby carefully marking her place in the manuscript, turning to face him.

"I should probably talk to—" A pause. "I need to, um. My boyfriend is," she began, and then faded into silence. "I should probably tell him."

"You aren't going to . . ." Fuck. "What are you going to tell him?"

She chewed her lip. "I haven't decided."

"You're not going to—" Stay.

"I don't know. I don't think so." A pause. "No."

"So . . ."

The fact that Tristan could neither fully speak nor fully keep from speaking was a rather upsetting one. He longed for the presence of mind to say nothing, to wander out of here like someone who did this sort of thing all the time, but at the moment he suffered only pinpricks of dehydration and total, unfettered stupidity.

"So you're just going to tell him, then? Straight out?"

"I don't know. I need to think about it," she said.

Clearly she meant alone, which was fair. This thought exercise, unlike

the previous one, was not designed for peer review. The impulse to ask *think about what?* temporarily flooded Tristan's consciousness, but muscle memory kept him from lingering overlong. Bad enough that he'd done what he'd done; he did not want to suddenly become the sort of person who lingered. He had limbs accustomed to impassive distance, and to his relief, he put it between him and Libby Rhodes with ease.

Weeks later, he had still heard nothing from her. Their first few interactions had been slightly awkward, with occasional averted glances and one truly precarious collision that involved his palm inadvertently skating her hip as they passed each other between tables in the reading room, but there had been no further discussion. There had been no deliberate contact of any kind, nor anything outside of hello or good evening or please pass the bread.

Until, of course, "Electrons."

He was in the reading room sitting alone at a table, concentrating. Or trying to. She'd bounded in and startled him, pulling a chair from one of the other tables to sit beside him in the dim glow of the table lamp as if they were casual friends who'd never, for example, had sex.

"What do you mean electrons?" Tristan asked, feeling groggy and stupid. Ironic that the research spent on thought would leave him so utterly bereft of any, even after nearly two months covering it. Their current topic of precognition (and its study of history's most famous precognitors, like Cassandra and Nostradamus) had done absolutely fuck all to prepare him for this sort of interaction, which could only be described as nightmarishly unexpected.

"If you could break things down as small as an electron, you could alter them chemically," Libby said, leaning toward him. "Conceivably, that is."

"Oh." He cleared his throat. "Well, it seems a bit more of a . . . later topic, doesn't it?"

"What, chemistry?"

"We're still on psychokinesis."

"Well, that's not unrelated to thought in general," she said. "I actually thought of it when we were discussing the mechanics of the future. By the way, have you thought any further about time?"

She had such a ceaseless way of making him wonder what on earth she was talking about.

"About . . . time?"

"About whether you can use it." She, unlike him, seemed blissfully unaware that this was the first time they were speaking to each other privately since he had woken up in her bed. "Precognition is proof the future can be accessed through thought, so why not physically as well? Not to mention

that time is a dimension none of the rest of us can even imagine the shape of, much less see." She fixed him with a direct, unnerving glance. "Unlike you."

"What, you think I can—?" His misdiagnosed illusionist training was failing him. Magically speaking, he hadn't the faintest idea what sort of language could be used to describe what she was suggesting. "*Traverse* time?"

"I have absolutely no idea, Tristan," she said. "That's why I'm asking you. It just seems as if you probably have some way to use it, don't you?"

"Use what?"

"Your specialty."

"What about it?"

"Well, it's yours, isn't it? So presumably you're the one who should be using it, not me."

Foggily, he produced an argument, plucking it from somewhere. "Plenty of magical specialties are designed to be used together. Most naturalists work with—"

"I'm not saying that." Libby tilted her head, brushing her fringe to one side. She had grown it out; now it was nearly long enough to tuck behind her ear, a fact of which Tristan was troublingly assured. "There's nothing wrong with it not being yours to use. I simply suspect otherwise."

"Why?"

"Why what?"

"Why suspect otherwise?"

"Truthfully, it's really more of a guess than a suspicion. What does Parisa think?"

"I—" He stopped, taken by surprise yet again. "What?"

"Actually, speaking of Parisa." Another abrupt change, just as Tristan thought he'd managed a grasp on the conversation. "Do you suppose she's changed her mind?"

Rather than continue asking the same question, Tristan folded his arms over his chest, waiting.

"About the . . . elimination," Libby clarified, intuiting correctly that he hadn't the faintest idea where she was going with any of this. "Seems like she might have changed her mind after the whole Callum thing. You know, the trolley problem?"

"Oh." Right. The small issue of Parisa's death by Callum. "Yes." Tristan fought a sudden chill. "In fairness, I think she always knew that about him."

"Well." Libby cleared her throat. "I suppose there might be some merit to the whole thing."

Tristan arched a brow. "Some merit to . . . killing Callum?"

"You saw him, Tristan." Libby's mouth was a new, grim form of determination he'd never seen from her before. "He didn't know it wasn't real, did he? He had no idea he was in some sort of . . . augmented reality in Varona's head," she said with a frown, "so *Callum's* reality is that he could be rid of Parisa at any time, and easily. So maybe that's something to consider in the experiment."

"That some people should die?"

"That some specialties shouldn't exist," she said conclusively.

That, Tristan thought, was certainly a jarring realization to come to.

"It's a moral dilemma for a reason, Rhodes." His mouth was dry again, though for what reason, he wasn't entirely sure. Perhaps because she'd just unintentionally decided which of them she'd murder, which she might one day actually do.

Precognition. Terrible. He spared no envy for Cassandra.

"There isn't a correct answer," Tristan said slowly.

Libby's smile twisted slightly, eyes drawn up to his.

"I suppose not," she observed, mostly to herself, and then, astoundingly, began rising to her feet to leave.

Suddenly, Tristan felt a bit mad with disbelief at the concept that Libby could wander over, suggest to him that he was capable of doing something utterly impossible, and then wander off again without addressing the thoughts that had been plaguing him for weeks. *Could* he kill someone? Could *she*? Had they signed over their souls the very moment they set foot in this building? Had they become something they would not have been otherwise, now contorted beyond recognition from what they'd been? Were they not yet the deformities they would *ultimately* be? What the fuck was he supposed to do with electrons—how could he possibly *use time*?—and had she broken it off with her boyfriend or not?

Tristan's hand shot out before he could stop himself.

"Rhodes, listen—"

"Ah," came Callum's voice, cutting in from the reading room doorway just as Libby whirled around, eyes wide. "I thought I felt some lingering distress. Is Tristan pestering you again, Rhodes?"

"No, of course not." She cleared her throat, glancing at Tristan's hand, which he removed from her arm. "Just think about it," she said quietly, "would you?"

Then she gave Callum's shoes a wordless glance and ducked her head, leaving the room.

"So skittish, that one," said Callum, glancing after her and turning back to Tristan. "She doesn't know, does she?"

"No." He still couldn't bring himself to tell her that his hypothetical moral

dilemma was not so hypothetical (or moral) after all. "And anyway, suppose it isn't true?"

"Suppose it isn't," Callum agreed, falling into the chair beside Tristan's. "How do you imagine they make that announcement, I wonder?"

"It could be a trick," Tristan said. "Or a trap. Like—"

"The installation? And the Forum?"

Tristan sighed. "Suppose they just want to see what we're capable of."

"Suppose it's real," Callum mused alternatively. "I don't suppose you have a lead, do you?"

"A lead?"

"'A target' would be the less sensitive term," Callum said. "Or 'a mark.'"

Tristan bristled a little, and Callum's perpetual smile thinned.

"Do you find me callous now, too, Tristan?"

"A cactus would find you callous," mumbled Tristan, and Callum chuckled.

"And yet here we are," he said, summoning a pair of glasses, "two peas in a pod."

He set one glass in front of Tristan, pouring a bit of brandy he procured from the flask in his jacket pocket.

"You know, I don't remember the first time I realized I could feel things other people couldn't," Callum commented anecdotally, not looking up from the liquid in the glass. "It's just . . . always been there. I knew, of course, right from the start that my mother didn't love me. She said it, 'I love you,' just as often to me as she did to my sisters," he continued, shifting to pour himself a glass, "but I could feel the way it lacked warmth when she said it to me."

Callum paused. "She hated my father. Still does," he mused in an afterthought, picking up his glass and giving it a testing sniff. "I have a guess that I was conceived under less than admirable circumstances."

Callum glanced up at Tristan, who raised his own glass numbly to his lips. Like always, there was a blur of magic around Callum, but nothing identifiable. Nothing outside of the ordinary, whatever Callum's ordinary even was.

"Anyway," Callum went on, "I noticed that if I did certain things—said things a certain way, or held her eye contact while I did them—I could make her . . . soften toward me." The brandy burned in Tristan's mouth, more fumes than flavor. The opposite of the tang from his last foray into absinthe, with yet distressingly heightened results. "I suppose I was ten when I realized I had *made* my mother love me. Then I realized I could make her do other things, too. Put the glass down. Put the knife down. Unpack the suitcase. Step away from the balcony." Callum's smile was grim. "Now she's perfectly content. The matriarch

of the most successful media conglomerate in the world, happily satisfied by one of the many boyfriends half her age. My father hasn't bothered her in over a decade. But she still loves me differently; falsely. She loves me because I put it there. Because I made myself her anchor to this life, and therefore she loves me only as much as she can love any sort of chain. She loves me like a prisoner of war."

Callum took a sip.

"I feel," he said, raising his blue eyes to meet Tristan's. "I feel immensely. But I must, by necessity, do it differently than other people."

That, Tristan supposed, was an understatement. He wondered again if Callum was using anything to influence him and determined, grudgingly, that he did not know.

Could not know.

"I," Tristan began, and cleared his throat, taking another sip. "I would not wish to have your curse."

"We all have our own curses. Our own blessings." Callum's smile faltered. "We are the gods of our own universes, aren't we? Destructive ones." He raised his glass, toasting Tristan where he sat, and slid lower in his chair. "You're angry with me."

"Angry?"

"There's not a word for what you are," Callum corrected himself, "though I suppose anger is close enough. There is bitterness now, resentment. A bit of tarnish, or rust I suppose, on what we were."

"You killed her." Even now it felt silly, inconceivable to say. Tristan had been numb at the time, only half believing. Now it felt like a distant dream; something he'd invented when his mind had wandered one day. The call of the void, that sort of thing. Gruesome ugliness that danced into his thoughts and back out, too fleeting and horrid to be true.

"It seemed like the honorable thing at the time," said Callum.

It took drastic measures not to gape at him. "How?"

Callum shrugged. "When you feel someone's pain, Tristan, it is difficult not to want to put them out of it. Do we not do the same for physical pain, for terminal suffering? Under other circumstances it's called mercy." He took another sip from his glass. "Sometimes, when I suffer someone else's anguish, I want what they want: for all of it to end. Parisa's condition is lifelong, eternal. Degenerative."

He set the glass on the table, empty now.

"It will consume her," he said, "one way or another. Do I want her to die? No. But—"

Another shrug.

"Some people suffer bravely. Some clumsily." He glanced up, catching Tristan's look of uncertainty. "Some do so quietly, poetically. Parisa does it stubbornly and pointlessly, going on just to go on. Just to avoid defeat; to feel something more than nothing. It is, above all, vanity," Callum said with a dry laugh. "She is like all beautiful things: they cannot bear the idea of not existing. I wonder whether her pain will grow sharper or more dull after her beauty fades away."

"And what about those of us who don't suffer?" asked Tristan, fingering the lip of his glass. "What worth do we have to you?"

Callum scrutinized him a moment.

"We all have the exact curses we deserve," he said. "What would I have been, had the sins that made me been somehow different? You, I think, have a condition of smallness, invisibility." He sat up, leaning forward. "You are forced to see everything as it is, Tristan," Callum murmured, "because you think you cannot be seen at all."

Callum slid the glass from Tristan's fingers, leaning across the table. He smoothed one hand over the bone of Tristan's cheek, his thumb resting in the imprint of Tristan's chin. There was a moment just before it happened where Tristan thought perhaps he had wanted it: touch. Tenderness.

Callum would have known what he wanted, so perhaps he had.

"I feel," said Callum, "immensely."

Then he rose to his feet, long-legged and lean, leaving only the glass where he had been.

It went without saying that for days after, Tristan was quietly in torment. Callum, at least, was no different in his intimacy. They were friends primarily, same as ever, accustomed to their evening digestifs by the fire. There was a companionship to Callum, an ease. There were moments when it seemed Callum's fingers twitched toward Tristan's shoulder or skated reassuringly between the traps of Tristan's scapulae. But they were only moments.

Libby, meanwhile, kept coolly away, and Tristan's thoughts of time with her meandered inevitably to the matter of time itself.

As spring began to break unseasonably early, creeping out from beneath the winter chill, Tristan found himself repeatedly outside, approaching the wards that surrounded the Society's estate. Magic at its edges was thick and full, identifiable in strands as voluminous as rope. There were threads of it from other classes, other initiates, which made for a fun, sleepless puzzle. Tristan would toy with the pieces, pulling at their ends like fraying thread, and watch for any disruption in the pulse of constancy.

Time. The easiest way to see it—or whatever of it Tristan could identify— was to stand there, nearly out to the edge of the grounds, and to exist in many

stages of it at once. It wasn't a normal activity, per se, but then none of this was. Their supervision seemed to have decreased over time; coincidentally or not, none of them had seen much of Atlas since they had each been confronted by the Forum, which led to an odd sort of tiptoeing around him by the six candidates. Each had developed their own odd habits in the interim, and this was Tristan's. He stood in silence, twisting dials he only partially knew how to use, and hoped—or, rather, assumed—that something would happen if he only looked long enough.

The trouble was his imagination. Libby had said it: hers was too small. His was too problematic. Tristan knew, objectively, that the world contained other dimensions they did not yet understand, but he had learned what shapes to look for as a child and so naturally he looked for them now. To stare into the familiar and somehow expect to see something new felt frustrating and thoroughly impossible. Yes, Tristan could see things other people could not, but the trouble was that he didn't believe his own eyes when he saw them. The child told routinely of his worthlessness was now a man bereft of fantasy, lacking the inventiveness to give him a broader scope. Ironically, it was his own nature that crippled him most.

Only once did Tristan run into someone while he did this—a damp night, cool and wet and swollen with pollen, just before morning threatened to break. He looked up from his position amid the dogwoods, startled, to suddenly see a young man facing him from the edge of the lawn, staring at the house as if he couldn't quite see it, or perhaps as if he was looking at something entirely else.

"Yes?" asked Tristan, and the man blinked, adjusting his attention. He wasn't very old, probably Tristan's same age or a bit younger, wiry and almost too thin, with overlong black hair and a look of rare untidiness. As if he were the sort of person who didn't usually spill coffee on his collar, but he had done so today.

"You can see me?" asked the man, incredulous. Tristan supposed he might have been using a cloaking illusion, but was interrupted before he could ask. "Well, never mind, that's obvious," the man sighed, mostly to himself. He was not British; he was extremely American, in fact, albeit different from whatever sort of American that Libby happened to be.

(Tristan wondered why she had come to mind, but dismissed it. Lately, she was always coming to mind.)

"Obviously you can see me or you wouldn't have said anything," the man remarked amicably, "only I've never actually encountered another traveler before."

"Another . . . traveler?" asked Tristan.

"Usually when I do it everything's a bit frozen," said the man. "I knew

there were other kinds, of course. I just always thought I was existing on a plane that other people couldn't see."

"A plane of what?" asked Tristan.

The man gave him a bemused half frown. "Well, never mind, I . . . suppose I'm wrong." He cleared his throat. "In any case—"

"What are you looking at?" asked Tristan, who was academically stuck on the point at hand. "Your surroundings, I mean." He hoped to determine whether they stood in the same place physically or only temporally. Or perhaps neither, or both.

"Oh." The man glanced around, pausing for so long that Tristan wondered if he was going to tell him. "Well, my apartment," he determined eventually. "I'm just deciding whether to go inside."

"I don't think I'm on the plane you're on, then." Assuming the other man was telling the truth, though it was unclear why he wouldn't be. Then, because Tristan wasn't sure he wanted the mysterious encounter to end, he said, "What are you deciding?"

"Well, I've just not entirely made my mind up about something I've got to do," said the man. "Actually no, it's worse. I think I've already decided what I'm going to do, and I just hope it's the right thing. But it isn't, or maybe it is. But I suppose it doesn't matter," he sighed, "because I've already started, and looking back won't help."

That, Tristan thought, was certainly relatable.

"I won't keep you," Tristan said. "I'm just . . . playing around a bit, I think."

Calculations had started in his mind, albeit unhelpfully. It seemed they were both on the same plane of something—time was the only plausible explanation—but how had Tristan arrived there? Either it had happened so subtly he didn't know how he was doing it (and therefore he might have done it before, or might do it accidentally again) or he had done something to initiate the mechanism and failed to write it down. He ought to start cataloguing his meals, his socks. Every step he took differently, just in case something he did managed to drag him to another corner of reality.

"Yes, well, play responsibly." The man gave Tristan a lopsided grimace. "I'm Ezra, by the way."

"Tristan," said Tristan, offering Ezra a hand to shake.

"Tristan," echoed Ezra, brows twitching as he accepted Tristan's grip. "But you're not—?"

Tristan waited, but Ezra stopped, clearing his throat.

"Never mind. Best of luck, Tristan," he said, and strode forward, gradually disappearing into the thick fog that covered the house's lawn.

Once Ezra had disappeared, it occurred to Tristan that he had done

something. What that was he hadn't the slightest idea, but he had done it, and so he turned on his heel and marched himself into the house, launching up the stairs and pausing once he reached the corridor of rooms.

He could tell Libby. She would probably exceed him in enthusiasm, meaning that he would have the freedom to derisively say things like "calm down it's nothing" even if he did not feel them. He turned to her door, considering it, and then stopped. Unfortunately she would likely ask several questions, trying to unpuzzle things as she always did. She was an architect of details, constantly in the trenches of construction. She would want to see how things moved, what parts were in play, and of course Tristan would have no answers to any of it. She would look up at him, wide-eyed, and say *anything else?* And he would say no, that's all he knew, sorry he even brought it up at . . . He glanced down at his watch.

Five.

In the morning.

Tristan sighed, stepping back from Libby's door and shifting to face the frame beside his own instead, knocking once.

Callum arrived at the door shirtless, his hair mussed. Behind him, Tristan could see the rumpled sheets, still warm from where Callum had lain there moments before, breathing deeply in solemn slumber.

It was strange how Tristan did not know how Callum looked to the others. He wished sometimes that he could venture inside someone else's head the way Parisa could, just to see. It was a curiosity now. He knew Callum did something to his hair, to his nose. He could see that enchantments were used there but could not piece together their effect. Instead, Callum appeared to Tristan as he always did, with hair that wasn't quite blond and the forehead that was noticeably high; the jaw that was so square it looked perpetually tensed. There were things available to fix if one were in the business of fixing. Callum's eyes were close-set and not as blue as he could make them if he tried. Possibly Callum could even afford the enchantments that made them permanent; even mortal technology could fix a person's eyesight. Medeian charms afforded to the son of an agency of illusionists meant that even Callum might not remember the way his face looked undone.

"I see you" came out of Tristan's mouth before he had decided fully what to say, which was probably best, as it might have been "I don't want to be alone," or worse, "I don't know what I want," both of which Callum would know by looking. What a terrible thing it was to be so tragically exposed.

Callum shifted away from the door, beckoning him in with a motion.

Wordlessly, Tristan stepped inside.

Nico slipped a right cross and missed a hard incoming hook, running directly into Reina's fist and swearing loudly in a mix of highbrow Spanish and rural Nova Scotian slurs.

(Once, Gideon had taught him how to say something in Mermish—which was a blend of Danish, Icelandic, and something Nico classified as vaguely Inuit—but had also warned him that, pronounced incorrectly, it would summon a sort of half-ghost, half-siren sea-thing, so it hardly seemed worth it to use. Max was also not helpful with profanity, as he was stubbornly prone to overuse of the same one: "balls.")

"You're out of sorts," remarked Reina, wiping sweat from her brow and eyeing Nico as he stumbled backward, dazed, into the garden's cheerily blossoming rosebush.

It took a while, but at some point his eye stopped watering.

"Maybe you're just getting better," mumbled Nico half-heartedly.

"I am, but that was your mistake," Reina observed with her usual regard for his feelings.

"Yes, fine." Nico slumped down to sit on the lawn, sulking a bit. "I suppose let's call it, then."

Reina gave the grass a derogatory look (it might have insulted her; she had mentioned once that certain types of English lawns had a tendency to be excessively entitled) but she eventually sat uncomfortably beside him.

"What's wrong?" asked Reina.

"Nothing," said Nico.

"Fine," said Reina.

It was, in nearly every sense, the opposite of the encounter he'd had shortly before this one.

"You're lurking," Parisa had called to Nico from inside the painted room, turning a page in her book without looking up from where she sat at the reading table. "Stop lurking."

Nico froze outside the doorframe. "I'm not—"

"Telepath," she reminded him, sounding bored. "You're not only lurking, you're sulking."

"I'm not sulking."

(Okay, so maybe it wasn't totally different from his conversation with Reina.)

"Just come in here and tell me what's bothering you so we can move this along," said Parisa, finally glancing up from what Nico was surprised to see was a vintage copy of an X-Men comic.

"What?" she prompted impatiently, following his line of sight to the comic with a look most closely described as exacting. "Professor X is a telepath."

"Well, I know," said Nico, fumbling.

"You don't think he's based on a medeian?"

"No, I'm just . . . never mind." He paused, riffling the hair at the back of his head with a grimace. "I'll just—you're busy, I'll—"

"Sit down," said Parisa, shoving out the chair across from her with her foot.

"Fine. Yes, all right." He sat heavily, clumsily.

"You're fine," said Parisa. "Stop fretting."

"I'm not fretting," Nico said, bristling a bit, and she glanced up.

It was really so desperately unfair that she was so pretty, Nico thought.

"I know," she said. "That's my origin story, if you've been paying attention."

Immediately, Nico faltered again. "I know," he said, more to his feet than to anything. Was this what it was like to be Libby? He was almost never so oafish, nor so concerned with his own oafishness. He'd met plenty of pretty girls, and certainly a handful of attractive mean ones. He should have been prepared for this.

"I'm not mean," Parisa corrected, "I'm brusque. And before you facetiously blame a language barrier," she added, pausing him once he opened his mouth, "I am also conversationally trilingual, so that's not an excuse."

"A toast to your linguistic superiority, then," grumbled Nico, stung.

Parisa glanced at her page, flipping it.

"Sarcasm," she remarked, "is a dead form of wit."

Reference to mortality of any sort was enough to make Nico flinch, and Parisa glanced up at the motion of it, sighing.

"Just say it," she suggested, tossing the comic aside. "I can't have you tip-toeing around like this, Nicolás. If you go soft then I'll have to be soft, and I can't begin to tell you how little time I have for pretense—"

"You *died*," Nico said, "in my *head*."

Parisa paused for a moment, possibly to dip a toe inside the head in question once again. She was barefoot, he realized, observing the petal pink of her toenails where they rested on the chair beside his. He was not nearly patient enough for telepathic defenses, so as usual, he didn't bother. He focused purely on the observation of her polish, hoping it would be less telling than anything else she might find running through his thoughts.

"Don't concern yourself with the me in your head," Parisa said eventually. "She doesn't exist, Nico. Only I do."

Good advice, theoretically. In this case, it barely applied.

"I feel responsible somehow," he admitted, "which is—"

"Ridiculous," she supplied.

"—I was going to say possibly unfair," he corrected, "but still. Why—?" He stopped.

"Why did I choose to use your head and not one of the others?" Parisa prompted. "I told you, Nico, because you're the least capable of guile."

"Sounds like an insult."

"Why?"

"Makes me sound . . . I don't know." He was mumbling, half shamed. "Naïve."

"What is this, machismo?" Parisa sighed.

Nico shifted in his chair, glancing at her toes again.

"For what it's worth, it's you I'd most want in bed," she remarked, subjecting him to untold decades of trauma simply by holding his gaze while she said it. "It's rare that I'm selfless enough to keep my distance, truthfully, and rarer still that I summon any restraint. Unfortunately I find myself with such a pressing desire not to ruin you."

He slid a hand to where her feet were idly sat atop the chair beside his, stroking a finger along one arch. "Who says you'd ruin *me*?"

"Oh, Nico, I would love for you to be the one to ruin me," she said flippantly, shifting to rest her feet in his lap, "but much to my own detriment, I wouldn't allow it. And anyway, you do things much too openly, with far too much of yourself. You'd fuck me with your whole heart," she lamented, "and I can't put you in that sort of danger."

"I am capable of casual sex," said Nico, wondering why he felt the need to make it true. He curled his palm around her heel, drawing it up to the bone of her ankle and caressing her calf slowly, molding his hand to the shape of her.

"For you, it can either be good or it can be casual," she said. "And I can't take the chance of having one without both."

She dug her toes into his thigh, sliding down in her chair.

"What do you do in your dreams?" she said, and then, "You speak to someone," she answered herself, drumming her nails along the wood of the table. "I can hear you doing it sometimes."

"Oh." He cleared his throat. "I . . . it's really not my—"

"Not your secret to tell, I know, only I already know it, so there's very little telling involved. His name is Gideon," Parisa produced matter-of-factly, like a familiar character she had plucked from the pages of a comic book. "He worries

you constantly. Gideon, Gideon, Gideon . . . he is in your thoughts so often I think his name sometimes myself." She sighed a little as Nico continued to work his palms mindlessly into the slender muscle of her calf, strumming the tender fibers of her. "He's a traveler, isn't he, your Gideon? Not a telepath." She closed her eyes, exhaling again when Nico's fingers brushed the inside of her knee. "From what I can tell he operates in dreams, not thought."

"Actually," said Nico, and stopped.

Parisa's eyes opened and she shifted her leg again, this time adjusting so the arch of her foot sat perilously atop Max's prized vulgarity of choice.

"Actually?" she prompted.

For once she wasn't smiling coyly. She didn't intend to seduce him into an answer. She meant to crush him if he did not.

Nico liked her more for that, which was troubling.

"Don't be troubled," she assured him. "You may be the only person who likes me for the right reasons."

He rolled his eyes, taking her foot in his hands again. "Do you think there's an intersect between dreams and thought?" To her pause of expectation, he clarified, "I've been trying to do research on it but it's no use, really. I don't know what I'm looking for."

"What is he?" she asked him. "Gideon."

He kneaded the bone above her arch, stroking it with his thumb. A helpful distraction, really, to not feel so guilty about revealing Gideon's secrets, though he supposed if she could help, it would be worth it. It had been an entire year away already without any progress at all, and without Gideon, Nico was beginning to feel a bit jumpy and lonely and desperate.

"A creature, technically."

"Hybrid human?"

"Well—" Nico bit the inside of his cheek. "No. Half mermaid, half satyr."

"Oh." Parisa's smile twitched, and then broadened. "Human-shaped? Where it counts, that is."

He glanced up at her. "Is that meant to be funny?"

"Yes. A bit." Her tongue slid over her lips, rendering her faintly girlish. "I can't help my appetites."

"He's got a dick, if that answers your question." He switched gruffly to her other foot, tugging punitively at her pinkie toe. "Not that I—" More hesitation. "I'm just saying, I've lived with him for a long time. Things happen."

"So you've seen it?"

Nico glanced up, defensive, and she shrugged.

"I've seen plenty," she told him. "I wouldn't judge you."

"It's not like that," he muttered.

"Fine, machismo again." She nudged his knee with her heel. "Don't be cross."

"I'm not, I'm just—"

"So Gideon can travel in dreams, then?"

"Gideon . . . can," Nico said slowly. "Yes. Sorry, yes."

"Oh." Parisa sat up, abruptly removing both feet from his lap. "You've done it too?"

"I—" He felt his cheeks flush. "It's a private question."

"Is it?"

No.

"Fine, I do it," Nico said with a grimace, "but don't ask me how I—"

"How do you do it?"

He gritted his teeth. "I told you, it's—"

"Describe Gideon's penis," Parisa suggested, and in the pulse of panic that followed, she had clearly plucked something from his head. "Ah," she said, "so you transform, then? Well, that's certainly impressive. More than." She nudged him again, delighted. "Brilliant. Now we can never fuck," she said, seemingly content with that conclusion, "as I make a point never to sleep with people who are more magical than me."

"That can't possibly be true," said Nico, gently devastated.

"I," Parisa replied, "am very magical. The Forum must have been especially eager to get their hands on you," she added as an afterthought, which meant nothing to Nico. He frowned, bewildered, and she tilted her head, apparently recognizing his blankness for what it was. "Did you not get a visit from the Forum while you were in New York?"

Nico thought back to that weekend, trying to recall if anything had been out of place.

("Oi," Gideon had said at one point while they were in the dream realms, "someone's trying to get into the wards of the apartment." Nico, who had been in his customary form of a falcon, said nothing, but gave a brisk little flap of his wings to suggest they could well and rightly fuck off. "Right then," said Gideon, "that's what I thought.")

"Well," sighed Parisa, dragging him back to the point, "never mind, then. You wanted to know about dreams and thought?" she asked, and while Nico had until that point been highly insistent on keeping what he knew of Gideon's condition a secret, he recognized the motion of a rare door opening. Somehow, he had earned a key to Parisa Kamali's sincerity, and he did not plan to waste it.

"You read a book," Nico said, "about dreams. Reina told me."

"Ibn Sirin's book, you mean?" asked Parisa. "Though it's said he abhorred books, so probably a lesser medeian wrote it."

"Yes, that one. I think." Nico fidgeted. "I wondered if you had any—"

"I do," Parisa confirmed. "One theory, mainly." She paused, and then, "What do dreams look like when you're in one?"

"They have a topography," Nico said. "They're in . . . realms, for lack of a better word."

"Like an astral plane?"

"I wouldn't know," said Nico, "seeing as the only one I've ever been on was the one you created in my head, and I didn't know I was in it."

"Well, you remember how it looked and felt," she pointed out, and he considered it.

"Indistinct from reality, you mean?"

"Pretty much," she agreed. "Our subconscious fills in the blanks. If anyone, particularly you, had looked closely at any of the details, you would have known we were not in reality. But most people do not look closely unless they are given a reason to look."

"Well, then yes, dream realms feel the same," he said. "Like reality."

"I suspect dreams are their own astral plane," Parisa said. "Only they are absent time."

"*Absent* time?"

"Yes. Are you ever aware of time when you're traveling with Gideon?" she asked, and Nico shook his head. "Is he?"

"Not particularly, no."

"Well, perhaps your theory is close. Dreams may well be the intersect of time and thought," Parisa said thoughtfully. "There are plenty of studies to show that time moves differently in dreams, even to a calculable extent. Possibly no differently than how time moves in space."

That was an interesting theory. "So time could move faster or slower in dreams?"

"Instinctually it follows," she said, shrugging, and added, "Gideon must have quite a lot of control to be able to pull himself in and out at will."

Nico had never considered it that way, but assuming he wasn't lost, Gideon did have a keen sense for when to return. Nico, always in bird form, just assumed Gideon wore some sort of wristwatch.

"Why do you worry about him so much?" asked Parisa, interrupting Nico's internal pondering. "Aside from the matter of your friendship."

Nico opened his mouth, hesitating, then closed it.

Then, gradually, opened it again for, "He's . . . very valuable."

He didn't want to get into detail about what Gideon's mother regularly asked Gideon to do. Eilif's crimes aside, it was unclear whether Gideon himself was or wasn't a fugitive. Gideon certainly considered himself one, hence

Nico's careful secrecy on his behalf, but Nico had never liked the thought of that being true. By the time Gideon had understood what it was his mother asked him to do, Gideon took on the burden of complicity and attempted to stop. He really did try to make amends.

But it hadn't taken Gideon long to realize that hiding from his mother (and her employers) was far more easily said than done.

"Ah, yes," Parisa murmured to herself, "I suppose his abilities would be easily monetized. Plenty of people would pay to take ownership of something in a dream if they knew such power existed." She stared off for a moment, thinking. "So what exactly is it you're looking for in the archives?"

Confessing the truth was something of a difficulty, but it didn't seem worth keeping to himself. If anyone was going to be able to help him—or to have no particular agenda in knowing what he knew—Nico supposed it was Parisa.

"What he is, I suppose," Nico admitted. "What his powers are. What his life span is. Whether anyone has ever existed like him before." A pause. "That sort of thing."

"He craves a species, I take it?"

"In a sense."

"Pity," she said. "Very human of him, to long for a collective."

They sat in silence for a moment while the clock on the mantel ticked. Nico had a feeling Parisa was in her own thoughts rather than his, which was an interesting observation. She seemed to revolve within a solitary orbit, the energy in the room suddenly collecting around her in tendrils of curiosity rather than expelling outward, as other people's contemplation tended to do.

"You should have something," Parisa said after a moment. "A talisman to carry with you."

Nico blinked, looking up. "What?"

"Something to keep with you. Something you keep secret. So that you know where you are," she explained, "and whether you exist on a plane of reality. Your friend Gideon should carry one, too."

"Why?"

Nico stared in puzzlement as Parisa rose to her feet, stretching languidly.

"Well, you haven't identified it yet, but the reason you can't let go of what you saw inside your head is because you didn't know you were inside it." She turned to look at him, half smiling. "It's a favor, Nico. You ought to have a talisman. Find one and keep it with you, and then you'll never have to wonder what's real."

She turned to leave, expressing every intention to exit the room without further discussion, but Nico leapt to his feet, catching her arm to pause her.

"You don't think Callum would really hurt you, do you?" he asked, his

voice more urgent than he would have preferred it to be. An hour before, even five minutes ago, he would never have attempted such a spectacular display of vulnerability, but now he needed to know. "In real life, I mean. In actuality. Whatever that means."

Her eyes narrowed slightly in calculation.

"Doesn't matter," she said, and turned away, but Nico tugged her back, imploring her.

"How can it not matter? You can see inside his head, Parisa. I can't." He released her, but kept the pull of conspiracy between them. "Please. Just tell me what he really is."

For a moment when she looked at him, Nico thought he saw uncharacteristic evidence of tension in Parisa's face. Vestiges of a secret soon to be known; a truth wanting out. She made the decision in the second her eyes met his, but even with the unexpected conversation they'd just had, he couldn't have prepared himself for how her answer would shake him.

"It doesn't matter whether Callum plans to hurt me," she said, "because I'll kill him before he does."

Then Parisa had leaned closer and said something that Nico had taken like a blow, still reeling even after hours had passed.

"What is it?" Reina asked again, startling him back to their conversation as Nico picked distractedly at the loose thorn in his sock from the rosebush. Reina was normally comfortable without speaking, but presumably he had been silent for too long. The sun was setting now, glowing low on the horizon.

Nico tugged at a blade of grass, plucking it free. He wondered if Reina could hear it scream when he did so, and flinched at the reminder that the universe had some voice he couldn't hear. Another detail among many he couldn't un-know. A blissful piece of forgone ignorance, belonging to a person he would never be again.

"Would you kill someone to have all of this?" he muttered to Reina, though he regretted having asked the question as soon as it fell out of his mouth. Would she ask him why, and would he be able to answer if she did?

But he needn't have worried. She didn't even spare a breath.

"Yes," she said, and closed her eyes, warming silently in the grass.

VII

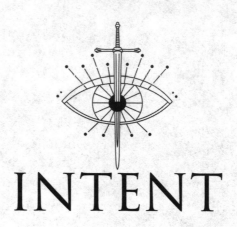

INTENT

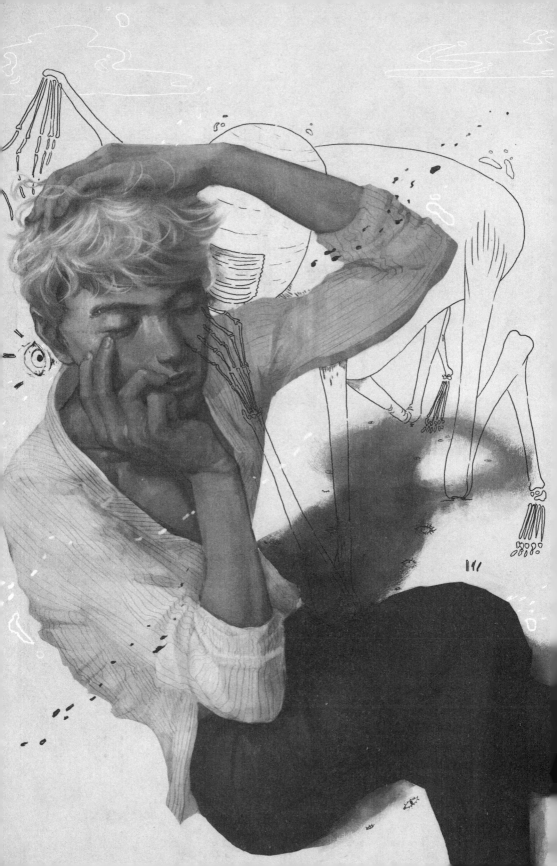

The realm of thought wasn't totally uninteresting as a topic of study, but even so, Reina was pleased to move on. The breaks in subject matter were particularly intriguing because there was always a sense of some invisible, underlying fabric. Like they were being directed by currents they couldn't see until they'd already absorbed the material, swallowed it whole.

Reina had the benefit of being raised amid Eastern philosophies as opposed to Western, which meant she was more willing to trust general policies of dualities. She understood, in a way the others did not, the existence of polarities, the mysticism of opposition: that acknowledging the presence of life meant accepting the presence of death. That knowledge necessitated ignorance. That gain meant loss. Ambition suggested contentment, in a sense, because starvation implied the existence of glut.

"Luck is a matter of probability," said Dalton. In Atlas's increasingly notable absence, Dalton had begun filling the gaps to lecture beyond the introductory material. He didn't seem to care for teaching much, always appearing as if they had dragged him away from something more important; he had an air of wanting to be elsewhere, or generally belonging to thoughts a great distance from theirs.

Still, they had grown familiar enough with Dalton by then that his presence was less that of an administrator (like Atlas) and more of a cook they rarely saw, or a housekeeper. Someone providing them with sustenance but not interfering much with their daily lives.

"Luck," Dalton continued, "is both a magic and a science that has been studied in detail, by medeians and mortals alike. It is chance, but with a loaded die: the lean of likelihood toward a favorable event. For obvious reasons, one's proclivity for luck is a valuable commodity. Also a common magic, even for the lowest rungs of witches. Now, the issue of unluck—"

"Unluck?" echoed Libby, bewildered.

(Reina had no such confusion. The existence of luck necessarily implied its opposite.)

"Unluck," Dalton confirmed, "for lack of a better term, is the purposeful disruption of probability. Jinxes, hexes, curses—"

"Battle magic?" asked Nico, who despite his best intentions had a tendency to be mercilessly literal.

"Unluck," Dalton repeated. "Hexes are of course the most direct form; intentional bad luck caused to the victim. The other two—"

"Jinxes are inconveniences, entanglements," said Libby. "And curses are deliberate harm?"

She always seemed to phrase things in the form of a question even when she was certain, ostensibly out of a desire to appear unthreatening. (As if any of them would be threatened by her knowledge of something they were all required to study as first-year students at university.)

"Academically, yes," confirmed Dalton. "But for the Society's purposes, we are less concerned with the results of such magic than we are with their construction. Which curses have proven most effective and why, that sort of thing. Mostly," he said, his attention obviously straying, as it often did, to Parisa, "how the disruption of luck can be used to unmake a man, unsettling him from the design—or rather, the lack of design—his path should naturally take."

Parisa's dark eyes held his for a moment. Dalton cleared his throat.

"Nature is chaos, magic is order, but they are not wholly unrelated. Bloodlines," Dalton continued, "are a common carrier for mechanisms of unluck—genetic continuity. Very common that a curse will follow genealogy in some way or be passed on to progeny. That sort of magic is much more complex than it seems; anything with such lasting consequences requires a certain degree of sacrifice and loss to the caster."

Reina's commentary was rare, but sometimes necessary. "Why?"

The plants beside her slithered with glee, coaxing her to speak further. *MotherMother soothe us with your voice it pleases us to hear you!*

She crossed one leg over the other, irritated.

"Why?" echoed Dalton at her interruption, looking once again as if he wished he were left alone with his thoughts. "Because although magic and nature have different forms, they are not inseverable. Magic has aspects of nature, nature has aspects of magic, and to take one away from either is a corruption to both their forms. It is the disintegration of naturalism itself. A man with a curse will upset the balance of things, warping the universe around him. Luck magic is a corruption as well; for any corruption to hold, the caster must accept, in some way, a fracture—a piece of themselves forever broken, in payment for the imbalance they have caused."

"I don't want to know why it's necessary," Reina said bluntly. "I want to know why it works."

Dalton fixed her with a narrow glance.

"Sacrifice has magic of its own," he said. "The decision to do something is itself a change, a rupture to the state of the world's natural order. Would things happen in the caster's favor regardless of interference? Yes, of course, probability meaning that all outcomes are, conceptually, possible," Dalton said, droning on methodically. "But to set one's sights on one particular outcome is to necessitate a shift in some direction, enduring and irreversible. We study the realm of consciousness because we understand that to decide something, to weigh a cost and accept its consequences, is to forcibly alter the world in some tangible way. That is a magic as true and as real as any other."

"Are you suggesting magic is some sort of spiritualism?" said Reina.

Mother is telling the truth!, Mother speaks truth!, she is made of it!

"Sometimes," Reina went on gruffly, "you treat magic like a god, like an energy, and sometimes like a pulse. It's an unscientific vibration when convenient, but we already know its behaviors can be predicted, and therefore purposefully changed."

Dalton said nothing, waiting for her to make her point, so Reina persisted, "You make magic its own entity, but it has no autonomy of choice. No research shows that magic deliberately chooses how to honor the intentions of the caster—it simply does or doesn't work, depending on the caster's abilities."

Dalton paused to consider. "So magic has no sentience of its own, you mean?"

Reina nodded, and beside her, Parisa's expression took on some degree of contemplation.

"Magic is not a god," Dalton agreed, "it is a tool. But it does respond discreetly to the distinctions of its user's intentions, however subtle those may be. It is a matter not unlike general relativity," he said. "Intent cannot change the foundation of science or magic as a whole, but we know from observation that its outcome can change relative to its use."

"So whether an arrow hits its target depends on both the skill of the archer and the definable laws of momentum," said Libby. "Is that what you mean?"

"Yes and no," said Dalton. "It is not so simple an equation. The rules of lethality are not limited by one constraint or two, but by many. When it comes to magic, the question is not merely a matter of the archer," he explained, "but also of the arrow itself. Sometimes the arrow is made of stone, sometimes steel, sometimes paper. If the arrow itself is weak, even an immensity of skill can sometimes fail."

"Does the archer's intent forge the arrow in addition to aiming the bow?" asked Nico, frowning.

"Sometimes," said Dalton. "Other times, the arrow is forged by something else."

"Does the arrow forge itself?"

Libby again. Dalton turned to her slowly, regarding her for a moment in silence. She seemed to mean one thing—*If magic is the arrow and we are the archers, how much control do we have over its flight?*—but appeared to have ultimately asked quite another.

Is magic the tool, or are we?

"That," Dalton said eventually, "is the purpose of this study."

Callum and Tristan had not spoken yet, which wasn't entirely unusual, nor was it unusual that they paused to exchange a glance. At one point it had been Tristan initiating the glances, almost as a measure of security—checking to see if his left leg still existed, or if he were still wearing the shirt he'd put on before breakfast. Now it was Callum who was doing routine maintenance. Observing the functions on a passenger train; protecting his assets.

Reina turned to look at Nico, who had lost interest in the philosophical underpinnings of the conversation. She wondered if he was still thinking about what Parisa had told him, and then proceeded to wonder what his intentions were.

She was fairly confident Nico wouldn't kill her. (Her plants slithered back, hissing in distaste at the prospect of anyone doing otherwise.) Of course, practically speaking, Reina was fairly certain no one would; she was neither at the top nor the bottom of anyone's list, which made her neither potential target nor potential victim. Beneath it all, they were equally ambitious— individually, they were all starved for something—but the polarities of the group were the ones whose incongruity couldn't be rectified. The presence of Parisa implied the existence of Callum, and that was the tension the others were unable to stand. Unused to the necessity of opposition, they would find it necessary to choose.

Reina turned to look at Parisa, considering her own choices. On the one hand, she would happily be rid of Parisa. On the other, Parisa had played her game well; Reina doubted anyone could convince Tristan or Libby to kill her. No, scratch Libby from consideration altogether. She wouldn't actively choose anyone—too skittish. Unless Libby would kill Callum? A possibility. After all, Libby had been the most bothered by Parisa's astral death.

At the reminder of the incident in question, Reina turned to observe Callum again, more closely this time. The plant behind him shivered, and Reina frowned in agreement. It was Callum who unsettled them all, and even the simplest forms of life could feel it. Callum was the obvious choice, only there was one major obstacle to unanimity: Tristan. Would Tristan agree to kill Callum? No, most likely not, and that explained Callum's need to check on him regularly.

It seemed the incident between Callum and Parisa had split the remainder of them into factions—people who were bothered by death and people who weren't—and Tristan was the meridian.

Maybe they should just be rid of Tristan.

Parisa turned to her with one brow arched. (Reina had been careless; settling perhaps a bit too clumsily on the idea.)

Don't pretend you've ever really had a friend, thought Reina in silent reply. *You'd turn on him in a moment if it suited you.*

Parisa's lips twitched up, half smiling. She gave a small shrug, neither confirmation nor denial, then returned her attention to Dalton, who was just beginning to discuss curses on forms of consciousness when the door opened behind him, revealing the unexpected appearance of Atlas in the frame.

"Don't let me interrupt," said Atlas, though of course he *had* interrupted, unquestionably. He was dressed in a full suit as always, though he appeared to have come from somewhere—perhaps a meeting. Having never held the position of Caretaker in an elite secret society, Reina remained unsure of his daily activities. She watched him remove the hook of his umbrella from his arm and set it beside the door, leaning it on the frame.

At one point, this had been normal. When they first began their work, Atlas had been present every morning, but, like Dalton, he had taken several steps back once they'd grown comfortable with the Society's work. His appearance now shifted the chemistry in the room, noticeably altering its atmosphere.

Dalton nodded in acknowledgment, opening his mouth to continue his list of suggested reading, but before he could, Libby had tentatively raised a hand in the air.

"Sorry, sir," she said, turning to Atlas, "but since you're here, I wondered if we were going to discuss the details of initiation at any point."

The rest of the room froze.

Dalton, Reina observed, had fallen robotically still, instantly short-circuiting. Nico was mortified, but a very specific kind of mortification: the particular dismay of having forgotten to do something important, like having left the house with the oven on. Tristan's gaze was fixed straight ahead as if he had not heard the question (impossible) and Callum was fighting laughter, as if he hoped to replay the moment endlessly until he'd wrung all the amusement out of it that he possibly could.

Parisa was the least startled. Presumably she had known what Libby was going to ask before she had said anything aloud, given the mind reading, but surely there was no doubt for anyone in the room that whatever secrets the others were carrying, Parisa held them, too.

Only Libby was empty-handed.

"We've all been here nearly a year," Libby pointed out. "And by now we've all received visits from members of other organizations, haven't we?"

No one spoke in confirmation, but that didn't appear to deter her in the slightest.

"So, it just seems as if we should have been told by now what comes next," Libby concluded warily, glancing around. "Is there going to be some sort of exam, or—?"

"Forgive my brevity," said Atlas. "As a group, you are to have selected a member for elimination by the end of the month. As for the details, it's a bit early to discuss them."

"Is it?" asked Libby, frowning. "Because it seems as if—"

"The Society has done things a very particular way for a reason," said Atlas. "This may not seem clear right now, but I cannot permit expediency to outweigh the importance of our methodology. Logistical efficiency is only one among many concerns, I'm afraid."

It was clear that Libby wasn't going to receive any further answers; even more obvious was her discontent with the prospect of continued ignorance.

"Oh." She folded her arms over her chest, turning back to Dalton. "Sorry."

Dalton went on, returning half-heartedly to his lecture, and for the rest of the afternoon, nothing was noticeably out of place.

As far as Reina was concerned, however, something monumental had been achieved that afternoon. She was certain now that only Libby remained in the dark, which meant that if the rest of them were aware of the terms for initiation and they still hadn't left, then they must have all secretly come to the same conclusion Reina had.

They were each willing to kill whoever they had to in order to stay. Five out of six arrows were not only sharp, they were lethal, and now they were readily aimed.

Briefly, Reina felt the tug of a smile across her face: intention.

MotherMotherMother is aliiiiiiiiiiiiiive!

Maybe we should kill Rhodes," remarked Callum over breakfast.
At which point Tristan stopped chewing, swallowing thickly around his toast.

Callum slid a glance to him, half shrugging. "It just seems practical," he said. "She and Varona are a pair, aren't they? Why keep both?"

It wasn't the first time Callum had made that particular point, but still, Tristan's response was slow. "Then why not suggest killing Nico?"

"We could, I suppose." Callum reached for his coffee, taking a sip. "I could be convinced."

He replaced the cup on the table, glancing at Tristan's waylaid toast. "Everything all right?"

Tristan grimaced. "We're discussing which of us to *murder,* Callum. I don't think I'm expected to go on eating."

"Aren't you? You're still here," Callum observed. "I imagine that means you're expected to go on doing everything precisely as you normally would."

"Still." Tristan's stomach hurt, or his chest. He felt nauseated and broken. Was this what Dalton meant about a person being fractured? Perhaps they were being disintegrated on purpose, morality removed so they could be stitched back up with less-human parts. Maybe in the end his former beliefs would be vestigial, like a forgone tail. Some little nub at the base of his philosophical spine.

It was astounding how easily he had come around to the idea. Shouldn't he have balked, recoiled, run away? Instead, it seemed to have settled in like something he'd always suspected, becoming more undeniably obvious each day. Of course someone had to die. Immense magic required a power source, and a sacrifice of this nature would be precisely that: immense.

For Tristan, anyway. Presumably at a certain level of privilege, trivial things like people's lives and well-being were insignificant details, trifling costs to be considered briefly and then, in the interest of productivity, cast aside for the greater good.

Thoughts and prayers.

"Maybe it won't work if you feel nothing," Tristan murmured, and Callum looked up sharply.

"What?"

"I just meant—"

What *had* he meant? This was Callum, after all. "Never mind."

"You had faith in me once." Callum's fingers tightened around his cup. "Not anymore, I take it?"

"Well, it's just—"

"This is what I do to survive," Callum said, his voice harsh now with something; betrayal, maybe. Tristan flinched, remembering what Callum had said: *Trust, once dead, cannot be resurrected.* "I thought you understood that about me by now."

"I did. I do," Tristan corrected himself. "But you just sound so . . ."

"What, callous? Cold, indifferent, ambivalent?" A pause. "Or do you mean cruel?"

Silence.

Callum turned his head to glance expectantly at Tristan, who didn't look up. "You still don't get it, do you?"

Tristan said nothing.

"We are this way because of what we *have,* not what we lack," Callum said, suddenly bristling with impatience. "Who would Parisa be if she had not seen her brother's thoughts? If Reina had not been leeched upon from birth?"

"Callum," Tristan managed to say, "I was only trying to—"

"To what? To vilify me? In the end we will make the same choice, Tristan. In fact, we have made it already." Callum's mouth was thinly lined; tight with malice, or pain. "Eventually, you and I will both decide to kill someone. Are you less guilty simply because you've been the one to unravel more?"

Foggily, Tristan thought to say yes. He thought to argue: *This is guilt, it is human, your decisiveness is robotic, like a machine. In the end I could not carry on as I was, I could not become a false version of myself, I have a beating heart inside my chest and where is yours?*

He didn't.

"You are here," Callum said, "because you crave something from this as much as I do. Power, understanding, it doesn't matter which. Maybe it's knowledge you want, maybe not. Maybe you're here because you plan to walk out of this Society and take over James Wessex's company the moment you do. Maybe you'll bankrupt him, send his daughter into ruin. Maybe this is vengeance for you, reprisal, whether you plan to admit that to yourself or not."

Tristan swallowed heavily.

"Maybe you can see others, Tristan, but I can see the parts of you that you won't allow yourself to see. That's my fucking curse, Tristan."

Callum shot to his feet and began to pace.

"There isn't a person alive who can see themselves as I see them," Callum snarled, and it did not sound like a warning. Or a threat. "You want to believe that your hesitation makes you good, makes you better? It doesn't. Every single one of us is missing something. We are all too powerful, too extraordinary, and don't you see it's because we're riddled with vacancies? We are empty and trying to fill, lighting ourselves on fire just to prove that we are *normal*—that we are ordinary. That we, like anything, can burn."

He pivoted as one hand fell to his side, exasperated.

"We are medeians because we will never have enough," Callum said hoarsely. "We aren't normal; we are gods born with pain built in. We are incendiary beings and we are *flawed,* except the weaknesses we pretend to have are not our true weaknesses at all. We are not soft, we do not suffer impairment or frailty—we imitate it. We tell ourselves we have it. But our only real weakness is that we know we are bigger, stronger, as close to omnipotence as we can be, and we are hungry, we are aching for it. Other people can see their limits, Tristan, but we have none. We want to find our impossible edges, to close our fingers around constraints that don't exist, and *that*—" Callum exhaled. "That is what will drive us to madness."

Tristan glanced down at his forgotten toast, suddenly depleted.

Callum's voice didn't soften. "You don't want to go mad? Too bad, you are already. If you leave here the madness will only follow you. You've already gone too far, and so have I."

"I won't kill Rhodes," said Tristan. "I can't do it."

Callum paused a moment, stiffening, and then he resumed his seat. He fixed his hair and waved a hand over his coffee to replenish its warmth.

"Yes," he said without expression. "Parisa made sure of that."

For the rest of the day, Tristan felt dazed. He felt drained, as if he'd suffered a wound that hadn't clotted. The constant questioning of himself, of others, was viciously acute. It was one thing to be understood by someone else, to be exposed by them, and another (however inevitable it was) to be misused by them. Both Parisa and Callum had seen pieces of Tristan that he either didn't or couldn't understand; both fundamentally distrusted the other. What, then, had they seen in him that they could each use to their advantage? He was caving in on himself beneath the weight of his doubt, uncertain.

Nothing was concrete anymore. Time did not exist and neither did infinity. There were other dimensions, other planes, other people who could use them. Maybe Tristan was in love with Callum or Parisa or both or neither, maybe he actually hated them, maybe it meant something that he trusted them both so fucking little and they didn't mind, having known it all along. Maybe the only parts Tristan couldn't see were himself and his place in their

game between each other. At the probability of this, his own fucking idiocy, he saw Libby's disappointed face in his mind, the small shake of her head.

Maybe it was her he loved. Or maybe the true lunacy was how much he desperately wanted not to.

Regardless, what Tristan needed most emergently was to believe in *something;* to stop staring at the pieces and finally grasp the whole. He wanted to revel in his magic, not wrestle with it. He wanted something, somewhere, that he could understand.

He was pacing the painted room while he postured, furiously boring a path from the apse of the dome to the door. Movement didn't help the blur of things he only half saw, but sitting still was not an option. He closed his eyes and reached out for something solid, feeling strands in the air. The wards of the house under Nico and Libby's design were gridlike, difficult to disturb, like bars. He paused and tried something different: to be part of them, participant instead of observer.

He felt himself like a flicker of existence, both in place and not. It was meditation, in a sense. A focus on connectedness, and the more embedded in his own thoughts he became, the less he was able to center himself in any physical reality. In the absence of sight, only his sense and memory could tell him where he was: hard wooden floors, the smell of kindling burning in the furnace, the air of the Society mansion, occupied by magical contortions he himself had made—but in the interest of unlearning his preconceptions, he discarded them. He was nowhere, everywhere, everything and nothing. He abandoned the necessity of taking a form or a shape.

Bewilderingly, it was Parisa's voice that spoke to him. Tristan could not tell from either when or where.

"You ought to have a talisman," she said. "Find one and keep it with you, and then you'll never have to wonder what's real."

Tristan's eyes snapped open in alarm, but upon recalling himself in reality, he confirmed that he hadn't moved from where he'd remembered himself last. He still stood below the dome of the painted room, surrounded by no one and nothing.

Where had he gone in that instant, or had he actually moved at all? Had Parisa been inside his head somehow, or had it been a memory? Was it her magic or his own?

So much for not wondering what was real.

In the end, Tristan shook himself, rising to his feet. After a pause to think, he took a small scrap of paper and scribbled something only he would know or understand before tucking the scrap paper into his pocket.

Callum looked up when Tristan entered the morning room, bracing himself for a continuation of their prior argument, but Tristan shook his head.

"I'm not here to have a row," he said. "You're right, of course. I know you're right."

Callum looked warily unconvinced. "Is that supposed to be concession or a compliment?"

"Neither. A fact. Or rather, a white flag."

"So this is a truce?"

"Or an apology," Tristan said. "Whichever you prefer."

Callum arched a brow. "I don't suppose I need either."

"Perhaps not." Tristan folded his arms over his chest, leaning against the frame of the reading room. "Drink?"

Callum regarded him another moment, then nodded, shutting the book before him and rising uncomplicatedly to his feet.

The two of them walked in practiced cohesion to the painted room. Callum summoned a pair of glasses from the corner, glancing over his shoulder to Tristan. "Whisky?"

"Sure."

Callum poured with a wave of his hand, leaking magic as he always did, and beside him, Tristan took his usual seat. Their motions were practiced, frequently rehearsed, and Callum set a glass in Tristan's hand, taking hold of the other. For several moments they were silent, each savoring the drink. It was a smoky, hollow blend, silken with amber and caramel in the light, with the smooth finish they both tended to prefer.

"It doesn't have to be Rhodes," Callum said eventually. "But you have to admit she's unpopular."

Tristan sipped his whisky. "I know."

"Unpopular doesn't mean valueless."

"I know."

"And if your attachment to her is . . ."

"It isn't." Again, Tristan sipped his glass. "I don't think."

"Ah." Callum turned his head, looking at him. "For the record, she has been trying to research her dead sister."

Tristan blinked. "What?"

"Her sister died of a degenerative disease. I suppose I might have mentioned that before."

He hadn't, though Tristan remained undecided as to whether or not he should have.

"How do you know that?"

"Because I know," said Callum simply. "Someone who has seen another person waste away is easy to spot. They are haunted differently." He paused, and then added, "And she is also requesting books on human degeneration, which the library is currently denying her."

"And *that* you know because of . . . ?"

"Coincidence. We do live in the same house."

"Ah." Tristan cleared his throat. "How do I know you're being honest with me?"

"What reason would I have to lie?"

"Well, it's not as if it doesn't benefit you. Having someone."

"Having someone, or having you?"

"You tell me." Tristan slid him a glance, and Callum sighed.

"You are not accustomed to being desired, are you?" Callum prompted. Before Tristan could manage his surely uncomfortable reply, Callum clarified, "As a friend, I mean. As a person." A pause. "As anything."

"Please don't psychoanalyze me today," Tristan said.

"Fine, fine." Callum's smile quirked. "Daddy issues."

Tristan glared at him, and Callum laughed.

"Well, the whisky's good, and so is the company," said Callum. "Astoundingly, that is the primary extent of your worth to me, Tristan. Ample conversation, at the very least."

"I don't know about ample."

"That," Callum said, "is the best part. The silences are particularly engaging."

Aptly, they sat in silence for a moment, saturating themselves in the relief of conflict resolution.

After a few minutes of quiet coexistence, Callum glanced at the clock.

"Well," he said. "I suppose I'm for bed, then." He rose to his feet, setting his empty glass on the table. "Are you staying up?"

"For a bit," Tristan said, and Callum nodded.

"For what it's worth," he said, clapping a hand on Tristan's shoulder, "the parts of you that you seem to loathe are hardly abhorrent at all."

"Thanks," said Tristan pithily, and Callum let out another hearty laugh. He strode through the doors and disappeared, the warmth of his magic swallowed up by the dark and gone with him.

Tristan, left alone in the light of the painted room's fireplace, set his glass on the table, reaching into his pocket. He removed the note he'd scrawled to himself earlier, unfurling it to read the script written inside. It hardly had the gravity of a magical talisman, but it was still a piece of unaltered reality, something to know the truth by.

Specifically: the drink he'd wanted for the evening when he'd been alone and unquestionably himself.

A glass of wine. Vintage. Old World.

Tristan looked up at the sweat on the glass of whisky Callum had poured, watching a bead of condensation fall fatefully to the table below.

"Fuck," Tristan swore aloud, crumpling the piece of paper in his hands.

Miss Rhodes," said Atlas pleasantly, "what a surprise."

Libby paused in the doorway of the reading room, frowning. Atlas sat alone at one of the small tables, still ostensibly absorbed in the contents of his book. He hadn't needed to look up to acknowledge her entry, which in Libby's mind said a lot.

"It's not actually a surprise, though," she determined aloud, "is it?"

Atlas finally set the book aside and glanced up, half smiling. "What gave it away?"

His lack of disturbance, mostly. There was no magic to that, aside from observation.

"Just a hunch," she said, and Atlas beckoned for her to take a seat.

"How did you know I was here?"

Surveillance wards. She had, after all, designed them. "I heard Dalton mention it," she said, taking the proffered seat from the table adjacent to his.

"Mm," said Atlas. He drummed the cover of his book, which was—absurdly—*The Tempest*. "I take it you have further questions about initiation?"

"Yes," said Libby, "*several.*"

So many, in fact, that she hardly knew where to start.

Libby had been doing a variety of things over the past couple of days. Research, as always. Following her visit from the Forum, she had once again been looking for anything to do with Katherine, to no particular results. All the library would give her—or, in any case, all the library was programmed by someone else to give her—were subjects pertinent to the task at hand: degenerative *curses,* longevity and its opposites. The decay that was a process of natural entropy remained off-limits. All her requests were denied unless they had something to do with the study of intentional corruption—"unluck," as Dalton had termed it.

Libby had just begun to wonder who was actually keeping them from the contents of the archives when Nico had accosted her in the drawing room. He had then dragged her to the chapel for another conversation entirely, looking unusually distressed.

"I have to tell you something," he said, shutting the door behind them. "You're not going to like it."

"Apropos of nothing? I assume not." Libby had never liked anything Nico had to say to her uninvited and certainly wasn't expecting to start now. She opened her mouth to tell him she had other things on her mind and also it was drafty in here and she didn't appreciate the theatrics, but hastily he stopped her.

"Just . . . try not to Rhodes this," he said. "Okay?"

"Once again, my name is not a *verb*, Varona."

"Whatever." He rubbed his temple as light spilled in from the torch of the stained glass triptych. "Look, definitely don't tell Fowler—"

"I don't tell Ezra anything," she snapped, preemptively irritated. "Certainly not anymore."

Nico blinked. "What does that mean?"

"Nothing." Nothing she wanted to say to him, anyway. "I don't want to talk about it."

"Fine, just—" Nico exhaled, dropping his voice as it echoed from the paneled walls of the chapel. "I think," he murmured, "when they say we have to eliminate someone, they mean it . . . literally."

That wasn't what Libby had been expecting. At all. "What?"

"The sixth person, the person who doesn't get initiated. I think they get—"
An agitated pause.

"Get what?"

"Jesus." Nico tousled his hair with one hand. "Killed."

"No," said Libby. "That's ridiculous. That's impossible."

"I mean, I'm sure it is," said Nico reflexively. "But also, is it?"

"That's nonsensical." She glared at him, frowning. "Who told you that?"

"Parisa, but—"

That was slightly more troubling, given the mind reading. "Then she must have misinterpreted or something. Or maybe she's lying."

Nico was surprisingly hesitant. "I don't think so, Rhodes."

"Well, it's outrageous," said Libby caustically. "There's no way we're part of . . . of some kind of . . ." She fumbled, flustered. "Some sort of *murder* competition—"

"Maybe we're not," Nico agreed. "Maybe it's a trick or something. Or maybe it's the whole intent thing Dalton was going on about," he said, waving a hand in reference to the lesson he had probably only half listened to. "Maybe we just have to be *willing* to do it in order for it to work, but—"

"What do you mean 'work'?"

"Well, Parisa says—"

"Parisa doesn't know shit," said Libby staunchly.

"Okay, great, maybe not, but that's the information I have, so that's what

I'm giving you. Christ," Nico suddenly swore loudly, the sound ricocheting off the high Gothic arches, "you're fucking impossible."

"Me?" She glared at him. "Who else knows, then?"

He winced. "Everyone, I think."

"Everyone, '*you think*'?"

"I—" He faltered. "Fine, I know."

"Seriously. Everyone?"

"Yes, Rhodes, everyone."

"That's impossible."

She was aware she was repeating herself, but it seemed unlikely she could bring herself to respond another way.

"Has anyone bothered to ask Atlas?" she demanded, suddenly infuriated. "Is any of this even remotely confirmed?"

"I don't know, but—"

"You don't *know*?"

"Elizabeth, would you listen to me?"

"Of course not, this is absurd."

"Fine," said Nico, throwing his hands up. "For what it's worth, I hate it too, but—"

"But what?" Libby demanded. "What could possibly be the *but*, Varona? What about this would you kill for?"

"Jesus, Rhodes, which part of this *wouldn't* you kill for?"

He had almost shouted it at her, his mouth snapping shut with alarm. She blinked, taken aback.

"I only meant," Nico began hastily, and then shook his head, grimacing. "No, never mind. Talk to me when you're ready, when you've processed. I can't explain this right now."

"Varona," Libby growled, but he was already shoving through the doors of the chapel, shaking her off like a chill.

So Libby had checked the surveillance wards to discover that Atlas Blakely, who had offered them a position beyond their wildest imaginations without ever mentioning the cost, was alone in the reading room. And once again, she had taken the empty seat he had given her.

But it would be different this time. It would have to be.

"You must have known there would be something," Atlas said, jarring Libby from her momentary stumble.

She didn't bother asking how he knew what she was thinking about. "So it's true?"

"It's not as gruesome as it sounds," said Atlas placidly. "But yes, one of you will have to die."

She sank deeper into the wooden chair, wondering how to react. Part of her was convinced she was imagining this. Was it a dream? Surely not, and yet not a thread of her had ever believed, even for a moment, that Atlas would ever confirm Nico's suspicions as truth.

"But—"

"Sometimes it is a conspiracy," Atlas admitted, mercifully keeping her from spluttering any further. "On occasion it bears some resemblance to the Ides of March. But often it is a sacrifice, and therefore beholden to great sorrow."

"But," Libby attempted again, and hesitated, finding herself unable to begin. "But how—?"

"How can we ask it of you? Not easily," said Atlas. "It is, I'm afraid, an ancient practice. As old as the library itself. Can you even imagine how much magic a medeian of your caliber possesses?" he asked, a question that seemed designed to make her flinch. "The enormity of such an offering stabilizes the magic of the archives themselves."

She blanched at the perversity of the transaction. "That is—that's—"

"It is necessary," Atlas supplied, "because with each generation of initiates, the power of the archives grows. With every medeian who studies within these walls, we expand the breadth and use of our knowledge. Likewise, the value of what we gain in return is immeasurable. Possibly you have noticed as much already?" he posed with measured neutrality. "That your own power, your energy, is different now. More potent, perhaps. Or possibly it is the results of your magic that show more potency than before."

Libby, who could not deny it, clenched a fist in quiet defiance.

"You already know, Miss Rhodes, that power does not come from nothing," Atlas cautioned. "It cannot be created, nor drawn from an empty well. The primary principle of magic remains unfailingly true: it always comes at a cost. There is a price for all of this privilege, and to choose it necessitates the dignity to pay."

Briefly, and very much against her will, Libby again heard Dalton's words—the ones she'd once found so rational, so compelling. That intention, or the matter of luck or unluck, was powerful, prevailing. A complex, irreversible matter. The unsettling of a person from the fate their path should otherwise take.

And undoubtedly, she had chosen this.

"But we were not informed before," Libby said flatly, and Atlas nodded.

"No one ever is, Miss Rhodes."

"Would you have told us?"

"Yes, of course, eventually. Secrets are difficult to keep, and the Forum often interferes."

Libby gritted her teeth. "How do they know about it?"

"The Society is ancient, Miss Rhodes, and therefore so are its enemies. Humans are fallible creatures. Better the Forum's interference than the Wessex Corporation, at least. Capitalism has a terrible tendency to abandon its principles altogether."

She wondered how he could be so indifferent. "And somehow *your* principles remain?"

"If there were another way," Atlas replied simply, "we would use it."

Libby fidgeted a moment, both wanting and not wanting to ask.

"You want to know how," Atlas guessed, and she glanced up, resentful of his sympathy. "It's a reasonable question, Miss Rhodes. You may ask it."

"Is it—?" She broke off. "Is it . . . some sort of full moon sacrifice, some customary ritual? Each year on the solstice or the equinox or something?"

"No, nothing like that. No moons or gimmicks involved. It is simply a sacrifice, the sliver of a whole."

"That's it?"

"It?" he echoed, and she blinked, surprised that this, of all things, had agitated him. "There is no small matter of *it*, Miss Rhodes. You are all bound to each other by your experience here, whether you like it or not," Atlas informed her, suddenly more adamant than she had ever heard him. "There is nothing forgettable or small about the way you have all embedded yourselves within each other. Without exception, you become more deeply inextricable from each other with every passing day. The purpose of the elimination is not to rid yourself of something you can lose, but rather to remove something which makes you what you are. You understand that this house, its archives, are sentient?" She gave a reluctant nod. "What else but death could give such life to the knowledge we protect?"

"So we just have to kill someone," Libby summarized bitterly. "That's it? No particular method, no ceremony, no specific day?"

Atlas shook his head.

"And every ten years you simply stand there and watch someone else die?"

"Yes," said Atlas.

"But—"

"Consider, Miss Rhodes, the scope of power," Atlas cut in gently. "Which specialties benefit the world, and which do not. This is not always a matter of personal allegiances."

"Why would an unbeneficial specialty be chosen to begin with?" Libby demanded. "Didn't you say yourself that each initiate is the best the world has to offer?"

"Of course. However, each initiation cycle, there is one member who will

not return, and the Society is cognizant of this," Atlas said. "This must always be a factor of discussion among the council's members when nominating which candidates to submit for consideration."

"Are you saying someone is . . . *intentionally* chosen for death?"

The idea itself was astounding. Libby could hear her blood rushing in opposition, a deafening tide of disbelief.

"Of course not." Atlas smiled. "Just something to think about."

They sat there in a long, unwavering silence until Libby rose clumsily to her feet. She stopped, halfway to the door, and pivoted around.

"The archives," she said, belatedly remembering her sister once again. "Who controls what we can see?"

Atlas glanced up, fixing her with a long moment of scrutiny. "The library itself."

"Why should I believe that?" she asked, and then, frustration igniting, she pushed him more vehemently. "Why should I believe anything you say?"

His expression didn't change. "I do not control the archives, Miss Rhodes, if that is your question. There are numerous subjects denied to me as well."

She hadn't considered that they could be denied as a matter of principle or identity. It had always seemed a test of achievement, not existence, where the answers to her eternal questions could eventually be earned. "But this is your Society!"

"No," Atlas corrected. "I am one of this Society's Caretakers. I do not own it; I do not control it."

"Then who does?" she demanded.

He gave her a small, impassive shrug.

"Does the arrow aim itself?" he asked.

Libby, rather than answer, turned on her heel in frustration, launching herself toward the stairs and making her way back to her room.

On the landing of the gallery corridor she collided with someone who'd been turning the corner simultaneously. Had she been more able to focus on anything outside her thoughts, she might have heard him coming. As it was, though—

Tristan steadied her, hands around her shoulders.

"Have you seen Parisa?" he asked her, and because Libby was distraught— because she was fucking *human*—she glared up at him.

"Fuck you," she said venomously.

Tristan blinked, taken aback. "What?"

"You knew." Ah, so that was why. In a fit of delayed recognition, Libby suddenly understood the force of her resentment. "That stupid *hypothetical*

trolley problem. You knew the truth this whole time, didn't you?" she accused. "And you didn't tell me."

"Knew—" He stopped, contemplating her face. "You mean—?"

"Yes. The death. The fucking *murder*."

He flinched, and for a moment, she hated him. She *loathed* him.

"I can't—" She broke off, agonized or anguished, unable to tell the difference and unwilling to find the divide. "I can't, I won't—"

"Rhodes." Tristan's hands were still tight around her shoulders. "I should have told you, I know. I know you're angry—"

"Angry?" She wasn't not, though that hardly seemed the proper word for it. She was feeling something that festered, true, and it could easily have been rage. She had learned long ago to control her magical impulses, restraining them, but at the moment she could feel it spark, smelling smoke.

"Believe me, Tristan, *angry*," she seethed, "doesn't even *begin* to describe it—"

"None of us actually knows how much this Society controls," Tristan reminded her, dropping his voice to a conspiratorial hush despite the corridor being empty. "Do you really think anyone can walk away from this? Believe me, I know recruitment, I know the difference between institutions and cults, and there is no innocence to this one. You do not get to walk away."

He might have quieted, but she refused. "Then why? Why do it?"

"You know why." His mouth tightened.

"No." The thought sickened her. "Tell me why anyone would do this, tell me *why*—"

"Rhodes—"

"No. No." She wasn't entirely sure what had inflamed her so maniacally, but she beat a fist against his chest, letting her delirium take over. He circled his fingers around her shoulders, not pushing her away. Serving out his penance.

Good, she thought, battered. He deserved this.

"You're one of them, aren't you?" Her lips felt cold, impassive, the words tumbling out like debris from her unfeeling mouth. "It means nothing to you, because of course it doesn't. Sex is nothing to you, this is all a game—everything is just a game!—so what's murder? What is a *life*, compared to all of this? This Society is a poison," she spat, her anger so sharply acute that it met its peak and then, just as suddenly, fell away.

Tristan's grip on her gentled. Fearful and exhausted, furious and grateful, Libby's head wilted against his chest. She could feel his pulse under her ear, heart beating like the clock on the mantel. Time slowing, falling to a halt.

"They dose us," Libby muttered, heartsick, "a little at a time with it, a little

more each round, until we can't feel anything anymore—until we're blind and deaf and *numb* to everything—"

Tristan took her hand and tugged her through the drawing room, rounding the corner to pull her wordlessly into his bedroom. She nearly flung herself inside, swaying unbalanced beside the hearth, and he sealed the door shut behind them, fixing his gaze on the handle.

"What's really going on, Rhodes?" he asked without looking up.

She shut her eyes.

Ask yourself where power comes from, Ezra said in her head. *If you can't see the source, don't trust it—*

Don't tell me who to trust!

"Rhodes."

Tristan came no closer.

She couldn't decide whether she wanted him to.

"Why would we have done this?" Her voice sounded thin, girlish. "Why?"

"Because, Rhodes. Because look around you."

"At who? At what?"

He didn't answer. Bitterly, she conceded that he didn't need to.

Atlas was right: she had more power now than she had ever possessed. It wasn't a matter of what she was born with or what she was given—being here, among them, with access to the library's materials, she had every opportunity to travel miles beyond herself. She could feel the outer edges of her power more distantly than ever, farther than the tips of her fingers or the soles of her shoes. She could feel herself in waves, pulsing. She could feel herself expanding, and there was no end to it, no beginning. Who she had once been was as distant and unrecognizable as what she would, inevitably, become.

"Whose side are you on, Tristan?" Libby choked from the depths of her remorse. She was dismayed with herself for even asking, but it was making her nauseated, flooding her with bile. The not knowing was making her physically unstable, and she shivered, suddenly sick with it.

"I don't know." Tristan's voice, by contrast, was mechanical and measured. "Yours, maybe. I don't know." He gave a little off-color laugh, sounding precisely as unhinged as she felt. "Did you know Callum's been influencing me? I don't know how much, or how strongly, or how lingering its effects have been, but he has. Did you know that?"

Yes. It was obvious. "No."

"I thought I had control of myself but I don't." He turned to look at her. "Do you?"

No. Even now she didn't.

Tristan's lips parted and she swallowed.

Especially not now.

"I'm not being influenced by Callum, if that's the question," she managed to snap at him, incensed by the desperation of her longing. It wasn't what he'd asked, but selfishly she couldn't bear to tell him the truth of her hunger, not even a sliver of it. There were only so many pieces of herself she was willing to lose.

Tristan faced away from her again, turning his back.

Libby wanted to sob, or to vomit.

Fine. "I want it." Her voice was small when she confessed it to his spine. "This life, Tristan, I want it. I want it so badly it hurts me. I'm in such terrible, disgusting pain."

He brought one hand up to lean his forearm against his bedroom door and let his weight fall against it.

"When Atlas was telling me about it," Libby continued slowly, "it almost made sense: Of course there is a cost. Of course we all have to pay a price. What power in life ever comes without sacrifice? And maybe there is one person I could stand to lose."

She inhaled deeply; exhaled.

"And for a moment, I thought . . . maybe I could kill him. Maybe I could do it. Maybe he shouldn't even exist; maybe the world would be better without him. But my god," she gasped, "who am I to decide that?"

Silence.

"Who am I to place value on someone else's life, Tristan? This isn't self-defense, this is greed! This is . . . it's *wrong*, and—"

Before she could continue, dissolving into a puddle of her own incoherent babbling, Tristan had turned away from the door, pivoting to face her.

"Do you worry much about your soul, Rhodes?"

In another world, he might have touched her.

In another world, she would have welcomed it.

"Always." All it would take was a step. "Constantly." His hands could be on her jeans, stroking a line down her navel, tucking her hair behind one ear. She recalled the sting of his sigh on her skin, the tremors of his wanting. "It terrifies me how easily I can watch it corrupt."

Whatever was in motion—whether Parisa had started it willfully or if it had always been Libby, if she had manifested this somehow after viewing herself in projections, in visions, in daydreams disguised as phantoms—it was already too late to stop. Still they hung in idle paralysis, precariously balanced.

One more step could break it. She could have him, this, all of it, in one fatal swoop. Whatever corruption of herself she might become next, it was

all within arm's reach. It pulsed in her head, throbbed in her chest, static and blistering,

this
could
all
be

"I should go," said Libby, exhaling.

—mine.

Tristan didn't move until after she was gone.

· PARISA ·

Y ou're avoiding me," murmured Dalton.

"Yes," Parisa agreed, not bothering to stiffen performatively at his approach. Anyone who sat too calmly—like, say, a highly skilled telepath—had an eeriness to them that instinctively set the teeth of others on edge. Callum was a perfect example of off-putting magical peculiarity, which Parisa took care not to be. Normality, and its necessary imitation—a little jump of fright, a blink of distraction—was king.

But as Dalton hadn't prevented any indication of his approach, she discarded the reflexes people usually wanted to see from her. Instead she allowed herself to be, in fact, herself. Unsurprised. Unaltered.

And busy with other things.

"For what it's worth, I'm not staying away for lack of interest." She simply had other things on the mind, like whether the collision that was Tristan Caine and Libby Rhodes was about to finally come to fruition.

Dalton shifted to lean against her table in the reading room, folding his arms over his chest.

"Ask," said Parisa, flipping the page in her book. Blood curses. Not very complex in the end, except for the costs to the caster. Those who cast a blood curse almost always went mad, and those who received them almost always broke them eventually, or at least bore progeny who would. Nature craved balance that way: with destruction always came rebirth.

"We knew about your husband," said Dalton, evidently speaking for the Society on high. "Not your brother or your sister."

That wasn't the question in his head, but Parisa wasn't surprised he had to work up to it. There were clouds of discomfort hovering around in Dalton's mind, thick layers of stratosphere to reach through.

"That," said Parisa, "is because nothing happened with my brother." She flipped another page, scanning it. "There would have been nothing worthwhile to discover."

Dalton sat in silence a moment. "Callum seemed to find quite a bit."

In Parisa's mind, which thankfully Dalton could not read, Amin was always soft, Mehr always hard.

You are the jewel of the family; so precious to me, to us.

Kindness that was actually Amin's weakness: *I admire you enough to want to possess you, control you.*

You are the whore who corrupted this family!

Cruelty that was actually Mehr's pain: *I despise you for making me see my own ugliness.*

Parisa closed her book, glancing up.

"Warfare is like compromise. Both parties must lose a little in order to win," she said impatiently. "If Callum gained access to my secrets, it is only because I saw the purpose in him doing so."

Dalton frowned. "You think I blame you for what you revealed?"

"I think you think me weak and now hope to comfort me, yes."

"Weak? No, never. But would I be wrong to try for comfort?"

When Parisa didn't answer, Dalton remarked, "Callum killed you with those secrets."

"No," Parisa said. "He didn't make that choice for me. I did."

Dalton cast a glance to his hands, his folded arms. A tacit *if you say so.*

"Ask," Parisa said again, impatiently this time, and Dalton's attention slid to hers. Every now and then she saw glimpses of his insidious fractures, the memory of him she'd found locked away. She always found them in the most interesting places. Never academia; Dalton never resembled his spectral self when discussing books or thoughts. It was only ever in moments like this, when he looked at her with an intensity he didn't realize was hunger. When he was searching for something blindly in the dark.

"You told me not to interfere," he began, and Parisa stopped him with a shake of her head.

"Yes, and it was a good thing you didn't. Someone—Callum, for example— might have noticed where we were if you had, and then I might have lost."

Dalton applied a manufactured tone of amusement. "I thought you said he won?"

"He did. But I did not lose."

"Ah."

He turned to stare straight ahead, and Parisa paused to look at him.

"Why stay here?" she asked him. "You had the world at your feet."

"I have the world here," he said without looking at her. "More than."

She had seen the elements of his research in fragments. He hid none of it, and with good reason, as there was nothing to hide. Ancient origin myths, the epoch of Genesis, the kindling of human existence.

Charming, really. Yet another man in search of the meaning of life.

"You have only that which the library chooses to give you," Parisa corrected him.

"Better that than what I must take from the world if I leave."

Lucky him that he could be so unselfish. Lucky world, perhaps. She wouldn't be nearly so generous. "*Is* it better?"

"I know what you're getting at," he said. "And it appears you're starting to realize that I'm duller than you thought."

"Not even close." Conversely, whatever was in his head was proof that, if anything, he exceeded her initial valuation. "Does Atlas know how interesting you are?" she mused, probing for any fragility in his defenses.

No such luck. "Atlas isn't the villain you think he is, you know."

"I never said he was." Truthfully, she hoped Atlas was capable of more than she suspected. What a treat if *he* exceeded her expectations, too.

At that Dalton finally met her eye, casting his attention to hers like a weight.

"What did you find in my head?"

Finally. The real question. It must have been plaguing him for weeks.

"Something very interesting," she said.

"How interesting?"

"Enough to compel me to stay, don't you think?"

"Would you have left otherwise?"

"Would I? Maybe. It is barbaric, this Society." If it required death purely for entry, it would surely require more. What other rituals were in place to keep the lights on, the walls breathing? To hold the inevitable sins within the archives at bay?

Even if this was the extent of their sacrifice, they were contributing to something incomprehensibly vast; a tradition that had lasted centuries, millennia. Principles of magic still bound them to *someone's* intent, and there was no telling whether those origins were the philosophers of Alexandria or the administrators of the library itself. Perhaps it was the same someone who determined which pieces of the library they were able to receive. Or perhaps they were all indebted to the magic itself.

Gods demanded blood in almost every culture. Was magic any different?

If it was, Dalton wouldn't tell her.

Not *this* Dalton, anyway.

"Let me go back in," Parisa suggested, and Dalton's brow furrowed, his gaze darting askance. They were alone in the reading room, but predictably, he had other defenses to maintain. "I would understand better what's there if you let me."

"You say that like it's a Minotaur," Dalton said wryly. "Some monster inside a labyrinth."

"A princess in a tower," Parisa corrected, reaching up to brush the fabric of

his collar. An intimate gesture, to remind him of their intimacy. "But princesses can be monstrous at times."

"Is that a compliment?"

He leaned into her touch, perhaps instinctively.

"Of course." She offered up a delicate smile. "I want you to let me in again."

"So you're seducing me?"

"Always." Her smile broadened. "There are times when I think I may enjoy your seduction most of all."

"Mine, among so many others?"

She arched a brow. "Is that jealousy?"

"No. Disbelief." His smile in reply was thin. "There is only so much to gain from me."

"Nonsense, I have plenty. But I wouldn't say no to more," she said, rising to her feet to nudge him back against the table.

She stepped in front of him, pairing their feet like corresponding pieces and matching her hips to his. He set his hands on her waist, gingerly. With the sense that he could retract them if necessary, only she doubted he would.

"Everyone has blind spots," she said. "Things others can see that they can't."

She slid his dark hair from his forehead, brushing his temples, and he closed his eyes.

"Five minutes," he finally said.

She leaned forward, touching her lips lightly to his in compensation.

"Five minutes," she agreed, and his hands tightened on her hips, anchoring her in place.

Entering his mind with permission was both easier and more difficult than before. This time, she opened her eyes to a lobby, somewhere sterile and glassily white. There was an empty receptionist desk, a lift. This was the natural state of his brain: orderly, and like the rest of him, meticulous. She pushed the button to call the lift, waiting. The doors opened with a ding, revealing nothing. Parisa watched her own reflection from the elevator walls as she stepped inside, facing the buttons.

There were countless. She grimaced; unfortunate. She could guess a numeric floor (and then another and another and several in perpetuity, rapidly deteriorating her frothy five minutes) but this was not the way to find herself back where Dalton's subconscious had brought her before.

Here he was neatly organized, which meant these were his accessible thoughts. He was the usual occupant in the lift, hitting buttons to access various levels of memory and thought.

She hit a random floor—2,037—and felt the lift lurch to use.

Then she pried the lift doors brutishly open, slipping through the narrowest possible crevice. Magic could keep her from falling if she wanted, but she didn't bother to try. This part of his consciousness, the orderly office, was deliberate—the result of survival techniques and psychological coping mechanisms, like anyone's mind. True, cognitive thought looked different from person to person and Dalton's was more organized than most, but it was still nothing more than a carefully manufactured illusion. If she intended to get where she was going, she would invariably have to fall.

She tipped backward from the lift, closing her eyes to collapse into empty air. It would only feel like falling to her, registering more like a headache to Dalton. She would pulse somewhere behind his brow, pressure mounting below his sinuses. With his permission to enter his mind, this time she would be met with fewer guards, less opposition, but as to whether she would find her previous destination—

She slowed suddenly, paralyzed mid-fall, and opened her eyes.

"You're back," said the younger version of Dalton, rising greedily to his feet at the sight of her. She was suspended in midair, Snow White in her invisible coffin, and he stroked two fingers over her cheeks, her lips. "I knew you would be."

Parisa jerked out of stillness, falling onto the hard wooden floors of the tower room where she had been before, and turned her head to find Dalton's shoes beside her. He wore motorcycle boots with black jeans, a caricature of his opposite.

She looked up, cataloguing his appearance piece by piece. Gone was the fussy academic. On this Dalton, the crown jewel was a fitted T-shirt, so white and crisp it gleamed.

He knelt down beside her, observing her through narrowed eyes.

"What's he doing?" asked Dalton.

"Nothing," she said. "Research."

"Not him," Dalton said, waving a hand. "I know what he does. I meant *him*."

She braced herself. "Atlas?"

Dalton rose to his feet, suddenly irritable. He was prickly, agitated by something.

"He's nearly there," he said. "I can feel him getting closer."

"Who?"

Dalton glared at her. "You're here for the wrong reasons."

Parisa sat up on her elbows, watching him pace.

"What are the right reasons?"

"You want answers. I don't have answers. I have questions, I have research

unfinished, I WANT OUT," Dalton's spectral self suddenly shouted, pivoting to slam a fist into the castle wall.

Parisa flinched, anticipating the crush of knuckles meeting stone. Instead, the castle wall disintegrated at the impact of Dalton's blow, corrupting like a bug in the code to reveal a surface of cool, finished steel underneath.

She blinked. When this Dalton retracted his hand, the castle image rippled back into view unchanged, as if it had never given way at all. She blinked again, wondering if she'd imagined it, but then the image of Dalton warped.

Another blink and he was at her side again, crouching down to take her face in one hand.

"I made this castle for you," Dalton said, eyes wide and manic, his voice soft.

Then she felt a lurch, something dragging her backward until she was standing in the reading room again, leaning against the real Dalton.

His fingers were painfully tight on her waist. Beads of sweat had formed across his forehead, condensation pooling on the surface of his temples. "You were difficult to remove."

She was panting a little herself, drained by the effort of being in his mind. "Painful?"

"Very. Like a barb."

"I'm sorry." She stroked his brow, soothing it, and he leaned gratefully against her shoulder.

Their breaths syncopated, pulses gradually finding common ground. It took a few moments for the magic coursing through their veins to slow, allowing their separate parts to settle back into their proper containers. Easier to coexist here in reality, among the usual dimensions. There was nothing for Parisa to fight here in his arms, her fingers coiled in his hair.

Eventually the pain she'd inflicted on both of them faded away, dissolving into stillness.

Dalton's voice, when he spoke, was coarse with effort. "What did you find?"

Nothing.

No, not nothing. Nothing she could explain, which was worse. Always difficult to admit when something remained out of reach.

"What does the library show you?" asked Parisa instead, easing away to look at him. "There's something here that only you can access."

"You've seen my research," Dalton said placidly.

Genesis. Was it really hidden in plain sight?

"Dalton," she began, but was promptly interrupted.

"Miss Kamali," came Atlas's buttery baritone from behind them. "I was hoping to find you here."

Dalton moved to release her, stepping away with an averted glance as Parisa revolved in place, finding Atlas in the doorway of the reading room. He beckoned her with a barely perceptible motion, not bothering to acknowledge Dalton.

"Come," he said. "Let's take a walk."

There was a tug to her thoughts, lassoed like a command. She would clearly be walking whether she wished to or not.

She pursed her lips, displeased.

"Fine," she said, glancing over her shoulder at Dalton, who stood with his arms folded again. Lacking any reaction from him, she plucked her book from the table and followed Atlas, who led her into the corridor.

"Am I being scolded for my misbehavior?"

"No," Atlas said. "You're free to pursue whatever recreation you wish."

She glanced up at him, suspicious. "Is that supposed to feel like freedom?"

"I know where you were, what you were doing." He slid a pointed look at her. "You can't use that much magic and expect me not to notice."

"Is your surveillance a personal favor, or do you watch all of us equally?"

"Miss Kamali." Atlas slowed to a halt, pausing before they reached the door to the north garden. "Surely you don't need me to tell you the uniqueness of your gift. You will have observed several times by now, I'm sure, that your skills far exceed those of other telepaths."

"I have observed it, yes." She wasn't Libby. She did not need to be informed of her talent. She was clever enough to sort it out for herself.

"But surely you must also understand that you are not the first to possess such ability."

He left the remainder of his intentions unspoken.

"So I should consider you my equal?" she prompted, daring him to argue.

"I had thought us kindred spirits. Helpful to each other." Likely he meant useful. "Or rather, I suppose I'd hoped it." Atlas lingered in the doorframe, casting a glance over the greenery outside.

"Do you think me an enemy?" he asked her, directing the question outward.

"I think your presence much too reliable to be coincidence," she replied, adding, "You pulled me out of Dalton's head once before."

"You shouldn't have been there."

She bristled. "But *your* presence in his thoughts is acceptable?"

"You," he said, "would not understand."

"I'm sure I could if you used small words," she drolly replied.

His mouth tightened. "Your powers of cognition are not at issue, Miss Kamali. Only your willingness." He glanced sideways at her. "If I gave you an answer, would you believe me?"

"No," she said, and he smiled, unsurprised.

"Miss Kamali, there is no point pretending we are not the same," Atlas told her, finally conceding to arrive at his point. "We are both telepaths, talented ones. Rarities." A pause. "What we do is not unlawful surveillance so much as unwilling access. I feel disruptions in thought, just as you must feel them yourself."

"And?" Surely there was more to it.

"And," he confirmed, "you are a frequent disruption."

"Is that what being a Caretaker means?" she mused. "Quieting disruptions?"

Atlas faced her fully now, his effort at languor cast aside.

"I care for the Society," he said. "Of which you are not currently a member."

"Not until I conspire to kill someone," Parisa said.

"Yes." Atlas's confirmation was stony, unflinching. "Not until then."

She felt her lips purse, curiosity warring with her more mutinous impulses.

"You interfered with the outcome of Dalton's class, didn't you?" she asked. "You intervened to save him."

"Dalton has also intervened on your behalf," Atlas pointed out. "It's human nature."

"Yes, but your intervention was purposeful, intentional. His was—"

"His was no less intentional."

She thought of Atlas's desperation and compared it with Dalton's, measuring them against each other.

"Has it ever not been done? The ritual."

"A sacrifice is always made," Atlas replied.

Warily, she believed him. It seemed his most honest answer so far.

"So then why choose to save Dalton?"

"Why choose to save you?"

They were squared off defensively, which was unwise. A seductress by nature, Parisa understood the fruitlessness of combat compared to subtler methods of resolution. She eased her posture, leaning against the wall behind her to relieve the tension between them.

"You don't like me," Parisa guessed aloud, and Atlas's mouth tightened.

"I neither like nor dislike any of you. I know nothing of who you are," he said with a rare glimpse of impatience, "only that of which you are capable."

"Do my capabilities threaten yours?"

"You do not threaten me," he assured her.

She eyed him for a moment, transitioning to thought.

What is this Society?

His reply was perfunctory and clipped. *Defenders of all human knowledge.*

Do you really believe that?

It was difficult to lie via telepathy. Thoughts consisted of varying materials and lies were flimsy, easy to see through. The flaws in them were always tactile, either like gauze from the inept or like glass from the proficient: unnaturally still.

"No one who takes the initiation oath does so in vain," said Atlas.

Answer the question.

He fixed her with a glance, mouth twisting. Not a smile, but wry enough.

I would not have spilled blood except for something I believed unquestionably.

It was not the answer she expected. It was, however, enough.

Not to convince her of Atlas's honesty, of course. He was a liar who'd been wearing a mask for some time. But for what purpose? Undeniable was this: his was no trivial secret, and whatever was worth killing for was worth knowing, too. If there was more to the story, she wouldn't find it by fighting.

Whatever the true purpose of the ritual, she would learn it only if she gave in.

"Go to the library," Atlas suggested, unsteadying her for a moment mid-thought.

"Now?" she asked, frowning.

"Yes, now." Atlas ducked his head in something half bow, half tip of a hat.

He turned, retreating to the corridor that served as the house's primary artery, but paused after a step, turning over his shoulder.

"Whatever you hope to find in Dalton, Miss Kamali, it will only be to your detriment," he said. "Seek it if you wish, but as with all knowledge, whatever follows will be yours to bear alone."

Then he departed, leaving her to take to the stairs, still buried in her thoughts.

It wasn't a long walk. By now it was one she took frequently. She paused to brush the walls, strumming the wards like harp strings. Nothing amiss.

She stepped into the library, unsure what she would find, and discovered upon entry . . .

Nothing.

Certainly nothing out of the ordinary. Tristan sat at the table, sipping tea. Libby was on the sofa, staring into the flames in the hearth. Nico and Reina were standing near the window, glancing outside. The roses were in bloom.

Parisa paused to reconsider the contents of the room, and then conjured thoughts of its opposite: what the room did *not* contain. Perhaps it was clear after all, if one merely grasped that Atlas was not the neutral party he pretended to be.

Parisa waved the doors closed behind her, prompting the others to look up.

"Someone has to die," she said, and added in silence: *I nominate Callum.*

Reina didn't even turn. *If the others agree,* she thought in reply, glancing irritably at a fern across the room.

Libby lifted her head, slate eyes darting around apprehensively. "Where is he?"

"Wherever he is, he won't be gone long," Parisa said with a shrug, impassive. "He'll feel the discussion and come soon, within minutes."

At the window, Nico was fidgeting, his fingers tapping relentlessly at his sides. "Are we sure this has to be done?"

"It will be done," Parisa reminded him. "And we can either decide on someone as a group or wait to see who comes for each of us in the night."

They all exchanged mistrusting glances at that, though a small sensation of distaste was reserved for her specifically.

"I merely said it aloud," Parisa told Reina. "Everyone would have come to the same conclusion eventually."

"You think we'll turn on each other?" asked Nico, disbelieving.

"We could be easily split into factions," Parisa confirmed, "in which case it would become a race."

That seemed to ring true without exception. Already, none of them trusted the others enough to believe they wouldn't turn assassin once things got dire.

"Who would do it? If we actually chose someone." Nico cleared his throat, clarifying, "If we were all in agreement on . . . him."

"I will," Parisa said, shrugging. "If that's what's necessary and I have your support, I'm perfectly capable of doing it."

"No."

Libby's interruption both surprised Parisa and didn't. The others turned, equally wary and braced for the argument to come—*murder is wrong, morality and virtue,* so on and so forth—but it never arrived.

At least, not the argument Parisa anticipated.

"It has to be sacrifice, not retribution," Libby said. "Isn't that the purpose of studying intent, unluck?"

There was no answer for a moment.

Then Reina said, "Yes."

That, apparently, was enough to spur Libby onward. "The texts make it clear that spells cast in vengeance or retaliation will only corrupt over time. If this is for the purpose of moving forward in the library—if it's even going to have any value *at all*," she amended firmly, "then it can't be someone who'd be happy to see him go, and certainly not someone indifferent to him. It can't be someone whose soul won't suffer from the cost of it. The arrow is most lethal only when it is most righteous, and that means one thing."

She rose to her feet, turning to where Tristan sat alone at the table, eyes locked on his tea.

"It will have to be you," Libby said.

It was clear at once that Reina agreed, and Nico, too. Parisa, out of habit, slid unobtrusively into Tristan's thoughts, testing them.

Inside Tristan's head were a meld of memories and visions, a monster of many parts. Callum's voice, Parisa's lips, Libby's hands. They blurred together, inconstant, inarticulate. Libby was right about one thing, at least: it would be a sacrifice indeed from Tristan. There was love in him, too much and still insufficient, twisted and anguished and equal in consequence to fear. It was a type of love Parisa had seen before: easily corruptible. The love of something uncontrollable, invulnerable. A love enamored with its own isolation, too frail to love in return.

Tristan wasn't thinking about anything, but was instead suffering it all acutely, intensely. Intensely enough that Callum would feel his distress soon.

Parisa threw the library doors open quickly, anticipating Callum's appearance, when sharply the agony from Tristan broke, colliding with some internal ceiling. A little slip of parchment from his head ignited suddenly in flames; curling edges that fell to smoldering pieces, crumbling to ash.

"Fine," he said.

One word for eventuality to surface.

M ost people don't know how to starve," said Ezra.

Silence.

"I guess that's a weird thing to say, but it's true. It's something you learn. People think they have to be born one way, with resilience built in or some incapacity to burn or whatever. Either you are or you aren't, that sort of thing. Like some people naturally want things and others want nothing, but it's not true. You can be taught to want. You can be taught to crave. And you can also learn to starve."

Silence.

"The issue is when you eventually get fed," Ezra continued. "You've heard about the stomach pains and shit when vegetarians eat meat for the first time? It feels like dying. Prosperity is anguish. And of course the body adjusts, doesn't it? But the mind doesn't. You can't erase history. You can't just excise the wanting, and worse—you forget the pain. Eventually you grow accustomed to excess and you can't go back, because all you remember are the aches of starvation, which you took so long to learn. How to give yourself only as much as you need to continue—that's a lesson. For some people it's lifelong, for others it's developmental if they're lucky and then eventually it fades. But still you never forget it, how to starve. How to watch others with envy. How to silence the ache in your soul. Starvation is dormancy, isn't it? The mind still hungers even when the body adjusts. There's tension, always. Survival only requires so much but existence, completion, that becomes insatiable. The longer you starve the more haunting the ghost of starvation. After you've learned to starve, when someone finally gives you something, you become a hoarder. You *hoard*. And technically that's the same as having, but it isn't, not really. Starvation continues. You still want, and wanting is the hard part. You can learn to starve but you can't learn how to have. Nobody can. It's the flaw in being mortal."

Silence.

"Being magic is even worse," said Ezra. "Your body doesn't want to die, it has too much inside it. So you want more powerfully. You starve more quickly. Your capacity to have nothing is abysmal, cataclysmic. There isn't a medeian on earth capable of casting themselves down to ordinariness, much

less to dust. We're all starving, but not everyone is doing it correctly. Some people are taking too much, making themselves sick, and it kills them. The excess is poison; even food is a poison to someone who's been deprived. Everything has the capacity to turn toxic. It's easy, so fucking easy to die, so the ones who make themselves something are the same ones who learn to starve correctly. They take in small amounts, in survivable doses. We're immunizing ourselves to something—*against* something. Everything we manage to have successfully becomes a vaccine over time, but the illness is always much larger. We're still naturally susceptible. We fight it, trying to starve well or starve cleverly, but it comes for us eventually. We all have different reasons for wanting, but inevitably it comes."

"What does?" asked Atlas.

Ezra smiled, closing his eyes in the sun.

"Power," he said. "A little at a time until we break."

· CALLUM ·

As a child Callum never sympathized much with storybook villains, who were always clinging to some sort of broad, unspecific drive. It wasn't the depravity that unnerved him, but the desperation of it all; the need, the compulsion, which always destroyed them in the end. That was the distasteful thing about villains, really. Not the manner in which they went about their business, which was certainly gruesome and morally corrupt, but the fact that they desired things so *intensely*.

The heroes were always reluctant, always pushed into their roles, martyring themselves. Callum didn't like that either, but at least it made sense. Villains were far too proactive. Must they participate in the drudgery of it all for some interminable crusade? Taking over the world was a mostly nonsensical agenda. Have control of these puppets, with their empty heads and their pitchforked mobs? Why? Wanting anything—beauty, love, omnipotence, absolution—was the natural flaw in being human, but the choice to waste away for anything made the whole thing indigestible. A waste.

Simple choices were what registered to Callum most honestly, the truest truths: fairy-tale peasant needs money for dying child, accepts whatever consequences follow. The rest of the story—about the rewards of choosing good or the ill-fated outcomes of desperation and vice—was always too lofty, a pretty but undeniable lie. Cosmic justice wasn't real. Betrayal was all too common. For better or worse, people did not get what they deserved.

Callum had always tended toward the assassins in the stories, the dutiful soldiers, those driven by personal reaction rather than some larger moral cause. Perhaps it was a small role to serve on the whole, but at least it was rational, comprehensible beyond fatalistic terms. Take the huntsman who failed to kill Snow White, for example. An assassin acting on his own internal compass. Whether humanity as a whole won or lost as a result of his choice? Unimportant. He didn't raise an army, didn't fight for good, didn't interfere much with the queen's other evils. It wasn't the whole world at stake; it was never about destiny. Callum admired that, the ability to take a moral stance and hold it. It was only about whether the huntsman could live with his decision—because however miserable or dull or uninspired, life was the only thing that mattered in the end.

The truest truths: Mortal lifetimes were short, inconsequential. Convictions were death sentences. Money couldn't buy happiness, but nothing could buy happiness, so at least money could buy everything else. In terms of finding satisfaction, all a person was capable of controlling was himself.

Libby was a hero. Parisa was a villain. They would both be disappointed in the end.

Nico and Reina were so impartial and self-interested as to be wholly negligible.

Tristan was a soldier. He would follow wherever he was most persuasively led.

It was Callum who was an assassin. It was the same as a soldier, but when he worked, he worked alone.

"Do you worry about dying?" Tristan asked him after dinner one evening, the two of them left behind beside the dining room fire. Unnecessary warmth, given the spring breeze outside, but the Society was nothing if not committed to aesthetics. "That someone might choose you to die, I mean."

"I will die someday," Callum said. "I've come to terms with it. People are free to choose me if they wish." He permitted half a smile as he raised his glass to his lips, glancing at Tristan. "I am equally free to disagree."

"So it doesn't bother you that the rest of the group might elect—"

Tristan stopped.

"Elect what? To kill me?" Callum prompted. "If I feared elimination I would not have come."

"Why *did* you come?"

Reaction. Tristan would not understand that, of course, even if his reasons were precisely the same. He was a soldier who wanted a principled king, though he seemed unaware what his own principles were.

How pitiful, really.

"You keep asking me that," commented Callum. "Why should it matter?"

"Doesn't it? The point of the current subject is intention."

"So you're asking my intentions?"

"Yes."

Callum took another sip while he considered his answer, allowing his thoughts to steep.

His life at the Society was not uninteresting. It was methodical, habitual, but that was a consequence of life in any collective. Self-interest was more exciting—sleeping through the afternoon one day, climbing Olympus to threaten the gods the next—but it scared people, upset them. Tending to every whim made others unnecessarily combative, mistrustful. They preferred the reassurance of customs, little traditions, the more inconsequential

the better. Breakfast in the morning, supper at the sound of the gong. It soothed them, normality. Everyone wanted most desperately to be unafraid and numb.

Humans were mostly sensible animals. They knew the dangers of erratic behavior. It was a chronic condition, survival. "My intentions are the same as anyone's," said Callum after a few moments. "Stand taller. Think smarter. Be better."

"Better than what?"

Callum shrugged. "Anyone. Everyone. Does it matter?"

He glanced at Tristan over his glass and registered a vibration of malcontent.

"Ah," Callum said. "You'd prefer me to lie to you."

Tristan bristled. "I don't want you to *lie*—"

"No, you want my truths to be different, which you know they won't be. The more of my true intentions you know, the guiltier you feel. That's good, you know," Callum assured him. "You want so terribly to dissociate, but the truth is you feel more than anyone in this house."

"More?" Tristan echoed doubtfully, recoiling from the prospect.

"More," Callum confirmed. "At higher volumes. At broader spectrums."

"I would have guessed you'd say Rhodes."

"Rhodes hasn't the faintest idea who she is," said Callum. "She feels nothing."

Tristan's brow furrowed. "A bit harsh, isn't it?"

"Not in the slightest." Libby Rhodes was an anxious impending meltdown whose decisions were based entirely on what she had allowed the world to shape her into. She was more powerful than all of them except for Nico, and of course she was. Because that was her curse: regardless of how much power she possessed, she lacked the dauntlessness to misuse it. She was too small-minded, too un-hungry for that. Too trapped within the cage of her own fears, her desires to be liked. The day she woke up and realized she could make her own world would be a dangerous one, but it was so unlikely it hardly kept Callum up at night.

"It is for her own safety that she feels nothing," Callum said. "It is something she does to survive."

He had not told Tristan the truth, which was that Tristan was asking the wrong questions. For example, Tristan had never asked Callum what books the archives gave him access to. It was a grave error, and perhaps even fatal.

"Tell me about your father," Callum said, and Tristan blinked, taken aback.

"What? Why?"

"Indulge me," Callum said. "Call it bonding."

Tristan gave him a hawk-eyed glare. "I hate it when you do that."

"What?"

"Act like everything is some sort of performance. Like you're a machine replicating normal behaviors. 'Call it bonding,' honestly." Tristan glanced moodily at his glass. "Sometimes I wonder if you even understand what it means to care about someone else, or if you're just imitating the motions of whatever being human is meant to look like."

"You wonder that constantly," Callum said.

"What?"

"You said you sometimes wonder. You don't. It's constant."

"So?"

"So nothing. I'm just telling you, since you seem to like it when I do that."

Tristan glared at him again, which was at least an improvement. "You do realize that I know, don't you?"

"About my betrayal, you mean?" asked Callum blandly.

Tristan blinked.

Blinked again.

"You feel betrayed by me," Callum clarified. "Because you think I have influenced you."

"*Manipulated* me." The words left Tristan's mouth with a snarl.

It had certainly been a mistake. Callum had realized his error when he caught Parisa's tiny smile the other night after Tristan had declined Callum's usual offer for a nightcap. He couldn't think how Tristan had suddenly conjured up a method to test him, but now that it had happened, it couldn't be undone. People hated to lose autonomy, free will. It repulsed them, the controls of another. Tristan would not trust him again, and it would only get worse. The difficulty of it was the festering, the ongoing sickness. Tristan would wonder forever whether his feelings were his own, no matter what Callum did to reassure him.

Tristan's anger had been simmering unavoidably for days, so fine.

Time to have it out, then.

"Can you really blame me? I preferred the libation of my choice," said Callum, suddenly finding the whole thing rather exhausting. "Anyone given a talent has a tendency to use it."

"What else have you done to me?"

"Nothing worse than Parisa has done to you," Callum said. "Or do you really think she cares about you more sincerely than I do?"

Tristan's expression was tormented, curiosity warring with suspicion. That was the trouble with possessing too many feelings, Callum thought. So difficult to choose one.

"What does Parisa have to do with it?"

"Everything," Callum said. "She controls you and you don't even see it."

"Do you even hear the irony of what you just said?"

"Oh, it is exceptionally ironic," Callum assured him. "Petrifyingly so. Tell me about your father," he added tangentially, and Tristan scowled.

"My father is not at issue."

"Why not? You discuss him at length, you know, but you never actually say anything when you do it."

"Ridiculous." A scoff.

"Is it? Speaking of ironies," Callum mused. "That's your nature. Candid, but never true."

"Why would I be honest with you?" Tristan retorted. "Why would anyone, ever, be honest with you?"

The question fell like an ax over them both, clumsily surprising them.

A shift, then.

For a moment, Callum said nothing.

Then, "When Elizabeth Rhodes was a child, she discovered she could fly," Callum said. "She didn't know at the time that she was altering the molecular structure within the room while shifting the force of gravity. She already had a predilection for fire, always reaching for candle flames, but that was normal for a child her age, and her parents were devoted, attentive. They kept her from burning, so she has never actually discovered that she cannot, as a rule, burn. Her understanding is that she can only alter physical forces without disturbing natural elements," Callum added, "but she is wrong. The amount of energy it would require for her to change molecular composition is simply more than she possesses on her own."

Tristan said nothing, so Callum continued, "It startled her sister, or so Libby thought. In reality her sister was suffering the early symptoms of her degenerative illness: weight loss, loss of hearing, loss of vision, weakening bones. Her sister fainted, which was purely coincidence. Lacking an explanation, Libby Rhodes blamed herself and did not use her powers for close to a decade, not until after her sister passed away. Now she thinks of the incident only as she would think of a recurring dream."

"Why are you telling me this?" Tristan attempted brusquely, but Callum pressed on.

"Nicolás Ferrer de Varona is the only child of two deeply average medeians who made a considerable profit on good investments, despite what talent they lacked themselves. He is, of course, their *most* profitable investment. He's more aware of his talents than Libby, but not by much."

At Tristan's arched brow, Callum shrugged. "He can transform his own shape as well as the things around him." Few medeians who were not naturally

shifters could do so, and shifters could not perform Nico's magic in reverse: shifters could transform themselves, but nothing else.

Tristan, already familiar with the difficulty of the magic involved, furrowed his brow into the obvious question of *why*.

"I don't know if he's in love with his roommate and unaware of it, or simply careless with his life," Callum commented with a roll of his eyes, "but unbeknownst to him, Nico de Varona died briefly in the process of transforming the first time. Now he can do it easily," Callum assured Tristan, "having trained his body to recognize the muscle memory of being forced into its alternate shape, but if not for the magic in his veins restarting his heart, he would not still be breathing. Now he is quicker, more intuitive, his senses keener because they have to be, for survival. Because his body understands that by trying to keep up with him, it might die again."

"What animal?" Tristan asked. An irrelevant question, but interesting enough.

"A falcon," said Callum.

"Why?"

"Unclear," Callum said, and moved on. "Reina Mori is an illegitimate daughter belonging to an influential mortal clan, the primary branch of which are members of the Japanese nobility. Her father is unknown and she was raised in secret, albeit in wealth and privilege, by her grandmother. The control she has over nature is nearly that of a necromancer. Why she resists it so much is incomprehensible—why she refuses to use it, even more so—but it has something to do with resentment. She resents it."

"Because it makes her too powerful?"

"Because it weakens her," Callum corrected. "She is a universal donor for some life source she cannot use herself, and there is nothing available to strengthen her in return. Her own magic is essentially nonexistent. Everything she possesses can be used to whatever excess it wishes by anyone but her."

"So she refuses to use it out of," Tristan began, and frowned. "Self-interest?"

"Perhaps," Callum said. When Tristan paused in thought, he added, "As for Parisa, you know her story. She is the most aware of her talents. *All* of her talents," Callum qualified with half a smile, "but the magical ones in particular."

When Tristan was quiet again, Callum glanced at him. "Ask."

"Ask what?"

"What you always ask me. Why is she here?"

"Who, Parisa?"

"Yes. Ask me why Parisa is here."

"Boredom, I assume," Tristan muttered, which proved how little he knew.

"Perhaps a bit," Callum acknowledged, "but in fact, Parisa is dangerous. She is angry," he clarified. "She is furious, vindictive, spiteful, naturally misanthropic. If she had Libby's power, or Nico's, she would have destroyed what remains of society by now."

Tristan looked doubtful. "So then why is she here, according to you?"

"To find a way to do it," he said.

"Do what?"

"Destroy things. The world, possibly. Or control it. Whatever option suits her when she finds it."

"That's absurd," said Tristan.

"Is it?" countered Callum. "She knows what people are. With very few exceptions, she hates them."

"Are you saying you don't?"

"I can't afford hatred," said Callum. "I've told you this, as you may recall."

"So you are capable of feeling nothing when it's convenient for you," Tristan muttered.

Callum slid him a grim smile.

"Did it hurt?" he asked.

Tristan braced for something. Rightfully. "Did what hurt?"

"The things your father did, the things he said," Callum said. "Was it painful, or just humiliating?"

Tristan looked away. "How do you know all of this about us? Surely not just by sensing our emotions."

"No, not just that," Callum confirmed, and added, "Why wouldn't you leave?"

"What?"

"Well, that's the story, isn't it? If it was so bad, why didn't they leave."

Tristan curled a fist. "I'm not a—"

"Not what? A victim? You are," Callum interrupted, "but of course you can't allow the world to call you that."

"Is that judgment? An accusation?"

"Not at all. Your father is a violent man," Callum said. "Ruthless and cruel. Demanding, exacting. But the worst of it is that you love him."

"I hate my father. You know this."

"It's not hate," Callum said. "It's corrupted love, twisted love. Love with a sickness, a parasite. You need him in order to survive."

"I am a medeian," Tristan snapped. "He's a witch."

"You are only anything because you came from him," Callum said. "Had you been raised in a loving home, you would not have been forced to see a different reality. Your magic might have accumulated in some other way, taking some other form. But you needed to see *through* things, because seeing them

as they were was far too painful. Because seeing your father for the whole of what he was—a violent, cruel man whose approval you still need more than anything on earth," Callum clarified, and Tristan flinched, "—that would have killed you."

"You're lying. You're—" Tristan turned away. "You're doing something to me."

"Yes, I am," Callum said, setting aside his glass as he rose to his feet, coming closer. "This is what you would feel if I were manipulating you. I'm doing it now. Do you feel this?" he asked, closing a hand around the back of Tristan's neck and turning the dials up on Tristan's sorrow, his emptiness. "Nothing hurts like shame," Callum murmured, finding the ridges of Tristan's love, riddled with holes and brittle with corrosion. His many pockets of envy, desire; his madness equating to want.

"You want his approval, Tristan, but he will never give it to you. And you can't let him die—not the real him, not even the *idea* of him—because without him, you still have nothing. You are seeing everything as it truly is and still, do you know what you see?"

Tristan's eyes shut.

"Nothing," Callum said, as a sound left Tristan's mouth, bitterly wounded. "You see nothing. Your ability to understand your power requires accepting the world as it is, but you refuse to do it. You gravitate to Parisa because she cannot love you, because her contempt for you and everyone feels familiar, feels like home. You gravitate to me because I remind you of your father, and truthfully, Tristan, you *want* me to be cruel. You like my cruelty, because you don't understand what it is, but it entices you, it soothes you to be close to it, just like Rhodes and her proclivity for flame."

Tristan's cheeks were moist, probably with torment. Callum did not enjoy this, the destruction of a human psyche for which he had actually allowed himself to care. It was ashy, like rubble. There was always a sense of cusp; not salty, not sweet, but not neither. It was the peril of tilting one way or another, of falling too heavily—irreversibly and irreparably—to one unsurvivable side.

"I am the father you didn't get to have," Callum observed aloud. "I love you. That's why you can't turn your back on me, even if you want to. You know my flaws but crave them; you lust for them. The worse I am, the more desperate you are to forgive me."

"No." It was no small amount of admirable that Tristan could speak, given what he was going through. "No."

"The truth is I don't want to hurt you," Callum told him softly. "This, what I'm doing to you, I would never have done it if not to save you. To save us. You no longer wish to trust me," he acknowledged, "I understand that,

but I cannot let you keep your distance. You need to know what my magic tastes like, how it feels, so that you will recognize the absence of it. You need to know pain from my hands, Tristan. You need me to hurt you so that you can finally learn the difference between torture and love."

Whatever remained in Tristan's chest brought him to his knees, and Callum followed, sinking with him to the floor. He rested his forehead against Tristan's, holding him upright.

"I won't break you," Callum said. "The secret is people want to break. It's a climax, the breaking point, and everything after that is easier. But when it becomes too easy, people crave it more, they chase it. I won't do that to you. You would never come back."

He eased his touch, taking his magic along with him. Tristan shuddered, but it wouldn't be immediate relief. He would have no release, and the fade was like a muscle cramp. Like a limb gone numb and then waking, pins and needles. Nerves twitching to life again, resurrecting. Pressure finding a place to fill.

"How," Tristan began, and Callum shrugged.

"Someone in the Society has books on us," he said. "Predictions."

Tristan couldn't lift his head.

"Not like an oracle," Callum clarified. "More like . . . probabilities. Likelihood of one behavior or another. Charts and graphs of data, plus volumes of personal history, what drives us. What follows is a narrative arc of our lives, a projection. Most likely outcomes."

Tristan sank against his chest, and Callum pulled him closer, letting him rest his head there, feverishly returning to the stasis of his own soul.

"Yours isn't the most interesting," Callum told him regretfully, "but it does have some relevant details. Obviously I paid more attention to it than the others."

"Why," Tristan attempted hoarsely.

"Why me? I don't know. I requested it on a whim, to be honest. To see what the library would give me. I wrote down Parisa's name first, for obvious reasons." Callum chuckled. "I should have known she would recruit people to her cause against me, and Rhodes was such an obvious choice. So hideously moral, so tragically insecure. Surprisingly acrobatic, though," he offered as an afterthought. "Or so I can only assume, given your . . . encounters."

Tristan said nothing.

"Her book predicts she'll never come into the full scope of her power. Odds of one to one, actually. Frustrating thought, isn't it? She nearly wasn't chosen for the Society because they couldn't agree on whether she would, but in the end Atlas Blakely convinced them. Interesting, don't you think?"

He felt Tristan shift.

"Blakely hates me, of course. Wants me dead. Wiped out like the plague. I tried pulling his file but that's above my pay grade, it seems. He loves you," he added, shifting to look at Tristan. "If I were you, I'd start wondering why."

"What did it say—" Tristan swallowed. He could speak normally by then, but probably didn't want to. "What did it say about—"

"This? The elimination?"

No answer.

"I know we've only been left alone this long because they are waiting for you to do it," Callum said. "I know you chose the dining room because, not long ago, you slid a knife into your pocket. I even know," he added, glancing down to where Tristan's hand had disappeared from sight, "that your fingers have wrapped themselves around the handle of that knife right now, and that the distance from there to my ribs is premeditated, carefully measured."

Tristan stiffened. The hand around the knife was strained, though it had paused.

"I also know it's insurmountable," Callum said.

Silence.

"Put the knife down," Callum told him. "You won't kill me. It was a good idea," he added. "Whoever decided it would have to be you—Rhodes, probably," he answered himself on second thought, and when Tristan didn't deny it, he shrugged. "It was a good idea," he said again. "But so deeply unlikely."

Tristan braced, and Callum waited.

"I could kill you," Tristan said. "You might deserve to die."

"Oh, surely," Callum said. "But will I?"

Silence.

Elsewhere, a clock ticked.

Tristan swallowed.

Then he shoved Callum away and slid the knife from where he'd concealed it in his pocket, tossing it into the space between them.

"You can't kill Rhodes," said Tristan hoarsely.

"Fine," Callum agreed.

"Or Parisa."

"Fine."

Tristan's mouth tightened. "And you're wrong."

"About what?" It didn't matter. He wasn't wrong.

"Everything."

Things fell silent between them again. Exhausted, emptied, and probably in need of more healing than he realized, Tristan summoned his glass from

the table, draining it in one motion of his head. Callum watched the sheen of wine lingering on Tristan's lips, slick when they parted.

"So who dies?" Tristan asked.

Finally. For once, he was asking the right questions. Callum reached over to pick up the knife with one hand, observing it in silence. The flicker of the dining room flames danced along its edge.

"As it turns out," he said quietly, and glanced up, meeting Tristan's eye. "I kill you."

Within moments, the silence was punctured by a scream.

VIII

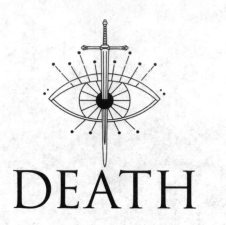

DEATH

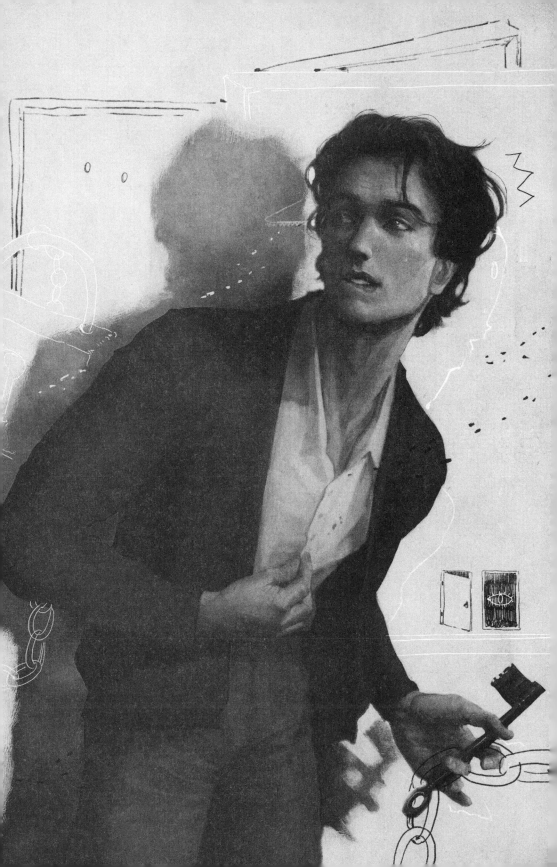

M en, conceptually, are canceled," Libby said to her knees from where she was perched on the chair beside Nico's desk, torso folded inward. "This Society? Founded by men, I guarantee it. Kill someone for initiation? A man's idea. Totally male." She pursed her lips. "Theoretically, men are a disaster. As a concept, I unequivocally reject them."

"If only you meant that," drawled Nico, who was only barely listening. At present he was blindfolded, throwing knives in the direction of the wardrobe for reasons Libby would never understand. Something about being prepared for any possible invasion, which she'd reminded him they already were (prepared, that is, and not likely to be invaded). A more accurate reason was that Nico felt agitated about having a situation he couldn't control, and therefore felt the need to stab it. Relatable though that might have been, Libby was starting to feel a bit of sympathy for Gideon, who had always looked exhausted during their four years at NYUMA. He must have had his hands full having a roommate who wouldn't stop for anything, least of all the sun.

Nico held out a hand, feeling around the forces in the room.

"Levitate it," he said. "The lamp."

"Don't break the lamp, Varona."

"I'll fix it."

"Will you?"

"*Yes*," he said impatiently.

Libby rolled her eyes, then focused on the forces of gravity surrounding it. She wished, not for the first time, that she could see things as Tristan saw them. She had never wondered before whether she should question what her eyes were showing her, but now it was all she ever did. She could feel Nico's magic now like waves, invisible. He was stretching out his range, uncoiling it. He could tell where things were in the room just by filling it, taking up the volume of what he and Libby only saw as emptiness.

Relativity. In reality, there were pieces there, little particles of something that made up all that nothing. Tristan could see them. Libby couldn't.

She hated that.

"Stop," said Nico. "You're changing the air again."

"I'm not changing the air," Libby said. "I can't do that."

Tristan probably could.

"Stop," said Nico again, and the vase shattered. The knife remained in his hand.

"Congratulations," Libby muttered, and Nico tore off his blindfold, giving her a look of total agitation.

"What happened with Fowler?"

She bristled. "Why does everything have to be about Ezra?"

Nico shrugged. "I don't like him."

"Oh *no*," Libby lamented facetiously. "Whatever will I do without your approval?"

"Rhodes. For fuck's sake." Nico tossed the knife aside, beckoning her to her feet. "Come on. It'll be like the NYUMA game."

"Stop," she said. "I don't want to play with you. Go find another toy."

"What happened?" he asked again.

Nothing. "We broke up."

"Okay, and . . . ?"

"That's it." Like she said. Nothing.

"Uh," said Nico. He had a particular gift for making one sound mimic an entire musical performance about the interminable nature of suffering.

"What do you want me to say, Varona? That you were right?"

"Yes, Rhodes, of course. Always."

Fair. She had walked into that one.

Libby rose to her feet on the basis of her own agitated desire to stand. (The significance of it being of her own volition and not Nico's command felt especially relevant at the moment.)

"You weren't *right*," she corrected him sharply, though she was pretty sure it didn't matter what she said. Nico de Varona lived in his own reality—one that even Tristan couldn't make sense of, probably. "Ezra's not . . . unremarkable. Or whatever it is you always say about him."

"He's average," said Nico bluntly. "You're not."

"He's not av—"

She stopped, realizing she was focusing on the wrong thing.

"You make that sound like a compliment," she muttered under her breath, and Nico made a face that was equal parts *shut up* and also *I said what I said.*

"The problem with you, Rhodes, is that you refuse to see yourself as dangerous," he told her. "You want to prove yourself, fine, but this really isn't the uphill battle you think it is. You're already on top. And somehow, you don't seem to see the unfiltered idiocy of choosing someone who makes you . . ." He paused, considering it. "Duller."

"Are you finally admitting I'm better than you?"

"You're not better than me," Nico replied perfunctorily. "But you're looking for the wrong things. You're looking for, I don't know. The other pieces."

She made a face. "Other pieces of what?"

"How should I know? Yourself, maybe." He scoffed under his breath before oppressing her with "Anyway, there aren't any other pieces, Rhodes. There's nothing else. It's just you."

"What's that supposed to mean?"

"Either you're complete or you're not. Stop looking. It's right fucking there," he informed her, snatching impatiently at her hand and half throwing it back into her chest. She glared at him and pulled out of his reach, vandalized. "Either it's enough for you or nothing ever will be."

"What is this, a lecture?"

"You're a fire hazard, Rhodes," he said. "So stop apologizing for the damage and just let the fucker burn."

Part of her was annoyed beyond recognition. The other part of her didn't want to walk into the trap of taking Nico de Varona at his word.

So, lacking a conceivable response, Libby glanced askance at the broken lamp and reconstructed it, replacing it on the desk.

Nico, in answer, turned the desk into a box.

Whenever Nico did any magic, it unsettled her. He was vast, somehow. She never saw the details of what he was doing; if the world's materials were strings with Nico as the puppeteer, they were unidentifiable. Things simply were and then they weren't, just like that. She never remembered it happening, even if she stared. It was a desk, now it was a box, soon it might be a chair or a swamp. Probably the desk didn't even know what it had once been.

"What are you, then?" she asked him. "If I'm a fire hazard."

"Does it matter?"

"Maybe." She returned the box to the form of a desk.

"It's funny," Nico said. "I wouldn't have done any of this if they hadn't come for both of us."

"Why's that funny?"

"Because of this place I'm a murderer," he said. "Complicitly," he amended after another moment's consideration. "Soon to be." The last was a conclusive mutter.

"Get to the funny part," Libby suggested dryly.

"Well there's a stain on me now, isn't there? A mark. 'Would kill for . . . ,' followed by a blank space." Nico summoned the knife back to his palm, only of course it didn't register that way. One moment the knife was cast aside, the next it was in his hand. "I wouldn't have that if I hadn't come here. And I wouldn't have come here at all if it weren't for you."

She wondered if he blamed her. He didn't sound accusatory, but it was hard not to assume that he was. "You were going to do it regardless, remember?"

"Yeah, but only because they asked you."

He glanced down at the knife in his hand, turning it over to inspect the blade.

"Inseverable," he said, neither to himself nor to her.

"What?"

"Inseverable," he repeated, louder this time. He glanced up at her, shrugging. "One of those if-then calculations, right? We met, so now we can't detach. We're just going to always play a weird game of . . . what's the word? The thing, *espejo,* the game. The mirror game."

"Mirror game?"

"Yeah, you do one thing, I do it too. Mirror."

Libby asked, "But who does it first?"

"Doesn't matter."

"Do you resent it?"

He looked down at the knife, and then back up at her.

"Apparently I'd kill to protect it," he said, "so yeah."

Libby summoned the knife from his palm, which in practice was more like it had always been hers.

"Same," she said quietly.

She set the knife down on his desk that had briefly been something else.

"We could stop," she suggested. "Stop playing the game."

"Stop where? Stop here? No," Nico said with a shake of his head, fingers tapping at his side. "This isn't far enough."

"But what if it's too far?"

"It is," he agreed. "Too far to stop."

"Paradox," Libby observed aloud, and Nico's mouth twisted with wry acknowledgment.

"Isn't it? The day you are not a fire," he said, "is the day the earth will fall still for me."

They stood there a few seconds longer until Libby plucked the knife from his desk, stabbing it into the wood. The beams of the desk grew around it, securing it in place.

"We broke up," she said. "Ezra and me. It's over. The end."

"Tragic." Nico looked smug. "So sad."

"You could at least pretend to be sorry."

"Could," he agreed. "Won't, though."

She rolled her eyes and rose to her feet, purposefully abandoning his desk

chair in the middle of the room and ignoring his huffs of annoyance as she left through the open door. She paused beside Tristan's door on the way to her own room, contemplating its contents, and wondered how he was doing downstairs. She didn't expect it to be easy. Truthfully, she didn't even expect it to work. The whole point of choosing Tristan to kill Callum was that Tristan was the least likely to do it, and therefore the whole thing was not just a sacrifice but a gamble, too.

She thought of Tristan's mouth, his eyes. The way it had felt to master something with his hand steady on the stillness of her pulse.

Do you worry much about your soul, Rhodes?

A pity she was so terribly risk averse.

Libby slid into her room and shut the door behind her, falling backward onto her bed. She considered picking up one of the books on her nightstand but gave up before she even started. Nico was probably onto something, what with giving himself a mindless task to circumvent the waiting, but for Libby, there could be no distraction. Her mind only bounced from Tristan to Callum back to Tristan, and then briefly and unhappily to Ezra.

So it's over? You're done?

He had sounded more exhausted than anything.

It's over, she confirmed. *I'm done.*

It wasn't a matter of anything changing between them so much as Libby no longer being the person she had once been. She was so fundamentally altered that she couldn't remember what version of her had put herself into that relationship, into that life, or somehow into this shape, which still looked and felt as it always had but wasn't anymore.

She hardly even suffered guilt for what she'd done with Tristan and Parisa, because whoever Libby had been that night, she was different from that, too. That was some transitional Libby who'd been searching for a disturbance, seeking something to shatter her a little. Something to wipe the slate clean and start over. Ashes to ashes, dust to dust. She'd found it, decomposed, and moved on.

Whatever Libby was now, she was powerful with possibility. Helpless, too, with the knowledge of her own exceptionalism. Could she go back to the person she was before knowing she could control the enigmatic workings of the universe? That she could build them, control them, mold them to be whatever she liked? Ambition was such a dirty word, so tainted, but she had it. She was enslaved by it. There was so much ego to the concept of fate, but she needed to cling to it. She needed to believe that she was meant for enormity; that the fulfillment of a destiny could make for the privilege of salvation, even if it didn't feel that way right now.

The library still refused her requests. The subject of longevity in particular

was denied; the question of whether her sister could have lived had Libby been better or more talented was repeatedly denied. It was like the whole structure of the library's archives feared her in some way, or was repulsed by her. She could sense intangible waves of nausea at the thought that she wanted some knowledge she wasn't meant to have.

She could feel the library's resolve breaking, too. She could feel the way it would soon give way beneath her weight. It was just waiting for something, or someone. Waiting for whoever Libby Rhodes would be next.

Conservation of energy meant there must be dozens of people in the world who didn't exist because she did. Maybe her sister had died because Libby lived. Maybe her sister had died because Nico lived. Maybe the world had a finite amount of power and therefore the more of it Libby had, the less of it others could reach.

Was it worth it to let that go to waste?

She could feel herself rationalizing. Half of her was full of answers, the other half full of questions, the whole thing subject to the immensity of her guilt. Killing is wrong, it's immoral, death is unnatural, even if it is the only plausible result of being born. The need to soothe herself with reason buzzed around her head, flies to honey.

What would happen when Callum was gone? It was strange to think the wards around the house were imprints of past Society initiates, and therefore, in a sense, ghosts. One-sixth of the house's magic belonged to people who had been selected to die for its preservation.

When Callum had gone, would his influence remain?

The others credited Nico and Libby with the design of the wards, but Libby knew the darker truth: that it was Callum who had built its most integral defense. Libby and Nico might have been the architects of the spherical shield, but it was Callum who had created what he called the vacuum within the interior fabric of them. A layer of insulation, wherein all human feeling was suspended.

What replaced feelings when there were none to be had? The absence of something was never as effective as the presence of something, or so Libby had thought until then. She had suggested they fill the space with something; a trap of some kind, or possibly something nightmarish if Callum really wanted to build some sort of existential snare, but he disagreed. To be suspended in nothing, he said, was to lack all motivation, all desire. It was functional paralysis. To want neither to live nor to die, but to never exist. Impossible to fight.

Libby sat up with acute discomfort, a little prick of worry. It wasn't as if Tristan was powerless by any means, but maybe there was a reason Atlas had

implied that Callum was something that should not exist. Callum's power was always hazy, indefinable, but the effect of its use was unquestionable. He had taken a piece of Parisa's mind and driven it to such anguish that she had destroyed herself rather than live with what he'd done.

Suddenly, Libby was aware of the chance they'd taken when they left Tristan and Callum alone together. It was a fight to the death, where only one would come out alive. If Tristan failed, then Callum would know. There was no going backward, no halting what would come next. Callum would know they had come for him, marked him expendable in their ledgers of who deserved what, and for that there would be consequences. This, the two of them downstairs, was no different from two gladiators meeting in the ring, one of them doomed to failure.

She should not have let Tristan do this alone.

Libby sprang up from her bed and ran for the door, and was about to jerk it open when something in the room shifted. The air changed. The molecules rearranged themselves, becoming cool somehow, slowing to a crawl. There was a foreignness to the room now, amnestic. It was as if the room itself no longer recognized her, and therefore hoped to crush her like a malignant tumor.

Was it fear?

It wasn't *not* fear, but she had been right about one thing in her conversation with Nico.

The air itself was different, and she wasn't the one who had changed it.

Libby spun toward the source of the shift, or tried to. She felt her pulse suspend again, like time stopping, before some other feeling filled her chest— the sudden, phantom sensation that *she* was the thing that didn't belong. Just to exist in this room at that moment was claustrophobic, like being squeezed through a compactor in space, because some instinct, some trick of the sentient house told her she wasn't meant to be there. There was no way to explain it; only to feel her usual freedoms as a lack, an absence. Her own lungs didn't want to expand.

If she had caught it sooner, she could have stopped it. If she knew where to find the source now, she could drag it to a halt. This was the trouble with her, a weakness she would never have known she had if she had never met Tristan. She could have all the power in the world, enough to rid the global population twice over, and still, she couldn't fight something if she couldn't see clearly what it was.

But it wasn't complete emptiness. Distantly, she could hear something familiar in the midst of total strangeness.

Do you really even know what you've said yes to?

An arm wrapped around her waist, dragging her backward. It was instantaneous—briefer than that. It was time once again racing, the air in the room rushing back into her lungs at the moment she finally found the voice to scream.

H e almost didn't hear her over the sound of his blood rushing, but it had been enough to make Callum blink. Enough for him to glance down at the knife in his hand and toss it away after looking at Tristan with visible disgust.

"I wouldn't have done it," Callum said, but Tristan's adrenaline said otherwise. The knowledge of Callum's face unmasked said otherwise. The reality of their circumstances said, quite firmly, otherwise. Tristan's muscles ached, his entire body slow to reconvene its usual rituals of survival.

How would Caesar have made Brutus pay if he had lived?

"I'm sorry." The words left Tristan's mouth numbly, unevenly.

"Apology accepted," said Callum, his voice cool and unaltered. "Forgiveness, however, declined."

The red light in the corner flashed, attracting both their attention.

"No one could have gotten through the vacuum," said Callum. "It's nothing."

"Is it?" Tristan's breath had yet to slow. Was this fear? Rage? Unclear. "That's not what it sounds like."

"No." Callum's brow furrowed slightly. "No," he agreed, "it doesn't sound like that."

He rose to his feet, exiting the dining room, and Tristan glanced at the discarded knife before shuddering, stumbling upright in Callum's wake.

Callum's stride was long and surprisingly urgent as Tristan followed him up the stairs.

"What is it?"

"Someone's here," said Callum without pausing. "Someone's in the house."

"No shit," came Parisa's voice around the corner. She was hurrying after them from somewhere else in the house, lovely and disorderly and wearing a man's shirt over bare legs.

Tristan arched a brow in response to her appearance, and she gave him a silencing glare.

"I don't understand how it happened," she said. "The house's sentience usually alerts me when someone tries to enter. I see he's still alive."

It took Tristan a moment to register that the last line had been said in his thoughts.

"Obviously," he mumbled, and Callum's eyes slid to his. Tristan didn't have to look to know that Callum had understood perfectly well what Parisa had asked him, even without words. Even without magic, Callum knew.

He knew they had agreed on him to die, and now none of them would ever be forgiven.

Not that Tristan felt particularly inclined to forgive Callum either.

The two of them rounded the gallery corner to the rooms. Nico was forcing open the door to Libby's bedroom, Reina at his heels.

"Did you—"

"No," Reina answered Parisa blandly. "I heard nothing."

"Who could have—"

There was a blast of something inconceivable from Nico's palm and the door gave way as Tristan thought for the thousandth time, My god— marveling at the power they had, Libby and Nico; individually and apart.

Imagine having something so wild in your bloodstream, Tristan thought. Imagine feeling something, anything, and seeing it manifest without even the blink of an eye. Even at Tristan's angriest he was nothing, only of any use to anyone when he was thinking clearly, seeing sense. No bombs exploded at the whims of his frustration, which made him ordinary. It made him normal; something he had tried his whole life not to be.

Nico pushed into the room first, letting out a cry like a wounded dog in answer to the fading sound of Libby's scream. The room shook as they entered it and Tristan saw that he was not the only one who reached for a stabilizing wall. The bitterness Tristan tasted at the tremors, however mystifying and incongruous, stemmed from his own envy, because of course. Of course one would suffer the other's pain. The two of them were in orbit to something Tristan would never grasp or understand. It was the same reaction as always: brittle unsurprise.

But when the room stopped shaking, there was something much worse to behold.

The sound from Parisa's tongue had to be Farsi, though it was the first time Tristan had ever heard her use it. It morphed rapidly into French, but by the time her color had fully drained, she had fallen silent again. Reina, too, was speechless and pale, though she was often speechless. More alarmingly, it was the first time Tristan had ever observed her forcing her gaze away from something rather than boring holes into it, unrelenting.

Callum stared loudly. His expression was vocal, even if his mouth was not. His eyes were saying things like *how could this be happening* and also, somehow, *I told you*. It was as if the hard look in his gaze was communicating

something to all of them that the rest of him could not: *See? I was never your enemy after all.*

At the center of the room, Nico fell to his knees, shoulders folding in around his torso like he'd lost an organ.

"This can't be real," he said, "No," and swore softly under his breath. "No. No."

Then the four of them, one by one, turned to Tristan.

There was a body on the floor beside the bed. That much he knew. Limbs. The expected number of hands and feet. The usual woolen socks she wore, despite the notable absence of cold. The usual tied-back hair that had grown out over the span of the year, mahogany in rivulets. The usual knitted jumper, one arm flung atop her Sisyphean pile of books. A pair of tortoiseshell glasses was clutched between her fingers, unfurling from her palm like petals. The lenses were smudged in the usual corners where she'd routinely mussed her ridiculous fringe.

There was also blood. A lot of it. Seeping from somewhere in her abdomen, possibly her ribs. It had soaked the fabric of her T-shirt to form channels down her arms, staining the ragged crevices of her eternally bitten nails. That amount of blood was catastrophic, unsurvivable. But it struck a nerve for him, a discordant sense of reality. There was a chime of disagreement from somewhere in Tristan's brain.

He couldn't see her face. Was that the problem, that from this position she couldn't possibly breathe? That alone was preposterous, unthinkable. Someone more useful than Tristan should probably help. Unless it was the lack of motion from her chest that seemed wrong? Or the possibility that for once, what Tristan saw was what everyone else was seeing.

Look closer, his mind advised. You owe her that much.

Petulant, and selfish, and altogether much too late, Tristan shut his eyes.

"Do we think it was the Forum?" asked Parisa after a moment, her voice like sandpaper. "They got in and out last time, didn't they?"

Something wasn't right. Not that the dead body of Libby Rhodes could ever be *right*. Hadn't she been here yesterday, hours ago, this morning? When had they last spoken? Tristan forced away the contortion of her limbs, the angle of her fall, and tried to conjure the last time he'd seen her. The ordinariness of it, her lips absently dusted with crumbs of toast.

His eyes floated open again.

"Could have been someone like Wessex Corp," said Reina darkly.

"Someone should tell Atlas. Or Dalton."

"Whoever did this, are they still here? In the house?"

"No." Parisa glanced at Callum, who shook his head. "No. Not anymore."

How could there be this much blood? Tristan thought of time stopping beneath the heel of his hand, the only other moment he'd known the absence of her pulse.

What had been more real, that or this?

Because this was death. That much was unavoidable. Death, observable and tactile, decisive and final. Tristan had seen death before and had not liked it any better then, but it was everywhere now, in everything. In his thoughts, in the pages of these bloodstained books. This house, his conscience, they were built upon a graveyard. This Society had fit so many corpses into the spines of the archives below.

Death. It was incomplete without an audience. It called to Tristan, beckoning him to observe, to bear witness, to *look*—but he, stubborn by nature, chose, instead, to stop. He'd had practice with that lately, closing off his senses. Dissociating, disintegrating, twisting the dials that separated his body from the ceaselessness of nature itself. It was a simple forfeiture this time, relinquishing his right to observe anything at all. Falling to his proverbial knees and saying yes, all right then, I yield.

It blossomed from his fingertips: surrender. He took the offerings of sense and space and fit between them like a shadow, traversed them like a thought.

For a moment, he was nothing. For a second, he was gone.

What happened next was instantaneous. Easier than anything he'd ever done; easier even than falling asleep. In ceding his position in the room—in offering to the space itself *fine, swallow me up, absorb me*—things began to shift. Things began to *change,* redirecting around the obstacle he no longer was.

Tristan became conscious of a familiar pulse, an old friend: time. His orientation within it became irrelevant. The dead body of Libby Rhodes, which still possessed waves of energy—no, *was* waves—no, was *energy*—became . . . not an object. Not a fixture. Not reality at all.

It was, instead, a system of leaps, jumps, collapses. A synchronized dance of sunspots, like pressing his fingers to his eyes. Specters of particulates, phantoms of motion.

Leaks.

Spills.

Waves.

"I want answers." The words, when they left Nico's mouth, were explosive, juvenile with demand. His voice cracked. "I want an explanation."

"Does it count?"

To that, the others turned admonishingly to Reina, who sighed.

"Look, we were all thinking it," she said. "Rhodes is dead. So that means—"

"No," fell out of Tristan's mouth.

He knew without looking that now, the others had turned to him.

A bit premature, his outburst. Not that he was possibly mistaken. What he knew for sure was this: whatever was lying on the ground wearing Libby Rhodes's cardigan, it was magic. Not simply *magical,* but magic *itself.* Particulate, granular magic that cycled in waves, changing directions the more he chose to let it go.

The more Tristan accepted this new impossibility, the more solid it was, the more conclusive.

"The elimination is about sacrifice," Tristan said. "Death."

The room fell silent.

"Is this not death enough for you?" Nico's voice shook with outrage. The ground beneath them rumbled with it, but Tristan was busy looking. Not at anyone else, but at the body.

Because now that it knew he was looking, it had again resumed its shape.

This time, Tristan knew its secrets. Now that he understood its game, he could see its little tricks. There was a tiny, heart-shaped birthmark on the exposed skin of her thigh, and if Tristan had not been Tristan, he might have thought it was the right one. But seeing as he'd woken to that birthmark in this very room—in *this very bed*—he of all people ought to notice when something wasn't right.

Her arches were higher. Her calves were shorter. Her clothes were perfect, as was nearly every strand of her hair, but where was the plaster from her paper cut in the reading room that morning, where she'd held the tip of one finger soothingly in her mouth? Where was the stain on her shirt from the spilled coffee that she'd stopped bothering to spell away, or the fraying edge on the hem of her skirt, or the fading scar from yet another stress-related breakout? Her shoulder didn't slope like that. Her mouth was both thinner and sweeter. The Libby Rhodes that Tristan knew was a collection of imperfections, a constellation of absentminded marks. Of things she tried so meticulously to hide, but never from him.

So this was someone very like her, then. This was *someone's* Libby Rhodes, but not theirs.

Not his.

"How dare you," Nico snarled at Tristan from the floor, still leaking with toxicity that sparked in midair. "How *dare* you—"

"Out of curiosity," Tristan said, "what are the rest of you seeing?"

The others froze, stiffening.

For several seconds, no one spoke.

"It's Rhodes," Callum supplied, and the others flinched at her name, repulsed. "Her body on the ground."

"No." Tristan shook his head. "No. It's not her."

He felt the cool traces of Parisa's presence in his head and shivered.

"He sees something different," Parisa said, sounding bewildered at first, and then astounded. "Her body, it's there, but . . . also not."

"Wait. What?" Nico scrambled to his feet, taking Tristan brusquely by the shoulder. "What do you see, then?"

The answer was simple. He saw what he could always see.

Ironically, Libby herself had sorted it out: Tristan could see time. He could see energy. And even if he could do fuck all with it, he could see magic itself. Like language, it could take different shapes, different paths, without ever sacrificing its meaning. It was uniform and predictable, order dressed up as chaos, and Tristan could see the truth of it.

This was magic, and therefore it could not be death.

"This isn't her," Tristan said. "Rhodes isn't here." But that was the problem. There was an excess of energy in the room—volumes of it, impossibly swollen—but the air was empty of *her*. That was the only inescapable truth: her absence. "She's gone."

"But she's *here*," Nico insisted raggedly, while Parisa, the first to move in response, hastily bent down, brushing her fingers over the shape of one parted lip and then lower, tracing a line from the source of the blood.

"This is . . . uncanny." She stared down in awe. "Her face, it's—"

"It's not her," Tristan repeated. "Which means she's not dead."

"What?"

He could feel their eyes snap to his, waiting.

"This is—" Hm. How to explain it? A thought came to Tristan's mind from their earliest studies of space: superposition. Scenario one: Libby Rhodes's dead body. Scenario two: magic that was fleeing empty space. Two competing, equal realities, which meant that very possibly, neither was reality at all.

"This is *something*," Tristan eventually decided. "*Something* is here, and we're all witnessing it." Magic that was unrecognizable, belonging to no one. "But it's not Libby Rhodes."

"She's not anywhere else in the house," murmured Parisa, one hand to the floor.

"No," Tristan agreed. "She's gone." He knew that much.

Nico was still staring. "But how can it not be Rhodes?"

"I don't know," Tristan said. And he didn't. Whatever this magic was, it wasn't the usual gauze of alteration, the haze he had always instinctively

known to look behind. It was more solid than that, more present. This magic had behaviors and motions, preordained paths. "But she's not dead."

"Just because you think this isn't Rhodes doesn't mean she's still alive," commented Reina. "False dilemma. Logical fallacy."

"Fuck logic," said Nico. He slid a glance to Tristan, brow furrowed. "You're sure this isn't her?"

"I'm sure." He was sure about the rest, too. But there was less of an explanation for that than simply pure, irrational certainty. She could not be—was not—gone.

"So it's an illusion, then?" Parisa said, still touching the body's face to process the lie her eyes were telling her. "A really excellent one."

"Professionally done," Reina observed, glancing pointedly at Callum.

It took a moment for Callum to process what she'd said.

"You honestly think I would abduct Rhodes and leave an illusion in her place?" he demanded.

"You had every reason to want her gone. And your family is famous for their illusions," Reina said. "Aren't they?"

"I also know Tristan would see through it," Callum snapped. "I'm not an idiot."

"So someone outside the Society must have done it," Parisa inserted quickly, rising to her feet again. She was barefoot, Tristan registered, and still thoroughly unconcerned with her appearance. "Only someone who wouldn't know what Tristan's specialty is would have even tried."

Nico glanced at him. "Does anyone else know about—?"

"No," Tristan said. Only Atlas had ever guessed the details, though he must have had to discuss it with the Society's council. "I mean, maybe. But I don't think so."

"Could still be the Forum," Reina said. "Or one of the other groups." She glanced at Nico, whose face was still pale.

"But why?" He seemed to be concentrating now, puzzling it out. He, too, desperately did not want Libby to be dead. "Why Rhodes?"

Reina glanced at Parisa. "Victim of circumstance?"

"No. This was planned," said Parisa with abject certainty.

"Which means Rhodes is still alive," concluded Tristan, equally as sure. And easily as baseless.

Reina frowned at him, unconvinced. "That's—"

"A fallacy, I know." Among other things, like optimism. The antithesis of Tristan's personal creed, and yet there they were. "Think about it," he said, voice rising. "Why leave behind a false body if not to keep the real Rhodes

alive? Why sacrifice *this much* magic," he pressed, though he knew they couldn't see it, "if not to preserve her life?"

For a moment no one spoke. They glanced surreptitiously at each other, the floor. Anything but him.

So, in frustration, Tristan turned to Nico.

"Wouldn't you know?" he demanded. "If she were really gone. Wouldn't you know?"

Nico blinked.

In that instant, something passed between them, unspoken. A line in the sand that, however unlikely, and however unwillingly, they both chose to cross.

"Yes," Nico said. "Yes. He's right. I'd know."

Reina looked uncomfortable, unsure whether to disagree. Parisa, on the other hand, looked thoughtful. Observant.

"You're just desperate to believe he's right," Callum commented. An ungenerous remark, even for Callum; unnecessary magic at best, patronizing smugness at worst.

Which was when it occurred to Tristan, jarringly, that it could have been Callum's body on the floor.

Or his own.

"Yes," Nico snapped at Callum. "I'm desperate. But that doesn't make either of us wrong."

Just then Atlas entered the room behind them, Dalton trailing in his wake.

"What's this? Wh—" Atlas broke off, staring. "Miss Kamali, your hands—"

Parisa glanced down, scrubbing them with disgust onto the shirt that was clearly not her own. It was comical, really, how Tristan could no longer see the carnage the others were seeing, even if they obviously wished to put it out of their minds.

For him it was only falseness, easily rejected: an empty container embellished with blood. Something else: a not-Libby. Something he recognized the shape of but did not know. What concerned him now were the traces of someone else's magic left behind, which was oppressive. There were no fingerprints, no clear signature. Only the enormity of what was missing, and the knowledge that some unknown force must know exactly where she was.

"It's some kind of illusion," Tristan supplied for Atlas, because clearly none of the others believed him enough to offer the explanation themselves. "It's not her."

Atlas frowned, glancing at him without conviction. "Mr. Caine, an illusion this powerful would take—"

"I know what it would take," Tristan snarled, rapidly losing his patience with repetition, "and I promise you, *it's not her.*"

It was the harshest tone any of them had ever taken with Atlas, though at the moment, Tristan didn't much care. He had his own doubt to contend with—because he knew, objectively, that the others were right. His logic was flawed. His certainty was foolish. That someone could break into this house and take something inside it did not mean Libby Rhodes was still alive. The fact that she had not been killed in this room, or that this was not her body, was not enough. He did not need faithlessness from anyone, least of all Atlas. Particularly not if whoever had taken Libby had the resources to do it in a way that could successfully trick all but one of the most talented medeians alive.

The look on Atlas's face in response was carefully restrained. He glanced fleetingly at Dalton, then away.

"I will have to contact the board," Atlas said. "They will need to know about this immediately."

Then he disappeared, leaving Dalton to stand in the doorway alone. Dalton remained there a long moment before he suddenly snapped to cognizance, awakening at last. Then he, too, pivoted from the door, trailing after Atlas.

In Dalton's absence, the others stood speechless again.

"We should go," Callum said in a measured voice, but Reina was frowning in concentration.

"If Rhodes *is* dead—"

"She's not," growled Tristan.

"Fine." Reina looked at him dully. Her version of condescension, and therefore disbelief. "So she's not dead, then. Where does that leave us?"

No one answered. Parisa scrutinized Tristan from the corner of her eye.

She didn't believe him, either. Fine.

He wondered if Callum did. If Callum would.

But that line of thinking was closed to Tristan now. It did not take an empath to know that Callum's stakes had changed, and from here forward, Tristan would no longer be necessary.

Beside him—immune to his personal crisis as usual—the others continued their posturing.

"Why would someone want us to think Rhodes was dead?" (Nico.)

"Is the question why Rhodes, or why us?" (Parisa.)

"Either. Both."

Their resulting silence suggested a collective lack of answer. Worse, now that Tristan had resumed use of his senses, they had returned like the dawn of a migraine. His sore muscles ached from the remnants of Callum's magic, throbbing with pain.

He half expected to see Callum's marks on him, blooming like a bruise over his skin.

"Let's get out of here," Parisa finally said, turning her face away with another flinch. "I'm done looking at this."

She turned and left, followed by a hesitant Nico. A less hesitant Reina glanced probingly at Tristan, then at Callum. Then she, too, turned and left.

When only Callum and Tristan remained in the room, the briefly forgotten intensity of the evening returned. It occurred to Tristan that he should be prepared for something, anything, but acknowledging so to himself already seemed like the beginning of an end.

"There was something else in the scream," Callum remarked without looking up from the body left in Libby's place. "It wasn't fear. It was closer to rage."

After another beat of silence, Callum clarified, "Betrayal."

The irony was exquisite. So much so that it took a while for Tristan to find his voice.

"Meaning what?"

"Meaning she knew the person who did this to her," Callum said, perfunctory in his certainty. "It wasn't a stranger. And—"

He stopped. Tristan waited.

". . . and?"

Callum shrugged.

"And," he said. "That means something."

Clearly more remained unsaid, but considering that Tristan was expected to have killed Callum by now, he didn't feel the need to press the issue. The magic left in the room, whatever it was and whoever it belonged to, was already starting to rot. The whole room was off-color, tainted, like the magic itself was corroding the further its creator went from them. Whatever form of intent had cast it, that was poisoned now.

Along with other things in the room.

"Why didn't you tell the others?" Tristan asked, and now Callum's mouth morphed into some misbegotten smile, like a laugh that he meant to indulge earlier but that remained somewhere deep in his throat, awaiting a more spontaneous delivery.

"I may have to kill one of them someday," Callum said. "Tactically speaking, I'd rather they not know everything I know."

So Tristan had been correct: They would not be forgiven. None of them.

Nor, he realized, would they get a second shot at Callum.

"Why tell me?" Tristan asked, clearing his throat.

The thin line of Callum's mouth told him he already knew the answer.

"Because you deserve to wonder whether it might be you."

Tristan forced himself not to flinch when Callum raised a hand, touching

his thumb to the center of Tristan's forehead. A blessing, or the mockery of one.

"Truthfully, I respect you more for this," Callum remarked, withdrawing his hand. "I always hoped you'd make someone a worthy adversary."

Rage was hardly the word for it. In his mind, Tristan manifested a new talisman; a new scroll to recount his new truths.

Part one: *Your value is not negotiable.*

Part two: *You will kill him before he kills you.*

"Sleep well," Tristan said.

Callum spared him a nod before turning to the door, passing irreversibly through it.

· NICO ·

No one could find her.

If the five of them had not understood the Society's scope of power before, they did now. Representatives from countless foreign governments were contacted for information from any and all forms of magical and mortal surveillance. Medeians with advanced tracking abilities were summoned. A team of the Society's own specialized task force was called upon to search.

Nico, of course, offered to help them. "I know exactly what shape she takes up in the universe," he pleaded in explanation. "If anyone can recognize her, it's me."

Atlas didn't stop him.

"As I told the six of you once," Atlas said, "anything taken from the Society must eventually be recovered."

Tristan said nothing. He might have been the first to insist on Libby's life, but he offered little by way of meaningful assistance. If he mourned her loss, he certainly did not speak to Nico about it.

Worse was that there was nothing Nico could do that was any better than even the Society's most generic efforts. There were no traces of Libby Rhodes anywhere. She had been wiped clean the moment she disappeared. No explanations were provided for why measures existed to track magical output—it was, as it turned out, a bit like tracking credit card purchases—or why each of their movements seemed to be mined for someone's observation like medeian points of data, but Nico didn't ask. That was a future Nico problem. Right now, it was about doing whatever it took to find her.

"A lot of work for someone you claim to hate," remarked Gideon.

Nico had been spending a lot of time fitfully asleep for the purposes of these conversations. When Reina asked him one night about his groggy arrival to dinner, he lied. And he lied and he lied and he lied, as he had over the course of the entire year, but then eventually he couldn't take it anymore and confessed. "I know someone. A friend, my roommate. He can travel through dreams."

It was the most forthcoming Nico had ever been on the subject of Gideon aside from his conversation with Parisa, but as he might have predicted, Reina offered almost nothing in response.

"Oh," she said, "interesting," and wandered away.

The frequent overuse of Nico's magic was starting to show, even in the manifestation of his dreams. The atmosphere of his subconscious felt thinner, and remaining purposefully inside it was more difficult than usual. He had to wrestle between his need to sleep soundly and the importance of clinging to his conscious thoughts, vacillating between his waking self and his dream self. He could feel himself wavering in some in-between place, ready to snap awake or to slumber more deeply, depending how much energy he exhausted containing Gideon within his consciousness.

At least it was easier the longer the days got, the warmer the weather became. Despite the constant abuse of his magic, groggy half sleep was sufficient enough. The only thing that refused to lessen was his guilt.

"Could it have been Eilif?" he asked hoarsely. If this was his fault, that would be hell to live with.

"No," Gideon said.

"But how do you know?"

"Because I know."

"But it could have been—"

"It wasn't."

"But—"

"Sleep," Gideon advised, and Nico shook his head, forcing himself not to manifest any dancing lollipops or sheep into the ambience of his dream space.

"Not until I understand this. Not until it makes sense."

"What doesn't make sense? You have enemies," Gideon pointed out. "Libby could have easily been a target for one of the other agencies like yours. Or for anyone."

"But she's not a hostage," Nico said, frustrated as he paced the span of his Society-conjured cell. "I could understand it if she were, but—"

He broke off, blinking, and frowned.

One of the other agencies like yours.

"Wait," he said, and Gideon turned away. "Wait. *Wait—*"

"*Cálmate,*" said Gideon, not looking at him.

"Absolutely not," snapped Nico, rising sharply to his feet. "How long have you known? And *how* do you know?"

Gideon glanced through the bars at the spare inches between them and then set his mouth grimly, suggesting that Nico should not ask.

"Fuck." Nico shook his head, furious. "*Qué cojones hiciste?* Tell me you didn't," he answered himself, cognizant enough now to indulge the heat of his frustration. "Not after everything I did to keep her out! After every precaution I took, Gideon, *fuck—*!"

"I didn't break any wards to meet her," Gideon countered blandly. "I stayed in here."

"Jesus," Nico exhaled, letting his forehead fall against the bars. "Gideon."

He could feel the twist of Gideon's tension, the tightening of his knuckles from the other side.

"Listen to me, Nico." A low warning. "Libby's gone. You think I'm going to sit back and wonder if you're next?"

Nico didn't look up.

"I agreed to meet with my mother on the condition that she would tell me *exactly* where you were, what you were doing. Which, by the way, I should have known. You should have told me from the start this was more than a—"

Nico winced.

"A fellowship," Gideon finished with obvious resentment.

"Gideon—"

"There was a catch, obviously. The usual strings. She wants me for a job, as I knew she would." He paused. "But it was worth it to finally have an answer."

Nico shut his eyes, warring with his dream self's need to float away like a balloon.

"What's the job?"

"I told you, the usual."

"Meaning what? Theft?"

Gideon shook his head. "I have to break someone out. For a fee."

"Break them out of what? Their subconscious?"

"Their conscious mind, actually."

Nico glanced up with confusion, finding Gideon's eyes on him. "How is that possible?"

"You really should have taken more electives," Gideon sighed, but at a pursed look of impatience from Nico, he shrugged. "The mind has mechanisms, Nicky, levers. It is possible to trap certain functions inside it, or to prevent the pieces of a person's mind from working as intended."

"So then how would you break in?"

"I wouldn't," Gideon said firmly, which Nico did not find particularly reassuring. "I'll tell my mother it's impossible. Or I'll find her the money some other way, she won't care about the details. Whatever it takes. But I knew she'd tell me where you were."

"Eilif is a real piece of work," Nico reminded him gruffly. "She's basically just a mermaid with a gambling problem."

"It's not a gambling problem—"

"It's close enough," Nico snapped, though immediately, his head hurt.

Worse, Gideon gave him a look that said *don't snap,* which he loathed. Mostly because it was effective.

"This Society of yours is not a secret," Gideon told him. "Not enough of one, anyway. And I wouldn't be surprised if it's corporately funded."

"So?"

"So money is important, Nico. Don't you care to know whose pocket you're in?"

Nico tipped his head back with a groan. "Gideon. *Basta.*"

"Libby is gone," Gideon reminded him.

Nico shut his eyes again.

"She's *gone,* Nico. But you will not disappear."

"I won't, I told you—"

"No, you won't," Gideon said flatly. "And you know why? Because I won't let you. Because I'll do whatever my mother asks of me, *for you.* Because I'll hunt you down if you even try."

"Gideon—"

"You're not safe there. You still have another year of this to survive, Nico, and you're not nearly as safe as you think you are."

"What are you talking about? You've seen the wards." He had repaired them himself. He and Libby.

"Yes, I know, but you're not prepared."

"For what?" He was. He had checked everything. Libby had checked everything.

Impenetrable. They should have been impenetrable.

Libby is gone.

Impossible.

"If Libby is alive—" Gideon began.

"She is," Nico cut in.

"Okay good, she's alive. But where is she?"

As if Nico hadn't asked himself that every day without fail. "Are you telling me to give up?"

Part of him wanted to. The smallest, weakest part, but part of him nonetheless. The part of him that wanted Gideon to say *that's enough, don't be stupid, come home.*

"No." Gideon's mouth twisted with inconceivable gentleness. "Of course I don't want you to give up. I'm just trying to help you."

Nico's chest sagged with exhaustion.

(Come back, you're safe here, come home.)

"Dimensions, Nicolás, dimensions. Don't just think big, think shapeless. Think infinite."

"Gideon, *basta,* infinity is false, it's a false conception." Even Nico could hear himself mumbling. "Grains of sand and atoms could all be counted if we really tried—"

"Listen to me, Nicky, your wards have a hole. A big one."

"That's—"

"Don't say impossible."

Blearily, he watched Gideon's feet step closer to the bars.

"Watch this," said Gideon, and before Nico could look up, it was already happening.

It was a touch against his cheek, spectral and bodiless.

It was *Gideon's* touch; gentle, soothing. Impossible.

Nico closed his eyes and felt relief again. Impossible.

Libby was gone. Libby was gone. Libby was gone.

Impossible.

"It's a memory," Gideon explained, and the little spurts of dreamscape shook Nico a bit, rocking him somewhere less stable. He could feel the earth beneath him shaking him backward in time to the smell of a fire, the sound of a scream.

She had left his room moments before she disappeared. She had been gone what, five minutes? Ten at the most? He had put down the knives (misbehavior was only interesting if someone was there to scold him) and had been drifting off, not quite awake, when the warp in the atmosphere had woken him. Waves were Libby's method of interference. Nico was reliant on her ability to sense them—*too* reliant—but for that moment, she had been the wave. He only understood the danger after he'd already smelled smoke.

The loss of his usual grasp of reality—the box of limitations he used in order to function, in order to exist—came over him with a flood of sudden nausea.

Dimensions, Nicolás, dimensions.

Nico lifted a hand to his face, trying to understand it through the low doldrum of restless slumber.

"A memory?" he echoed blankly.

"Time," said Gideon, shrugging. "I told you. Another dimension."

Time. Fuck. Fuckballs. Fucking balls. Nico felt the sharp pins of opposition bursting in through the numbing wave of sleep. "You think she's somewhere else in time?"

"I think it's the only thing you haven't checked."

Of course not. "The amount of energy it would require to break a time ward is . . . impossible, unfathomable," Nico mumbled, trying to sift through his thoughts. "And easily combated by other wards. Too much magic." His wards, Libby's wards. They would have been enough to keep it out.

"Okay, but what if it wasn't?"

"What if it wasn't? Gideon, it *is*. Rules of conservation apply. No one could possibly restore that amount of energy and power themselves unless—"

"Unless they could," Gideon answered for him, and then, "Unless someone exists who can."

The idea that someone could possibly be so powerful was beyond disconcerting. It was well outside the scope of Nico's understanding. He had never met anyone more powerful than he was, or more powerful than Libby was, so for this to have been the work of some unknown medeian who wasn't even in this Society was—

"They wouldn't have to be more powerful than you," Gideon said. "It could be a very specific ability. Something very niche, possibly even limited."

"Stop," grumbled Nico, because Gideon was reading his mind. It wasn't the same as Parisa reading his mind, because Parisa didn't care and she did it by magic, but Gideon was doing it because he *did* care and it wasn't magical at all. It was because Gideon knew Nico too well, and all the caring Gideon was doing about Nico was starting to make Nico feel slightly sick, or at least unsteady. It was wrapping around Nico like a blanketed embrace, making him drowsy, serving a gratifying warmth to the ache in his chest.

"Help me," Nico said. He was suddenly tired, too tired to stand, and he sank backward. "Help me find her, Gideon, please."

"Yeah, Nico. Okay."

"Help me."

"I will."

"You promise?"

"Yes. I promise."

Nico felt it again, the touch that had been against his cheek before, only now it was full-bodied, whole. He remembered it from years ago, suddenly reapplying itself like a fine layer of gauze over the person he'd once been.

You don't need to help me, Nico. You have a life, plans, a future—

You should have all those things!

Face it, a ticking clock isn't the same as a future.

You and your ticking clock, Gideon, that's my future. That's mine.

Gideon's voice was apparitional, in two places at once.

"Sleep well, Nicky." Distant. Safe.

Comforted, Nico finally closed his eyes and drifted, the warmth of his memories slowly fading into the precipice of rest.

I n Libby's absence, the five remaining members were offered initiation. The ritual—yet *another* ritual—would take place at the end of the month, one year to the day since they'd first been offered a chance to compete for a place in the Society.

All of them, including Dalton and Atlas, had taken three weeks to look for Libby with no results. Parisa had been willing, at first, to find some merit in Tristan's certainty. She did not *want* Libby to be dead, after all, and her fondness for Tristan's impenetrable rationality meant humoring his belief that Libby was alive, at least for a time. But eventually it became clear that Parisa could no longer feel or sense even a trace of Libby's thoughts, and therefore did not want to know what had happened to her. If Tristan was right, if he was wrong . . . ultimately it was moot and therefore purposeless. He knew it himself, or must have, since he didn't speak of it again. He must have sensed, as Parisa had, that whatever had been done to Libby Rhodes, it was enough to effectively kill her. Libby was dead, she was alive, she was both at once, perhaps permanently—this was an empty thought exercise. The only real conclusion, in Parisa's mind, was this: if the Society had enemies who could wipe a person's consciousness from the face of the earth, then clearly it was worth it to lay claim to whatever else it had to show them.

The five remaining candidates had settled uncomfortably into the painted room for the introduction of their next subject, leaving Libby's chair empty out of habit. Not that they sat in any particular order, but they had rituals among themselves. Libby usually sat near Nico, on his left. Nico refused to look at the empty seat beside him, and Parisa could hear the same buzzing from his mind that she heard from everyone else's. The acknowledgment of a missing piece, like a dismembered limb.

She wondered if it would have been the same if it were Callum's seat that had emptied.

"This," Dalton said, "is Viviana Absalon."

The others tensed as he waved in a cadaver, neatly preserved, the facial expression limp and noncommittal, as if death had been something she'd preferred not to do but had gone ahead with anyway. Nothing gory had been done to the body, aside from a gaping incision that had been tastefully

resewn. Obviously an autopsy had been performed somewhat recently, but outside of that, in death Viviana Absalon lay as still and tranquil as if she'd fallen asleep.

Briefly, Parisa's stomach churned with the memory of Libby's death; the way the body they thought was Libby's had been punctured and contorted, the perfect replicas of her changeable eyes left vacant and wide. That, unlike this, had been gruesome, Parisa's hands sweltering with the blood her mind had refused to grasp was nothing more than a trick. A show.

The idea that someone would do this to one of their number had unnerved her deeply, reminding her of what was at stake in the outside world. Power was one thing; mortality was another. It was a lesson she would have to remember not to forget.

"Viviana is a forty-five-year-old female of French and Italian descent. She was misclassified as a mortal," said Dalton, "in more ways than one."

He pulled up a projection of pictures. Not unlike the preservation of the body, there was a clinical nature to the slides. Handwritten notes were scribbled unobtrusively next to arrows, annotative observations from the cadaver's incisions. Dalton, at least, was carrying on as normal. All Parisa could sense from him was portent, the wary sense that an ax might fall.

Before she could probe any further into Dalton's mind, the doors to the painted room opened. Parisa glanced over her shoulder, watching with interest as Atlas slipped quietly inside. He had been all but absent in the months before Libby's abduction, then exceedingly present in the aftermath.

Intriguingly so.

Sensing Parisa's curiosity, Atlas slid his eyes to hers. He nodded once, unsmiling, which the others took no notice of.

Then Atlas gestured for Dalton to carry on.

Obligingly, Dalton continued, "By the age of eighteen, which is when most medeians have already shown signs of magical prowess, Viviana had revealed nothing out of the ordinary. She lacked any conceivable talent for witchcraft, and by age twenty-one, the alarms she had begun to set off were formally dismissed. Ninety-nine percent of medeians are identified correctly," Dalton reminded them, "but when it comes to a population of nearly ten billion people, there is a lot of room for error in the remaining one percent."

He waved a hand to move to the next slide. "At the time of her death, Viviana was in excellent physical health. She had already given birth to four children by the time she was thirty, while many in her village of Uzès still regarded her as the town beauty, even more lovely than the young women seeking husbands in their twenties. Unfortunately," Dalton said, "Viviana was hit by an automobile a matter of weeks ago. She died instantly."

Another wave, another slide, this one showing the accident before moving on to the details of Viviana's peculiarities. "As you can see," Dalton said, pulling up a side-by-side comparison with two sets of similar cadavers, "Viviana's internal organs stopped aging around twenty-one."

He swept through quickly, comparing incomprehensible (to Parisa) portions of her body first to those of a twenty-one-year-old, then a comparable forty-five-year-old.

"Her skin had not lost any elasticity. The features of her face were unchanged. Her hair did not turn grey. Most of her village simply believed she had exercised and eaten well, and perhaps dyed her hair. As for whether Viviana herself noticed anything suspicious, it appears not. She seems to have merely considered herself lucky—inordinately so, but certainly not extraordinary."

The slides concluded as Dalton turned to face them.

"As far as we can surmise, Viviana would not have died of natural causes if not for her accident," Dalton said, clarifying what had already been heavily implied. "Her death was not the result of any form of degeneration. What we do *not* know," he emphasized, "is how long she would have lived had she not met an untimely end, nor how frequently this occurs in other undiagnosed medeians."

"Did she show any signs of regeneration?" Tristan asked. He had been different since the night Libby was taken. Quieter. Unclear whether this was the result of nearly being killed by Callum or whether he was feeling alienated by the unusually impractical (for Tristan) belief that Libby was somewhere to be found.

"Did she show signs of damage that repaired itself magically, you mean? No," Dalton answered. "She simply didn't degenerate as a mortal should."

"Would she have been more or less susceptible to disease?" (Reina.)

"Difficult to conclude with certainty," Dalton said. "Her village was particularly homogenous."

"Did she contract any significant illnesses?" (Tristan again.)

"No, but she was regularly vaccinated, so that would not be out of the ordinary."

"The common cold," Callum suggested dryly, and Dalton shrugged.

"Most people do not take note of commonalities," he said, "hence the inadequacy of our existing research."

"What exactly are we supposed to do with this?" Nico asked, his fingers tapping impatiently at his sides. "Her magical specialty was . . . life?"

"Somewhere in her genetics is the ability to not decay," Dalton replied, which appeared to be confirmation. "We have no way of knowing how com-

mon that ability is, which is part of the purpose for research. Is Viviana the only one?" he posed to the group. "Have there been, historically, others? If none have lived long enough to become remarkable, then do people blessed with longevity typically *attract* fatalities? Is it possible they habitually die young, and if so, is this a result of magic?

"Or," Dalton asked after a moment of silence, "is it somehow proof of fate?"

Parisa felt her eyes narrow, at odds with Dalton's offhanded remark. Magic the way they typically studied it was narrow, predictable, scientific in its results. Fate was inherently not. The magnetic quality of being drawn to a particular end was to remove the option of choice, which was so displeasing as to prick her slightly. Parisa did not care for the sensation of not being in control; it filled her mouth with bitterness, like excess salivation.

"The magic of life and death," Reina observed in her low voice. "Was this always going to be our next subject?"

Dalton glanced at Atlas, who said nothing. Then Dalton clarified, "Yes and no. The unit of study following the initiation rites is always death," he said.

Tristan twitched with discomfort. Callum, solemnly, did not move.

"This particular case is, contrary to its appearance, fortuitous timing," Dalton flippantly remarked. "The Society's work and purpose remains uninterrupted."

"Does it?" said Nico blisteringly, and Dalton slid a glance to him.

"For all intents and purposes, yes," he said. "Initiation will move forward as scheduled. You will also find that completing the units on life and death will allow you to access far more of the library's resources."

"And in exchange?" Parisa prompted.

Meaning: *What mysterious new offering do we owe the archives over the course of our final year?*

Dalton's shoulders gave his customary indication of tension at the sound of her voice. It was a reflex born from a need to not look so quickly, fighting eagerness, which ultimately manifested like a tic of hesitation.

It was Dalton's answer she wanted, but behind them, Atlas rose to his feet.

"You are beholden to the Society as it is beholden to you," Atlas said without expression. "My apologies for the interruption," he added in parting, then headed toward the door, leaving Dalton to return his attention to the details of Viviana's undiagnosed medeian status.

Parisa left the remainder of her questions for when she and Dalton were alone. When she found him, Dalton was sitting in the reading room over a single book, toying with something out of her sight; invisible. Whatever it

was he was doing, it was causing him intense strain. She watched the fight go out of him at the realization of her presence and she stepped forward to reach him, smoothing a bead of sweat from his brow.

"What is it?" she murmured.

He glanced blearily up at her from a distance, traversing miles of thought.

"Do you know why he wants you?" he asked.

"No," she said. She did not need him to name Atlas. It was a question that had been plaguing Parisa since Libby's disappearance, if not earlier.

"I do." Dalton leaned his cheek against her hand, closing his eyes. "It's because you know how to starve."

They sat in silence as Parisa considered the implications of this. After all, was there a way to starve properly?

Yes. Conservation done well was to survive when others would perish.

The true magic of longevity.

"He chose each of us for something," she murmured.

"Of course. That's how the Society works."

She shook her head. "*He* chose, not them. They already have him for a telepath, so why would he need me?"

She paused.

"Unless he doesn't anymore," she ventured quietly, thinking of Atlas's hand drawing her out of Dalton's head.

In answer, Dalton's eyes floated open, then shut.

Parisa stroked the back of his neck, smoothing the tension from his vertebrae.

"You saw something," she offered tangentially. "In Libby's . . . in that thing. The illusion."

She waited for something in his thoughts. A flicker, a dance.

Instead, she was met with walls. "It wasn't an illusion," he said, his tone blank and perfunctory.

It was a crumb in the larger scheme of things, but Parisa could feel a bigger answer taking shape. She remembered the look on his face when he saw Libby's body. The odd emptiness, the way something inside him slammed shut. It was more telling than any true reaction could have been.

"But it wasn't really her," Parisa said slowly, biding her time. "Unless Tristan was mistaken—"

"No. He wasn't." Dalton shook his head. "It just wasn't an illusion."

Parisa threaded his hair between her fingers, parsing it gently. "It wasn't?"

Beneath her touch, his breath soothed and stilled.

"It was—" A muscle pulsed beside his jaw. "An animation."

"An animation," Parisa echoed. There it was again. A word that had once

meant nothing to her, which carried great significance to him. She could feel the consequence of it, the gravity. The way it had been dragging him to his knees.

"What is it?" she asked him again, and in the moment Dalton's eyes met hers, she thought she caught a glimpse of the familiar. Not the man in her bed from time to time, but the one she sought like firelight, drawn to him like moth to flame.

"Only one person could have made an animation that convincing," Dalton said.

"Who?"

But it was clear. Unavoidable. She knew the answer before he said it.

I'm an animator, the memory of Dalton had told her. *I bring life.*

"Me."

Parisa felt a flash of something that should have been dread. By every measure available, she should have been worried, concerned, possibly even afraid. Instead, she felt triumph. The validation, the pure exultancy of being right. Here was a man of great interest—a diamond in a world of profound mediocrity—and Parisa had known it, guessed it from the moment she laid eyes on him. This was a man who was more than anyone but she could see. He was a mystery, lost even to himself—which was unheard of, of course. Impossible. But why should they, who had done so much and come so far, limit themselves to the *possible*?

Perhaps even Libby Rhodes could be found after all.

Not that there was any point asking Dalton what he knew or remembered. If that illusion—the *animation*—had ever really been Dalton's creation, he clearly didn't know, and now he was pleading with Parisa in silence. Begging for her to take away the guilt unearned.

Parisa slid the contents of the desk aside, replacing them with herself, and Dalton leaned forward to breathe her in. There was a wrench from his throat, like a silent sob. He buried his face in the fabric of her dress.

This was the difference between life and longevity; somewhere between dying in a car crash and living with a splintered soul.

"I'll get you out," Parisa whispered to him. To some distant him, to his little fractures. The solution dawned like clarity in her mind.

If he was in pieces, she would take whatever rubble remained for herself.

H elp me with something."
Nico looked up from a long distance. As far as Reina could tell, the introduction of a new subject hadn't distracted him or eased his guilt, but something must have. He was less aimless now, more determined, properly sleeping again. Impatiently waiting, but waiting nonetheless.

"Help you with what?" he asked.

"I have a theory."

She sat across from him in the grass, which protested as it always did. For once, she was glad to hear it. It served as a confirmation of sorts.

"Okay. About what?"

"I was thinking about something." Something she'd overheard between Callum and Parisa—already an odd enough pairing. Then again, ever since the day Tristan had failed to kill Callum, nobody but Parisa seemed willing to meet Callum's eye.

"Do animations have sentience?" Parisa had asked him neutrally.

"Sort of" was Callum's mild reply. Now that they did not have to do away with one another, it seemed, one similar specialty could at last complement the other's expertise. "Illusions have no sentience, but animations have . . . some. It's not strictly sentience," he corrected himself, "but it's an approximation of life. A sort of . . . naturalistic spirit. Not to any level of consciousness, but to the extent of being, arguably, alive."

There were myths about that, Reina had realized. Writings from antiquity. Spectral things, certain creatures that were animated but not sentient.

(Animation was also Dalton's specialty, but as that information had yet to prove itself relevant, there was nothing to be said on that for now.)

"Naturalism," Reina posed to Nico, gesturing wordlessly to the whispers of *MotherMotherMother* that ached below her palms in tiny, willowy blades. "I was thinking about that medeian, her specialty of longevity."

"What about it?" Nico wasn't leaping to curiosity, but he was interested enough.

"Life," Reina posited, "must be an element. I can't use it, but maybe someone could." She fixed him with a careful glance. "You could."

"Could what?" He looked startled.

She sighed, "Use it."

"Use it?" he echoed.

"Yes." Maybe there was a better way to explain it. Maybe not. "Maybe you could manipulate it, shape it, like any other force. Like gravity." She paused. "Possibly you could even create it."

"You think I could create life?" Nico sat up slightly, frowning. "If it were a physical element then yes, theoretically speaking. Maybe." His brow furrowed. "But even if I *could*—"

"Energy doesn't come from nothing, I know." She'd already thought about it at length. "That's where I come in."

"But—"

"The theory is quite straightforward. Suppose life is its own element. What if Viviana Absalon's magical specialty really *was* life—the ability to be alive and stay that way?" she said, waiting to see if he followed. "Life and sentience are not the same. There are microorganisms, bacteria and such, that can live without sentience, so if *magic* can live, in some sense . . . then why can life not also be created?"

Nico was staring at her, brows still furrowed, and Reina reached out with a sigh, gruffly placing a hand on his shoulder.

"Just try it," she said, and he balked.

"Try . . . what, exactly?"

Ha ha ha, laughed the grass, rustling with amusement. *Mother is much too clever, much more clever, she seesandseesandsees ha haaaaa—*

"Just try," Reina repeated.

She felt Nico's shoulder stiffen beneath her touch—Nico bracing for an argument—but then he relaxed under her hand as he must have conceded, either willingly giving in or responding against his own volition to something she was offering him. As the magic coursed through Reina, she wondered, not for the first time, if Nico could now hear what she could hear, or if that was still reserved for her personal annoyance. At least when Nico was using it she was permitted moments of reprieve, the rush of channeling it into something. It was indistinct from the sensation of allowing nature itself to take from her, as she had when Atlas had first entered her café.

Grow, Reina had told the seed then, and it had grown.

Now she told Nico *Try,* and she could feel the way his power had accepted hers gratefully, willingly, hungrily. There was a sense of both relief and release, and when he lifted his palm, the response was a staggered lurch, like a full-bodied gasp.

There was no other way to describe it outside of a *spark.* Whether the two of them saw it or felt it or merely intuited its presence was grossly indeterminable.

Reina knew only that something which had not existed previously had existed briefly for a time, and she knew that Nico knew it too, his dark eyes widening with astonishment and the aftershocks of belated wariness, guarded apprehension.

Nico had expected nothing; if Reina had expected anything more, it was only for having been the one to own the theory, to make use of the thought.

It really was a simple idea, almost laughable in its lack of complexity. If life could come from nothing—if it could be born at all, created like the universe itself—then why should it not come from her?

Mother, sighed the sweep of a nearby branch.

She and Nico both seemed to know what they'd done without consulting the other for evidence.

"What does it mean?" asked Nico. "Was that—?"

Life itself.

"I don't know," Reina said, and she didn't. Not yet.

"What could you do with it?"

"Me?" Reina turned to Nico with surprise. "Nothing."

He frowned back at her, not comprehending. "What?"

"I can't do anything with it."

"But—"

"*You* used it," she said.

"But you gave it to me!"

"So? What's electricity without a light bulb? Useless."

"That's—"

But then he shook his head, seeming to see no point in furthering the argument.

"If Rhodes were here," he said, chest deflating with premature defeat, "*then* maybe I could do something with it. But as it is, it's just . . . that." A spark. "Whatever that was."

"So you need more power?"

"More than that. More than *more.*" He drummed his fingers in the grass, a brief return to his usual state of fidgeting. "It's not a matter of how much, it's how . . . good. How pure."

"So if Libby were here it would be something?"

"Yes." He sounded certain. He always sounded certain, but that particular certainty was more persuasive than smug. "I don't know what, but something."

"Well." Reina paused to shield her eyes as the sun broke through the cloud cover overhead, enveloping them in a harsh wave of brightness. "We'll have to find her, then."

There was a pulse of tension as Nico braced himself again.

"We?" Ah, so he thought she hadn't believed him. And true, she hadn't.

Not really. But that didn't rule out the possibility that she might make a go of it anyway, especially if it meant exploring whatever it was that she'd just found.

"If I can help, yes." She glanced at him. "I assumed you were doing something already."

"Well—" He stopped. "I'm not. I'm out of options, but—"

"Your friend," she guessed. "The one who can move through dreams?"

He said nothing.

"You never mentioned that about him," Reina observed aloud. "His name, yes, but never what it was he could do."

Nico seemed retroactively guilty, kicking out his feet in the grass. "I never planned to tell anyone."

"Because he is . . . secretive?"

"Him? Not so much. But what he can do . . ." Nico sighed. "It's just best if people don't know."

To her displeasure, Reina found herself more annoyed by that than usual.

"You should trust us." She was surprised by how adamant she was. "Don't you think?"

Nico's expression in reply was one of total, incomprehensible openness. Parisa had been right that he was scarcely capable of guile.

"Why?" he said.

Reina considered it. Nico would want a good answer, a thorough one, and for possibly selfish reasons, she needed him to be persuaded.

"Do you understand," she said slowly, "how alone we are one thing, but together we are another?"

A beat of silence.

Then, "Yes."

"So it is a waste, then. Not to use the resources you have." Another simple concept.

"You would trust Callum? Or Parisa?"

Nico sounded skeptical, for good reason.

"I trust that they are talented," Reina confirmed slowly. "I trust their skill. I trust that when their interests align with mine, they are useful."

"And if they don't align?"

"Then make them." To Reina it was logical, sequential, if-this-then-that. "Why are we part of this if not to be great? I could be good alone, as could you," she reminded him. "We would not still be here if we wished to settle only for goodness."

"Are you—" Nico faltered. "Are you really so certain about this?"

About the Society, he meant.

"Yes," she said.

It wasn't true at the time, but she had plans to make it so. She intended to *become* that certain, and to do so would only require a few answers.

Only one man could satisfactorily provide her with those.

She went in search of Atlas, pursuing an audience in private. When she arrived, he seemed unsurprised to see her, despite her never having gone to find him before. His office beside the morning room had never held much interest for any of them, largely because it contained nothing worth inspection. Only Atlas himself was of interest, in his unobtrusive way. There had always been an air of eternal patience about him.

"What is initiation?" Reina asked him without preamble, and Atlas, who had been rifling through some of the books on his shelf, slowed his motions to a halt.

"A ritual. As everything is." He looked tired, as he often looked when they caught glimpses of him lately. He was dressed in a bespoke suit as he always was, this one a slate grey that somehow reflected his state of academic mourning. "Binding oaths are not particularly complex. I imagine you must have studied them at one point."

She had. "Will the ritual still work? If we weren't the ones who killed her."

"Yes."

Atlas took a seat at his desk and gestured for Reina to do the same, removing a pen from his pocket and setting it carefully just to the right of his hand. "There may be fractures. But after two millennia of ritual sacrifices to reinforce the binding, I can assure you," he said with something close to irony, "the magic will hold."

Reina glanced down at the desk, waiting.

"I doubt you came to ask me about the logistics of the initiation ceremony," Atlas remarked. He was regarding her with a certain wary interest.

"I wanted to ask you something else, yes."

"Then ask."

She met his eye. "Will you answer?"

"Perhaps. Perhaps not."

Comforting, Reina thought.

"You told me in the café that my invitation to join the Society had come down to me and someone else," she reminded him.

"Yes, I did say that." He didn't look as if he planned to deny anything. "Has it bothered you much?"

"In a sense."

"Because you doubt your place here?"

"No," Reina said, and she didn't. "I knew it was mine if I wanted it."

Atlas leaned back in his chair, contemplating her with a glance. "Then what's to think about?"

"The fact that there are others." It wasn't a threat so much as a curiosity. "People who nearly make the cut, but don't."

"There's no reason to worry about them, if that's what you mean," Atlas said. "There are plenty of other pursuits, noble ones. Not everyone merits an invitation to the Society."

"Do they work for the Forum?"

"The Forum is not the same, structurally," Atlas said. "It is closer to a corporation."

"What's the difference?"

"Its members stand to profit."

"From what?"

"Our loss," Atlas said simply, waving a hand over an empty mug. Within moments there was tea inside it, the smell of lavender and bergamot wafting in the air between them. "But such is the nature of things. Balance," he said, bringing the cup to his lips. "There cannot be success without failure. No luck without unluck."

"No life without death?" asked Reina.

Atlas inclined his head in agreement. "So you see the purpose of the ritual," he said.

She wondered if perhaps she wanted this too much. She was willing to make excuses for it, to believe its lies. A toxic love, born of starvation.

Too late now. "Do you know what happened to Libby Rhodes?"

"No." It came without hesitation, but not too quickly. She could see the formulation of concern in his brow, which seemed real enough. "And I'm sorry to say I would have readily believed her dead if not for Mr. Caine."

"Do you believe it was the Forum?"

"I think it's a possibility."

"What are the other possibilities?"

She could see his tongue catching, a mechanism sliding shut.

"Innumerable," he said.

So he would not be sharing his theories with her.

"Should we trust you?" Reina asked him.

Atlas gave her a paternal half smile.

"I will tell you this," he said. "If I could retrieve Elizabeth Rhodes myself, I would do everything in my power to do so. There would be no reason for me to abandon her pursuit. I reap no benefit from her loss."

Reina did believe that, grudgingly. She supposed there was no reason to doubt him. Anyone could see Libby's value.

"But none of this is why you came here," Atlas observed.

Reina glanced down at her hands, wondering for a moment what felt so strange about them here. She realized eventually it was the lack of tension within them, because unlike other rooms in the house, this one did not contain any life. There were no plants, only books and dead wood.

Interesting, she thought.

"You said there was a traveler," she said. "I wanted to know if it was Nico's friend."

"Ah yes, Gideon Drake," said Atlas. "He was a finalist, albeit not in the final ten."

"Is it true that his friend can travel through dream realms?"

"Realms of the subconscious," Atlas clarified with a nod. "A fascinating ability, without question, but the Society's board was ultimately unconvinced of Mr. Drake's control over his abilities. I believe even Miss Rhodes knew only of his incurable narcolepsy, which could not be successfully prevented," he added with a small inward chuckle. "Very few of NYUMA's professors knew what to do with him. He is quite close to untrained, in some senses. And his mother is highly dangerous and likely to interfere."

"Who is she?"

"No one in particular," Atlas said. "Something of a spy. No telling why or how she fell into it, but she appears to have a debt, or at least a fondness for earning new ones."

Reina frowned. "So she does . . . what, exactly?"

"She's a criminal, but a forgettable one. Not unlike Mr. Caine's father."

"Oh." For some reason, that information made Reina deeply sad. Perhaps it was the way that, in calling Gideon Drake's mother forgettable, Atlas was so quick to suggest that memory was a luxury not to be wasted on the unworthy. "And Gideon?"

"I suspect that if Mr. Drake had never met Nico de Varona, his life would look quite different," Atlas said. "If indeed he were still living without Nico's help."

Reina shifted in her chair. "So that's it?"

"What is?"

"The unremarkable are punished for their unremarkability," she said.

Atlas set down his cup of tea, steeping the moment in silence.

"No," he said at last, adjusting his tie. "It is the remarkable who suffer. The unremarkable are passed over, yes, but greatness is not without its pains." He fixed her with a solemn glance, adding, "I know very few medeians who would not ultimately choose to be unremarkable and happy, were they able to do so."

"But you do know some who wouldn't choose that," Reina pointed out. Atlas's mouth twisted upward.

"Yes," he said. "I do know some."

He seemed ready to let her go, his episode of candor coming to a close, but Reina lingered a moment longer, contemplating her lack of satisfaction. She supposed she had thought the confirmation of Nico's friend would solve her puzzle, but it hadn't. The initial satisfaction of having questions answered was a cheap high, and now she was unfulfilled again.

"The traveler," she said. "The one you rejected to choose me instead. Who was it?"

She knew without a doubt that this would be the last question she was permitted to ask.

"He was not rejected," said Atlas, before inclining his head in dismissal, rising to his feet and leading her conclusively to the door.

Ezra Mikhail Fowler was born as the earth was dying. There had been an entire fuss of it on the news for years, about the carbon crisis and how little time the ozone had left, leaving an entire generation to turn to their therapists and proclaim a collective, widespread existential despair. The United States had been awash in fires and floods for months, with only half the country believing they had any hand in its demolishment. Even the ones who still believed in a vengeful God had failed to see the signs.

Still, things would have to get much worse before they got better. Only when time and breathable air and potable water were running out did someone, somewhere, decide to change their stance. Magical technology that had once been bought and sold by governments in secret transitioned to private hands, allowing it to be bought and sold via trade secrets instead. By the late 1970s, institutional and corporately owned magic had healed some of the earth's viruses and provided some renewable energy, repairing enough of the damage caused by industrialization and globalization and all the other -ations that the world could successfully go on a bit longer without any meaningful behavioral change. Politicians politicked as usual, which meant that for every incremental step forward, there was still a looming end in sight. But it was delayed, and that was what was important. Any senator could tell you that.

Ezra, meanwhile, grew up in an unfortunate corner of Los Angeles. The sort that was too far east for the residents to have ever laid eyes on the ocean, and to also accept unquestioningly that a river was nothing more than a slow trickle above cement. Ezra's was a generally fatherless nation, a community of misfortune whose mothers were primary caregivers and breadwinners as well, despite the fact that there was very little bread.

Ezra had been a member of his local multigenerational matriarchy until the age of twelve, when his mother died as the result of a shooting while at worship inside her temple.

Ezra had been there, but also not there.

He remembered the details of the event clearly for multiple reasons, her death notwithstanding: One, he and his mother had had an argument that morning about him running off somewhere the day before, which he assured her he hadn't done. Two, it had been his first experience with a door.

During the service, the sound of the automatic rifle had sent him careening backward in space, to the point where he wondered if he had actually been shot. He was familiar with the idea of a live shooter, having been made to run drills for it in school, but at such a young age, death itself remained a foreign concept. In Ezra's mind, the idea of a bullet piercing any part of him was just like this feeling had been: a sudden collapse, his ears ringing, the entirety of the world tilting sideways for a moment. He was undersized at the time, noticeably small for his age, so maybe it was his smallness that saved him. When it counted, he was only a sliver of a person. He was small enough to hide inside an insignificant crevice, an infinitesimal crack.

It was a long fall with a hard impact. But when the sensation cleared, Ezra knew he was either dead or very, very much alive. He opened his eyes to the temple, which was quiet. Eerily so. There was no one in the room. Not his mother. Not the shooter. He walked around to the spot where his mother had been, feeling at the edges of the wood for evidence of bullets. There were none, and he thought perhaps he had made it happen by magic. Perhaps he had fixed everything, done it over, and now everything would be fine? He went home to find his mother asleep on the sofa, still in her nurse's uniform. He went to bed. He woke up. The sun shone.

Then things began to happen oddly. He ate the same burnt toast for breakfast as yesterday. The same terrible jokes ran on the daily morning news. His mother yelled at him for running off the day before, disappearing and coming home after she'd been asleep. She dragged him to the bathroom, shouting for him to wash his hair and get dressed for temple. No, no, he said instantly, no we can't go there, Mom listen to me it's important, but she was insistent. Put your good shoes on, Ezra Mikhail, wash your hair and let's go.

When the shooter appeared again, Ezra finally confirmed with certainty his suspicion that he had somehow gone into the past—into *yesterday,* specifically, which at first he took as a blessing. He had conjured an emergency exit into another time, which was itself another place. A safer place. Ezra hadn't gone far, but it was far enough to save his life.

Later he would learn about classical dynamics. General relativity. Deterministic processes. He would learn that his magic was opening doors that were actually wormholes, which linked two disparate points in space that were actually two distinct points in time. Ezra would learn that he could make a door appear, and when he opened it, he would step out of his own time and instantly into another without aging for even a second.

With enough power, he could open any door. The world he visited in the past would simply readjust to the future Ezra just left.

This was, of course, the problem. No matter how Ezra tried to prevent

her death, his mother was already dead, and therefore she would always be destined to die.

Not that he did not try, several times, to save her. At twelve he thought saving her life was his divinely appointed task. So, he went back. Burned toast. Listened to bad jokes. Saw the gunshots, again and again. Each time things repeated as they had before, the situation altering like puzzle pieces to form the prophetic picture on the box. The third time: Mom, we can't go, you'll die, Ezra bite your tongue. The fourth time: Mom, we can't go, I'm sick, Ezra there's no excuse. All the other times: Mom, the car's broken, my foot's broken, the world, Mom, please, it's broken if you go.

You need to stop watching the news, she said. It's bad for you.

The last time Ezra watched his mother die, her body fell the same way it always had. Over him, shielding him. Shielding the *absence* of him, because he was perpetually safe and she was eternally not. Exhausted, he fell through his little vacancy in time and thought, All right then. That's that.

That time would be the final time.

He washed his hair, put on the good shoes, and held his mother's hand, which he'd already considered himself much too old to do. She was too distracted to be bewildered, which was just as well. Ezra would never develop much of a talent for goodbyes.

Knowing now that a door would appear if he needed it, Ezra tried a different tactic. He tried, despite not yet understanding how, to open a different crevice for himself. He concentrated on a new door that could lead him elsewhere, beyond the constraints of yesterday.

When he stepped out, he was three weeks beyond his mother's funeral— the farthest disparate point that he could take himself with the untrained abilities he possessed at the time. In theory, he was a budding medeian whose power was slowly expanding. In practice, he was a boy desperately begging the universe to take him anywhere else.

Social services soon arrived to gather him into custody. Perhaps because he had already watched his mother die twelve times, Ezra numbly went.

It's not a secret that the American foster care system leaves much to be desired. Ezra had vowed never to run away again, never to tell a soul about what he'd seen and done, but life has a way of breaking its promises to children. Within a year, he was learning to use the doors with some regularity, securing control over their outcomes. He did not age as time passed if he didn't choose to, moving fluidly through it instead, and by his sixteenth birthday he was only fifteen and one day, having skipped through a cumulative 364 instances of time he couldn't otherwise abide.

At seventeen (or so), Ezra was offered a scholarship to the New York Univer-

sity of Magical Arts, which was when he became aware that he was not alone in what he could do. True, he was the only one who had access to the doors specifically, but for the first time, he understood that he was not the only magician in the world—*medeian,* they corrected. It was a new word then, unfamiliar and hard to speak aloud.

So what was he? Not a physicist, not exactly. He was definitely opening and closing tiny, Ezra-sized wormholes to navigate through time, that much was clear, but his magic was limited and self-concentrated. It was a unique power. Dangerous.

Keep it quiet, his professors advised. You never know what sort of people will try to mess with time. Never the kind with good intentions.

Dutifully, Ezra kept his abilities a secret, or tried to. Until the Alexandrian Society found him.

It was a tempting offer. (It was always tempting; power always is.) What was particularly interesting to Ezra, though, were the others, his fellow initiates. Or the four who would *become* his fellow initiates after one of them had been eliminated. Ezra was introverted by nature—poverty, inexplicable power, and his mother's untimely death had combined to make him relatively standoffish—but there was one other initiate with whom he instantly shared a bond.

Atlas Blakely was a rakish vagrant with wild natural hair and an insuppressible grin. A "bi' o' London rough," as he jokingly called himself when they met. He had a laugh so loud it regularly frightened pigeons. He was wolfish and lively and so sharp it sometimes made the others uneasy, but Ezra warmed to him immediately, and Atlas to him. They shared something they gradually deduced was hunger, though for what was initially unclear. Ezra's theory was that they were merely cut from the same indigent cloth, the unwanted castoffs of a dying earth. The other four candidates were educated, well-born, and therefore bred with a comfortable cynicism, a posh sort of gloom. Ezra and Atlas, on the other hand, were sunspots. They were stars who refused to die out.

It was Atlas who first sorted out the death clause of the Society's initiation, reading it somewhere in someone's thoughts or whatever he did that Atlas insisted was not actually mind reading. "It's good and rightly fucked," he said to Ezra bluntly as the two of them lay on their backs below the painted room's dome. "We're supposed to kill someone? Thanks, mate, no thanks."

"The books, though," Ezra said, quietly buzzing. He and Atlas shared a fondness for intoxicants, mortal drugs when they could get them. It made the doors easier to access for Ezra, and Atlas got tired of hearing the sound of other people's thoughts. Gave him a fucking migraine, he said.

"The damn books," Ezra repeated. "A whole library. All those books."

Atlas, by then so stoned his eyes were heavy slits of righteous conduct, drolly pointed out, "Books ain't enough, mate."

But fundamentally, Ezra disagreed. "This Society is something," he said. "It's not just the books, it's the questions, the answers. It's all something more than nothing." (Drugs made this theory difficult to communicate.) "What we need is to get ourselves in, but then get on top somehow. Power begets power and all that."

It was clear that Atlas did not understand him, so he went on.

"Most people don't know how to starve," said Ezra, going on to describe how few people were capable of actually understanding time and how much of it there was, and how much a person could gain if they could just hold on a little longer. If they could starve long enough to get by on almost nothing, if they fed themselves only little by little, in the end they would be the ones to last. The patient shall inherit the earth, or something like that. Killing was bad, sure, but worse it was unnecessary, inefficient. What had Ezra's existence ever been aside from a recurring loophole to the nature of life itself?

Ezra sensed his death and knew it to be an unhappy one. This was not a matter of magic, but of portent. It was done already, he was born that way, headed for a long and gruesome end. It was what to do in the meantime that concerned him. And besides, they still wanted the damn books, so from there they made a plan: it was Atlas who would do the waiting, Ezra who would disappear. They could fake his death, Ezra suggested, and thus with one person out of the running, there would be no need for either of them to kill anyone. The other initiates didn't like Ezra, anyway. He was too secretive, they didn't trust him. They also didn't fully understand what he could do, and in the end, that was clearly for the best.

So the night when the others agreed to kill him, Ezra opened another door.

He could go farther than three weeks by then—years, even centuries if he wanted to. He chose 2005, five years from the date of their recruitment, to find Atlas in the café where they'd agreed to meet before he left. In what had amounted to a matter of hours to Ezra, Atlas had advanced to twenty-eight and lost the drug habit, but not the swagger. He slid into the chair opposite a twenty-one-year-old Ezra and grinned. "I'm in," he said, sliding a dossier of false papers to Ezra across the table.

"So they bought it?" Ezra asked, flipping open the file. The Society knew what he could do, but still. Who were they to say he wasn't dead?

"Yes." Inside was a driver's license from the State of New York, a new Social Security card, and, for what seemed like Atlas's amusement, a partially filled loyalty card to a nearby pancake house. For a moment Ezra thought to

ask how Atlas had managed to secure government paperwork in his name, but then again, there was a reason the Society was worth killing for.

"So what'd they do with . . . you know. Me?"

"Same thing they do to every eliminated candidate. Erased you," Atlas said, shrugging, then laughed. "Imagine if the world knew a bunch of cloistered academics were killing off medeians every decade? No, mate, you're *gone* gone. Like you never existed at all."

Convenient. "And even without the ritual . . . ?"

Atlas raised a glass. "The Society is dead; long live the Society."

Continuity in perpetuity. Time, as ever, went on.

"So what next?" asked Ezra, blazing with the prospects yet to come.

They kept their meetings up sparingly, a year at a time, with Ezra always traveling instantaneously through doors. Neither of them wanted Ezra to age unnecessarily. While Atlas aged, Ezra remained twenty-one; for him, time passed differently, but it was still passing. They were waiting for the six, Atlas said. The *right* six, the perfect collection, including Ezra. Atlas, meanwhile, would have to work his way up, to ensure he would be the next Caretaker of the archives (theirs had been quite old already, which aside from wealth beyond measure made an excellent prerequisite for early retirement), and then once Atlas managed it, he would be able to start hand-selecting the candidates himself. He would choose the perfect team of five—one to die, of course, at the initiates' choosing, though even that unlucky soul would be someone carefully and thoughtfully selected—and then Ezra, the sixth, would be at the helm of it.

The perfect team for what?

"For anything," Atlas said. "For everything."

He meant: *Let's take this bloody mess and all its damn books and do something that's never been done before.*

They drafted imaginary plans for it at length: a physicist who could approximate what Ezra could do, but bigger. Wormholes, black holes, space travel, time travel. Someone who could see quanta, manipulate them, understand them, use them. (Was that even possible? Surely it must be, Atlas said.) Someone to help them power it, like a battery. Another telepath to be Atlas's right hand, to be his eyes and ears so he could finally rest his own. What were they building? Neither of them was entirely sure, but they knew they had the instincts, the guts, the painstaking deliberation.

"I found something," Atlas said, earlier than anticipated. Just the one, an animator.

(Animator?)

"Just trust me," said Atlas, who was entering his mid-thirties now and

beginning to dress in suits, concealing his true origins behind a posh accent and better clothes. (Ezra, of course, was still twenty-one. *Maybe* twenty-two, though who could keep track at the rate he was skipping through time.) "I've got a feeling about this one."

It was around this time when the initial euphoria of the plan had begun to wane, and Ezra was starting to question his usefulness. The plan relied mostly on Atlas's gut, which was something Ezra trusted, but all the darting in and out of time and meeting wherever Atlas happened to be in the world wasn't exactly the same thing as *existing*. Ezra wasn't contributing anything, wasn't part of it, not really. Go back to NYUMA, Atlas suggested, see what you can find, you're only twenty-three now (or close enough) and you still look young. Besides, Atlas said with a laugh, you're too American to blend in anywhere else.

So Ezra went.

Unfortunately, in order for Ezra to dig up anything worth finding, time had to slow down. He had to experience time linearly again, remaining in one chronological place and allowing himself to age at a normal pace. To put down the half-hearted roots of a passably unthreatening persona. He resented it at first, finding everything slightly duller without the one thing that had always felt natural to him, but before he could abandon his efforts and move on, the tedium of his existence led fortuitously to a position as a resident advisor in the NYUMA dorms.

Which was when, unexpectedly, he found something.

"You need them both," Ezra told Atlas after seeing Libby Rhodes and Nico de Varona face off in the row of the century. "When the time comes, you absolutely must take them both."

"But they have the same specialty," Atlas pointed out, looking doubtful. His hair had started to grey at the temples a few years before, so by then he had opted to shave it off. "Don't you want to be initiated? You were always meant to be the sixth."

Ezra paused to consider it. He had always intended to be initiated someday, but the formality seemed unimportant. Through Atlas he had access, opportunity, vision. And what they might accomplish with a single medeian suddenly paled in comparison to what could be done with two.

"You'll have to have both," Ezra repeated, adding, "Nor do I think you could conceivably get one without the other." He understood the dynamics of their rivalry enough to know that much for certain. (Not that it was a complicated dynamic to understand.)

Atlas mulled it over, considering the idea from all angles.

"They're . . . physicists, you said?"

"They're mutants," Ezra said. (High praise, in his opinion.) "Absolute mutants."

"Well, keep an eye on them," said Atlas thoughtfully. "I've got something else I'm working on right now."

Easy enough to do. Assuming the unremarkable role of a student two years above them (despite being born over twenty years before them) meant that Libby in particular was intriguing to Ezra. To his surprise: he wanted her. Or a life. Or even a very small piece of one, which was ultimately all the same thing. But that wasn't an interesting story considering how it would eventually end.

As for Nico, he and Ezra never quite got on. Ezra already knew he was giving up his spot for Nico, or for whomever Atlas found to serve one of the more necessary roles among the six. (A naturalist, Atlas said. What did they need plants for? scoffed Ezra, only to be met with *Never mind about the plants, I've got a feeling, you'll see.*) At least Nico would make things easier by rendering the offer impossible for Libby to refuse.

It was the year leading up to their initiation that finally opened Ezra's eyes to the possibility that he might not have been starving so much as fasting. Now that Libby and Nico were gone, Ezra was left performing his cultivated mundanity for a fleet of empty seats. Without Libby, he was functionless and lonely, tired and reclusive and bored. And he had underestimated the discomfort of no longer being integral to Atlas's plan.

"Nonsense, of course you're useful," said Atlas. "More useful than you think."

"How?" Ezra asked irritably. Boredom stung, it itched somewhere intangibly, like a cramp in his calf. "You have all the specialties you needed."

"Yes, but I suspect I was wrong about Parisa," Atlas said.

Ezra frowned. "Is she not as good as you thought?"

"No, in terms of ability she's precisely what I'd hoped." A pause. "But I suspect she's going to be a problem."

"What sort of problem?" Ezra was unaware that Atlas had any of those. As far as Ezra knew, everything was going swimmingly without him. Hence the boredom.

"A problem." Atlas sipped his tea. "I can convince her to get the others to kill Callum, at least."

"Which one, the empath?"

"Yes." That was always the one meant to die; even the perfect group of candidates would have to lose a member, after all. In Atlas's eyes—and Ezra agreed—Callum was the equivalent of a nuclear code, and ridding the world of him was a favor to humanity. "Then we can handle Parisa."

"Oh yes of course, just *handle* her, problem solved, everything all neat and tidy," Ezra mused, waiting for a laugh that didn't come.

Worrying. Very worrying.

"When you say *handle*—" Ezra began.

"Joking," Atlas assured him after a beat. "Just a joke."

"Right," said Ezra, relieved. "Right, of course—"

"Of course." Atlas paused for a sip.

Ezra looked down at his own cup with a frown.

"So, just to be clear—"

"Did you know you were almost a candidate again this round?" Atlas offered tangentially. Ezra, who was still processing Atlas's hilarious sense of humor, glanced up with surprise. "In the past I thought I'd have to be the one to sneak you back in, given everything—" Given Ezra's prior recruitment, Atlas meant, or perhaps less flatteringly, given that Ezra had been nothing special since the aughts. "—but that's how little the council actually concerns themselves with anything beyond the archives. They saw your little outputs of magic and thought well, that's interesting, good thing nobody's ever heard of or seen him before—" Atlas took a sip, shrugging. "And then they went ahead and put you on the list. Funny, isn't it? How we're not people to them," Atlas remarked to himself. "Just power sources."

Atlas sipped his tea again as Ezra frowned, a roil of something oppositional in his gut.

"You talked them out of it, I imagine?"

"Of course," said Atlas.

"Because you preferred to recruit one of the others?"

Atlas slowly set down his cup.

"Yes," he said. "As we'd discussed. Correct?"

"Right," Ezra agreed, glancing down.

His own cup of coffee had gone cold.

"You sound suspicious," Atlas observed after a moment.

"Of course not." Suspicious was exactly what Ezra was. "It's just that you hadn't mentioned the possibility of my recruitment by the Society." He paused. "Or my re-recruitment, I suppose."

Atlas returned to his tea, giving it a testing swirl. "It slipped my mind."

Of all the possible explanations, that was so weak an excuse it bordered on insulting. "It *slipped* your *mind*?" Ezra echoed, his tone edging into scorn. An unprecedented tension escalated in the space between them, or perhaps only in the contents of Ezra's chest. "The *magical* one that you do *magic* with—it slipped *that* mind?"

"Would it have mattered? You couldn't accept." Atlas took an unbothered sip. "And it was my impression that you did not care to."

"I *don't,* obviously." How could he? When it had not previously been an option. "But still, I—"

"Miss Rhodes would have known that you'd lied to her," Atlas pointed out, and at the deliberate mention of Libby, Ezra resolutely did not flinch. "Which I also assumed you didn't care to do, correct? And which brings me back to Miss Kamali, I suppose."

"In what possible way?" Ezra sniped with sudden annoyance.

"In that Miss Rhodes is something you both have in common," Atlas remarked into his cup.

Considering that Atlas was fully aware that not everything between Libby and Ezra was built on falsehoods, it was clearly a comment intended to sting. But admitting as much would not help, so Ezra rolled his eyes.

"Libby doesn't know a thing about me. Bit hypocritical, don't you think, if I held that particular indiscretion against her?"

"I didn't say you should."

This conversation was going in circles. "So what's your problem with the telepath, then? You chose her."

He put the emphasis bitterly on *you,* not *chose.*

"Yes," Atlas said, "and she's just as good as I'd hoped. But far more dangerous than I thought."

That was a pattern beginning to emerge, thought Ezra restlessly. "Don't tell me you don't think you can handle her."

Atlas's cup paused partway to his lips. "I could," he agreed.

Could. Not *can.* "But you won't," Ezra guessed. "Because what," he added tightly, "I'll do it for you?"

"I could never take on one of my own initiates. You know that." Atlas shrugged. "But you also know we can't have someone involved in this who actively undermines our plan."

Their plan, now, was it? "No plans of mine involved killing someone unnecessarily," snapped Ezra.

"I didn't say that was the case," Atlas placidly replied, "and even if it was—"

"Oh yes, silly me," Ezra muttered, "you were just *joking*—"

"—perhaps you misunderstand what is necessary," Atlas finished, setting his cup to the side.

There was something about the foreignness of the motion—Atlas had never liked tea, preferring extreme intoxication instead—that made Ezra wonder whether he really knew Atlas Blakely at all. He certainly had at one

point, but that had only been what, one year? Over two decades had passed since then, and Ezra had functionally missed them. What might have happened to Atlas's mind—to his convictions, to his soul? What had initiation into the Society done to him?

So Ezra decided to do something he had never bothered with doing before. He opened a door to the distant future—the farthest point in time that he could reach.

This was not as exciting a thing as it sounded, because the future, so long as it was not lived, could always be changed. True, there were some unalterable events (Ezra's mother, for instance), but in general Ezra had learned to take his distant doors as a pseudo-reliable astrological reading: likely to happen, but not guaranteed. So long as he did not remain inside the futures he entered, he wasn't bound to the consequences of anything he saw. His presence, if he did not disrupt anything, was as forgettable as the motion of a single grain of sand.

But what he discovered discomfited him intensely. Because what Ezra saw—the conclusion of his and Atlas Blakely's plan—was biblical. Through his sliver of a portal, Ezra glimpsed pestilence and conquest; the buzz of an old, tired violence. The sky was garnet with ash and smoke, the portent of cataclysm red-rimmed and familiar. Like the unfocused eyes of a gunman through hallowed doors, leaving Ezra sole witness once again to the end of the fucking world.

"Let's make a new one," Atlas had said once. Not long ago, in Ezra's memory. Twenty years in Atlas Blakely's, and therefore perhaps long enough for him to believe that Ezra might have forgotten what he'd said. "This one's shitty, mate, it's gone and lost the plot completely. No more fixing, no more tinkering around with broken parts. When one ecosystem fails, nature makes a new one. Nature, or whoever's in charge. That's how the species survives."

He had turned his head, locking his dark gaze on Ezra's.

"Fuck it. Let's be gods," Atlas said.

At the time, Ezra had blamed it on the drugs.

But then he saw Tristan Caine inside one of his doors, traversing time itself on the wards Ezra had helped put in place, and he understood for the first time that Atlas Blakely had already built the perfect team without him. Atlas had wanted to build a new world, whatever that meant, and now, Ezra suspected that he could.

"What is it Tristan can do?" Ezra asked casually on their next meeting. "You never told me." He had thought, upon meeting him, that Tristan was merely another traveler. Increasingly, though, Ezra suspected that was not the case.

"Did I not?" said Atlas, lifting his cup to his lips.

Ezra, already irritated, knocked the tea out of his hands. "There's only one piece missing, Atlas." Someone to manipulate quanta: to use dark matter, to make sense of the void. That, and to be the God's-eye view, the objectivity to direct the others. To provide the clarity their research had been missing.

But that sort of power wasn't possible, and even if it were, a medeian with that scope of talent would have to be lawless, limitless. He would not be the person Ezra had met.

"Even if you had the piece you're looking for, it's not enough," Ezra continued. Assuming Atlas had been serious, exploding a new universe into being was preposterous. It required cosmic spontaneity, not mortal control. "You can't force a big bang," Ezra said, sounding delirious even to himself, "and even if you *could,* somehow, then at what scale? *This* world took billions of years to form, which presumably you don't have. Whatever you created, it would have to be—"

Perfect. Imperfect, but under perfect conditions.

Impossible, then.

Or was it?

Ezra's thoughts shorted out, and in the silence, a feverish terror gripped him. What *was* Atlas's plan? All this time he'd thought this was a form of reparations, almost like a prank on the academic elites. Take over the Society, ha ha ha. The idea they'd actually achieve some kind of creator-god omnipotence had never actually been on the table.

But then maybe this was it, then: Atlas was brilliant. Or a lunatic. Maybe he was unhinged (yes), or a genius (yes). Maybe he'd always been that way. Maybe it wasn't what Atlas was capable of doing, but what he was capable of envisioning. The pieces he knew how to use. The games he knew how to play.

What had Ezra said yes to the day he shook Atlas's hand?

"Getting cold feet, old friend?" Atlas murmured, giving Ezra a thin smile. "I imagine you may find yourself less devoted to our goals than you once were. Perhaps," he said, in English so falsely aristocratic he might as well have fucked the queen, "because you've made no sacrifices to get here."

"Me? *Atlas,*" Ezra snapped. "This was always part of the plan—"

"Yes," Atlas agreed, "but while I've spent the last quarter of a century getting older, you've remained a child, haven't you, Ezra? We erased you, remade you, to the point where your stakes don't exist. You," he said with accusation, or possibly disappointment, "can't see the way the game has changed."

"I'm a *child*?" Ezra echoed, astounded. "Have you forgotten that I did your dirty work for you?"

"I believe I thanked you for that several times over," Atlas reminded him. "And I've offered you a seat at the table, have I not? Many times, in fact."

The inadequacy of his response pricked like a needle, and Ezra stared at him.

"We started all this because we agreed this Society was fucked," Ezra said flatly.

"Yes," Atlas agreed.

"And now?"

"Still fucked, as you put it," said Atlas. "But this time, I can fix it. We," he amended. "We can fix it, if you're willing to see things as I see them."

When one ecosystem fails, nature makes a new one. That's how the species survives.

The silence between them hollowed out and refilled with a new, tactile wave of doubt.

What would happen to this world when Atlas was done with it?

But then Ezra knew. He had already seen.

Fires, floods. Pestilence, violence.

"Ask me," said Atlas placidly.

For a moment, Ezra nearly did.

Do you really intend to go through with it?

Are you really so arrogant, so filled with hubris, to believe you have the right?

Part of Ezra was sure he could not have been so wrong. That even Atlas Blakely was not so mad with power as to bend impossibility to his will. Maybe the consequences Ezra had seen were unintended, unearned; maybe they were even unrelated. Ezra pictured himself asking *Would you really destroy everything just to build something new? Just checking* and Atlas would say *No, no, of course not.* A little smirk, a shake of the head: *Ezra, please. You know mass destruction's not my style.* They would laugh about it, probably.

But then Ezra remembered the easy way Atlas suggested they simply rid themselves of Callum Nova; *handle* Parisa Kamali. Necessary, he'd said.

So what happened when Ezra was no longer necessary? That was the only question worth asking, and in the same moment, it became clear that they already knew.

"The archives would never give you what you want," Ezra eventually said. "You can't hide your intentions from the library itself."

Silence.

"Are you using someone else to do it?"

"Either you're in, Ezra, or you're not," Atlas told him in a low voice.

They stared at each other.

Elsewhere, a clock ticked.

Then Ezra smiled.

"Of course I'm in," he said. "I've never not been in."

And he hadn't.

Not before then.

"So then it's simple, isn't it? You'll see what they're all capable of," Atlas said. "I wouldn't deny you any of it."

Ezra knew better than to question him, even inside his own head.

"Fine," he said. "Fine, get Parisa to kill Callum and I'll deal with the rest."

"Does Miss Rhodes suspect anything?" asked Atlas.

No. No, Ezra would make sure of it.

"I'll keep Libby close," he said, having mistaken that for something that could be done.

But truthfully he knew it couldn't. The more Ezra had pushed her, coaxed her, worshipfully tried to persuade her of his devotion the way he assumed she would want to be loved—the more he hoped to remain inside Atlas's confidence by maintaining Libby's—the further she got from him, growing more distant each time they spoke. Ezra had wanted an alliance of sorts, anticipating that Libby would trust him enough to allow insight to Atlas's plans even if Society rules precluded them. He clung to their years of companionship, their one-sided trust, which often felt real to him, even though he knew it to be a mirage that he had created. He set himself to the task of distant espionage, hoping to rely on the one person whose morality he had always assumed would persist, even if their relationship did not. But Libby had pushed back, fruitlessly mistrusting, aimlessly angry.

"I'm not yours," she said, and drew a line between them, closing the door on his access to her life.

So now, without Libby or even the promise of her, Ezra had no choice but to do something drastic. If he wanted to make sure Atlas Blakely's plans never came to pass, then he would have to neutralize the Society on his own.

What he needed first was a way to take one of Atlas's pieces off the board.

Breaking in would be the easy part. Twenty years ago, Ezra had quietly built a fail-safe into the wards, precisely his own size and shape, which no succeeding class of initiates would know to prevent. He could slip easily through it, falling through the only dimension that no one else could see, but what to do upon arrival was another matter; a troubling one.

Ezra knew, to some extent, which of the six mattered to Atlas and which ones didn't. Libby, Nico, and Reina were part of the same triumvirate of power, and therefore Atlas would need all three. Tristan . . . there was something about Tristan that Atlas wasn't telling him, which made Tristan possibly the linchpin of Atlas's plan.

Whichever candidate Ezra chose, Atlas would need to believe they were dead. Gone.

An illusion?

No, something better. Something convincing.

Something *expensive*.

"I know someone who can help you" came back once Ezra sent feelers around, reaching out to whatever he could find among less law-abiding circles. A mermaid, they said, though the term was slung around with a derogatory aftertaste. "It'll cost you, but if you can pay . . ."

"I can pay," Ezra said.

It was someone known only as the Prince who, via the mermaid, gave Ezra the animation. It was sickening and faceless, expressionless and limp. Just a generic, unremarkable diorama of a corpse that had encountered a violent end.

"You'll have to give the animation a face," the mermaid said, her voice shrill and high, like glass breaking. The sound of it set off something in Ezra's inner ear, leaving him temporarily straining for balance. "It will have to replicate someone you know well enough to complete the animation. Someone whose every expression and motion you know intimately enough to reproduce."

That, Ezra realized with a momentary stiffening, narrowed his options considerably. But if he was going to take one of Atlas's prizes, he might as well take the one he knew for a fact that Atlas could not do without. She and Nico were a key and a lock, and Ezra, a person who trafficked in doors, knew one was no good without the other.

Libby had intuited his presence in the room before seeing him. She had keen hearing, and something always alerted her to his presence. Echolocation, almost. She had known his entry to the house, had felt the disruption of time that he'd caused. For a moment, seeing her eyes change, Ezra suffered a twinge of remorse.

Only for a moment.

Taking her with him was an effort, one which was only narrowly possible given the limitations of his ability to travel. Convenient that she was so small, and so taken unawares. The only sound as they went through the door was her scream, which echoed from the place they'd left until they arrived where he'd intended, and then it ended with a spark, like a match flaring.

Libby spun from his grip and glared at him. Which was when Ezra realized, much to his surprise, that he had *missed her*.

"Ezra, what the *fuck*—"

"It isn't what you think," he said quickly, because it wasn't. If he could have taken one of the others, he would have. This wasn't about her.

"Then tell me what to think!"

He summarized for her the basics: Atlas Blakely bad, Society bad, everything mostly bad, Libby gone for her own good.

She took it badly. "My *own good*? I told you not to decide that for me when we were together," she snarled at him. "You certainly don't get to decide it now!"

Appealing as it was to spend his time having another fight with his ex-girlfriend, Ezra didn't currently have a lot of patience for a heart-to-heart. "Look, there's a lot of things about our relationship I'd like to change," he assured her. "Most notably its inception. But seeing as I can't—"

"It was all a lie." Libby lifted a hand to her mouth. "My god, I believed you, I *defended* you—"

"It wasn't a lie. It just wasn't—" Ezra paused, clearing his throat. "Entirely true."

She stared at him, dumbfounded. In her defense, Ezra conceded, it was indeed a terrible answer. Short of drawing on her animosity with Nico, Ezra had not improved at telling her things she wanted to hear—but in *his* defense, he'd never actually known the right things to say to begin with.

Gradually, Libby found her voice again.

"But you . . ." A pause. "You know everything about me. *Everything.*"

He had hoped it wouldn't come to this. "Yes."

"You know about my fears, my dreams, my regrets." Her face paled. "My sister."

"Yes." It wasn't as if she hadn't known things about him, too.

"Ezra, I *trusted* you," Libby snarled.

"Libby—"

"It was real for me!"

"It was real for me, too."

Most of it.

Some of it.

More of it than he felt it wise to confess.

"Jesus, Ezra, did I even—?"

He watched Libby stop herself from asking if she had ever mattered to him, which was a brilliant idea as far as he was concerned. Even if she could have been satisfied with his answer (she would not have been), being made to question it at all would cause her irreparable harm. Libby Rhodes, whatever emotional insufficiencies she might have struggled with intrinsically, knew her limits, and she regarded them with abject tenderness, like fresh bruises.

"So why did you *abduct* me?" she demanded, half stammering.

"Because of Atlas," Ezra sighed. This was yet another circular argument. "I told you. This isn't about you."

"But then—" Another pause. "Where did you take me?"

It was starting to settle in now, he suspected. The sensation of being held captive. The initial shock of being taken was starting to wear off, and soon she would start to consider the plausibility of escape.

"It isn't," Ezra began, "entirely a matter of *where*."

He stopped before explaining himself any further. She was too clever, after all, and certainly too powerful not to find her way out unless it remained a labyrinth, part of a maze she couldn't see. People generally only knew how to look at the world one way: in three dimensions. For them, time was exclusively linear, moving in a single direction never to be disrupted or stopped.

Imagine looking for someone and knowing only that they were somewhere on earth. Now imagine looking for someone knowing only that they were on earth during a time with indoor plumbing. In short, nobody would find her. Ideally, Libby Rhodes would struggle to even find herself.

"You can't keep me here," she said. It was flat, unfaceted, deadly. "You don't understand what I am. You never have."

"I know exactly what you are, Libby. I've known for some time—Is the empath dead yet?"

She gaped at him.

"Is that a yes?" Ezra prompted.

"I don't—how—?" She was blinking rapidly. "You know about Callum?"

He set his jaw, taking it for a rhetorical question. Obviously he had already made his answer plenty clear. "Yes or no, Libby."

"I don't know," she snapped, restless. "Yes, probably—"

He was running late now, though punctuality was never a primary concern for him. He was often late to things, finding time to be such an arbitrary measure of motion. Even in his youth, which was both enormous and a mere sliver of things, Ezra had never felt tasked by the prospect of arriving anywhere on time. His mother had wasted countless hours haranguing him about it, even on her very last day.

Though, perhaps that was what had drawn him to Atlas, in the end. Ezra knew how to starve, and Atlas knew how to wait.

"I'll be back," Ezra told Libby. "Don't go anywhere." Not that she could, even if she tried it. He'd built the wards specifically for her, made them molecular, soluble, water-based. She would have to alter the state of her environment in order to break them; to change the elements themselves individually, draining herself more with each step of progress. One step forward, two steps back.

Keys and locks.

"You're keeping me here?" She sounded numbly disbelieving, though that would change. Numbness would pass, and pain would surely follow.

He lamented it. "It's for your own safety," he reminded her.

"From Atlas?"

"Yes, from Atlas," he said, feeling a rush of urgency. He was running late, but again, that wasn't the problem; it was what awaited him if he stayed. "I want you," he said plainly, "to remain alive."

Eventually the truth would sink in for Libby, and when it did, it was best to remove any flammable objects from the room, such as Ezra's limbs and clothing.

"What," Libby spat, "does *Atlas Blakely* need me for?"

Yes, there it was. The rage was settling in.

"You'd better hope you don't find out," Ezra said, and then he departed for his meeting through yet another door of his creation, the sound of his careful stride echoing from the floors the moment they hit familiar marble.

He already knew who the room would contain when he entered it.

Much like Atlas, Ezra had chosen its occupants carefully, using the contacts he had procured beneath the meticulous cover of his unremarkable face, his eradicated name. They all *wanted* to be found—had been easily baited by the right price—and so the primary leaders from every enemy the Society had ever possessed would not have hesitated to reply to Ezra's summons. They had been lured here by the promise of a single prize: the Society itself, which no one but Ezra had ever turned down.

Provided the animation worked, Ezra doubted Atlas would suspect him. But even if he did, it was Atlas who had made Ezra invisible, and therefore impossible to find.

"My friends," Ezra said, striding in to address the room without preamble. "Welcome."

If they were surprised to discover he was so young, they hid it well. They would not have known, after all, what to make of the summonses they had received, each of which contained secrets from their youth as irreconcilable leverage. (Only people who exist in three dimensions ever believe history to be sacred.)

"The six most dangerous human beings alive," Ezra said to the room, "are, as you all know, currently in Atlas Blakely's care. One has been neutralized, which should buy us some time, and another has been eliminated by the Society itself. But the other four will cause either our extinction or survival. They are the chosen of a despotic Society for which we are little more than pawns. We have one year until they emerge again from its protection."

The members of the room exchanged glances. There were six of them, which Ezra found beautifully ironic. The synchronicity was so crisp that even Atlas would have appreciated it, had he known.

"What do you want us to do about them?" asked Nothazai, the first to speak.

Ezra smiled as Atlas would have shrugged.

"What else? Our world is dying," he said, and took a seat, ready to put himself to work. "It's up to us to set it right."

· END ·

And so five stood where there had once been six.

"I won't do it," said Nico de Varona, breaking the silence. "Not unless I have some assurances moving forward."

Parisa Kamali was first to reply. "Assurances of what?"

"I want Rhodes back. And I want your word you'll help me find her." Nico's expression was determined and grim, his voice steady and unflinching. "I refuse to be part of this Society unless I know I have your support."

Dalton opted not to contribute things like *there is no refusal,* because it did not seem relevant.

Instead he sat quietly, waiting for what would come.

"I'm with Nico." That was Reina Mori.

"As am I." Callum Nova's voice was smooth with confidence. Presumably he possessed the cleverness to know that for him, only one answer would be sufficient. For now.

"You?" Nico asked Tristan Caine, who didn't look up from his hands.

"Of course." His voice was thin with derision. "Of course."

"Which leaves you," Reina observed, turning to Parisa, who glanced askance with irritation.

"Would I really be stupid enough to refuse?"

"Don't," Nico cut in before anyone could respond. "This isn't a fight. It's not a threat, it's a fact. Either you're with me or you're not."

Either they were with him or he was not with them, Dalton interpreted in silence. But this was the point of the binding, wasn't it? They had not suffered this year for nothing.

"Fine," Parisa said. "If Rhodes can be found—"

"She will be," Nico said brusquely. "That's the point."

"Fine."

Parisa slid a glance around the room, to the five candidates present alongside the absence that none could ignore. She dared them to contradict her, but when, as predicted, they did not, she said, "You have our word, Varona."

And so where there had once been six was now, irreversibly, one.

· · ·

When an ecosystem dies, nature makes a new one. Simple rules, simple concept, for which the Society was proof itself. It existed from the ashes of its former selves, atop the bones of things abandoned or destroyed. It was a secret buried inside a labyrinth, hidden within a maze.

The Society was built upon itself, higher and higher. It stood like Babel, reaching for the sky. Invention, progress, the building up of everything had no option but to continue; something put in motion did not, of its own volition, stop. The trouble with knowledge, the idiosyncrasy of its particular addiction, was that it was not the same as other types of vice. Someone given a taste of omniscience could never be satisfied by the contents of a bare reality without it; life and death as once accepted would carry no weight, and even the usual temptations of excess would fail to satisfy. The lives they might have had would only feel ill-fitting, poorly worn. Someday, perhaps quite soon, they might be able to create entire worlds; to not only reach, but to *become* like gods.

Dalton Ellery stood before the five initiates of the Alexandrian Society and watched them take their vows, marrying themselves to the inevitability of change and inseverable alteration. Henceforth, things would only be more difficult. Barriers of impossibility would fall away; the limits of the outside world would no longer exist, and the only walls left to contain these five would be the ones they built for themselves. What they did not realize yet, Dalton thought in silence, was the safety of a cage, the security of containment. Given a task, even a lab rat can find gratification; from a prescribed morality, contentment; from the realization of a calling, the provenance of a cause. Power without purpose was the real trap, the true paralysis. The freedom of endless choices wasn't meant for human minds.

For a moment it occurred to Dalton like a seedling of something half remembered that perhaps he should say something along those lines. That perhaps he should warn them how the access they were soon to have would be too much to allow for any weakness, too little to appease the promise of their strengths. He thought: *You are entering the cycle of your own destruction, the wheel of your own fortune, which will rise and fall and so will you. You will deconstruct and resurrect in some other form, and the ashes of yourself will be the rubble from the fall.*

Rome falls, he wanted to say. *Everything collapses. You will, too.*

You will, soon.

But before Dalton could bring himself to speak, he looked up at the mirrored surface of the reading room's glass and saw, behind him, the face of Atlas Blakely, who was the reason he still existed in any form. He had needed limits, like an addict, and Atlas had given them to him. He had a purpose.

It was Atlas who had promised him that there would be an end, a conclusion to the hunger, completion of the cycle. He had taken away the chains of Dalton's invulnerability and given him what he needed most; the one thing the others might not find on their own: an answer.

Was there such a thing as too much power?

In the glass, a little manic glimmer flashed behind Dalton's eyes; a glimpse of who he'd once been. Past lives, ill-fitting. But this answer Dalton Ellery knew, as the initiates would soon learn, because it was the only answer even if it was the worst one, the least comforting, the most limitless:

Yes.

But as the world itself will tell you, something put in motion will not stop.

ACKNOWLEDGMENTS

I can't believe I keep writing things and you keep reading them. Miraculous.

This book in particular was a long time coming; these characters existed in an entirely different world amid a vastly unrelated plot before I dismantled the whole thing, used the remains for kindling, and rebuilt the story before you from the ashes of its former self. A special outpouring of thanks to Aurora and Garrett, who read all of this book's different versions and persuaded me to keep going. I say this every time, but every time I mean it: if not for them, the book you hold in your hands would not exist.

Many thanks to the usual suspects: my editors, Aurora and Cyndi; my science consultant, Mr. Blake; my fight consultant, Nacho; my beloved illustrator, Little Chmura. Will I ever be able to thank you enough? Distressingly no, but I'll keep trying. For my parents, who cheerfully back away when I'm writing and don't ask me too often how things are going. Thank you for putting up with my artistic temperament and my deep, disturbing love of my work. For my sisters, KMS. To all of my family, my friends who continuously support me: Allie, Ana, Bella, Cara, Carrie, David, Elena, Kayla, Lauren, Mackenzie, Megan, Stacie. To the Boxing Book Club. To my therapist, who let me use an entire hour for an incoherent stream of consciousness to work out a plot point I couldn't untangle. To all the people who say you're not crazy, keep going, this is good. I wish gratitude were easier to package.

To my mom, since I know she reads these: I love and am very indebted to you. (Just generally.)

To Garrett: thank you for telling me that my construction of magic proves I understand basic principles of physics. I worry you will eventually discover this is not correct; when that day arrives, my condolences. Thank you for considering me the good kind of crazy. Thank you for teaching everyone, me most of all. I tire of everything, always, but never you.

To you: writing is my excruciating joy, my feast of hope, my method of survival. Ipso facto, so are you. As always, it has been an honor to put these words down for you. I sincerely hope you enjoyed the story.

xx, Olivie
January 31, 2020

November, 2021 — I have the great, incomprehensible fortune to be back with more people to thank. An impossible task, but I'll try. Thank you to Molly McGhee, my beloved editor, who soothes my !!!s and ???s me at all the right moments. You have contributed so much more to this book and to my earthly existence than you will ever know. Thank you to Amelia Appel, my absolute all-star of an agent. You changed my life, full stop. Nothing will ever be more exciting than the yes you gave me when everyone else was a no. To Little Chmura, my favorite illustrator—look how it's going, baby! I am so lucky to do all of this with you.

To the rest of the team at Tor, for making my literal dreams come true: Troix Jackson, who is eternally wonderful. My immensely talented cover designer Jamie Stafford-Hill and interior designer Heather Saunders. My publicists, Desirae Friesen and Sarah Reidy. My marketing team, Eileen Lawrence and Natassja Haught (who found this book before Tor did!). Megan Kiddoo, my production editor, my production manager Jim Kapp, my managing editor Rafal Gibek, and Michelle Foytek, publishing operator extraordinaire. My publishers, Devi Pillai and Lucille Rettino. Chris Scheina, my foreign rights agent. Christine Jaeger and her incredible sales team. Thank you to Dr. Uwe Stender and the rest of the team at Triada. Thank you to the good citizens of BookTok, BookTwt, and Bookstagram. I am so very honored to have all of you on my side.

And one more addition to the team: to Henry. Thank you for showing me every day how intensely my heart can explode and how much I can accomplish on so little sleep. Little boy, I adore you. Extra thanks to my mom for being here literally right now so that I can write this. And to Garrett, of course, again, as always. For this and everything, and for giving Henry that irresistible smile, those pretty eyes, that happy laugh. You're my luckiest thing.

Turn the page for a sneak peek at
the electric sequel to the viral sensation
The Atlas Six

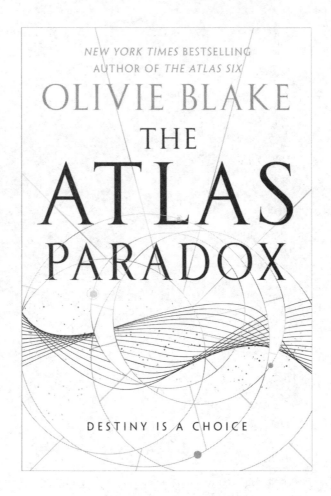

Gideon Drake shaded his eyes from the red-burning sun and swept a glance across the scorched and blackened hills. Heat rippled in the air between particulate clouds of ash. Little moth wings of debris floated delicately across his limited vision. The smoke was thick, chalky enough to stick in his throat, and if any of it was real it would constitute a medical emergency on the spot.

But it wasn't, so it didn't.

Gideon glanced down at the black Lab beside him, frowning at him in contemplation, and then turned back to the unfamiliar scene, pulling his shirt above his mouth to manifest a thin veil of semi-breathable air.

"That's very interesting," Gideon murmured to himself.

In the dream realms these burnings happened from time to time. Gideon called them "erosions," though if he ever met another of his kind, he wouldn't be surprised to learn there was already a proper name. It was common enough, though almost never this . . . flammable.

If Gideon had a philosophy, it was this: No sense despairing.

There was no telling what was real and what was not for Gideon Drake. His perception of dreamt wasteland might be a completely different scene to the dreamer. The burnings were a fine reminder of something Gideon had learned long ago: there is doom to be found everywhere if doom is what you seek.

"Well, come on then, Max," Gideon said to the dog, who was coincidentally also his roommate. Max sniffed the air and whined in opposition as they headed west, but they both understood that dreams were Gideon's domain, and therefore their path was ultimately Gideon's decision.

Magically speaking, the dream realms were part of a collective subconscious. While every human had access to a corner of the realms, very few were able to traverse the realms of dreams as Gideon was.

To see where a person's own consciousness ended and others began required a particular set of skills, and Gideon—who knew the shifting patterns of the realms the same way sailors know the tides—had even keener senses now that he rarely left their midst.

To the outside world, Gideon presented as a fairly normal person with

narcolepsy. Understanding his magic, though, was not straightforward at all. As far as Gideon could gather, the line between conscious and subconscious was very thin for him. He could identify time and location within the dream realms, but his ability to walk through dreams occasionally prevented him from making it all the way through breakfast upright. Sometimes it seemed he belonged more to the realm of dreams than to the world of the living. Still, Gideon's apparent somnambular flaw meant that he could make use of the limits others faced. A normal person could fly in a dream, for example, but they would know they were dreaming, and therefore be aware that they couldn't actually fly in real life. Gideon Drake, on the other hand, could fly, period. Whether he happened to be awake or dreaming was the part he couldn't always figure out.

Gideon wasn't technically any more powerful than anyone else would be inside of a dream. His corporeal limitations were similar to those of telepathy—no magic performed in the dream realms could possibly harm him permanently, unless his physical form suffered something like a stroke or seizure. Gideon felt pain the same way another person might feel it in a dream—imagined, and then gone when they woke up. Unless he was under unusual amounts of stress that could then cause one of the above bodily re-actions, that is . . . but that he never worried over. Only Nico worried about that sort of thing.

At the thought of Nico, Gideon suffered the usual twinge of something exposed, like having misplaced his left shoe and carried on trudging without it. For the last year, he had trained himself (with varying degrees of success, depending on the day) to stop cataloguing the absence of his and Max's usual companion. It had been difficult at first; the thought of Nico usually came back to him reflexively, like muscle memory, without preemption or fore-thought, and therefore with the unforeseen consequence of disrupting his intended route. Sometimes, when Gideon's thoughts went to Nico, so did Gideon himself.

In the end, the pitfall and the providence of knowing Nico de Varona was that he could not be readily forgotten, nor easily parted from. Missing him was like missing a severed limb. Never quite complete and never whole, though on occasion the vestigial aches proved helpfully informative.

Gideon allowed himself to feel the things he tried (under other circum-stances) not to, and like a sigh of relief, he felt the realms shift courteously beneath his feet. The nightmare gradually subsided, giving way to the atmo-sphere of Gideon's own dreams, and so Gideon followed the path that came to him most easily: his own.

The smoke from the dream faded as Gideon's mind wandered, and as

such he and Max found themselves moving through conscious perception of time and space. In place of scorched earth, there was now the faint suggestion of microwaveable popcorn and industrial-strength laundry detergent— unmistakable top notes of the NYUMA dorms.

And with it, the familiar face of a teenager Gideon once knew.

"I'm Nico," said the wild-eyed, messy-haired boy whose T-shirt was inadvertently folded up on one side from the presence of his duffel bag. "You're Gideon? You look exhausted," he decided as an afterthought, tossing the bag below the second bed and glancing around the room, adding, "You know, we'd have a lot more room if we bunked these."

Was this a memory, or a dream? It was hard for Gideon Drake to tell.

It was difficult to explain what exactly Nico had done to the air in the room, which Nico himself didn't appear to have noticed. With mild claustrophobia, Gideon managed, "I'm not sure we're allowed to move the furniture. I guess we could ask?"

"We could, but asking so diminishes our chances at a favorable outcome." Nico paused, glancing at him. "What is that accent, by the way? French?"

"Sort of. Acadian."

"Quebecois?"

"Close enough."

Nico's grin broadened. "Well, excellent," he said. "I've been wanting to expand linguistically. I think too much in English now, I need something else. Never trust a dichotomy, I always say. Though on a relevant note, do you want top or bottom?" he asked, and Gideon blinked.

"You choose," he managed, and Nico waved a hand, rearranging furniture so effortlessly that in the span of a breath, Gideon had already forgotten what the room looked like to begin with.

In real life, Gideon had learned very quickly that if there wasn't space, Nico made some. If things sat still for too long, then Nico would inevitably disrupt them. The school administrators at NYUMA had felt the only necessary accommodation for Gideon's presence was to label him "in need of disability services" and leave it at that, but given everything Gideon had observed about his new roommate within moments of meeting him, he had been uneasily certain that it was only a matter of time before Nico found out the truth of him.

"Where do you go?" Nico had asked, proving Gideon right. "When you sleep, I mean."

It was two weeks into the school year and Nico had climbed down from the top bunk, manifesting at Gideon's side and startling him awake. Gideon hadn't even known he was sleeping.

"I have narcolepsy," he managed to say.

"Bullshit," Nico replied.

Gideon had stared at him and thought, I can't tell you. Not that he thought Nico was going to turn out to be some sort of creature hunter or someone planted in his room by his mother (although both were a distinct possibility), but there was always a moment when people started to look at him differently. Gideon hated that moment. The moment when others started to find something—many somethings—to reinforce their suspicions that Gideon was repulsive in some way. Instinctual knowledge; prey responding to a threat. Fight or flight.

I can't tell anyone, Gideon had thought, but especially not you.

"There's something weird about you," Nico continued matter-of-factly. "Not bad-weird, just weird." He folded his arms over his chest, considering it. "What's your story?"

"I told you. Narcolepsy."

Nico rolled his eyes. *"Menteur."*

Liar. So he really was planning to learn French, then.

"What's 'shut up' in Spanish?" a former version of Gideon had asked in real life, and Nico had given him a smile that Gideon would later learn was exceptionally dangerous.

"Get out of bed, Sandman," Nico had said, tossing aside the covers. "We're going out."

Back in the present, Max nudged Gideon's knee with his nose, just hard enough that Gideon had to stumble for balance. "Thanks," he said, shaking himself free of the memory. The dorm room faded back into the erosion's distantly blazing hillside as Max supplied him with an unblinking look of expectation.

"Nico's this way," Gideon said, pointing through the thick brush of blazing evergreens.

Max gave him a doubtful look.

Gideon sighed. "Fine," he said, and conjured a ball, tossing it into the woods. "Fetch."

The ball illuminated as it picked up speed, dousing the forest in a low, reassuring glow. Max gave Gideon another look of annoyance but darted ahead, following the path that Gideon's magic had created.

Everyone had magic in dreams. The limitations were not the laws of physics, but rather the control of the dreamer. Gideon, a creature who constantly wavered between consciousness and unconsciousness, lacked muscle memory when it came to the limitations of reality. If you do not know precisely where impossibility begins and ends, then of course it cannot constrain you.

Whether Gideon simply *had* magic or was *himself* magic was perpetually a subject up for debate. Nico was adamant of the former, Gideon himself not so sure. He could scarcely perform even mediocre witchery when called upon in class, which was why he had stuck primarily to theoretical studies of how and why magic existed. Because Nico was a physicist, he saw the world in terms of pseudo-anatomical construction, but Gideon liked to think of the world as something of a data cloud. That's all the dream realms were, in the end. Shared space for humanity's experience.

The real Nico was closer now, and the edge of the burning forest quickly dwindled to a thin stretch of vacant beach. Gideon bent down to brush his fingers over the sand, then plunged an arm through it, testing. Things were not burning here, but his arm did disappear instantly, swallowed up to the cuff of his shoulder. Max gave a low, cautioning growl.

Gideon retracted his hand, reaching over to give Max a little chin scratch of reassurance.

"Why don't you stay here," Gideon suggested. "I'll come get you in an hour or so."

Max whined softly.

"Yeah, yeah, I'll be careful. You're really starting to sound like Nico, you know."

Max barked.

"All right, fine, I take it back."

Gideon knelt in the sand with a roll of his eyes and submerged his hand again, this time leaning into the sand until it overtook his body and he slid fully into the other side. Instantly there was a shift in pressure, high to low, and Gideon found himself tumbling headlong into more sand, dropping from the sky onto the rolling hills of an arid desert.

He hit the sand face-first, spitting a bit out of the side of his mouth. Gideon was not what one might call a lover of nature, having been exposed to a few too many of its less pleasant gifts. Were there worse things than sand? Yes, definitely, but still. Gideon didn't think it was entirely out of line to find its effects offensive. He could feel it everywhere already, in the lining of his ears and in his teeth, taking residence in the rivulets of his scalp. Not ideal—but, as ever, no point despairing.

Gideon dragged himself upright, struggling to maintain his balance in the endless ribbon of sand that rose to the top of his calves. He peered around at the dunes, bracing for something. What it would be, he had no idea. It was different every time.

A buzz in his right ear had him pivoting sharply (or trying to) with a yelp, swatting blindly at the air. Anything but mosquitoes—Gideon did not care

for bugs. Another buzz and he flicked it away, this time suffering a needle prick to his forearm. A welt had already started to show, a plump tear of blood pearling up from the puncture. Gideon brought his arm up to inspect the wound more closely, brushing away an exoskeleton of metal, the minute trace of gunpowder.

So. Not bugs, then.

Knowing what type of obstacle came next was usually a mixed relief, because it meant that Gideon now had both the ability and the necessity to plan his defense. Sometimes entering this particular subconscious was a tactical matter. Sometimes there was combat, sometimes there were labyrinths. Occasionally escape rooms and mazes and chases and fights—those were preferable, owing to Gideon's general proficiency (up to this point) at eluding death and all its horsemen. Other times it was merely about the sweat of it, the strain, which was a matter of simple but terrible endurance. Gideon couldn't die in dreams—no one could—but he could suffer. He could feel fear, or pain. Sometimes the test was just about clenching your jaw and outlasting.

This dream, unfortunately, was going to be one of those.

Whatever tiny weapons were being fired at Gideon now were too small to dodge and too quick to fight—probably nothing that could exist on Earth or be operated by humans. Gideon took the blows like the unavoidable bites that they were and dove into the whip of the wind, closing his eyes to guard against the sting of sand. It mixed with his open wounds, blood streaking across his arms. He could see the blurs of red between slitted eyes, bright and relatively benign but still ugly. Like tear tracks on the statues of martyrs and saints.

Whichever telepath had set up these wards was without question a sadist of the highest, most troubling order.

Something pierced Gideon's neck, embedding in his throat, and Gideon's airway was instantly compromised. Choking, he rushed to apply pressure to the wound, willing himself to regenerate faster. Dreams were not real, the damage was not real—the only thing real was the struggle, and that much he would give without question. That much he would always give, always, because in the deepest caverns of his heart, he knew it was justified. That it was not only righteous, but owed.

The winds picked up, sand crusting his eyes and lips and adhering to the sweat in the folds of his neck, and Gideon, summoning the volumes of his pain, let out a scream—the primal kind. The kind that meant the screamer was giving in, letting go. He screamed and screamed and tried from somewhere inside his agony to offer the proper capitulation, the secret password of

sorts. The right message. Something like *I will die before I give up, but every-thing inside your wards is safe from me.*

I am just a man in pain. I am just a mortal with a message.

It must have worked, because the moment Gideon's lungs emptied, blister-ing with pleading and pain, the ground gave way beneath him. He fell with a slurping sound of suction before being delivered, mercifully, to the sudden vacancy of an empty room.

"Oh good, you're here," said Nico with palpable relief, rising to his feet and approaching the bars of the telepathic wards that separated them. "I think I was having a dream about the beach or something."

Gideon instinctively glanced at his arms for evidence of blood or sand, indulging a testing inhale to check his lungs. Everything appeared to be in order, which meant that he had made it inside the Alexandrian Society's wards for the hundred and eighteenth time.

Each time was a little more nightmarish than the last. Each time, though, it was worth it.

Nico smiled as he leaned against the bars with his usual smuggery. "You look well," he remarked in playful approval. "Very rested, as always."

Gideon rolled his eyes.

"I'm here," he confirmed, and then, because it was what Gideon had come to say, he added, "And I think I might be close to finding Libby."

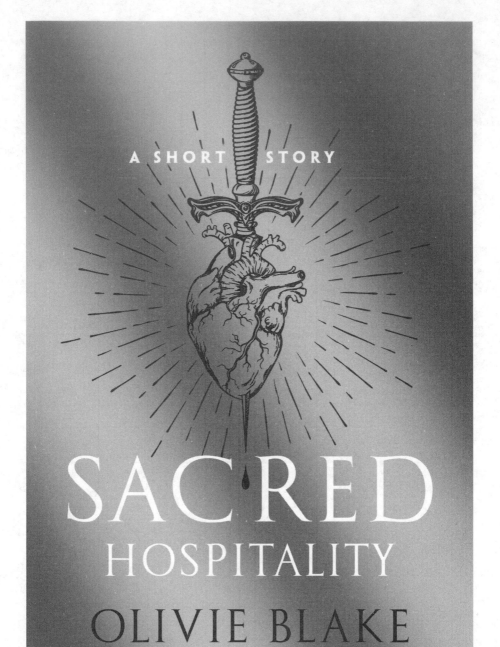

A SHORT STORY

SACRED
HOSPITALITY
OLIVIE BLAKE

Epigraph

Hospitium (Greek: ξενία, xenia, φιλοξενία) is the ancient art of hospitality, defined as the sacred right of the guest and the divine duty of the host. For example, it would be indecent for the guest to set fire to the curtains of the host, or for the host to poison the meal of the guest.

Not that anyone abides by ancient traditions.

ACT I, SCENE I: THE APARTMENT

A Manhattan walk-up in general adolescent disrepair.

THE PLAYERS:

Gideon Drake: saintly referee
Nico de Varona: antagonist host
Libby Rhodes: antagonist guest
Mira Patel: well-meaning participant
Max Wolfe: true neutral

"The game," Max began, "is—"

"Not a game," Gideon corrected for the benefit of the table. "Very much not a game. More of a learning exercise. Well, really it's a sort of . . . code of ethics, if you will—"

"The game is *Taboo,* but personal," Max finished for him.

"Really, we just hope both teams have fun," said Gideon.

"False," said Max. "There will be a loser."

"Right," Gideon agreed. "But in a fun way."

"I thought we wanted them to work together?" asked Mira tentatively.

"We do," said Gideon. "But also, we're realists. Optimists, one might say."

"It's pronounced 'idiots,'" said Max.

The denizens of the apartment, which had seen better days—but also considerably worse ones—fell somewhat shy of impressed. Gideon occupied what could be considered the head of the dining table (actually a series of other articles of furniture pushed together, because the real table was groaning beneath the weight of an air-conditioning unit that had been removed from the window one day and never put away, like the ghost of summers past). He had specified a seating arrangement that seemed more tennis court than social ritual. On the right side of the table was Nico de Varona, provocatively unkempt. Mira Patel was positioned behind him atop a stolen ("borrowed") barstool, a sort of makeshift stadium seating arrangement. On the table's left side sat Libby Rhodes, whose arms were folded in muted protest. Behind her, a half-attentive Max reclined (his chair, on the other hand, was an actual heirloom).

Nico looked dour. Mira looked interested. Gideon looked hopeful. Libby

looked annoyed. And Max looked very dapper. Although relatedly, he could not have cared less.

Between the two rival parties sat several courses of untouched food and a blank document labeled *MEDEIAN THEORY 425: Spring Term Thesis.*

"This is your fault," muttered Libby, ruffling her freshly cut bangs and tossing a glare across the table to where Mira was poring over a clipboard behind Nico. "*Take a theory course,* you said. *It'll be fun,* you said—"

"Wait, sorry—point Varona, I think?" Mira cut in with a hint of bemused delay. She scoured the clipboard a second time, uncertain as the list in front of her took up several pages, before leaning over to consult the evening's referee. "Really, Gideon, is that right?"

Gideon glanced over. "Well—"

"Aha!" exclaimed Nico, who up until that moment had been pretending to scrutinize his cuticles. "Who's the difficult one now? Take *that,* Rhodes—"

"Point Rhodes," announced Max. His list was considerably shorter than Mira's.

"What?" Nico demanded, launching himself half out of his chair to glare across the table around Libby's stubbornly unmoving form. "But I didn't say any of the words Rhodes said."

"Point Rhodes," Max said again.

"What?" Nico's squawk of protest grew audibly more indignant. "Impossible."

"What word did I even say?" Libby demanded, frowning at Mira, who was in turn still frowning at the pages before her.

"Erm . . . 'fault,'" Mira determined, before glancing up to spare Libby a shrug. "Sorry."

"Right, well." Gideon sighed. "In any case, the game—"

"The code of ethics," Max corrected him with a smirk.

"—is really more of a precaution, mind you, since I'm hoping we can all manage the appropriate civility to eat before getting started on the evening's group work," Gideon said, drawing their attention subtly to the bar of taco toppings he'd laid out in the kitchen. "Anyone hungry?"

"This is absurd," said Libby, arms folding ever more tightly across her chest. "There's no reason we need to resort to some kind of childish bribe. If it were up to me this paper would have been written weeks ago," she added with a sour look in Nico's direction, "but then again, *I'm* not the one consumed by the need to be pointlessly unreasonable."

"Points to Varona," said Mira.

"*Bellissima,*" called Nico, punctuating the statement with a theatrical chef's kiss.

"I don't even care about this stupid game," muttered a visibly devastated Libby.

"Oh, um. Sorry." Gideon leaned over to Mira, pointing to the page. "Not to backseat drive, obviously, but—"

"Right, sorry Gideon," Mira acknowledged, correcting herself. "It's actually double points to Varona."

"Patel, whose side are you on?" Libby growled.

"I would like to point out that I'm being extremely handsome and accommodating," said Nico, flashing a dazzling smile to Gideon, and then Max, "and therefore I request to be dismissed."

"Point Rhodes," said Max.

"Fuck," said Nico. "What did I say?"

"'Handsome,'" said Max.

"Who made this list?" Nico demanded.

"The point is," Gideon went on as if he had never been interrupted, "all we have to do is get the two of you to compile five hundred words. A mere five hundred words," he repeated plaintively. "Really, it's—"

"Gideon obviously made the list," said Max, reaching around Libby for a handful of tortilla chips.

"What I don't understand is how Gideon is meant to be considered a neutral party," said Libby, shifting in her seat. She was still stung by her double point loss.

"Frankly, Rhodes, you understand very little," said Nico.

"Point Rhodes," called Max.

"*Fuck,*" said Nico.

"I'm also not eating," Libby added, lurching across the table to knock Mira's hand away from the chip bowl. (Unsuccessfully, as a telling crunch resounded shortly thereafter.) "What if it's been tampered with?"

"It hasn't," said Gideon.

"And this certainly isn't neutral grounds," added Libby.

"Point Varona," said Mira.

"Fuck!" said Libby.

"Tacos?" Gideon offered.

"I don't really see how this is supposed to make them behave, if I'm honest," said Mira regretfully. "No offense, Gideon," she added, reaching for the salsa. "I just don't think they're going to be able to write it. No matter how many—er—codes of ethics we make."

"None taken," said Gideon.

"Then why are you here?" Max asked Mira.

"Hello, free food," replied Mira, who despite Libby's macabre warning was already wrapping herself a burrito.

"At least Patel's got a decent head on her shoulders," Nico pointed out, waving a hand in Mira's direction. "You'll notice Rhodes can't even be bothered to be grateful for my obvious attempts at compromise."

"Point Rhodes," said Max.

"Fucking really?" asked Nico.

"Which words are we saying that violate the game?" demanded Libby, talking over Max ("Code of Ethics!") to insist, "I mean, how are we supposed to learn from any of this if we don't even know the rules?"

"Point Varona," said Mira, mouth full. "Gideon," she added with a thick swallow, "this seasoning is *masterly*—"

"More to the point," Libby argued, "how are we supposed to *complete the assignment*—"

"Point Varona," said Mira.

"Okay, that one was obvious," said Libby, still miffed, "but whereas *I've* at least done the reading—"

"Point Varona," said Mira.

"—I . . . fine, fair enough," said an increasingly flustered Libby, "but if Varona hasn't even bothered t—"

"Point Varona," said Mira.

"Mira, for the utter love of fuck," said Libby.

Unhelpfully, Nico opened his mouth. "First of all, Rhodes—"

"Point Rhodes," said Max.

"What? Wait." Nico slammed a hand onto his portion of the table, which was in fact a disassembled bookshelf and therefore not entirely stable. The taco toppings shook, and a few bits of cilantro fluttered across the table. "Does she get a point every time I say her name?"

The occupants of the not-a-table glanced around in silence. Max in particular motioned a zip across his lips, tossing away the invisible key with a shrug.

"You do tend to misuse it," Gideon explained gently in an aside to Nico.

"Does it apply to me, too?" said Libby, offering testily, "Varona."

Silence.

"Ha!" Libby said, crossing one leg over the other so sharply they nearly lost the pico de gallo. "As I suspected, Varona, you're the only one here who's enough of a child t—"

"Point Varona," said Mira, helping herself to a heaping spoonful of guacamole.

"Well at least my rules make *sense*," said Libby, pursing her lips in the direction of a smirking Nico.

"It's interesting that *I'm* allegedly the child," said Nico, "whilst *you* are in fact too insufferable to eat the dinner that Gideon has painstakingly prepared."

Libby, liable to slip and lose a point, made a brief, profane gesture in his direction.

"Ha!" said Nico. "Nice try, Rhodes—"

"Point Rhodes," said Max.

"Fuckety balls," said Nico.

ACT I, SCENE II: THE NOVA FAMILY HOME

The formal dining room of a Grecian-style mansion nestled among the vineyards of the Western Cape.

THE PLAYERS:

Dimitris Nova: patriarch
Johannes van der Bos: esteemed guest
Callum Nova: recalcitrant lout
Arista Nova: third daughter
The Mother: the mother
And an irrelevancy named Yiannis

Callum Nova took his usual seat across from his father at the family's formal dining table, which had been set that evening for six. His older sister Arista sat to his left, alongside a very chin-forward man several decades her senior who was presumably a paramour. To Callum's right was his mother; to his father's left, beside the head of the table, was their guest, whose name Callum did not care to know but could not have reasonably avoided. Johannes van der Bos was not a trifling man, nor was his billion-dollar access to mortal consumer data about . . . hair products. Or something.

"Apologies on behalf of my son," said Callum's father, sparing a careless

glance in Callum's direction as Callum, who was one or two courses late, decorously shook his napkin loose, draping it over his lap. "The boy is a recalcitrant lout, I'm afraid."

"Mine is no different. Spoiled, this generation." Johannes waved a fork over his bowl. The Nova family china was ornate, and perfectly matched the color scheme of the large dining room. "Hard work means nothing to them."

From Callum's left, Arista cut him a rabbity glance. "My brother," she offered to her companion, with a tiny, indecipherable gesture to somewhere in Callum's vicinity (presumably Callum himself, although who could say). "I don't believe you've met him yet? Unless you have," she amended with sudden hesitation, "and I've stupidly forgotten—"

"Mate," offered the companion, by way of apparent introduction. "Yiannis."

"Quite an old name," remarked Callum's mother sullenly. She rapped her wine glass with a many-ringed hand, drumming her fingers idly. Her diamonds sparkled beneath the chandelier, and perhaps a different set of people would have been dazed. The six guests this evening, however, hardly noticed.

"She means classic," Arista hurried to explain.

"I'm sure I do," replied Callum's mother. She raised her glass to her lips, finding it empty, and then signaled with practiced silence for another.

"Shall we talk numbers, then?" asked Johannes through a mouthful of something pickled.

"At the dinner table? How uncivilized," said Callum's father cheerfully. "Typically we save such things for dessert."

Johannes retorted with a flighty motion of dismissal. "I appreciate the invitation, Dimis, but I should warn you, even you cannot tempt me after such a poor series of risks. You cannot conceal your year-end losses, however fine the cuisine," Johannes remarked with a gesture to his plate.

"Ah, there's that candor I so admire," said Callum's father. Much to Callum's displeasure, the father and son looked remarkably alike. Or would, if not for certain conscientious illusions.

From behind Callum's elbow, a steward set a bowl of insubstantial soup in front of him before carefully pouring more wine into his mother's glass.

"More herring, then, Johannes?"

"I shouldn't, of course. But yes, please—"

"You're not eating," observed Callum's mother with a glance at his sister, whose cheeks reddened. Arista's companion reached over to place a grizzled paw on hers.

"Eats like a bird, this one," Yiannis said boastfully.

"Yes, I've always found it so impressive how proficiently my daughter can

starve," agreed Callum's mother into her glass, puncturing her thick slab of crusty bread with a caviar fork. She laughed, then, and so did Arista, and so did Arista's companion.

Callum spooned some broth into his mouth.

"—really see how the so-called wellness industry retains any noticeable market shares in the beauty economy," Johannes was saying. "Or if it does, I have to assume it's a passing fad. Isn't that supposedly about health rather than vanity? Allegedly, anyway." He scratched his formidable beard with a sense of unalterable certainty.

"Well, precisely." Callum's father sat back in his seat. "Genius, don't you think?"

Callum shifted in his chair, crossing one leg over the other.

"I suppose it isn't *not*," Johannes acknowledged from his end of the table. "Though I must say, I was rather set against the proposal when I arrived."

"Were you?" echoed Callum's father, smiling. "Lucky it's only a social invitation, then. Just a simple dinner among old friends." He caught Callum's eye, expression flickering with momentary distaste, and looked away, back to Johannes. (Callum's relationship with his father was somewhat complex. On the one hand, Callum was useful. On the other hand, one could never quite be sure *when* Callum was being useful. Or on whom.)

"Like hell it is," Johannes replied with a belch of a laugh. "In any case," he continued, lips slick with sherry, "my board thinks your pet project's something of an unnecessary risk, I'm sorry to say."

"Well, by that logic all risks are unnecessary. But that is how men like us reap rewards." Callum's father glanced across the table again as the empty bowls were removed and replaced with a single orb of meat.

Callum picked up his fork.

"How is it?" whispered Arista to her companion, eyes darting up from her lap.

"Well enough, I suppose," said a frowning Yiannis, nudging his meatball. "Though, when you join me next week I'll have to take you out for something a bit more delicate."

Beside Callum, his mother scoffed loudly, draining her freshly poured glass. She frowned, then lifted her hand to signal again to the steward.

Callum set down his fork.

Callum's mother retracted her hand.

"That is remarkable," Johannes commented thoughtfully to Callum's father. "Still, I really had not meant to consider it. My board was quite insistent." A slow, dazed frown. "Though perhaps our position on the matter was simply misinformed."

"Perhaps it's your board I need to treat to a little herring, then, eh?" joked Callum's father.

"Actually, Yianni, I meant to tell you," said Arista, turning delicately to her companion. "About next week—I think actually something's come up." She looked temporarily confused, but shook it away.

"Darling, please don't be obstinate," sighed Yiannis, with an air of great and laudable tolerance. "Everything's been finalized for ages. The arrangements are made."

Callum looked down, inspecting a thumbnail as Arista blinked.

"Yes, well, unmake them," she suddenly suggested.

"Did you put something in the wine, Dimis?" chuckled Johannes, pretending to inspect the bottom of his thoroughly empty glass. "I could have sworn I wouldn't budge on this."

"On what?" replied Callum's father gaily. "As I said, this is purely social. You're always welcome at my family's table, Johannes. You do know," Callum's father added profoundly, "how well we eat."

To that, Johannes laughed. "Well said, Dimis old friend, well said indeed—"

"—know what's gotten into you," Yiannis was hissing to Arista between pressed lips. "It was my understanding that you were far more mature than this—"

"If you wanted mature, Yiannis, then you probably should have chosen someone older than your glass of scotch," said Arista, abruptly upending it in his lap.

The steward came by with more wine, dutifully observant. Grateful, Callum's mother reached for her glass.

Callum stifled a yawn.

Her hand carefully retracted.

"It's a deal then," said Johannes from the head of the table. "God help me, but you drive a hard bargain, Dimitris Nova—"

"A bit of water, please?" Callum's mother said in an undertone to the retreating steward. "Sparkling, of course."

"—nonsense," said Callum's father. "I can hardly claim to have sold a thing. You, my friend, simply have an inscrutable eye and unerring judgment."

"Truer words," agreed Johannes, patting his gut in a congratulatory fashion. "Shall we do a round of champagne to close the deal, then?"

"Actually," said Arista, scraping her chair back over the suppressed mutters of her companion's red-faced vitriol. "Yiannis was just leaving—"

"And I'm afraid I'll have to decline as well," announced Callum, abandoning his plate of meat. "Unfortunately I find myself with a bit of a headache."

"And of course he runs off," tutted Callum's father, glancing conspiratorially at Johannes beside him. "Some new revelry to attend, I imagine. Is yours much the same?"

"Worse, even. These sons of ours, I tell you," confirmed Johannes with a morbid shake of his head. "They never take responsibility for learning the trade, the real art of it. Boy, do you really think there is nothing to be learned from your father?" he asked, leveling a patronizing glance at Callum that strayed almost immediately to the passing bottle of prestige cuvée. "This is how lasting business is conducted, my boy—not by shiny cars or pretty girls, but by honest conversation, long talks among loyal friends . . . Oh, but go on, then," Johannes cut himself off with a shrug, moistening a sheen of anticipation as the glass was poured. "More for us, eh, Dimis?"

Callum spared a nod of parting to the room before turning to walk out the way he'd come. It was true, he disliked the necessity of family dinners and made any excuse to leave as soon as an opening presented itself. But at least that was last year's dismal Q4 sorted, among other things, and fortunately his other sisters had not attended. Theirs were stronger personalities than Arista's, exceptionally draining. (She seemed a touch bemused in his absence, but no matter. Someone else would surely come along and tell her what to do.)

Callum pressed a thumb to the pulsating behind his temples, trading the dull throb for the arthritic stab of his knee. An old injury, like a war wound, from the many family dinners he'd attended in the past.

The art of honest conversation indeed.

ACT II, SCENE I: THE APARTMENT, AGAIN

"This is absurd," said Libby, "and you're impossible."

"Point Varona," said Mira.

"Mira," Libby growled, "*so help me—*"

(An hour later, the food remained virtually untouched.)

"Where are we on the word count of the paper?" asked Max. "Surely close to five hundred by now."

"We're at—" Gideon glanced at the screen. "Four."

"Oh, so we'll die here, I see," said Max solemnly.

"So much for finding the whole thing hilarious, Maximilian," commented Nico, who was attempting to appear disinterested but had not, in actuality, ceased peering across the table at Libby's notes. "And as for Rhodes—"

"Point Rhodes," said Max.

"Balls—*you there,* then," Nico clarified with a self-righteous flail in Libby's direction. "I thought we weren't going to use logical determinism as one of our defenses?"

"Unsurprisingly, you thought wrong," Libby retorted without looking up. "Gideon, are you sure I can't just write this paper myself?"

"Ding, ding, ding, that's a bonus round," said Max, pointing to Mira, who remorsefully produced a sign that read LIBBY SUGGESTS SHE DO THE ASSIGNMENT ON HER OWN in Gideon's neat script. "That's a whole set to Nicolás—"

"Ha!" said Nico.

"—or something," Max added with a shrug in Gideon's direction. "I may not have actually read the rules."

"Truthfully I don't know why I bothered," Gideon said.

"Shut up," Libby advised Nico, who was busily typing into the open document.

"Rhodes, for fuck's sake—"

"Point Rhodes," said Max.

"Balls," said an aggrieved Nico.

"Varona," Libby announced, having stolen Nico's tablet and looked over his contribution, "you can't simply discard determinism as a theory because, quote, you *don't like it*—"

"Well, I don't," sniffed Nico, unperturbed.

"I don't either," said Libby, "but that doesn't mean I don't consider it a plausible subject—"

Nico gave an irritable sigh. "If the future is fixed, then what's the point?"

"It's a *theory,* Varona, you idiot—"

"Point Varona," said Mira before asking, "Gideon, is there dessert?"

"Yes," said Gideon. "Tres leches cake."

"What? Where?" said Nico, head snapping up.

"Not for you," said Gideon. "Not until you finish. But it's in the fridge."

"*Tres* leches?" Mira marveled, already on her feet to the kitchen.

"In this economy, even," Max placidly agreed.

"Okay, but what if—and hear me out," Nico said loudly, which was met with a deathly glare from Libby. "What if, instead of completing this assignment, we simply . . . fail the course and never again make contact until one or both of us dies?" he asked hopefully.

"Mm, sorry Nicky," said Max, producing two signs: one that read NICO SUGGESTS THEY SIMPLY FAIL THE COURSE and another that read NICO REFER-

ENCES THEIR INEVITABLE DEATHS AS IF THAT WOULD SUCCESSFULLY SOLVE ANY OF THIS.

Nico moved as if to argue, but relented. "It's true," he conceded, shrugging. "I would go full poltergeist."

"Ah, mate," said Max sympathetically, producing a sign that said NICO IMPLIES HE WOULD HAUNT LIBBY AS A MEANS OF FURTHER TORTURING HER.

"These are oddly specific," Libby commented. (It was unclear whether she meant to sound appreciative.)

"Gideon is a man of many talents, Rhodes," said Nico, collapsing into a chair.

"Point Rhodes," said Max.

"Balls."

ACT II, SCENE II: A PARISIAN BISTRO

A secluded table at a dimly lit restaurant, late.

THE PLAYERS:

Manon: enlightened modern woman
Parisa Kamali: well-dressed obstacle

"I've decided to forgive you," said Manon, reaching across the white tablecloth for Parisa's hand.

It was unfortunate that telepathy did not imply omniscience. Parisa did not know *everything,* which was frankly a pity. And a nuisance. If she had known what sort of evening this was she would not have accepted the invitation.

"*Forgive* me?" Parisa echoed warily. But Manon's pale hand trembled with a vulnerability that suggested Parisa would pay for her mistake if she declined to take it, so she placed her own neutrally atop Manon's.

"Yes, forgive you. I've decided that I must accept love for what it is rather than what I wish it to be." Manon spared her a doe-eyed look of something Parisa supposed was meant to be reassuring. "And I've chosen to stop allowing you to hurt me."

"It's a pity you didn't choose that sooner." Parisa's eye wandered, which was partially the reason they were having this conversation to begin with.

"You see? It's in your nature. You simply do not know what it means to be

emotionally intimate with another person. I cannot hold that against you, Parisa. Truly, I can't."

How generous of her. "So then this is . . . closure, I suppose?" Parisa asked with a sigh. Disappointing. Manon had taken great care to dress well, and Parisa had noticed. There was something about the two of them entangled in bed that lit a twin flame of vanity and desire for Parisa. At the moment, though, she felt almost neither. Manon's thoughts were swirling with narcissism, gilded unhealthily by an increasingly anxious attachment.

Sitting at the table behind Manon was an interesting conversation, however. A company on the brink of public offering. A remarkable valuation, with a competitor's shares sure to tank overnight. Well. That little tidbit ought to cover the remainder of the deposit on Parisa's new flat very neatly. She hadn't meant to overspend, but really, who could resist a herringbone floor? And original moldings, too. There, now the desire was back. Not that Parisa tended to salivate over architecture, but Manon would fit into the decor so perfectly. Not a flaw in sight.

"—who can understand my needs very clearly, and—Parisa, are you listening?"

Something, something, something about what's best for herself moving forward, as if Manon had chosen those particular strappy heels for her health and not to be mislaid on Parisa's new nineteenth-century floors.

"I'm very happy that your new podcast has been helping you to feel . . . well, let's call it empowered," Parisa offered generously, setting down her glass. "But just so you know, Manon, my behavior has nothing to do with you being fundamentally unlovable and everything to do with me being restless and difficult to please, so there's really no point continuing to obsess over whether you'll die alone. It really wasn't personal, and there was nothing you could have done to prevent it."

Adorably, Manon's brown eyes widened. "I—"

"Here is the truth, since your new therapist is overcharging," Parisa said, leaning forward to tighten her fingers around Manon's slender wrist. "I've been cheated on, too, Manon. Of course I have, Because it's not about beauty. It's not about love, or desire. It's about power. Sex is always about power."

She could have lit a match on the dryness in Manon's throat. "I'm not talking about sex, Parisa."

"No, you're not, but I am." Parisa rose to her feet, lifting her coat from the back of her chair and gesturing for Manon to follow. "Are you coming?"

"Parisa." Manon did her best to look stern, which was appealing if not effective. "This dinner . . . it's meant to be a peace offering. An olive branch."

"Yes," Parisa said impatiently, "and I'm upgrading it to a proposition. Are you coming or not?"

Manon hesitated. The new boyfriend, probably. Some routine tedium of guilt and bad choices that was Manon's general status quo. Poor Manon, Parisa thought with genuine sympathy—though of course this dinner was partially Parisa's fault. She had not been entirely honest, because actually, there was quite a lot that Manon could do to prevent herself from being hurt, and it began and ended with choosing someone who didn't remind her of her father. Unfortunately, Parisa was not that person.

If Parisa wanted to help Manon find closure, she could do so gently. Even kindly. But the problem was that Parisa did not want to help her, or anyone really, and Manon was going to say yes anyway, so really, in the end podcasts and therapists were not all they were cracked up to be.

"I have to be up early," said Manon, eyes darting to her lap.

Nail, meet coffin. Not that Parisa typically cared to be morbid.

Her shoulders did look splendid in that dress.

"You can leave late," Parisa assured her. It wouldn't be bad or even unkind. She would run Manon a long bath, massage the anxiety out of her hair, perfume her with expensive bath products and praise. And then after she would block Manon's phone number, which was almost like doing her a favor.

So perhaps telepathy was not entirely unlike omniscience after all.

ACT II, SCENE III: OSAKA HIGH STREET

Somewhere, at some point.

THE PLAYERS:

Who's asking?

From Reina's pocket, her mobile phone buzzed. She dug around in her coat and glanced down, eyes quickly scanning the text.

You are a difficult one to track down, child. But I don't give up so easily.

A second check mark appeared below the text bubble as she opened the app, watching another message appear on the screen.

What do you say to dinner this evening? My treat.

Reina paused beside the reflective windows to her right, peering beyond her own silhouette to the delicate patisserie-style pastries inside. The candy-colored sweets were lined neatly, an endless sea of promising pastel. It had been such a long time since she'd tasted one of the treats from her childhood, or received a message like this one.

The second check mark recorded the message as read and received, unavoidable. On her next phone, she would have to change the settings.

Reina deposited the mobile phone in the nearest refuse bin and stepped into the patisserie for something to appease her cravings.

ACT III, SCENE I: THE APARTMENT.

AGAIN.

"What's the word count now?" Mira asked the room (or a higher power) from where she was lying prostrate on the living room couch.

"Get up from there, Mira, it's probably filthy," said Libby, who was chewing on the ends of her hair.

Nico lifted his head from the kitchen tiles. "It's not filthy, you graceless barbarian. Gideon cleans every day. And I believe we're close to the end, aren't we?" he estimated, or pleaded. "In that I can't remember a time before this evening started."

"Max?" called Gideon tiredly from the armchair in the corner. The clock beside him read 2:01 A.M.

"Ninety-four words," said Max, who was unwisely downing his fifth espresso. "And impressively, they all contradict each other."

"Wonderful. So as I expected, this has been an enormous waste of time." Libby rose to her feet, pacing beside the makeshift table before suddenly rounding on Nico. "And also, I'm *starving*."

"Then eat, you shameless hussy," said Nico, before looking around. "Really, no points for that one?"

"I can't be expected to predict everything out of your mouth," said Gideon.

"I find that a bit hurtful, actually," Nico said before turning back to Libby. "But the point remains that there's plenty of food."

"Enough to sustain us for weeks," added Max.

"Please don't threaten us," said a pained Mira, lifting her head again. "We're good people, mostly."

"I'm not touching this." Libby prowled around, eyes never lifting from the platter of food that still remained in the center of the table beneath a thin crust of the evening's merriment. "Even if Gideon actually made it—which I only half believe," she added with a scathing glance at Gideon, which immediately turned sheepish in the face of his utter Gideonness. "—that *still* wouldn't stop Varona from poisoning it."

Mira groaned preemptively into the sofa cushions. "Libs, sorry, but—"

"Oh, for *fuck's* sake," said Libby, snatching the sign LIBBY ACCUSES NICO OF POISONING from Mira's hand and tearing it into small pieces. She paused briefly, as if considering whether or not to eat the torn pieces of sign, when Nico suddenly leapt to his feet.

"You know what, Rhodes?" he trumpeted with a wild look in his eye.

"Point Rhodes," said Max.

"Oh shit, are we still doing that? Oops," said Mira.

"I *did* make the food," Nico announced, as Libby pointedly whirled to face Gideon, who shrugged.

"I'm not technically allowed to use the stove," Gideon admitted.

"And you know what else?" Nico bellowed. "I *did* poison it!"

Hastily, Mira sat up from the sofa with a start.

"Oh, sorry Patel. I meant with violent ill-wishing," Nico clarified. "And extremely malevolent vibes."

"Is that all? Please." Mollified, Libby reached for the tray of Spanish rice with a serving spoon. "Like I care what you do with your precious *vibes*, Varona—"

"Don't even think about it," snapped Nico, slapping the spoon out of her hands. "You've been hereby uninvited from the provenance of dinner."

"Oh?"

With her eyes locked rabidly on Nico's, Libby reached into the dish of rice with a single clawed hand.

"Don't," Nico threatened.

"Or else what?"

Libby clutched a handful of the rice, grains squishing between her fingers.

"Please," said Gideon, stumbling to force himself between Libby and a rapidly purpling Nico as Max and Mira leaned forward, breaths simultaneously withheld. "Remember the points," Gideon panted desperately. "The essay. The . . . the *carpet*—"

"*Dale*," said Nico, beckoning Libby like a bullfighter. "Make my day, Rhodes."

Beneath Nico's widened stance, the floor rumbled; the knuckles of Libby's fingers sparked. The rice caught fire. The air-conditioning unit threatened to topple and fall. The room fell silent, and Libby's eyes glittered as she raised the burning handful of rice to her mouth and began, belligerently, to chew.

"Point Rhodes," Libby forced through a mouthful of Nico's abuela's recipe.

At which point Nico launched himself across the makeshift table, upending the bowl of guacamole directly onto Gideon's head.

ACT III, SCENE II: THE OFFICE OF TRISTAN CAINE

An immaculate corner office of the Wessex Corporation's London headquarters, top floor.

THE PLAYERS:

Tristan Caine: host
Rupesh Abkari: "best mate"
Eden Wessex: fiancée, heiress, surprise guest

"Oi, look who I found," called Rupesh cheerily, bursting into Tristan's office without knocking (as he was generally wont to do).

Behind the floor-to-ceiling windows, the sun was beginning to set. Tristan Caine did not notice, nor did he lift his eyes from his screen as he replied.

"Busy," he said, gesturing to the pile of applications beside his monitor.

"Too busy for me?"

Tristan's head snapped up at that, observing the ever-beguiling silhouette of his fiancée.

"Eden." Helplessly, Tristan pushed his chair back from his desk. Eden swayed into his office and sat herself with a plop on his leather sofa. "What are you doing here?" he asked warily, choosing not to comment when Rupesh fell onto the sofa beside her.

"I was hungry," Eden said with a shrug, "and lonely, and my father's working you far too hard. Rup was kind enough to let me in." She spared Rupesh a wink before turning her attention back to Tristan. "Pad Thai?" she offered, holding up a carton of takeaway with a dazzling smile.

"I'm—" Tristan paused to watch Rupesh accept a carton of food from Eden, who, undeterred by Tristan's hesitation, continued withdrawing what seemed to be a veritable buffet from her bag. "Not hungry," Tristan finished under his breath. Rupesh accepted a proffered pair of chopsticks and began tucking into a dish of woon sen salad.

"Come on, Tris," Rupesh beckoned through a mouthful of glass noodles. "Have dinner, for once."

"Yeah, come on, Tris." Eden smiled adoringly at him. "We don't have to discuss the wedding, if that helps. Rup here's already volunteered to join me at the flower mart," she added, nudging Rupesh playfully.

"Has he, then." Tristan lowered himself into the chair opposite the two of them on the sofa, observing the way Rupesh's knee very carefully did not brush Eden's, even when the innocence of proximity suggested it should. "How . . . generous of you, Rupesh."

"I know it's not your thing, mate, but I've got sisters." Rupesh shrugged, then grinned up at Tristan. "I know what's what in the botanical arts."

"I have sisters as well. And no pressing opposition to florals." Tristan crossed one leg over the other, shifting back in his chair as Eden held a plate of dumplings out to him.

"Bite, sweet?" she asked him, batting her lashes.

Tristan glanced at Rupesh, whose smile faltered only a breath before broadening with a fraternal *go on, then.*

"Right. Yes, thanks." Tristan leaned forward, allowing Eden to place a bite of dumpling on his tongue. She smiled, brushing the sheen of oil away with her thumb before replacing her thumb with her lips, soft and warm with promise.

"Good, isn't it?" she murmured in Tristan's ear, adjusting his tie as she settled herself back against the sofa.

Tristan chewed and then swallowed the flavorless mouthful. "Very. Did you try a new place?"

"Oh, you know me, I'm impossible." She turned a little shrug on Rupesh, who busied himself with a mouthful of prawn curry. "I just get so easily bored with the same places."

"It's true, she does," Tristan agreed, observing the iron stiffness of Rupesh's arm in his continued avoidance of Eden's. "It's incredible, actually, how quickly Eden can decide something's gone stale."

"Really? Oh, I'm such a bore," said Rupesh, too quickly. "Dad's gone to the same place for decades and I'm a chip off the old block." (The place in question being in possession of a Michelin star, not that Tristan felt such

things worth mentioning. It was funny how many things were unworthy of mention. For example, the lipstick stain that had been so poorly illusioned on Rupesh's sleeve, or the fact that Eden's perfume layered them both.)

"You'll have to come out with us next time," Eden said to Rupesh, brushing his sleeve with her fingertips and prompting his gaze to flick to Tristan's and away. "Tristan and I'd love to take you around sometime."

"Ah, but three's a crowd, isn't it, darling?" said Tristan.

"Or is it a party?" offered Rupesh playfully, which was just a hair too far for Tristan's taste.

He rose to his feet, leaning over to brush a kiss to Eden's forehead. "Thanks, babe," he offered with genuine sincerity, since in fairness, it would be this or whatever mediocrity was left in the shop downstairs. "I'll eat later."

Eden's expression faltered, taken aback. "Back to work so soon?"

Translation: *You've lost interest already?* The only thing Eden couldn't stand to hear—and the only thing that kept Tristan interesting—was his careful, calculated use of "no," which Rupesh was obviously not doling out with appropriate caution.

"Have to, love. It's why they give me the good offices."

Tristan looked up to lock eyes with Rupesh. Translation: *Enjoy it while it lasts.*

Then Tristan returned to his desk, donning his noise-canceling headphones and opening up the latest valuation file, drowning out the subtext and the sunset until all that remained were his notes.

ALL'S WELL THAT ENDS WELL: THE APARTMENT, AT LAST

"So," Gideon said, surveying what remained of dinner. "Despite your friends' very generous efforts to volunteer their time and patience on your behalf, you two decided to destroy the kitchen table, set Max's pile of term papers on fire, and traumatize Señora Santana's Chihuahua, all rather than write five paragraphs about the philosophies of naturalism in medeian studies."

Chagrined, Libby picked indiscriminately at the dried tomato sauce in her nail beds. Nico did the opposite, staring at the ceiling and choosing not to acknowledge the shredded cilantro in his hair.

"Never mind that you were given every possible opportunity to succeed." Gideon folded his arms over his chest, lips pursed. "Frankly, I think you owe

Mira and Max an apology. Not to mention Señora Santana, and undoubtedly the Mukherjee brothers downstairs."

"Sorry," Libby and Nico mumbled in unison, refusing to look at each other. The bottom of Nico's T-shirt had been singed up to his lower ribs while Libby continued to tilt her head at odd intervals in service to her inner ear, which was suffering recurring waves of vertigo.

"I'm not mad," Gideon concluded wearily. "Just disappointed."

"Sorry," Libby and Nico muttered again, exchanging a huffy glance between themselves before Libby finally let out a burst of a sigh, turning to Nico.

"Here. You write an argument for determinism," she said, shoving his tablet at him and holding out a hand for her laptop. "I'll write one against. In twenty minutes we'll swap."

"Fine." Nico reached gruffly for the tablet and slapped the laptop into her hands. "Use good words."

"God, I hate you." Libby bent her head, furiously typing, while Nico, not to be outdone, snatched his Bluetooth keyboard and began doing the same.

By the time the two had swapped and shown signs of possible argument, the sun was already close to rising. Mira, who had been nodding off into Max's shoulder, hastily snatched the laptop from Libby before further conflict could bleed into breakfast.

"I'll submit it for you, okay? Let's just end this. Please." Mira motioned something to Libby that could only have been the enactment of a secret sororal code, which Libby accepted with a grudging sigh.

"Fine. I can't feel my face anyway." Libby rose to her feet, swaying, and looked around the room with exhaustion. "Can I just . . . come by later to take care of . . . all of this?"

By "this," she meant the dismantled bookshelf and upended trays of food that littered the postwar apartment like shrapnel.

"No," said Gideon. "Nicolás will be cleaning this up. Won't he?" he prompted, arching a brow in the direction of Nico, who appeared poised for argument.

"I . . . fine," said Nico, finally recognizing the signs of defeat. Instead of arguing, he curled up, exhausted, on the floor. "Whatever."

"Great. Bye." With a final glare in Nico's direction, Libby was successfully dragged out the door by Mira.

The moment the latch clicked—Nico's snores already obscuring the sound of the Mukherjee brothers getting ready for work—Max turned to Gideon with a contemplative frown.

"Aren't you part of their group?" asked Max.

"It's called delegation," Gideon replied.

He and Max observed Nico's sleeping form in silence, watching as he flung one arm over his head and into what remained of the tres leches cake.

"He's so cute when he sleeps," remarked Gideon fondly, and Max slung an arm around Gideon's neck, the two of them turning with a sense of satisfaction to watch the rosy beams of sunrise brighten the still-smoldering drapes.

ABOUT THE AUTHOR

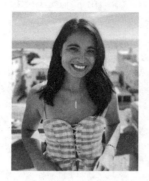

OLIVIE BLAKE is the pseudonym of Alexene Farol Follmuth, a lover and writer of stories. She has penned several indie SFF projects, including the webtoon *Clara and the Devil* with illustrator Little Chmura and the BookTok-viral Atlas series. As Follmuth, her young adult rom-com *My Mechanical Romance* releases May 2022. She lives in Los Angeles with her husband, new baby, and rescue pit bull.

olivieblake.com
olivieblake.tumblr.com
Twitter: @OlivieBlake
Instagram: olivieblake
YouTube: Olivie Blake